W0377057

Sternstunde

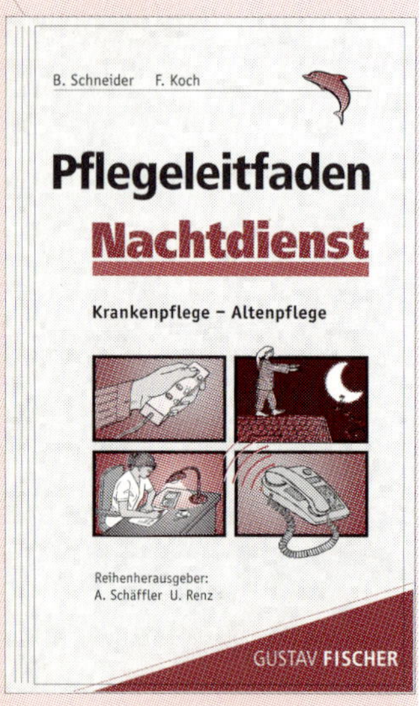

Der Pflegeleitfaden Nachtdienst verbindet medizinisches Wissen und praktisches Know-how, das Schwestern und Pfleger mit langjähriger Erfahrung im Nachtdienst gesammelt haben. Alle Probleme des nächtlichen Stationsalltags in den Disziplinen Innere Medizin, Chirurgie, Gynäkologie/Geburtshilfe und Psychiatrie.
Außerdem problemorientierte Kapitel z. B. Notfälle nach Leitsymptomen und häufige Klingelgründe.

1996. 432 S., ca. 70 Abb.
DM 44,– /ÖS 321,–/SFr 41,–

Kompetente Bücher für die Pflege

GUSTAV FISCHER

Klinikleitfaden Psychiatrische Pflege

Holger Thiel, Dr. Markus Jensen

Klinikleitfaden

Psychiatrische Pflege

Herausgeber: Holger Thiel, Dr. Markus Jensen

Unter Mitarbeit von Dr. Frank Bopp, Vallendar; Dr. Susanne Eichholz, Berlin; Claudia Fastrich, Duisburg; Andrea Gasper, Andernach; Ulrike Hartmann, Lübeck; Ulrich Kamphausen, Hohenstein; Dr. Stefan Kief, Lübeck; Rita Lorse, Saffig; Dr. Thomas Luedtke, Andernach; Walter Maletzki, Berlin; Dr. Siegfried Traxler, Höhr-Grenzhausen; Yvonne Schmitt, Andernach; Dr. Susanna Smolenski, Bad Neuenahr-Ahrweiler; Gisela Stoll, Kaiserslautern; Frank Vilsmeier, Aukrug-Homfeld.

GUSTAV FISCHER

Gustav Fischer Verlag
Lübeck · Stuttgart · Jena · Ulm

Zuschriften: Gustav Fischer Verlag, Lektorat Pflege, Hans Reuter, Königstraße 10, 23552 Lübeck

Wichtiger Hinweis
Die Erkenntnisse in der Medizin und der Pflege unterliegen laufendem Wandel durch Forschung und klinische Erfahrungen. Herausgeber und Autoren dieses Werkes haben große Sorgfalt darauf verwendet, daß die in diesem Werk gemachten therapeutischen Angaben (insbesondere hinsichtlich Indikation, Dosierung und unerwünschter Wirkungen) dem derzeitigen Wissensstand entsprechen. Das entbindet den Nutzer dieses Werkes nicht von der Verpflichtung, anhand der Beipackzettel zu verschreibender Präparate zu überprüfen, ob die dort gemachten Angaben von denen in diesem Buch abweichen und seine Verordnung in eigener Verantwortung zu treffen.

Die Deutsche Bibliothek – CIP-Einheitsaufnahme

Klinikleitfaden Psychiatrische Pflege / hrsg. von Markus Jensen ; Holger Thiel. Unter Mitarb. von Frank Bopp ... – 1. Aufl. – Lübeck ; Stuttgart ; Jean ; Ulm : G. Fischer, 1997
(Klinikleitfaden)
ISBN 3-437-45380-7

1. Auflage August 1997

Für Copyright in bezug auf das verwendetete Abbildungsmaterial siehe Abbildungsnachweis hinter dem Index.

© Gustav Fischer Verlag · Lübeck · Stuttgart · Jena · Ulm 1997
Königstraße 10 · 23552 Lübeck

Das Werk einschließlich aller seiner Teile ist urheberrechtlich geschützt. Jede Verwertung außerhalb der engen Grenzen des Urhebergesetzes ist ohne Zustimmung des Verlages unzulässig und strafbar. Das gilt insbesondere für Vervielfältigungen, Übersetzungen, Mikroverfilmungen und die Einspeicherung und Verarbeitung in elektronischen Systemen.

Satz: Mitterweger Werksatz GmbH, Plankstadt
Druckerei: Clausen & Bosse, Leck
Umschlag: SRP Ulm
Titelgraphik: Susanne Adler, Lübeck
Gedruckt auf elementar chlorfrei gebleichtem Papier.

Vorwort

Der Pflegedienst ist, ebenso wie die ärztlichen Teamkollegen, dazu verpflichtet, fachlich kompetente Dienstleistungen zu erbringen. Die geforderte Kompetenz geht weit über den Umfang der Krankenpflegeausbildung hinaus und kann sich nur praxisbegleitend entwickeln.

An dieser Stelle setzt das Konzept des „Klinikleitfadens" an, für das im Gustav Fischer Verlag bereits eine 10-jährige Tradition besteht.

Zunächst waren es Ärzte, die eine schnell verfügbare, vollständige, zuverlässige und direkt anwendbare Information als Kitteltaschenbuch bei sich trugen. 1993 wurde dieses Konzept mit dem Klinikleitfaden Pflege auch dem Pflegedienst zugänglich, wobei der Erfolg dieses Buches für den hohen Bedarf an Professionalität spricht.

In wenigen Sparten der Medizin ist die „ganzheitliche Pflege" für den Erfolg der Behandlung so wichtig wie in der Psychiatrie. Ein Knochenbruch heilt im Prinzip auch bei widrigen sozialen Umständen wie etwa dem Verlust eines nahestehenden Menschen. Bei einer „gebrochenen Seele" verhält es sich jedoch ganz anders. Der depressive Mensch, der in eine Situation der Arbeitslosigkeit oder Einsamkeit entlassen wird, kann ohne fremde Hilfe und ein offenes Ohr für sein Schicksal nur schwer zurecht kommen und sich schlimmstenfalls erneut in die Krankheit zurückziehen.
Es ist also unsere Aufgabe, den Patienten und ihren Angehörigen in ihrer „ganzheitlichen Lebenssituation" so nahe zu stehen, daß wir sie nicht nur durch diese kritische Situation begleiten, sondern auch mögliche Komplikationen erkennen.
Jeder Umgang mit einem psychisch Kranken als Menschen in einer seelischen Krise bedeutet Beeinflussung des Patienten in eine bestimmte Richtung. Sich dieses Umstandes bewußt zu sein und danach zu handeln, ist Bestandteil qualifizierter Pflege und gleichzeitig Therapie.

Wir wünschen uns für diesen Pflegeleitfaden Psychiatrie, daß er eine schnelle Hilfe in allen Situationen der täglichen Arbeit sein wird. Für Kritik und Verbesserungsvorschläge sind wir sehr dankbar.

Andernach, im Juli 1997 — Die Herausgeber

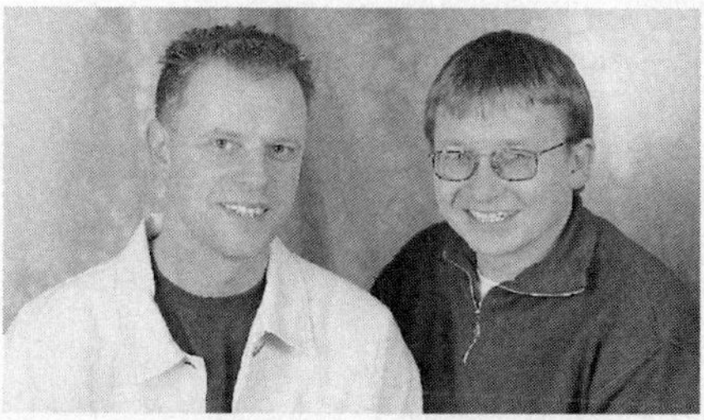

Danksagung

Wir danken Frau Dr. Martina Steinröder dafür, daß sie uns in ihrer freundschaftlich konsequenten Art an den Schreibstil des Klinikleitfadens herangeführt hat.

Ebenso schulden wir unserem Lektor Herrn Hans Reuter Dank, der während der Entstehung des Buches immer ein offenes Ohr und jede Menge gute Tips für uns hatte.

Die Zusammenarbeit mit dem Gustav Fischer Verlag war hervorragend. Wir konnten uns von Anfang an in fast (groß)-familiärer Weise dazugehörig fühlen. Auch dafür herzlichen Dank.

Bedanken möchten wir uns ebenfalls beim Team der Station KM2 für das Durchsehen und Diskutieren vieler Kapitel.

Beim Team der KM3 bedanken wir uns für die zahlreichen Ideen bezüglich dessen, was in der Psychiatrie in pflegerischer Hinsicht möglich und nötig ist.

Unser Dank gilt auch Herrn Dr. S. Elsner für das Überarbeiten des Kapitels über Forensische Psychiatrie, das er mit vielen praktischen Tips spickte.

Danke auch an unsere Familien, die uns, wo immer es ging, den Rücken freihielten und ohne die uns sicher ein großer Teil der Kraft für den klinischen Alltag und das Schreiben fehlen würde: Juliane, Lukas, Adrian, Carla, Helene, Barbara, Andreas und Marion – Danke.

Abkürzungsverzeichnis

Symbole

®	Handelsname
↑	erhöht
↓	erniedrigt
→	daraus folgt
☞	Verweis
	Pflege
	Tips, Tricks & Fallen

A–Z

AT	Arbeitstherapie
ATL	Aktivitäten des täglichen Lebens
BGB	Bürgerliches Gesetzbuch
BSG	Blutkörperchensenkungsgeschwindigkeit
BSHG	Bundessozialhilfegesetz
BT	Beschäftigungstherapie
CCT	cranielles Computertomogramm
CT	Computertomogramm
d	Tag
Drg.	Dragee
EEG	Elektroenzephalogramm
EKG	Elektrokardiogramm
EKT	Elektrokrampftherapiew
EPS	extra-pyramidal-Syndrom
h	Stunde
KM	Kontrastmittel
Kps.	Kapsel
li	links
LJ	Lebensjahr
LP	Lumbalpunktion
Min.	Minute
MNS	malignes Neuroleptika-Syndrom
NMR	Kernspintomogramm
OPS	organische Psychosen
PSD	psychosoziale Dienste
re	rechts
RPK	Rehabilitationseinrichtungen für psychisch Kranke
RR	Blutdruck nach Riva-Rocci
Sek.	Sekunde
SHT	Schädel-Hirn-Trauma
StGB	Strafgesetzbuch
StPO	Strafprozeßordnung
Tab.	Tabelle
Tbl.	Tablette
WfB	Werkstätten für Behinderte
Wo.	Woche

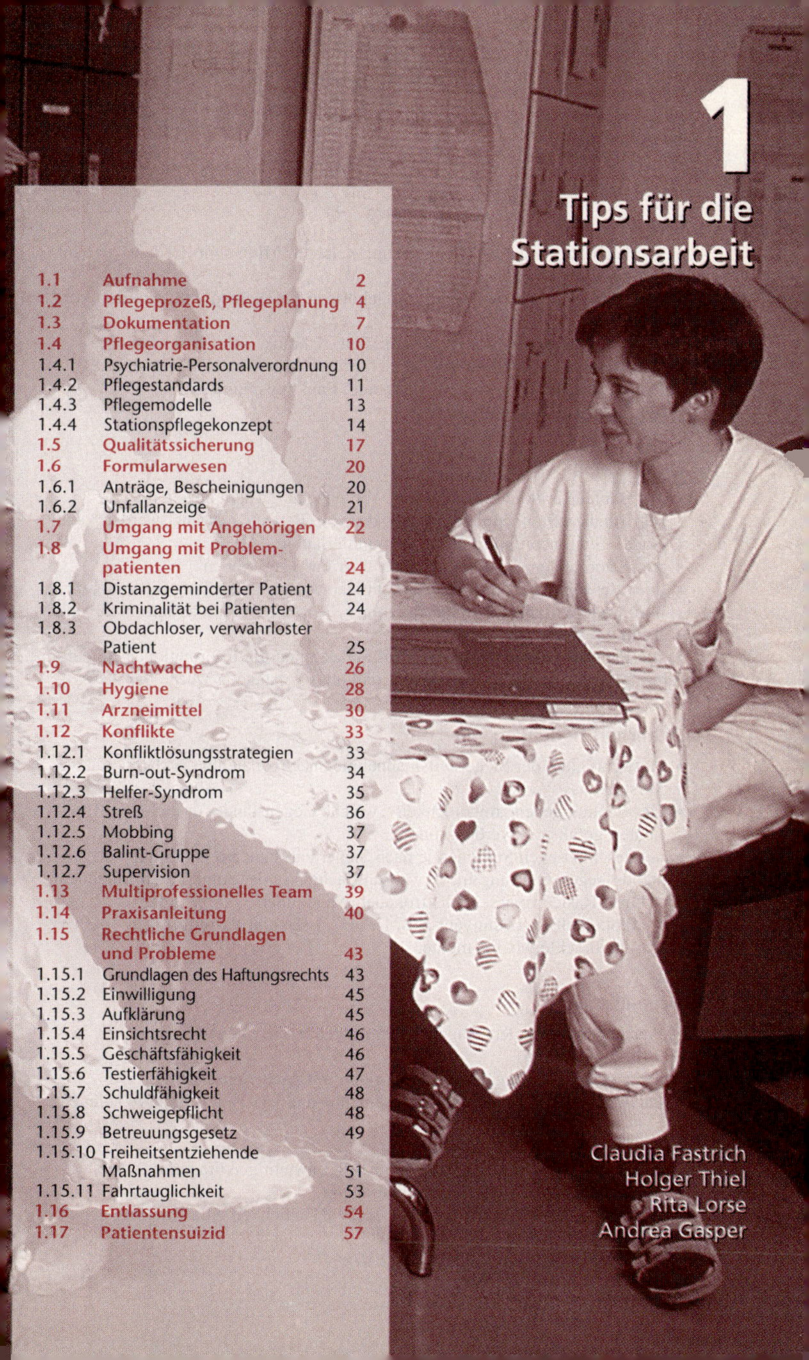

1 Tips für die Stationsarbeit

Claudia Fastrich
Holger Thiel
Rita Lorse
Andrea Gasper

1.1 Aufnahme

Begrüßen

- überlegen, zu welcher Pflegeperson, welchem Mitpatient der neue Patient passen könnte
- sich dem Patienten und seinen Angehörigen mit Namen und Funktion vorstellen
- dem Patienten das Zimmer zeigen: Bett, Schrank, Telefon, Rufanlage
- Mitpatienten unter Wahrung der Schweigepflicht vorstellen (☞ 1.15.8)
- Station zeigen: WC, Aufenthaltsräume, Funktionsräume
- ggf. beim Auspacken helfen.

Patienten informieren

- Tagesablauf erklären: Mahlzeiten, Visitenzeiten, Therapiezeiten
- schriftlichen Stundenplan anlegen, der vom Patienten ergänzt werden kann
- Haus-, Stationsordnung übergeben und erläutern
- wenn vorhanden, Informationsblatt über das Haus geben
- über Besuchszeiten und vorraussichtliche Ausgangsregelung informieren
- über weitere Maßnahmen informieren, z. B. wann der Arzt aufnimmt, ob und wann ein Richter kommt.

! Bei Patienten mit verminderter Aufmerksamkeit die Informationen in mehreren Schritten geben. Sicherstellen, daß alles verstanden wurde (☞ 4.3).

Sicherheit bedenken

- Notwendigkeit der Sicherheitsmaßnahmen nachvollziehbar erklären und um Verständniss werben
- Gelegenheit geben „mitzudenken“, welche Gegenstände für ihn oder Mitpatienten gefährlich werden könnten
- auf geschlossenen Stationen je nach Sicherheitsstandard gefährliche Gegenstände gegen Quittung in Verwahrung nehmen oder Anghörigen mitgeben
  - Glas, Rasierermesser, Elektrokabel, Nagelfeilen
  - alkoholhaltige Lösungen: z. B. Rasierwasser und Parfüms
  - mitgebrachte Medikamente.

Organisation

- Wertgegenstände den Angehorigen mitgeben oder gegen Quittung in Verwahrung nehmen
- nicht benötigte Dinge den Angehörigen mit nach Hause geben
- Patientendaten erheben und der Aufnahme melden, Patientenkurve anlegen.

Tips, Tricks & Fallen

- erregte Patienten (☞ 6.1.5) nicht mit z. T. unwichtigen Fragen z. B. nach Religionsgemeinschaft, Kostform bedrängen
- scheint Patient einigermaßen kooperativ: Möglichkeit zum Rückzug geben, z. B. „erst mal eine rauchen lassen“
- auf eigene Sicherheit achten (☞ 2.10).

1

Informationen sammeln

Eine Checkliste zur Aufnahme ist immer nur ein Hilfsmittel zur Erstellung einer ersten Arbeitshypothese. Sie ersetzt nicht die problemorientierte Informationssammlung der Pflegeplanung.

Anamnese

Personalien
- Name, Vorname, Geburtsdatum
- Wohnort, Krankenversicherung
- Haus- und Nervenarzt (Facharzt)
- Angehörige: Name, Telefon, ggf. Anschrift
- bei bestehender Betreuung: Name des Betreuers, Telefon, Anschrift, Betreuungsbereiche.

Art, Grund der Aufnahme
- freiwillig, mit Betreuungsbeschluß (☞ 1.15.9), mit PsychKG (☞ 1.15.10) von – bis
- nach Anmeldung, als Notfall
- allein, in Begleitung
- Grund der Aufnahme.

Bisheriger Krankheitsverlauf, hinzukommende Pflegeprobleme
- bisherige Krankenhausaufenthalte
- bestehende körperliche Erkrankungen
- ständige Medikation: Depot-Neuroleptika, Insulin, Antikoagulantien
- Drogeneinnahme: Wann zuletzt, welche Drogen
- körperliche, geistige Behinderungen
- Prothesen und Hilfsmittel, Katheter und Anus präter
- Eßgewohnheiten: Diäten, Appetit; religiöse, weltanschauliche Vorschriften.

Sozialer Hintergrund
- Familienstand: verheiratet, ledig, geschieden, Anzahl der Kinder
- Religionszugehörigkeit
- Wohnsituation: Allein, in der Familie, Wohnheim, Obdachlos, Kontakte
- berufliche Situation: Schulbildung, Ausbildung, jetzige Tätigkeit
- finanzielle Situation: unabhängig, abhängig, Sozialhilfeempfänger, Schulden
- äußerliche Erscheinung: gepflegt, ungepflegt, verwahrlost
- soziale Veränderungen, die in der letzten Zeit passiert sind oder noch anstehen, z. B. Verlust des Arbeitsplatzes, Todesfall, Scheidung
- Besucher: Patient bekommmt häufig, selten, keinen Besuch. Welche Besucher will der Patient nicht sehen?

Psychische Basiswerte

Einweisungsdiagnose, Begleitschreiben, Vorbefunde, Gespräch mit Patient und Begleitpersonen ergeben die Basiswerte (☞ 4.1).
- Bewußtsein, Orientierung
- Konzentration, Aufmerksamkeit, Gedächtnis
- Sinnestäuschungen, Wahrnehmung, Denken
- Antrieb, Kontakt, Stimmung, Affekt.

1

Körperliche Basiswerte

- RR, Puls
- Größe, Gewicht
- Allgemein-und Ernährungszustand
- körperliche Unversehrtheit: z. B. Hämatome, Schnittwunden, Dekubitus
- Mobilität: vorhanden, eingeschränkt, immobil, mit, ohne Hilfsmittel.

Besondere Risiken

Die Eigen- und Fremdanamnese, Vorgeschichte, Einweisungsdiagnose und Umstände der Aufnahme geben Hinweise auf besondere Risiken, z. B.
- Suizidalität (☞ 6.1.2), Fremd- oder Eigenaggressivität (☞ 6.1.5)
- drohender Entzug (☞ 12.2.2)
- zerebrale Anfälle (☞ 9.5.7).

1.2 Pflegeprozeß, Pflegeplanung

Pflegeprozeß und Pflegeplanung dienen der individuellen, patientenbezogenen, geplanten Pflege und machen Erfolge und Mißerfolge sichtbar. Qualifiziertes Personal und ein gutes Dokumentationssystem (☞ 1.3) sind Voraussetzung.

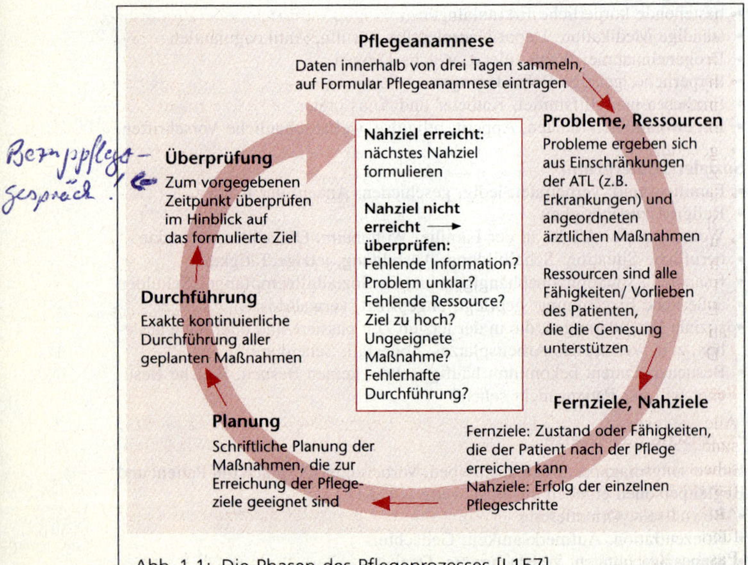

Abb. 1.1: Die Phasen des Pflegeprozesses [L157]

Pflegeanamnese

Sammlung von für die Behandlung relevanten Informationen. Wird im Gespräch mit dem Patienten erstellt.

- gesammelte Informationen mit Checkliste nach dem Gespräch auf Vollständigkeit überprüfen (☞ 1.1)
- falls im ersten Gespräch nicht oder nur teilweise erhebbar, spätere Angaben hinzufügen
- ggf. Angehörige befragen (☞ 1.7)
- ggf. andere Berufsgruppen hinzuziehen.

Pflegeprobleme

Alle Verhaltensweisen oder Zustände, die für mindestens eine Partei (Patient, Angehörige, Team) problematisch sind.

- ergeben sich aus der Pflegeanamnese und den Beobachtungen des Teams
- nicht immer wird Einigkeit über das Vorhandenseins eines Problems bestehen, z. B. sieht ein Maniker seine Distanzlosigkeit (☞ 7.2.2) nicht als Problem
- Probleme möglichst objektiv, präzise und nicht wertend formulieren (☞ 4.1)
- wenn bekannt, Ursache des Problems mit angeben.

Pflegeprobleme werden unterschieden in:

- kurzfristig zu lösende Probleme: benötigen keine Pflegeplanung, da sie durch einmalige Handlungen behebbar sind
- langfristig zu lösende Probleme: können durch standardisierte oder individuelle Plegeplanung gelöst werden
- potentielle Probleme werden als Komplikation erwartet, z. B. Entzugserscheinungen: können durch prophylaktische Maßnahmen verhindert oder frühzeitig erkannt werden
- hypothetische Probleme werden vom Team angenommen, vom Patienten nicht bestätigt, z. B. Verfolgungs-, Vergiftungsängste: erfordern gezielte Beobachtung (☞ 4)
- generelle Probleme treten bei allen Patienten mit gleicher Erkrankung auf, z. B. Unruhe bei Entzug: eignen sich besonders für Standardpflegepläne
- individuelle Probleme sind nur für diesen Patienten ein Problem: erfordern spezielle Pflegeplanung
- unlösbare Probleme: nicht reversible Schäden z. B. Desorientiertheit bei hirnorganischem Psychosyndrom. Nicht nur der Patient, sondern auch die Umgebung muß sich zur Problemlösung anpassen (☞ 9).

! Eine Behinderung oder Störung ist wesentlich unproblematischer, wenn der Patient Bewältigungsstrategien entwickelt hat.

! Diagnosen sind keine Probleme.

Ressourcen

Alle Fähigkeiten, Verhaltensweisen oder sozialen Möglichkeiten, die zur Gesunderhaltung oder Genesung beitragen können, z. B. wird ein streng katholischer Patient sich aus religiöser Überzeugung nicht so leicht suizidieren (☞ 6.1.2).

Aktive Ressource: Problemlösungsstrategien, die vom Patienten selbst ausgeführt werden.

Passive Ressourcen: Patient toleriert Verrichtungen oder macht auf Aufforderung oder unter Aufsicht mit.

1

- Ressourcen zu erkennen, erfordert guten Kontakt zu dem Patienten, da sie häufig schwer zu erkennen sind
- möglichst zu jedem Problem eine oder mehrere Ressourcen formulieren.

! Ressourcen können nicht genutzt werden, wenn sie im Widerspruch zum Behandlungsplan stehen.

Pflegeziele

Zustände oder Verhaltensweisen, die der Patient nach einer Behandlung erreicht oder erlernt haben soll.

- realistische Ziele setzen: Zustand erhalten oder mildern, kann auch ein Ziel sein
- max. erreichbaren Zustand als Fernziel formulieren
- konkrete, überprüfbare Nahziele formulieren.

! Pflegeziele stehen oft im Widerspruch zu den Bedürfnissen des Patienten.

Maßnahmen

Alle Handlungen oder Unterlassungen, um ein Ziel zu erreichen. Beim Festlegen von Maßnahmen die Ressourcen des Patienten einbeziehen.
Die Maßnahmen können

- gegen den erklärten Willen des Patienten notwendig sein (☞ 1.15.2)
- individuell oder als Standard formuliert sein
- einen aktiven Beitrag des Patienten verlangen
- als Anweisung an das Personal formuliert werden
- eine Belohnung für bestimmtes Verhalten festlegen
- einen Beobachtungsauftrag enthalten
- eine Zeitangabe beinhalten
- beschreiben, was der Patient oder das Personal nicht machen soll.

! Nur Maßnahmen planen, die auch am Wochenende und bei dünner Personaldecke durchführbar sind.

! Maßnahmen die gegen den ausdrücklichen Willen des Patienten durchgeführt werden, müssen sorgfältig erwogen und stichhaltig begründet werden sowie rechtlich abgesichert sein (☞ 1.15.2).

Durchführen

- Aufnehmende Pflegekraft dokumentiert die Anamnese, legt im Gespräch mit dem Patienten die Pflegeprobleme und Ziele fest. Nur Probleme im individuellen Pflegeplan aufnehmen, die nicht kurzfristig gelöst oder durch das Stationspflegekonzept abgedeckt sind
- mit Patienten Prioritäten setzen. Dringende oder einfach zu lösende Probleme zuerst angehen, da Erfolg motiviert
- gemeinsam mit Patienten zu jedem Problem eine oder mehrere Ressourcen finden
- mit dem Patienten Maßnahmen festlegen, „Behandlungsvertrag" abschließen: Wer soll was machen, was ist der nächste Schritt?
- Pflegeplanung im Team vorstellen, evtl. Korrekturen vornehmen. Nicht immer besteht Einigkeit, wie ein bestimmtes Problem zu lösen ist
- geplante Maßnahmen konsequent durchführen und dokumentieren
- Zeitrahmen festlegen.

Überprüfen

Spätestens zum festgelegtem Zeitpunkt überprüfen, ob Pflegeziele erreicht sind. Dokumentieren.
Ist das Ziel erreicht: neues Nahziel festlegen.
Ist das Ziel nicht erreicht:
- Problem richtig erkannt?
- Priorität richtig gesetzt?
- Ziel zu hoch gesteckt?
- Zeitrahmen zu kurz gesetzt?
- falsche Ressourcen oder Maßnahmen?

Je nach Beantwortung in die entsprechende Phase einsteigen und verändern. Dokumentieren.

Tips, Tricks & Fallen
- Gespräche nicht anhand einer Checkliste führen, sondern Checkliste nach dem Gespräch zur Überprüfung nutzen
- nicht bei jeder Schwierigkeit den Behandlungsplan in Frage stellen.

Literaturhinweis: Jan Needham, „Pflegeplanung in der Psychiatrie“, Recom.

1.3 Dokumentation

Die Dokumentation ist eine gesetzliche Pflicht. In die Dokumentationsmappe gehören z. B. Stammblatt, pflegerische Verordnungen, ärztliche Anordnungen, Überwachungsplan, Medikamentenplan, Fieberkurve, Pflegebericht, Pflegeplanung. Die Qualität der Dokumentation und Informationsweitergabe beeinflußt die Qualität der Therapie ganz entscheidend: Dokumentationssystem ist auch Kommunikationssystem für beteiligte Mitarbeiter.

Bereiche der Pflegedokumentation

- allgemeine Verwaltung und Organisation der Station: Stationsmanagement, Rahmenbedingungen für die Therapie
- Pflege und Behandlung der Patienten: patientenbezogene Dokumentation.

Rechtliche Hinweise

- immer mit Kugelschreiber schreiben. Bleistift ist nicht dokumentenecht
- nicht aufgezeichnete Maßnahmen gelten im Falle eines Zivil- oder Strafprozesses als nicht durchgeführt. Patient hat keine Nachweispflicht
- bei Wunsch des Patienten, seine Krankenunterlagen einzusehen, an den zuständigen Arzt verweisen
- Pflegedokumentation vor unbefugter Einsichtnahme schützen, z. B. ausgefüllte Anmeldescheine nicht herumliegen lassen. Schweigepflicht ☞ 1.15.8
- auch jedes Nichteinnehmen der Medikamente dokumentieren.

1

Dokumentieren

- nur behandlungsrelevante Informationen dokumentieren, subjektive Bewertungen vermeiden
- wichtige Informationen schriftlich fixieren, oft zusätzliche mündliche Weitergabe nötig
- nachträgliche Veränderungen: Anlaß kenntlich machen. Ursprüngliche Dokumentation muß weiterhin sichtbar bleiben, d. h. kein Tip-Ex®, sondern nur durchstreichen
- ärztliche Anordnungen schriftlich mit Datum und Arzt-Handzeichen auf entsprechendem Formular
- durchgeführte Maßnahmen mit Datum, ggf. Uhrzeit und Handzeichen der Pflegeperson eintragen. Beobachtungen, Veränderungen, Auffälligkeiten schriftlich mit Handzeichen vermerken
- Pflegeanamnese, Basiswerte und Beobachtungen werden vom Interviewer ins Stammblatt des Patienten übertragen. Alternativ kann das Stammblatt durch Blatt Nr. 1 einer Pflegeplanung ersetzt werden
- Eingruppierung der Pflegekategorie oder Pflegestufe im Stammblatt oder in der Pflegeplanung mit Datum, ggf. mit Uhrzeit, und Handzeichen dokumentieren.

Information verarbeiten

Die Informationsverarbeitung im Pflegedienst geschieht mit Dokumentationssystemen wie Hinz, Stocker, Optiplan und Kardex. Die hier fixierten Informationen im Planungsteil und Berichterstattungsteil müssen zu jedem Zeitpunkt verfügbar, nachprüfbar und verbindlich sein.

Fünf Schritte der Informationsverarbeitung

Schritt	Information	Durchführung
1	erfassen	gemeinsam mit allen Mitarbeiter, die an der Behandlung beteiligt sind. Informationen sammeln
2	sortieren	relevante Informationen nach Bedeutung und nach Handlungsrelevanz sortieren: wichtiges zuerst
3	dokumentieren	Informationen zentral speichern, so daß alle Mitarbeiter Zugriff haben
4	weitergeben	sicherstellen, daß Informationen von einem Mitarbeiter zum anderen gelangen, z. B. durch regelmäßige Teambesprechungen (☞ 1.13)
5	bewerten	aus den erfaßten, sortierten und gespeicherten Informationen Pflegeplanung erstellen (☞ 1.2)

Pflegebericht

Der Pflegebericht muß kurz, präzise beschreibend, nicht diagnostisch und frei von Vorurteilen sein.Im Pflegebericht den Pflegeverlauf beschreiben. Dabei besonders achten auf:

- Veränderungen im Krankheitsbild
- psychische und physische Verfassung
- akute Ereignisse

- Verhalten des Patienten gegenüber allen Berufsgruppen, Mitpatienten, Angehörigen
- Aktivitäten außerhalb der Station
- Reaktion auf Medikamente
- Informationen berüchsichtigen, die von anderen Berufsgruppen vermittelt werden.

Pflegebericht möglichst mit allen an der Pflege beteiligten Pflegekräften zusammen erstellen.
Schriftlicher Pflegebericht: Auswahl von Informationen ist beschränkt, Qualität abhängig von der Fähigkeit des Schreibers, Inhalte zu Papier zu bringen. Schriftliche Kommunikation ist relativ langsam. Vorteile sind die Dokumentation der Information und die Möglichkeit, jederzeit Informationen nachzuschlagen.
Mündlicher Pflegebericht: flexibler, oft alltagsnäher. Vorteile sind direktes Nachfragen, Möglichkeit zu Rückmeldungen, schnellerer Informationsfluß besonders in kritischen Situationen und Übermitteln von Informationen, die noch nicht fertig, noch nicht ausgereift oder in Fluß sind.

Häufigkeit des Dokumentierens

- akute Phase: bei Bedarf, jedoch immer bei Schichtwechsel und am Ende eines Tages und einer Nacht
- stabiler Patient: 1 × täglich
- in der rehabilitativen Pflege, z. B. Langzeitbereich, Tagesklinik, offene Heime, Übergangswohnheim: wöchentlicher Pflegebericht. Besonderheiten immer dokumentieren.

Wartet ein Patient auf die Verlegung in ein Heim und bleibt lediglich aus sozialer Indikation für die Übergangszeit in der Klinik, kann die regelmäßige Verlaufsdokumentation entfallen. Die Entscheidung wird im Team besprochen.

EDV auf Station

Die elektronische Datenverarbeitung im Stationsalltag wird bisher bei Verwaltungsaufgaben eingesetzt. Im therapeutischen Bereich gibt es datenschutzrechtliche Bedenken.
Positive Aspekte: schneller Zugriff auf Daten und deren schnelle Änderung, wiederkehrende Vorgänge sind leicht zu automatisieren, z. B. Arbeitsstundenabrechnung, Bestellungen, bei vernetzten Systemen können Daten elektronisch ausgetauscht werden, Botengänge fallen weg.
Negative Aspekte: Datenschutzprobleme durch Zugriffsmöglichkeiten anderer Stellen, Belastung bei Bildschirmarbeit, Mitarbeiter an einen Arbeitsplatz gebunden.

Tips, Tricks & Fallen

- eine pflegerische Maßnahme gilt erst dann als abgeschlossen, wenn sie dokumentiert ist
- Eintragungen nur durch die Pflegekraft, die die Maßnahme durchgeführt hat
- selbst standardisierte Formblätter werden auf verschiedenen Stationen unterschiedlich gehandhabt
- Sonderbericht, z. B. nach Suizidversuch oder aggressivem Verhalten den diensthabenden Arzt mit unterschreiben lassen.

1

1.4 Pflegeorganisation

1.4.1 Psychiatrie-Personalverordnung

Die Psychiatrie-Personalverordnung (PsychPV) regelt Maßstäbe und Grundsätze zur Ermittlung des Personalbedarfs für Ärzte, Krankenpflegepersonal und anderes therapeutisches Fachpersonal in psychiatrischen Einrichtungen. Ziel ist, eine ausreichende, zweckmäßige und wirtschaftliche stationäre oder teilstationäre Behandlung der Patienten zu gewährleisten.
Die Verordnung gilt für psychiatrische Krankenhäuser und Abteilungen mit Versorgungsauftrag. Sie geht von einer Stationsgröße mit 18 Patienten aus. Der Tagdienst ist über 14 h berechnet.
Als Berechnungsgrundlage wurden Regelaufgaben (Tätigkeitsprofile) für jede Berufsgruppe erstellt. Regelaufgaben dienen auch dazu, die Aufgaben der Pflege zu definieren und Qualitätsstandards festzulegen. Bezieht man die Regelaufgaben bei der Stationskonzeption mit ein, wird man einer eventuellen Überprüfung leichter standhalten können.

Verfahren

- Patienten, die einer Krankenhausbehandlung bedürfen, werden nach Art und Schwere sowie nach Behandlungszielen eingestuft und bestimmten Behandlungsbereichen zugeordnet (☞ Tab. Patientenzuordnung und Minutenwerte)
- Für jeden Behandlungsbereich und jede Berufsgruppe werden Minutenwerte je Patient und Woche vorgegeben
- Die Minutenwerte werden in Personalstellen umgerechnet, indem die Minutenwerte mit der entsprechenden durchschnittlichen Zahl der Patienten vervielfacht werden
- Für das Pflegepersonal ist je Station und Woche zusätzlich ein Wert von 5000 Minuten zugrunde zu legen
- Die Gesamtstundenzahl wird in Personalstellen umgerechnet, indem sie abzüglich der Ausfallzeiten wie Urlaub, Kur, Mutterschutz, Krankheit durch die tarifliche Arbeitszeit geteilt wird.

Patientenzuordnung und Minutenwerte

Behandlungsart, Behandlungsbereich	A: allgemeine Psychiatrie	S: Sucht-Abhängigkeits-kranke	G: Geronto-psychiatrie
1: Regelbehandlung	578	557	992
2: Intensivbehandung	1118	1142	1221
3: rehabilitative Behandlung	376	242	518
4: langandauernde Behandlung	734	683	909
5: Psychotherapie	198	199	241
6: tagesklinische Behandlung	51	40	94

1

Beispiel

- Minutenwerte mit Patienten multiziplieren
  - 12 Patienten A1: Minutenwerte für A1-Patienten 578 Min./Woche
  - 6 Patienten A2: Minutenwerte für A2-Patienten 1118 Min./Woche
  - (12 × 578 Min.) + (6 × 1.118 Min.) = 13644 Min.
- Mit 5000 Min. addieren: 13644 Min. + 5000 Min. = 18.644 Minuten
- Durch Arbeitszeit teilen
  - 18944 Min. : 60 = 310,7 h
  - 310,7 h : 30,8 h = 10,08 Planstellen.

Tips, Tricks & Fallen

Eine verbesserte Personalausstattung muß auch ein verbessertes Behandlungsangebot nach sich ziehen.

1.4.2 Pflegestandards

Pflegestandards werden entwickelt, um pflegerische Leistungen zu vereinheitlichen, Qualität zu sichern und Pflegeplanung und -dokumentation zu vereinfachen.

Ziele eines Standards

Nach dem Leitfaden zur Neuordnung des Pflegedienstes, Schriftenreihe des Bundesgesundheitsministers. Vgl. auch ICN, Richtlinien für nationale Pflegeverbände.

- festgelegte Ziele erreichen
- beruhen auf klarer Definitionen beruflicher Tätigkeit und Verantwortung
- größtmögliche Entwicklung des Pflegeberufes in Einklang mit seinen potentiellen gesellschaftlichen Beitrag fördern
- umfassend aber flexibel sein, um Innovationen, Wachstum und Veränderung zu ermöglichen
- allgemein gleiches Niveau der Berufsausübung
- berufliche Identität stabilisieren
- Kooperationsbeziehung zwischen den Berufsgruppen fördern
- Arbeiten erleichtern.

1

Pflegequalitätsstufen

Die Entwicklung von Pflegestandards erfordert die Einigung aller Beteiligten auf gemeinsame Qualitätskriterien des Pflegeergebnisses. Eine Möglichkeit dies zu erreichen ist, ein Pflegeleitbild zu formulieren und ein Qualitätsniveau festzulegen.

Pflegequalitätsstufen (Zürcher Qualitätstabelle)

Stufe	Pflege ist	Beschreibung
0	gefährlich	Patient erleidet Schaden
1	sicher, minimal	Routineversorgung
2	angemessen	individuellen Bedürfnissen angepaßt
3	optimal	Patient miteinbezogen

Pflegestandards erstellen

Standards sollten von der Basis in kleinen Arbeitsgruppen innerhalb einer Station oder Abteilung erarbeitet werden. Es empfiehlt sich, zunächst Standards für allgemeine Problemsituationen zu erstellen: Aufnahme, Entlassung, Dienstübergabe und Stationsversammlung. Bei der Entwicklung kann man die Regelaufgaben der Psych-PV mit einbeziehen.

- Standards schriftlich formulieren
- gesamten Team vorstellen, offene Fragen klären
- Probephase: ~ 4 Wochen
- bei positivem Ergebnis festschreiben, bei Problemen überarbeiten.

Aufbau von Standards

- Zielsetzung
- Problem, Pflegemaßnahme, Pflegehinweise
- Datum der letzten Bearbeitung.

Beispiel: Standard Dienstübergabe

Allgemeine Zielsetzung

- kontinuierliche Pflege in alllen Pflegegruppen
- patienten- und organisationsbezogene Informationsweitergabe
- alle Informationen, die die Übergabe betreffen, an Pflegedokumentation, Terminkalender, Protokollordner orientiert.

Vorgehen

- es muß klar sein, wer die Gesprächsführung übernimmt
- Übergabe verläuft sachlich
- Störungen werden vermieden
- alle Teammitglieder sind anwesend
- Zeitrahmen ist begrenzt
- patientenbezogene Übergabe orientiert sich an der Pflegedokumentation
- Patienten sind über die Übergabezeit informiert.

1.4.3 Pflegemodelle

Pflegesysteme ☞ 5.2.1. Pflegesysteme sind Organisationsformen, die sich an den Betriebsabläufen und am Gesundungsprozeß des Patienten orientieren. Ein Modell ist eine Idee, die durch die Anwendung von Symbolen erklärt wird. Sie werden benutzt um das Denken über Konzepte und Beziehungen zu erleichtern.

In den letzten Jahrzehnten entwickelten Theoretikerinnen v. a. aus dem englischsprachigen Raum Krankenpflegemodelle. Eines der bekanntesten Modelle ist das Krankenpflegemodell nach Roper, Logan und Tierney. Dieses Modell ist einfach, flexibel universell einsetzbar und orientiert sich an normalen Lebensaktivitäten. Krankenpflege wird als Hilfe gesehen, Probleme im Zusammenhang mit den Lebensaktivitäten zu vermeiden, zu lösen, zu lindern oder zu bewältigen. Das Modell besteht aus 5 Teilbereichen: 12 Lebensaktivitäten, Lebensspanne, Abängigkeits-Unabhängikeit-Kontinuum, Lebensaktivitäten beeinflussende Faktoren, Individualität im Leben (☞ Abb. 1.2).

12 Lebensaktivitäten nach Roper, Logan und Tierney

- für eine sichere Umgebung sorgen
- kommunizieren
- atmen
- essen und trinken
- ausscheiden
- sich sauberhalten und kleiden
- Körpertemperatur regulieren
- sich bewegen
- Arbeit und Spielen
- sich als Mann oder Frau fühlen und verhalten
- schlafen
- sterben.

Lebensspanne

- Lebensaktivitäten haben für die gesamte Lebensspanne Gültigkeit
- ein Mensch kann in jeder Lebensspanne Pflege benötigen
- Pflegende benötigen genaues Wissen über das normale Wachstum und die Entwicklung in den verschiedenen Lebensphasen, um die Entwicklung zu überwachen und Abweichungen von der Normalität zu spüren.

Abhängigkeits-Unabhängigkeit-Kontinuum

Ein Mensch ist zu einem bestimmten Zeitpunkt seines Lebens hilfsbedürftig und abhängig von fremder Hilfe, z. B. zur Zeit seiner Geburt, im Alter, in einer depressiven Phase.

Als junger Erwachsener zeigt er Autonomie und Abgrenzungsmerkmale und ist somit in diesem Kontinuum mehr auf der Linie des Unabhängigkeitspoles. Krank bedeutet hier mehr Abhängigkeit, während Gesundheit eher im Bereich der Unabhängigkeit anzusiedeln ist. Ein Kranker ist nicht nur krank sondern behält auch gesunde Anteile, die die Pflege erkennen und unterstützen muß.

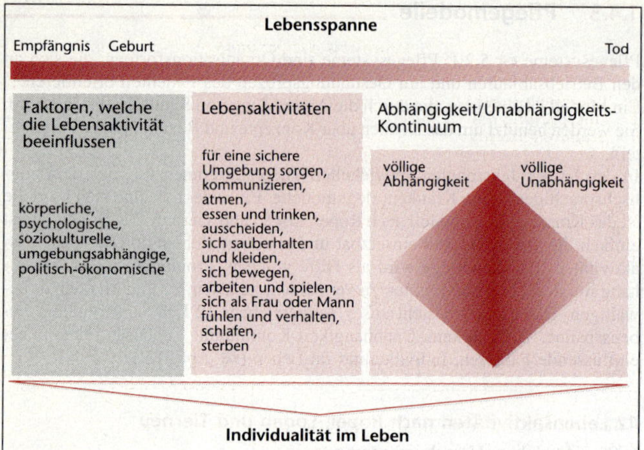

Abb. 1.2: Schema des Pflegemodells von Roper [L 157]

Lebensaktivitäten beeinflussende Faktoren

Lebensaktivitäten werden von jedem Menschen unterschiedlich ausgeführt. Dies wird auf beeinflussende Faktoren zurückgeführt: körperliche, intellektuelle, emotionale, soziale, kulturelle, ethische, geistige, politische, ökonomische und gesetzliche.

Individualität im Leben

Als Ergebnis aus dem genannten ist zu folgern, daß jeder Mensch die Lebensaktivitäten auf seine individuelle Weise nachgeht. Die Individualität läßt sich mit folgenden Fragen für jede einzelne Lebensaktivität ermitteln: wie, wie oft, wann, warum führt der Mensch seine Aktivitäten aus?

1.4.4 Stationspflegekonzept

Ein Stationspflegekonzept ist ein wichtiger Aspekt in der Organisation psychiatrischer Pflege und als Pflegeplan der Station zu verstehen. Voraussetzungen sind regelmäßige Besprechungen zu festgelegten Zeiten während der Dienstzeit und Bereitschaft der MitarbeiterInnen zur aktiven Mitarbeit.

Vorteile

- Analyse der realen Gegebenheiten
- Mißstände werden beschrieben und bearbeitet
- Nachweis für die pflegerische Arbeit
- Ziele werden überprüft

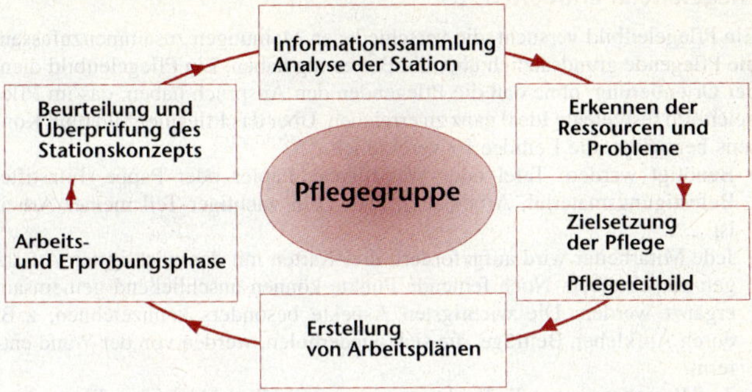

Abb. 1.3: Schaubild Stationspflegekonzept [L 157]

- Teamarbeit wird geübt und gefördert
- Grundlage für Pflegeplanung wird geschaffen
- Orientierungshilfe für Auszubildende, Praktikanten, neue Mitarbeiter und Pflegende auf der Station.

Informationen sammeln

Um die Aufgaben, Probleme und Ressourcen der Station beschreiben zu können, werden Informationen benötigt.

- Stationsprofil: Welchem Fachbereich, z. B. Akutbereich, Langzeitbereich, ist die Station zugeordnet, welchen Behandlungsauftrag hat die Station?
- Klientel: Alter, Versorgungsgebiet, Diagnosen, Geschlecht, Nationalität
- Mitarbeiter: Qualifikation, Fluktuation. Welche Berufsgruppen gehören dem Team der Station an?
- Räumlichkeiten: Entspricht das Angebot in Bezug auf Wohnen, Therapie und Freizeit, Atmosphäre den Anforderungen?
- Pflegeorganisation: Dienstzeitregelung, Pflegesystem.

Ressourcen und Probleme erkennen

Welche Möglichkeiten und Probleme ergeben sich für die Versorgung der Patienten aus den Informationen?

Pflegeziele formulieren

Welche Pflegeziele ergeben sich aus Analyse, Ressourcen und Problemen?

1 Pflegeleitbild erarbeiten

Ein Pflegeleitbild versucht, die verschiedenen Meinungen zusammenzufassen, die Pflegende grundsätzlich über die Betreuung haben. Ein Pflegeleitbild dient der Orientierung, ohne daß die Pflegenden den Anspruch haben, das im Pflegeleitbild festgelegte Ideal ganz zu erreichen. Über das Pflegeleitbild muß Konsens herrschen, die Leitidee ist verbindlich.

- Benötigt werden: Tafel oder Wandfläche, Papier oder Pappe, Filzstifte, Befestigungsmaterial, Arbeitstitel, z. B. „Ein wichtiger Teil meiner Arbeit ist ...".
- Jede Mitarbeiter wird aufgefordert, drei Karten mit den wichtigsten Aussagen zu schreiben. Noch fehlende Punkte können anschließend gemeinsam ergänzt werden. Die wichtigsten Aspekte besonders kennzeichnen, z. B. durch Aufkleber. Beiträge, die sich wiederholen, werden von der Wand entfernt.
- 3–5 Personen fassen die Punkte zu einen sinnvoll und klar formulierten Text zusammen und stellen das Ergebnis vor.

Arbeitspläne erstellen

- Tagesablaufplan, Wochenplan in Anlehnung an die Regelaufgaben der Psych-PV
- genaue Definition des Pflegesystem, der Einteilung der Betreuungsgruppen.

Arbeits- und Erprobungsphase

Wenn es der Gruppe möglich ist, nach dem Konzept zu arbeiten, es als Leitfaden für die Einarbeitung neuer Mitarbeiter eingesetzt wird und es mehr Transparenz in allgemeine Abläufe bringt, war die Arbeit erfolgreich. Nach ~ 1 Jahr wird das Konzept überarbeitet: Die Arbeit auf den Stationen ist ständigen Veränderungen unterworfen und das Konzept muß immer wieder angepaßt werden. Stellt sich heraus, daß es nicht möglich ist, danach zu arbeiten, werden die einzelnen Schritte überprüft und neu bearbeitet.

Tips, Tricks & Fallen

- bei sehr großen Stationsteam ist es günstiger, eine Basisarbeitsgruppe zu installieren
- ein Konzept zu erstellen, ist ein zeitaufwendiger Prozeß: Es sollte ein halbes Jahr veranschlagt werden.

1.5 Qualitätssicherung

Qualität in der Pflege bedeutet zielgerichtet mit niedrigen Kosten in angemessener Zeit gute Resultate zu erzielen.

! Die herrschenden Rahmenbedingungen bestimmen das maximal erreichbare Qualitätsniveau.

Vorraussetzung

- leicht anwendbare Techniken zur Dokumentation und Reflexion der erbrachten Leistungen und deren Erfolge
- Bereitschaft aller Mitarbeiter an Qualitätssicherungsmaßnahmen mitzuarbeiten.

Positive Faktoren

- hohe Qualifikation der Mitarbeiter
- großer Anteil an Fachpflegekräften
- regelmäßige Fort- und Weiterbildungsangebote
- gezielte Schulungen
- Definition von Standards und Pflegekonzepten, die Pflegeprozeßmethode wird angewandt
- umfassende und genaue schriftliche Dokumentation (☞ 1.3)
- betriebliches Vorschlagswesen.

Motivation fördern

Die Pflegenden können nur gut pflegen, wenn sie selbst gut gepflegt werden. Deshalb gehören motivationsfördernde Maßnahmen zum Qualitätsmanagment:

- Einführungs- und Einarbeitungskonzepte helfen, neue, motivierte Mitarbeiter zu gewinnen
- Pflegeleitbild, das kreativen, neuen Ideen gegenüber aufgeschlossen ist
- positive Ausstrahlung nach außen
- flexible Arbeitszeiten bei Kernarbeitszeit
- 5-Tage-Woche
- Möglichkeit zur Teilzeitarbeit
- innovative Führungskräfte
- demokratischer Führungsstil
- Praxissupervision.

Qualität bestimmen

- Regelmäßig stattfindende Beurteilungsgespräche geben Aufschluß über die fachlich-menschliche Qualifikation der Mitarbeiter. Der Mitarbeiter erfährt, was von ihm erwartet wird. Die Leitung erfährt, welche Fortbildungen bedarfsgerecht angeboten werden müssen
- Umfragen zur Arbeitszufriedenheit lassen Rückschlüsse auf das allgemeine Betriebsklima zu und zeigen auf, an welchen Punkten Mitarbeiter unter- oder überfordert sind

1

- Fragebögen, die von den Patienten anonym nach der Entlassung ausgefüllt werden können, geben Aufschluß über die Kundenzufriedenheit
- Erfolgsstatistik Pflege: Pflegeentlassungs- und Verlegungsberichte zeigen, welche Ziele mit welchen Maßnahmen erreicht oder nicht erreicht worden sind
- Art und Umfang von Schadensmeldungen
- Hygienestatistik
- gezielte Beobachtung auf Qualitätsmängel.

Hinweise auf Qualitätsmängel

- kritische Äußerungen von Personal oder Patienten
- Gefühl trotz großer Anstrengung nichts bewegen zu können
- umfangreiche administrative Aufgaben
- ungenaue Dokumentation
- Spannungen zwischen den Abteilungen
- Häufung von suizidalen Handlungen
- Zunahme von aggressiven Verhalten bei Patienten und Pflegekräften
- Menge der ausgegebenen Hypnotika, Sedativa
- vermehrte Entweichungen
- Länge des Aufenthaltes
- Häufigkeit von Wiederaufnahmen unter Berücksichtigung des Krankheitsbildes.

Ursachen für Qualitätsmängel

Methodisch
- Wahl einer unwirtschaflichen, teuren Methode
- fehlende Wirksamkeit
- mangelnde Sorgfalt
- fehlende Sicherheit in der Handhabung.

Menschlich, persönlich
- mangelder Sachverstand
- fehlende Informationsbereitschaft des Behandlungsteams
- mangelnder Respekt in der Begegnung mit dem Patienten
- unzureichender Vertrauensaufbau in der Beziehung zum Patienten
- mangelnde Reflexionsbereitschaft
- gestörte Komunikation zwischen den Abteilungen, Stationen
- unterschiedliches Krankheits-, Gesundheitsverständnis.

Organisatorisch
- fehlende Kontinuität in der Betreuung
- fehlende Absprache mit anderen Abteilungen
- schlechte Arbeitsorganisation mit Arbeitsspitzen und Leerlaufzeiten
- fehlende Arbeitsplatzbeschreibung Pflege mit mangelnder Abgrenzung zu anderen Berufsgruppen
- fehlende Information über die richtigen Ansprechpartner. Abhilfe z. B. mit Organigrammen.

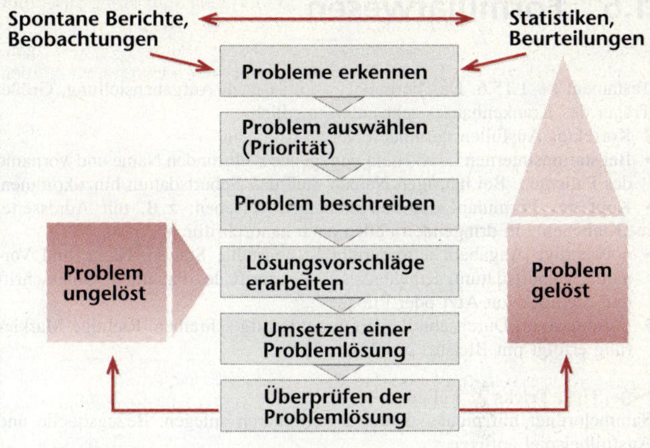

Abb. 1.4: Ablauf einer Qualitätssicherungsmaßnahme [L 157]

Qualitätssicherungsbeauftragte

Ganz oder teilweise freigestellte Mitarbeiter. In Seminaren lernen sie Qualitätsmängel zu erkennen, Statistiken zu erstellen und auszuwerten sowie Qualitätssicherungsmaßnahmen durchzuführen. Zu ihren Aufgaben gehören:

- Mitarbeiter motivieren, an Qualitätssicherungsmaßnahmen teilzunehmen
- Pflegevisiten begleiten
- Verbesserungsmöglichkeiten bewußt machen
- Umfragen durchführen und Statistiken auswerten
- Ideen zur Qualitätsverbesserungen sammeln
- Ausbildung verfolgen, zur Fort- und Weiterbildung anregen
- Abteilungen koordinieren
- festlegen, welche Qualitätssicherungsmaßnahme Priorität hat
- Projektgruppen betreuen.

1.6 Formularwesen

Testament ☞ 1.15.6. Das Formularwesen ist nach Aufgabenstellung, Größe, Träger des Krankenhauses sehr unterschiedlich.

! Korrektes Ausfüllen verhindert Verwechslungen.

- Bei stationsinternen Laufzetteln genügt aus Zeitgründen Name und Vorname des Patienten. Bei häufigen Namen muß das Geburtsdatum hinzukommen
- Kopf des Formulars mit Patientendaten versehen: z. B. mit Adressette, „Klebchen", in dringenden Fällen auch handschriftlich
- notwendige Angaben: anfordernde Kostenstelle, Station, Name und Vorname, Geburtsdatum, Krankenkasse, Anschrift des Patienten, Unterschrift und Stempel von Arzt oder Pfleger
- Formulare im Durchschreibeverfahren: kräftig schreiben. Richtige Markierung erfolgt mit Bleistift Nr. 2 oder HB.

Tips, Tricks & Fallen

Sammelordner mit nicht geläufigen Formularen anlegen, Bezugsquelle und Ausfüllbeispiel anfügen.

1.6.1 Anträge, Bescheinigungen

Hilfsmittelantrag

Antrag auf Taschengeld

Der Antrag auf Taschengeld (~ 150,– DM/Monat) wird vom Sozialdienst gestellt. Voraussetzung ist, daß der Patient keine sonstigen Einkünfte hat, i.d.R. also Sozialhilfeempfänger ist. Bei Heimaufenthalt, bei dem Patienten die Rente für die Kosten einbehalten wird, gibt es gestaffelte Taschengeldsätze auch > 150,– DM/Monat.

Sozialhilfeantrag

Ist ein Patient in keiner Krankenkasse, z. B. Personen ohne festen Wohnsitz und Arbeit, Asylanten, deren Asylantrag noch nicht genehmigt ist, muß ein Sozialhilfeantrag gestellt werden. Der Antrag wird von Sozialdienst mit dem Patienten ausgefüllt.

Hilfsmittel

Orthopädische Geräte zum Ausgleichen oder zur Vorbeugung einer Behinderung oder zur Sicherung einer Heilbehandlung, z. B. Hörgeräte, Gehilfen, Rollstuhl. Der Antrag wird schriftlich von dem behandelten Arzt an die zuständige Krankenkasse gestellt. Bei zeitweiliger Erfordernis besteht evtl. die Möglichkeit, Hilfsmittel auszuleihen. Information z. B. durch die Krankenkassen.

Urlaub, Entlassung gegen ärztlichen Rat

Entgegen ärztlichen Rat durchgeführte Urlaube und Entlassungen geschehen auf Risiko des Patienten und müssen von ihm auf einem entsprechenden Formblatt bescheinigt werden. Text: „Ich erkläre hiermit ausdrücklich, daß ich auf eigenen Wunsch gegen ärztlichen Rat am ... die Station ... des Krankenhauses ... verlasse. Über die Risiken, die mein Verhalten mit sich bringt, wurde ich ausführlich aufgeklärt."

Arbeitsunfähigkeits-, Aufenthaltsbescheinigung

Für die Dauer des Krankenhausaufenthaltes füllt der Stationsarzt dem Patient die Arbeitsunfähigkeitsbescheinigung (3fach-Formular) aus. Ausfertigung für Arbeitgeber und Krankenkasse erhält der Patient oder Angehörige. Ärzte ohne kassenärztliche Zulassung, d. h. die meisten Assistenzärzte, dürfen keine Arbeitsunfähigkeit bescheinigen. Die Patienten erhalten in dem Fall eine Aufenthaltsbescheinigung für die Dauer des stationären oder teilstationären Aufenthalt.
Die Verwaltung darf nur Aufenthaltsbescheinigungen ausstellen.

! Abklären: Hat der Patient Briefumschläge, Porto für den Versand? Ggf. Versand über die Hauspost.

! Erwartet ein Patient große Schwierigkeiten, wenn der Arbeitgeber im Stempel der Arbeitsunfähigkeitsbescheinigung ein Wort wie „Nervenklinik, Nervenheilanstalt" liest, so kann man zu folgendem raten: Der Patient kann seine Arbeitsunfähigkeitsbescheinigung oder Aufenthaltsbescheinigung seinem Hausarzt zuschicken, der wiederum eine Arbeitsunfähigkeitsbescheinigung mit neutralem Stempel ausstellen kann. Dazu ist jedoch nicht jeder Hausarzt bereit.

Quittungen über Wertgegenstände

- größere Geldbeträge und Wertgegenstände sollten Patienten wegen Diebstahlgefahr nicht in ihrem Nachtschrank deponieren. Entweder Angehörigen mit nach Hause geben oder gegen Quittung in der Verwaltung deponieren lassen
- ggf. vom Patient mit Unterschrift bestätigen lassen, daß er seine Geldbeträge und Wertgegenstände in eigenen Gewahrsam nimmt
- Die Feststellung, daß der Patient in der Lage ist, für sein Hab und Gut die Verantwortung zu übernehmen, muß vom Arzt getroffen und dokumentiert werden. Kann der Patient diese Verantwortung nicht übernehmen, muß die hausübliche Handhabung von Patientengütern eingehalten werden. Auf entsprechende Dienstanweisungen achten.

1.6.2 Unfallanzeige

- eine Unfallanzeige ist zu erstatten, wenn ein Arbeitsunfall oder ein Wegeunfall eine Arbeitsunfähigkeit von mehr als 3 Kalendertagen oder den Tod eines Versicherten zur Folge hat
- Anzeigepflichtig ist der Betrieb, die Dienststelle, der Arbeitgeber oder sein Stellvertreter
- die Unfallanzeigen gehen zum Träger der Unfallversicherung, an den Personalrat, Betriebsrat und zu den eigenen Unterlagen
- die Unfallanzeige ist binnen 3 Tagen zu erstatten, nachdem der Unfall bekannt wurde
- besonders schwere Unfälle sind sofort telefonisch oder telegraphisch dem zuständigen Unfallversicherungsträger zu melden.

1

! Die Schilderung des Unfallherganges in der Unfallanzeige wird nicht von Verunfallten ausgefüllt und unterschrieben: Sie wird von einer Schreibkraft ausgefüllt und vom Unternehmer, dem Personal- oder Betriebsrat und dem zuständigen Sicherheitsbeauftragten unterschrieben. Es ist daher sinnvoll, wenn der Verunfallte die Schilderung des Unfalls mit der Schreibkraft durchspricht.

Unfall, Verletzung von Pflegekräften auf der Station

Z.B. Verletzungen bei Fixierung oder Medikamentengabe, z. B. bei Zwangsmedikationen oder Kanülenstichverletzung.

- vom Augenblick des Unfalls an fällt die Durchführung von Heilverfahren in den Verantwortungsbereich der gesetzlichen Unfallversicherung: den Berufsgenossenschaften. Hierzu gehören alle Maßnahmen, die zur Wiederherstellung der Arbeitsfähigkeit führen
- Verletzungen, die voraussichtlich zu mehr als 3 Tage Arbeitsunfähigkeit führen, müssen einem D-Arzt (von der Berufsgenossenschaft zugelassener **D**urchgangs**arzt**) vorgestellt werden
- Verletzungen von Augen, Ohren oder Haut sind unverzüglich einem entsprechendem Facharzt vorzustellen.

1.7 Umgang mit Angehörigen

Angehörige beklagen bundesweit die selben Mißstände. Sie werden als Anamneselieferant, Wäschebringer und -abholer genutzt und finden sich allzuoft in der Rolle des Störenfriedes wieder. Umgang mit Angehörigen chronisch schizophrener Menschen ☞ auch 8.

! Die Hälfte aller Patienten wird in die Familie entlassen. Deren Haltung ist mit entscheidend für den Verlauf einer psychischen Erkrankung, deshalb benötigen sie Beachtung und Information.

Pflege

- Patienten- und Angehörigeninformationen bei der Klinikaufnahme aushändigen
- auf dem Informationsblatt oder einer Infobroschüre auch mögliche Probleme, die der stationäre Aufenthalt mit sich bringt, aufführen.

Liste mit Dingen erstellen, welche während der stationären Behandlung geregelt werden müssen. Die Liste sollte folgende Themen beinhalten:

- soziale Sicherung: z. B. besteht Krankenversicherungsschutz, sind Mietzahlungen fällig, droht eine Kündigung
- Krankenhausaufenthalt: z. B. Kleidung für ~ 2 Wochen, Durchwahlnummern von Patiententelefon, Stationsarzt, Stationspersonal, zuständiger Sozialdienst, wo und wann sind die Angehörigen zu erreichen, welche Hilfsmittel benötigt der Patient, Bargeld für die persönlichen Bedürfnisse des Patienten

- Angabe, wann die einzelnen Berufsgruppen (Ärzte, Sozialdienst) am besten zu erreichen sind
- soziale Situation: z. B. bestehen Kontakte zu anderen Einrichtungen wie ambulanten Diensten, besteht eine Betreuung oder ist eine beantragt, Lebensunterhalt, sind Haustiere und Pflanzen des Patienten versorgt, Termine bei Gericht, Polizei, Arbeitsamt
- Perspektiven: z. B. werden Reha-Maßnahmen durchgeführt oder sind sie von anderer Stelle beantragt, konkrete Vorstellungen über weitere Perspektiven vorhanden.

Wichtige Fragen an die Angehörige

- Sind sie über das Krankheitsbild des Kranken und über mögliche Krankheitsverläufe informiert?
- Sind sie über die therapeutischen Möglichkeiten der stationären Einrichtungen informiert?
- Sind sie über nachbetreuende und -behandelnde Dienste und Einrichtungen (☞ 17) informiert worden?
- Sind mit Ihnen sozialrechtliche Fragen, z. B. Ansprüche des Kranken an das Sozialamt, die Krankenversicherung oder das Arbeitsamt, diskutiert worden?
- Ist mit Ihnen die Einrichtung einer Betreuung (☞ 1.15.9) oder deren Aufhebung diskutiert worden?
- Ist mit ihnen besprochen worden, wie sie trotz der Krankheit ihres Angehörigen ihr eigenes Leben sinnvoll gestalten können?
- Sind sie über den Verlauf der Behandlung während des Klinikaufenthaltes des Kranken informiert worden?

Häufige Fragen von Angehörigen

- Wird mein Angehöriger wieder gesund?
- Wie ist der richtige Umgang mit meinem Angehörigen?
- Wie muß ich mich verhalten, wenn eine weitere psychische Krise kommt?
- Was kann ich tun, um Rückfälle zu vermeiden?
- Welche Wirkungen und unerwünschte Wirkungen haben die Medikamente?
- Welche Möglichkeiten habe ich, den Kranken während des Klinikaufenthaltes zu unterstützen?
- Welche Möglichkeiten habe ich, mit den Mitarbeitern der Klinik zusammenzuarbeiten?

Tips, Tricks & Fallen

- Angehörige und Patienten darauf hinweisen, daß Patienten sich gegenseitig Geld ausleihen und zu bedenken geben, daß dies immer in Eigenverantwortung geschieht. Manche Patienten sind nicht in der Lage, das geliehene Geld zurückzubezahlen (☞ 1.15.5)
- an die Pharmavertreter wenden, die oft brauchbare Infobroschüren haben: z. B. „Psychose: Wege aus der Isolation, Information für Patienten und Angehörige" (Janssen GmbH), „Die Heimkehrer: Wegweiser für Familienangehörige von Patienten, die aus der psychiatrischen Klinik entlassen werden" (Janssen GmbH), „Wege aus der Depression: Ein Ratgeber für Angehörige von depressiven Patientinnen und Patienten" (Bayer Pharma Deutschland).

1

1.8 Umgang mit Problempatienten

1.8.1 Distanzgeminderter Patient

Distanzminderung kommt bei folgenden Erkrankungen gehäuft vor bei: Manie, schizomanische Psychose, maniforme Psychosen aus dem schizophrenen Formenkreis, Persönlichkeitsstörungen, Minderbegabungen, Intelligenzdefizite, organische Wesensänderungen.

Patient bietet jedem gleich das „Du" an
Patienten freundlich aber bestimmt auf die eigenen Grenzen hinweisen.

Patienten verhalten sich sexuell anzüglich, aufdringlich oder beleidigend
- sexuelle Anzüglichkeiten ruhig zurückweisen. Empörung ist unangemessen
- sich zu keinem verbalen Schlagabtausch provozieren lassen, auch nicht spaßeshalber, z. B. „Hallo süße Schwester", „Hallo Sie Chauvi"
- jedes sexuell aufdringliche Verhalten unbedingt im Team ansprechen. Keine falsche Scham, nur so können gemeinsame Maßnahmen beraten und durchgeführt werden
- gleichgeschlechtliche Bezugsperson anbieten
- Verhalten des Patienten **und** des Pflegepersonals ausführlich dokumentieren (☞ 1.3).

Sexuelle Anzüglichkeiten einer Patientin gegenüber einem (bestimmten) Pfleger
- Pfleger sollte nicht alleine zur Patientin gehen
- Dokumentation des Verhalten von Patientin und Pfleger
- ggf. Bezugspfleger wechseln (☞ 5.2.2).

Patient ist im Stationszimmer, Personalaufenthaltsraum ständig präsent
- Patienten erklären, warum seine Wünsche nicht jederzeit erfüllt werden können
- dem Patienten klare Richtlinien nennen, wann er sich im Stationszimmer aufhalten darf
- beliebte Patienten nicht bevorzugt behandeln, z. B. zum Kaffee einladen.

1.8.2 Kriminalität bei Patienten

Kriminalität ist bis zu einem gewissen Maße Teil unseres täglichen Erlebens. Sie kann Ausdruck verschiedener psychischer oder sozialer Störungen sein.

Kriminelle Handlungen in der Vorgeschichte
- sollten die therapeutische Haltung (☞ 5.3) nicht beeinflussen
- dem Patienten ein offenes Gespräch über dessen Straftaten anbieten.

Kriminelle Handlungen außerhalb der Klinik während des stationären Aufenthaltes

- nach Ursachen fragen. Patienten nicht verurteilen
- je nach Schwere und Ursache der Tat zum Schutz des Patienten und der Umwelt Verlegung auf eine geschlossene Station. Entscheidet der behandelnde Arzt.

Kriminelle Handlungen auf der Station

Mitpatienten haben das Recht Anzeige zu erstatten.

- nach Ursachen fragen
- Patienten um Wiedergutmachung anhalten
- Mitpatienten schützen: abschließbare Schränke, eine Aufklärung über allgemeine Diebstahlgefahr und die Möglichkeit Wertgegenstände zu deponieren
- über disziplinarische Entlassungen entscheidet der leitende Arzt.

Kriminelle Handlungen gegen das Personal

Hier gilt die Schweigepflicht nur eingeschränkt. Jeder hat das Recht seine eigenen Interessen zu wahren. Betroffene können also Anzeige erstatten. Angaben zur Diagnose des Patienten verbieten sich beim Stellen einer Strafanzeige jedoch.

! Es ist sinnvoll, den Abteilungs- oder Oberarzt mit einzubeziehen, z. B. Beschreibung der Vorgänge mit unterschreiben lassen.

Kriminelle Handlungen gegen die Klinik

Auch hier hat die Klinik als Institution das Recht, sich zu schützen. Über eine Anzeige entscheidet die Klinikleitung.

Tips, Tricks & Fallen

Tritt ein Mitglied des Pflegepersonals bei gerichtlichen Dingen, die die Klinik betreffen, bei der Polizei oder in einem Gerichtsverfahren als Zeuge auf, so muß er sich vorher eine Aussagegenehmigung seines Arbeitgebers besorgen, meist beim Klinikdirektor.

1.8.3 Obdachloser, verwahrloster Patient

Mehr als andere Patienten lösen Obdachlose und Verwahrloste durch ihre Lebensumstände und ihr Aussehen Abneigung und auch Ekel aus. Man muß sich deshalb immer vergegenwärtigen, daß niemand freiwillig in diese Lage gerät. Emphatie muß auch hier Grundlage eines professionellem Beziehungsaufbaus sein.

Patient löst durch sein Aussehen Ekel aus

- Bezugsperson bestimmen, die eine hohe Toleranzschwelle hat, um die Erstversorgung durchzuführen
- Reinigungsbad anbieten
- Zwangsbaden (☞ 2.2.2) nur nach Rücksprache mit Stationsarzt oder ltd. Abteilungsarzt.

1 **Patient lehnt Körperpflege ab**

- wenn tolerierbar dem Patienten einige Tage Zeit lassen, Vertrauen zu fassen
- seine Wirkung auf andere deutlich machen, ohne zu verletzten.

Parasitenbefall

Behandlung auch gegen den Willen des Patienten angezeigt, um eine Ausbreitung zu verhindern. Durchführung ☞ 1.10 Hygiene.

Verfilzte, nicht kämmbare Haare

- nur mit dem Einverständnis des Patienten abschneiden. Ausnahme Parasiten: Haare so lang wie möglich lassen
- durch einen Friseur nachschneiden lassen.

Schmutzige, beschädigte Kleidung

- saubere Ersatzwäsche anbieten (☞ 2.2.1)
- Möglichkeit geben, eigene Kleidung zu waschen und auszubessern.

Patient hat kein Geld, Wohnung

Sozialdienst einschalten (☞ 2.13). Viele Häuser haben eine Kasse, aus denen Patienten sich Geld leihen können, um ihre dringendsten Bedürfnisse zu befriedigen.

Tips, Tricks & Fallen

Auch in unseren Augen unbrauchbare Dinge sind Eigentum des Patienten, deshalb nichts ohne Einverständnis des Patienten wegwerfen.

1.9 Nachtwache

Dienst der nächtlichen Versorgung und Betreuung von Patienten. Kernarbeitszeit 20 – 6^{00} Uhr. Durchführungsverantwortung beim examinierten Pflegepersonal.

Dienstbeginn

Übergabe ☞ 1.3. Alle Patienten durchgehen.

Checkliste Nachtwache

- Sind die Räumlichkeiten der Station bekannt?
- Ist die Telefonliste vollständig?
- Sind die Nummern des Notfalltelefons bekannt?
- Wo ist der diensthabende Arzt erreichbar?
- Wo kann ich die Hauptnachtwache erreichen?
- Gibt es eine rufbereite Pflegedienstleitung?
- Hilfe im Notfall kommt woher: von der Nachbarstation, aus der Ambulanz, von einem Bereitschaftsdienst?

- Ist der Giftschrankschlüssel übernommen worden?
- Sind alle Patientenakten zugänglich?
- Sind alle Aufstehpatienten bekannt?
- Sind alle Problempatienten bekannt?
- Ist für kritische Patienten die Notfall-, Bedarfsmedikation geklärt?
- Sind Notfallpläne (☞ 6.2.3) wie Feuer-, Bombenalarm bekannt?

Durchführung

- Pflegestandard, Dienstanweisung der Station einhalten. Aufgaben: z. B. Medikamente stellen, Rundgang z. B. im Abstand von 1 – 2 h, Maßnahmen, z. B. Nachtbeleuchtung einschalten
- Lärm vermeiden, z. B. laute Musik, laute Gespräche, Geschirrgeklapper, harte Schuhsohlen
- Bei Zustandsverschlechterung eines Patienten Arzt rufen oder Hilfe anfordern.

Besondere Vorkommnisse

- Todesfall: Arzt informieren, Leiche in kliniküblicher Weise versorgen, Transport in die Pathologie veranlassen
- Notfälle und Reanimation (☞ 6.3, 6.4): Hilfe anfordern z. B. über zentrale Rufanlage (Arztinformation erfolgt dann von hier aus), das Zimmer nicht verlassen und Reanimation einleiten, eintreffende Helfer bringen Gerät und Medikamente mit
- Anrufe von Angehörigen: im Zweifelsfall an den Arzt verweisen
- eigene Erkrankung, die Nachtwache kann nicht fortgeführt werden → die Hauptnachtwache, die Nachbarstation, ggf. die Pflegedienstleitung informieren. Die Station nicht verlassen bis Ersatz eingetroffen ist, Übergabe.

Tips gegen Müdigkeit

- Lesen: z. B. Unterhaltungsliteratur, Zeitungen. Spannende Krimis vermindern die Aufmerksamkeit
- Schreiben: z. B. Kurven weiterführen, Briefe
- Putz- oder Aufräumarbeiten: z. B. im Dienstzimmer oder Aufenthaltsraum. Lärm vermeiden
- Gespräche: z. B. mit Patienten, die nicht schlafen können
- Entspannungsübungen
- gelegentlich eine Tasse Kaffee oder schwarzen Tee (kurz gezogen) trinken
- mit einer Kollegin auf der Nachbarstation telefonieren.

Dienstende

Alle nächtlichen Vorkommnisse dokumentieren, Pflegeberichte schreiben, Übergabe (☞ 1.3).

Tips, Tricks & Fallen

- niemals die Station verlassen, bevor Ersatz eingetroffen ist
- bei Notfällen und Reanimation das klinikübliche Verfahren beachten. Nicht alle Kliniken verfügen über ein Reanimationsteam (☞ 6.3, 6.4).

1

1.10 Hygiene

Hygiene in der Psychiatrie ist ein ständiger Kompromiß zwischem den hygienischen Anforderungen einer Klinik und den Ansprüchen der Sozial- und Milieutherapie. Eine wohnliche Atmosphäre sollte eine zweckmäßige leicht zu reinigende Ausstattung der Räumlichkeiten nicht ausschließen.

Hygienische Händedesinfektion

Indikation

- bei Arbeitsbeginn, nach Arbeitspausen und Toilettengang
- vor jeder Pflegetätigkeit
- vor dem Umgang mit Medikamenten
- vor der Mahlzeitenausgabe
- vor dem Griff nach frischer Wäsche.

Material

- Desinfektionsmittellösung z. B. Sterilium®, Desderman®
- Wandspender oder Spritzflasche.

Durchführung

- grobe Verschmutzungen mit Einmalhandtuch entfernen
- Desinfektionslösung aus dem Spender mit Fuß- oder Ellenbogenbedienung entnehmen
- 3 ml Lösung (1 Hub) bis zur Trocknung in Hände und Unterarme einreiben
- Hände anschließend waschen und mit Einmalhandtuch abtrocknen.

Flächen- und Gerätedesinfektion

- Handschuhe tragen: Gefahr von Kontaktallergien
- Gegenstände erst desinfizieren, dann reinigen
- Dosierungs und Einwirkungszeiten einhalten (Herstellerangaben), sonst Gefahr von Resistenzentwicklung
- Lösungen im kaltem Wasser ansetzen: schädliche Dämpfe und Wirkungsverlust bei Wärme
- Hygieneplan für alle einsichtig im Arbeitpflegeraum aufhängen: was wird wann mit welchen Mitteln in welcher Konzentration desinfiziert
- zusätzlich Tabelle mit Mengenangaben zur Herstellung von Desinfektionsmittellösungen aufhängen. Besser ist ein Dosierautomat.

! Desinfektionsmittel in gefährdeten Bereichen für Patienten unzugänglich aufbewahren: Gefahr des absichtlichen oder versehentlichen Verschluckens.

Patientenzimmer

- regelmäßige, tägliche Reinigung von Böden und Waschbecken nach Hygieneplan durch den Reinigunsdienst
- täglich Papierkörbe leeren. Auf Langzeitstationen auch durch den Patienten
- auf regelmäßigen Wechsel der Bettwäsche achten
- Kontrolle auf verdorbene Lebensmittel
- bei Entlassung, Verlegung gründliche Reinigung und ggf. Desinfektion durch Pflegepersonal oder geschulte Hilfskräfte.

Patientenküche

- Patientenküchen regelmäßig auf verdorbene und Lebensmittel mit mit abgelaufenem Haltbarkeitsdatum kontrollieren
- Geflügel und rohes Fleisch getrennt von anderen Lebensmitteln lagern
- Kühl- und Vorratsschränke regelmäßig mit lebensmittelgeeigneten Desinfektionsmittel reinigen. Auskunft erteilt der Desinfektor
- Lebensmittel mit den Patienten jeweils frisch zubereiten
- Tische nicht zu früh eindecken: ½ h vor den Mahlzeiten
- beim Zuberreiten der Lebensmittel durch Patienten auf deren Hygiene achten
- Patienten mit Verdacht auf infektiöse Erkrankungen dürfen nicht bei der Zubereitung und Verteilung von Lebensmitteln helfen.

Lebensmittel mit Hilfe der Patienten zubereiten

- grundsätzlich nur mit gewaschenen Händen
- lange Haare zusammenbinden lassen
- verzehrfertige Lebensmittel nicht mit den Händen anfassen, Vorlegebesteck benutzten
- mit der 2-Löffel-Methode abschmecken: einer für den Topf, einer für den Mund
- für Zucker „Schüttbecher" benutzten
- werden Lebensmittel nicht ausschließlich für den eigenen Verzehr zubereitet, sondern Patienten z. B. in der Großküche beschäftigt, benötigen sie ein Gesundheitszeugnis. Erhältlich beim Gesundheitsamt.

Abfallbeseitigung

Vermeiden geht vor Entsorgen. Abfallbehälter sollten grundsätzlich feuerfest und mit Deckel ausgestattet sein.

- Pappe, Papier und Kartonagen – nur ohne Patientendaten – zum Altpapier geben
- Glas nach Farben getrennt zur Altglasverwerung geben
- andere Verpackungen dem Recyclingsystem grüner Punkt zufügen
- Infektiöser Müll in reiß- und bruchfesten Gefäßen mit spezieller Kennzeichnung entsorgen
- Problemmüll gesondert sammeln, z. B. Quecksilberthermometer, Batterien
- Medikamente in die Apotheke zurückgeben.

Tips, Tricks & Fallen

- das Trennen von Müll beginnt im Patientenzimmer
- Glassammelbehälter nicht offen zugänglich aufstellen: Gefahr von absichtlicher oder versehentlicher Verletzung.

Parasitenbefalll

Skabies (Krätze)

- an drei aufeinanderfolgenden Tagen vor dem Zu-Bett-Gehen mit Jacutin® einreiben
- morgens abduschen
- täglich Wäsche und Bettwäsche wechseln. Bettwäsche in spezielle Säcke geben
- Leibwäsche möglichst heiß waschen
- beim Wechsel der Bettwäsche Schutzkleidung und Handschuhe tragen.

Läuse

- Haare mit Goldgeist forte®, Jacutin® oder Nexion® waschen
- ½ h einwirken lassen, dann auswaschen
- Nissen mit Läusekamm auskämmen
- Prozedur nach einigen Tagen wiederholen.

Mykosen

- vom Dermatologen spezifizieren lassen
- Mittel nach Anweisung anwenden
- auf regelmäßigen Wäschewechsel achten, besonders Strümpfe, Leibwäsche
- auf Belüftung und Reinigung der Waschräume achten
- Badewanne und Dusche nach jeder Benutzung z. B. mit Secusept® desinfizieren.

Infektiöse Patienten

Isolierung und Desinfektion nach Vorgabe des BSeuchG. Auskunft erteilt die Hygienefachkraft oder der Betriebsarzt. Bei seltenen oder exotischen Erkrankungen erteilt das Gesundheitsamt Auskunft.

Tips, Tricks & Fallen

- jede Klinik hat einen Abfallbeauftragten und eine Hygienefachkraft, die Auskunft erteilen
- außerdem kann der Betriebsarzt Auskunft erteilen oder die Verantwortlichen benennen.

1.11 Arzneimittel

Die Bereitschaft, verordnete Medikamente regelmäßig und in der verordneten Dosierung zu nehmen, ist häufig gering: geringe Compliance. Dies liegt zum einen an der Grunderkrankung, läßt sich aber auch durch die nicht unerheblichen Nebenwirkungen erklären. Offenheit gegenüber dem Patienten und der korrekte Umgang mit den Medikamenten ist daher sehr wichtig. Zweifel, Fragen und Mißtrauen des Patienten sollte die ausgebende Pflegekraft durch Fachkompetenz entgegentreten können. Ggf. an den Arzt verweisen.

! Medikamente nie ohne Wissen des Patienten verabreichen. Jede Medikamentengabe ohne Zustimmung des Patienten ist eine Körperverletzung. Sie bedarf einer rechtlichen Grundlage (☞ 1.15, 3.7).

Beschaffung

- benötigte Medikamente (Arztanordnung) in der Apotheke bestellen
- vom Arzt unterschriebene Anforderung zur Apotheke schicken
- Anforderung so ausstellen, daß keine nachträgliche Änderung vorgenommen werden kann: Entwertungsstrich durch leere Felder

- keine unnötig großen Mengen bestellen
- Lieferung auf Vollständigkeit und richtige Lieferung kontrollieren
- nicht mehr benötigte Medikamente frühzeitig, i.d.R. ½ Jahr vor Ablauf des Verfalldatums zur Apotheke zurückschicken.

Lagern

- Medikamente für Patienten unzugänglich aufbewahren
- Arzneimittelschrank übersichtlich, z. B. alphabetisch, nach Zubereitungsart oder Arzneimittelgruppen ordnen
- neu gelieferte Medikamente immer nach hinten sortieren
- Betäubungsmittel verschlossen aufbewahren, den Schlüssel hat die Schichtleitung
- Medikamente in der Originalpackung lassen, nicht zusammenräumen: Chargennummer ist wichtig bei Beanstandungen
- besondere Lagerungshinweise beachten, z. B. Kühllagerung, lichtgeschützt
- Bestände regelmäßig auf Verfalldaten, Veränderungen der Farbe und Zusammensetztung beobachten. Medikamente, deren Verfalldatum sich nähert, farblich markieren
- in den Medikamentenkühlschrank gehört ein Minimum-Maximumthermometer zur Überprüfung der Lagerthemperatur
- bei Zweifeln in der Apotheke rückfragen. Anhand der Chargennummmer kann die Apotheke das Verfalldatum ermitteln. Medikament ggf. zurückschicken
- Tropfenflaschen mit Anbruchdatum versehen. Dies gilt besonders für Augentropfen, Salben, Insuline und alle flüssigen Arzeien. Neues Verfalldatum nach Anbruch dem Beipackzettel entnehmen, oder in der Apotheke erfragen.

Tips, Tricks & Fallen

- Lasche mit Chargennummer und Verfalldatum nicht von der Medikamentenbox entfernen
- Zettel mit folgenden Informationen an der Innenseite des Apothekenschranks befestigen: Umrechnungtabelle (mg/Tr., mg/ml), Vergleichstabelle Generika-Markenname, letzte Kontrolle des Medikamentenschranks (wann und durch wen).

Zubereitung

- Medikamente nur nach schriftlicher Arztanordnung stellen: Medikament, Menge, Applikationsform, Zeitpunkt
- vor dem Stellen Hände waschen, desinfizieren
- Medikamentendispenser mit aktueller Beschriftung versehen
- in der Apotheke nachfragen, welche Tropfen gemischt werden können
- Medikament kontrollieren:
  - beim Griff nach dem Medikament
  - beim Herausnehmen
  - beim Zurückstellen
- zum Stellen der Medikamente einen ruhigen Raum benutzen, den Dienst so organisieren, daß Störungen vermieden werden
- Tropfen erst ½ Stunde vor dem Austeilen stellen.

1

! Flaschen und Packungen nicht nach Aussehen (Größe, Farbe, Schriftbild) nehmen, sondern immer die Beschriftung lesen. Auf eine einheitliche Schreibweise achten: immer mg oder immer Tropfen.

Verteilung

Bei der Gabe die fünf **R** beachten:
- **r**ichtiger Patient
- **r**ichtiges Medikament
- **r**ichtige Dosierung
- **r**ichtige Applikation
- **r**ichtiger Zeitpunkt.

Bei Unstimmigkeiten oder Zweifeln erneute Kontrolle anhand der Dokumentation und ggf. neu stellen. Medikamente niemals durch Augenschein identifizieren, im Zweifelsfalle neu stellen.

Beobachten

Einnahme

Den Patienten beobachten, ob er die Medikamente vollständig genommen hat. Bei unzuverlässiger Einnahme der Medikamente:
- im Gespräch mit dem Patienten um Vertrauen werben, die Notwendigkeit der medikamentösen Therapie erläutern
- den Arzt bitten festzulegen, welche Medikamente der Patient evtl. ablehnen kann und welche er unbedingt einnehmen muß
- mit dem Patienten einen neuen Behandlungsvertrag festlegen
- offene Weigerung des Patienten, Medikamente zu nehmen, sollte vom Team nicht „bestraft" werden
- immer dokumentieren, welche Medikamente der Patient wann abgelehnt hat.

Falls eine Einnahme der Medikamente zwingend notwendig ist und der Patient weiterhin Medikamente ausspuckt oder sammelt, können folgende Verfahren die Einnahme sichern:
- Tropfen lassen sich besser kontrollieren
- Tabletten ggf. auflösen oder zerkleinern. Dies ist nicht mit allen Medikamenten möglich, z. B. einige mikroverkapselte oder retardierte Präparate, im Zweifelsfall in der Apotheke nachfragen
- Patient 10 Min. nach der Gabe beobachten, um „Ausspucken" zu vermeiden
- Patient den Mund öffnen lassen
- nötigenfalls auf parenterale Gabe umstellen (Arztanordnung).

Diese Maßnahmen müssen mit dem Patienten besprochen werden. Die Gründe müssen transparent sein.

Nebenwirkungen

Auf Nebenwirkungen und Wirkungen der Medikamente achten. Bei Psychopharmaka häufige Nebenwirkungen (☞ 18) sind z. B.
- Kreislaufregulationsstörungen
- Gangunsicherheit mit erhöhte Fallneigung besonders bei älteren Patienten
- Müdigkeit
- Sitzunruhe

- Obstipation
- medikamentöses Parkinsonoid
- Sehstörungen.

Dyskinisien (☞ 6.1.9), die der Patient das erste Mal erlebt, haben für den unaufgeklärten Patient einen bedrohlichen Charakter.
Das selten auftretende maligne neuroleptische Syndrom (☞ 6.1.10) ist für den Patienten eine bedrohliche Nebenwirkungen, sofort dem Arzt mitteilen.
Bei unerwünschten Wirkungen Arzt informieren. Genau dokumentieren.

Tips, Tricks & Fallen

- gefährdete Patienten nicht mit den Medikamenten alleine lassen. Sammeln von Medikamenten durch Einnahmekontrolle verhindern
- alkoholhaltige Tropfenlösungen wie Ciatyl Z® 14.2 %Vol, Valiquid® 37,9 % Vol, Neurocil 21,5 % Vol bei Suchtpatienten nicht verwenden
- bei fehlerhafter Gabe sofort den Arzt informieren, nur schnelle Hilfe kann Schaden für den Patienten verhindern (☞ 6.3.9).

1.12 Konflikte

Konflikte gibt es in jeder Gruppe: Nicht die Anzahl der Konflikte sagt etwas über die Qualität der Gruppe aus, sondern die Strategien, mit denen Konflikte gelöst werden. Konflikte, die nicht gelöst werden, belasten das Arbeitsklima, stören die Kommunikation und verhindern eine effektive Teamarbeit.

1.12.1 Konfliktlösungsstrategien

Vorraussetzung

- offene Kommunikation, in der Gefühle und Probleme geäußert werden können (☞ 5.3)
- grundsätzliche Akzeptanz der gegnerischen Person, Gruppe
- demokratischer Führungsstil
- Interesse am Erhalt der Gruppe vorhanden.

Ungünstige Strategien

- totschweigen, nicht erkennen, ignorieren: führt zur Verlagerung des Konfliktes
- unterdrücken. Mehrheit entscheidet, Minderheit muß sich fügen: führt zu Koalitionsbildung und Machtkampf
- zustimmen. Minderheit wird unterdrückt, stimmt aber zu: führt nur zu einem kurzfristigen „Waffenstillstand“.

1

Günstige Strategien

- Allianz: Konflikt wird nicht gelöst, um das gemeinsame Ziel aber nicht zu gefährden, wird die Lösung auf einen späteren Zeitpunkt verschoben
- Kompromiß: Es werden Zugeständnisse an die Minderheit gemacht, um die Gruppe zu erhalten
- Integration: Interessen werden gegeneinander abgewogen und diskutiert. Es wird eine Lösung erarbeitet, die alle befriedigt.

Literaturhinweise: Leuzinger, Luterbacher „Mitarbeiterführung im Krankenhaus“, Verlag Hans Huber; Gordon „Managerkonferenz“, Verlag Hoffmann und Campe.

1.12.2 Burn-out-Syndrom

Körperliche und seelische Erschöpfung bei andauernd hoher Energieabgabe bei geringer Wirkung und mangelnder Energiezufuhr. Wünsche, Ziele und Bedürfnisse können nicht oder nur durch hohe persönliche Verluste erreicht werden.

Persönliche Ursachen

- geringe Streßtoleranz (☞ 1.12.4)
- Helfer-Syndrom (☞ 1.12.3)
- private Probleme und ein wenig unterstützendes Umfeld
- Hang zum Perfektionismus, Ziele werden zu hoch gesteckt
- falsche Sreß- und Konfliktbewältigung.

Organisatorische Ursachen

Im Gegensatz zu früheren Thesen der Burn-out-Forschung scheinen organisatorische Ursachen eine größere Rolle zu spielen als bisher angenommen. Wirksam sind u. a.

- Rollenkonflikte: durch unterschiedliche, z. T. widersprüchliche Erwartungen wird der Rollenträger hin- und hergerissen. Oder es werden Erwartungen an ihn gestellt, die mit seiner inneren Einstellung kollidieren
- Autonomieeinbußen: Das Gefühl, auf Entscheidungen keinen Einfluß zu haben und nicht selbst bestimmen zu können, was man wie und mit welchen Mitteln erreichen will, wird als persönliche Bedrohung erlebt
- unklare Zielvorgabe: Es werden Kräfte mobilisiert, ohne zu wissen, welches Ziel erreicht werden kann oder soll
- gestörter Handlungsablauf: Auf dem Weg zum Ziel treten Hindernisse auf, die das Erreichen erschweren oder unmöglich machen. Es besteht ein Mißverhältnis zwischen aufgebrachter Energie und dem Erfolg. Gefühl des Versagens.

Burn-out-Stadien

1. Engagement und Überengagement, Gefühl von Wichtigkeit und Unentbehrlichkeit, eigene Bedürfnisse werden verleugnet, Überstunden sind kein Problem.

1

2. Rückzug von anderen Menschen, Überdruß an der Arbeit, alles Neue macht Angst und wird abgewehrt, Handlungmuster können nicht mehr variiert werden, die Kreativität ist erloschen, der Dienst wird nach Vorschrift durchgeführt.
3. Desillusion, gleichzeitig kommt es zu Schuldzuweisungen an sich oder andere:
   – Schuldzuweisungen an sich führen zu: Depression, vermindertem Selbstwertgefühl, Selbstmitleid, Angst, Ohnmachtsgefühl, Dienst nach Vorschrift, Motivationslosigkeit
   – Schuldzuweisungen an andere führen zu Aggression, Verleugnung von eigenen Fehlern, Mißtrauen gegen andere, Kompromißunfähigkeit.

Bewältigungsstrategien

Die wichtigste Prophylaxe ist das Bewußt-machen von Burn-out-fördernden Situationen und Handlungsmustern. Hier kann die Supervision einen wichtigen Beitrag leisten (☞ 1.12.7).

Personen die an einem manifesten Burn-out leiden, sind nicht in der Lage sich selbst zu helfen. Sie benötigen Unterstützung und Anteilnahme von anderen.

- Urlaub: um Abstand zu gewinnen und einer akuten Erschöpfung entgegenzuwirken
- Arbeitsstrukturen ändern, z. B. Versetzung, Teilzeit: kann vorübergehende Entlastung schaffen
- Einzel und Teamsupervision: Konflikte aufzudecken, Handlungsmuster analysieren, falsche Coping-Strategien erkennen und ersetzen.

Literaturhinweis: „Streß und Burn-out" in Pflege Aktuell März 1994.

1.12.3 Helfer-Syndrom

Personen die ein Helfer-Syndrom haben, sind besonders Burn-out gefährdet. Beim Helfersyndrom handelt es sich um ein Verhaltensmuster, das in der Kindheit erworben wurde. Eigene Bedürfnisse werden nicht wahr genommen oder negiert, Bedürfnisse anderer Personen werden zu befriedigen gesucht, um sich selbst als wertvoll erleben zu können.

! Menschen mit einem Helfer-Syndrom können selbst nur schlecht Hilfe annehmen, da dies ihrem Selbstbild widerspricht. Sie neigen zu Burn-out, Alkoholismus und Depression.

Auswirkungen

- Konflikte werden nicht offen angesprochen, da die eigenen Bedürfnisse als nicht legitim erlebt werden
- Helfen wird als Ware gegen Zuwendung angeboten. Bleibt die Zuwendung aus entsteht Frust und Enttäuschung
- nicht helfen zu können, z. B. chronisch Kranken, wird als persönliche Niederlage empfunden
- andere Menschen werden in Abhängigkeit gehalten, um ihnen helfen zu können.

Lösungsmöglichkeit

Team- und Einzelsupervision mit den Zielen:
- Problematik erkennen
- Hilfe holen
- Nein-Sagen lernen, Verantwortung für Probleme anderer ablehnen können
- akzeptieren, daß man selber Hilfe benötigt
- lernen, daß man als Mensch auch wertvoll ist, ohne die Probleme anderer Leute zu lösen
- eigene Bedürfnisse akzeptieren.

1.12.4 Streß

Streß ist eine physiologische Reaktion auf als Bedrohung erlebte Situationen, um Kräfte zur Flucht oder zum Angriff zu mobilisieren. Streß wirkt sich auf der kognitiven, emotionalen, vegetativen und motorischen Ebene aus. Alle Ebenen sind miteinander vernetzt, so das sich Streß auf einer Ebene auch auf die anderen drei Ebenen auswirkt.

! Streß ist nicht schädlich, sofern die bereitgestellte Energie durch anschließende Erholungspausen wieder zurückgewonnen werden kann.

Dysstreß

Hierbei handelt es sich um ein Mißverhältniss zwischen Streßdosis und anschließender Erholungsphase. Die Streßreaktionen werden schneller, länger und stärker ausgelöst. Die Belastbarkeit sinkt. Es kommt zu körperlichen und seelischen Erkrankungen:
- Verspannungen und Schmerzen
- Schlafstörungen, Reizbarkeit, Konzentrationsschwäche
- sinkende Libido
- herabgesetzte Abwehr, erhöhte Infektionsgefahr
- Herz-Kreislauferkrankungen, Magen-Darmerkrankungen
- Burn-out-Syndrom.

Streßbewältigung

Welche Belastung als Dysstreß empfunden wird, ist individuell unterschiedlich. Das persönliche Erleben ist entscheidend. Wird eine Situation von vielen Beteiligten als stressig empfunden, ist eine organisatorische Änderung nötig.
Eine Streßbewältigung kann auf allen vier Ebenen erfolgen. Hier gilt das Prinzip der Vernetzung genauso wie bei der Streßreaktion:
- kognitiv: Konfliktlösung, Supervision (☞ 1.12.7)
- emotional: Entspannung, z. B. autogenes Training, progressive Muskelentspannung (☞ 5.4.7), Gefühle, Spaß, Freude
- motorisch: Sport, Spiel, Aggressionabbau
- vegetativ: Entspannung, Schlaf.

Tips, Tricks & Fallen

Der Gebrauch von Zigarretten, Kaffee, Alkohol und anderen Drogen zur Streßbewältigung ist ineffektiv.

1.12.5 Mobbing

1

Mit Mobbing ist eine feindliche Kommunikation gemeint, die systematisch von einer oder mehreren Personen gegen eine andere Peraon gerichtet ist. Konflikte unter Kollegen eskalieren so, daß einer „fertig gemacht" wird. Dies kann dramatische Folgen bis zum Suizid haben.

Auslöser

- unverarbeitete Konflikte
- mangelnde Kommunikation
- Unzufriedenheit, Streß
- Konkurrenz
- zurückgewiesene sexuelle Annährung: löst Frustation und Rachegefühle aus
- Über- und Unterforderung.

Hilfe

- Beratungsangebote (☞ 19) z.B. von Kirchen, Gewerkschaften nutzen
- Vorgesetzte und Kollegen ansprechen. Schweigen hilft nicht
- bei fortgesetzter Belästigung auf Versetzung des „Mobbers" drängen
- notfalls neuen Arbeitsplatz suchen.

! Von Mobbing betroffen zu sein, ist kein Ausdruck von Schwäche oder Unzulänglichkeit: Mobbing ist ein brutales, nicht zu rechtfertigendes Vorgehen.

1.12.6 Balint-Gruppe

Von Michael Balint ab 1957 entwickelte Gruppe für niedergelassene Ärzte. In dieser Gruppe sollten die Ärzte mit Hilfe eines Psychotherapeutens erfahren, das viele vordergründig körperliche Erkrankungen ihre Ursache im psychosozialen Bereich haben und daß die Beziehungsgestaltung Arzt-Patient einen wesentlichen Einfluß auf den Verlauf der Erkrankung hat. In der Gruppe sollten mit Hilfe psychotherapeutischer Verfahren Übertragungs- und Gegenübertragungsphänomeme aufgedeckt und deren therapeutische Bedeutung beleuchtet werden.
M. Balint hielt den Arzt selbst für ein wichtiges Medikament, dessen ideale Dosierung, Pharmakologie, Risiken und Nebenwirkungen noch nicht bekannt seien. Die Balintgruppen wurden weiterentwickelt und für andere Berufsgruppen zu anderen Zwecken modifiziert. Eine dieser Weiterentwicklungen ist die Supervision, die mit ähnlichen Mitteln und Grundsätzen arbeitet.

1.12.7 Supervision

Im Gegensatz zur Balint-Gruppe können in der Supervision auch team- oder institutionsbedingte Konflikte aufgedeckt und besprochen werden. Dadurch ist Supervision in der Lage, auf vorrangige Probleme des Teams zu reagieren.

Supervision

- bietet Unterstützung in belastenden Situationen
- stärkt die Selbst- und Fremdwahrnehmung
- analysiert Konfliktsituationen
- macht Abwehrmechanismen bewußt
- hilft neue Handlungsmöglichkeiten zu finden
- deckt ungünstige Konfliktstrategien auf
- beleuchtet die eigenen Gefühle und macht sie erklärbar.

Patientenzentrierte Supervision

- belastende Patientenbeziehungen werden analysiert, verstehbar gemacht und dadurch erträglicher
- gewohntes Pflegeverhalten wird in Frage gestellt und damit Möglichkeiten zur Verhaltensänderung eröffnet
- Enttäuschung und Ärger können ausgesprochen werden und wirken dadurch weniger destruktiv
- Pflegeziele werden realistischer, eigene Erwartungen können korrigiert werden
- Bedeutung der eigenen Arbeit wird deutlich.

Teamzentrierte Supervision

Die komplexen Beziehungen im Team werden durchschaubar gemacht. Belastende, destruktive Teamprozeße werden aufgedeckt und einer Lösung zugänglich gemacht.

Institutionszentrierte Supervision

- Entscheidungsprozeße werden beleuchtet und verständlich gemacht
- größere Zusammenhänge werden geschaffen, um die eigene Bedeutung realistisch einschätzen zu können
- der eigene Umgang mit organisationsbedingten Möglichkeiten wird aufgedeckt und kann korrigiert werden.

Regeln

- Supervisor wird vom Team mit ausgesucht
- regelmäßige Teilnahme möglichst von allen Teammitgliedern muß gewährleistet sein
- persönliche Probleme werden nur angesprochen, wenn sie ursächlich für die Konflikte sind und die betroffene Person Einverständniss signalisiert hat
- Supervisor nimmt keinen direkten Einfluß auf die Entscheidungen des Teams, gibt keine Handlungsanweisung und nimmt nicht Partei
- Verantwortung für das Handeln bleibt im Team
- besprochene Dinge bleiben in der Gruppe.

Literaturhinweis: Dr. med Mabuse Nr. 83 1993 und Nr. 90 1994.

Tips, Tricks & Fallen

Über die Teamsupervision hinaus bietet die Einzelsupervision Möglichkeiten, persönliche Verhaltensmuster zu überprüfen.

1.13 Multiprofessionelles Team

Ziel des multiprofessionellen Teams ist eine berufsübergreifende Behandlung des Patienten mit einheitlichem Konzept. Deshalb ist ein regelmäßiger und strukturierter Informationsaustausch Grundlage jeder Teamarbeit.

- zum Team gehören alle Berufsgruppen die mit dem Patienten zusammenarbeiten
- jede Berufsgruppe hat abgesteckte Aufgabengebiete bei der Behandlung
- diese sind bekannt und werden gegenseitig akzeptiert
- jedes Teammitglied ist zur Erreichung des Behandlungsziels potentiell wichtig.

Ergotherapeuten, Beschäftigungstherapie (BT), Arbeitstherapie (AT), Sporttherapeuten ☞ 5.5.

Ärzte

- Diagnostik und geeignete therapeutische Verfahren anordnen
- medikamentöse Therapie einstellen und überwachen
- Aufklärungsgespräche mit Patienten und Angehörigen
- je nach Ausbildung: therapeutische Gruppen leiten, Einzel- und Familiengespräche führen.

Psychologen

- auf Fähigkeiten und Defizite untersuchen
- Gespräch-, Gruppen- und Verhaltenstherapie
- psychotherapeutische Einzelgespräche
- kognitive Gruppentherapie
- Entspannungsgruppen.

Sozialarbeiter

- soziale Situation des Patienten klären
- bei finanziellen, wohnlichen oder familiären Problemen beraten
- beim Beantragen von Sach- und Geldmitteln helfen
- geeignete Einrichtungen zur nachstationären Versorgung vermitteln
- Kostenübernahmeanträge für Heime erstellen
- Sozialberichte erstellen.

Vorrausetzung für gute Teamarbeit

- ausreichend lange Teamsitzungen, Fallbesprechungen, in denen jedes Teammitglied seine Beobachtungen zu dem Patienten äußern kann
- Übergabe-, Teamzeiten sind allen Mitgliedern bekannt
- Zeiten so legen, daß jeder teilnehmen kann und Störungen vermieden werden. Mit Röntgen, Labor absprechen
- Störungen durch Patienten vermeiden. Ein Teammitglied steht als Ansprechpartner außerhalb der Besprechung zur Verfügung
- auch kurzfristige Teammitglieder wie Aushilfen, Vertretungen müssen ausreichend informiert werden und müssen sich ausreichend informiern. Hilfreich: gut geführte Dokumentation

1

- systematische Einarbeitung neuer Mitarbeiter (☞ 1.14)
- Supervision (☞ 1.12.7) kann helfen, Kommunikationsstörungen im Team aufzudecken und zu beseitigen.

! Nicht nur die Anfangszeit von Besprechungen festlegen, sondern auch den Zeitpunkt des Endes: steigert die Effektivität.

Teamstruktur

Günstig sind:

- demokratischer Führungsstil
- Aufgaben werden nach Fähigkeiten, nicht nach hierachischer Stellung vergeben
- Mitarbeiter werden an Entscheidungsprozeßen beteiligt
- Bezugs- oder Bereichspflege (☞ 1.4.3) ist etabliert
- an der Erstellung von Pflegeplanung werden alle Teammitglieder beteiligt.

1.14 Praxisanleitung

■ Organisation des Einsatzes

Günstig für eine effektive Anleitung sind Mentoren mit spezieller Fortbildung, übergeordneter Praxisanleiter zur Koordination, Ausbildungshefte für Schüler, Lernzielkataloge auf der Station.

Vorgespräch planen

Ideal: vor Beginn des Einsatzes.

- Dienstplanwünsche berücksichtigen
- Bezugsperson festgelegen, mind. 1 Woche gemeinsamen Dienst planen
- SchülerInn als zusätzliche Kraft einplanen, nicht als Ersatz
- Termin für Zwischen- und Abschlußgespräch festlegen und im Kalender vormerken.

Zwischen- und Abschlußgespräch dienen der gegenseitigen Kontrolle und Korrektur und geben dem Schüler die Möglichkeit, Kritik und Selbsteinschätzung zu geben. Dabei die Wünsche und Beschwerden der SchülerIn ernst nehmen.

Vorgespräch

Anleitungsrelevante Informationen austauschen:

- Welche Schul- oder Berufsausbildung?
- Welche bisherigen Einsätze? Welche Tätigkeiten wurden schon selbständig oder unter Beobachtung durchgeführt? Welche fachspezifischen, theoretischen Kenntnisse wurden bereits in der Schule vermittelt?
- Welche Fähigkeiten möchte der Schüler erwerben?
- Ausbildungsmöglichkeiten der Station vorstellen
- Schwerpunkt der Anleitung festlegen
- Lernziele festlegen, Wünsche berücksichtigen.

! Ängste und Vorurteile bzgl. Psychiatrie ansprechen und ernstnehmen. Auf eigene Erfahrungen verweisen.

Erster Einsatztag

- Räumlichkeiten zeigen
- auf Fluchtwege und Feuerschutzeinrichtung (☞ 6.2.3) hinweisen
- Notrufsystem erläutern (☞ 6.1.1)
- auf Sicherheitsmaßnahmen hinweisen
- Patienten und Team vorstellen
- Tagesablauf, Pflegesystem, Dokumentationssystem vorstellen.

Zu Beginn werden alle Tätigkeiten gemeinsam durchgeführt:

- sicher eingeübte Tätigkeiten: Schüler unter Beobachtung, Mithilfe des Anleiters
- unsicher eingeübte Tätigkeiten: Anleiter unter Beobachtung, Mithilfe des Schülers
- unbekannte Tätigkeiten: Anleiter unter Beobachtung, Schüler hilft nach Anweisung.

Weiterer Einsatzverlauf

- Informationen über: Formulare, Handhabung von Materialanforderung, Wege zu Funktionsbereichen, Verwaltungsaufgaben
- Tätigkeiten, die sicher beherrscht wurden, zur selbständigen Durchführung übergeben
- Möglichkeit geben, nicht beherrschte Tätigkeiten in geplanter Anleitungssituation zu erlernen.

Geplante Anleitung

Vorbereiten

- Lernzielwünsche des Schülers mit Pflegebedarf der Patienten abstimmen
- konkrete Lernziele festlegen, z. B. der Schüler kann eine Außenaktivität planen und durchführen
- Lernziel aufschlüsseln in Teiltätigkeiten, z. B. der Schüler kann anhand der Dokumentation festlegen, welche Patienten an einer Außenaktivität teilnehmen
- festlegen, welche Tätigkeiten der Schüler, welche der Ausbilder übernimmt.

1

Durchführen

- alle Handlungen gut sichtbar durchführen
- auf kritische Situationen hinweisen (☞ 6.1)
- Begründungen geben
- Tatsache bewußtmachen, daß auch Einstellungen zu bestimmten Tätigkeiten oder Patienten oft non-verbal vermittelt werden
- nur bei Gefahr für den Patienten oder verbaler und non-verbaler Hilfesuche durch Schüler eingreifen.

Nachgespräch

- Schüler Möglichkeit zur Kritik und Selbsteinschätzung geben
- Was war gut, sollte beibehalten werden?
- Was muß verändert werden?
- Wo wird nochmaliges Zeigen erwünscht?
- Was kann unter Aufsicht, mit Hilfe geübt werden?

Abschlußgespräch

Dient der Erstellung des Beurteilungsbogen.

- gemeinsam ausfüllen
- Selbsteinschätzung erfragen ggf. korrigieren
- Eintragungen begründen.

! Nur ein objektiv ausgefüllter Bogen hilft dem Schüler.

Tips, Tricks & Fallen

- Lob festigt positives Verhalten
- Kritik immer konstruktiv äußern und begründen
- Wünsche und Beschwerden der SchülerIn ernst nehmen.

Neue Mitarbeiter

Eine effektive und schnelle Einarbeitung erhöht die Arbeitszufriedenheit und entlastet das Team. Organisation nach den gleichen Prinzipien wie Einarbeitung neuer Schüler.

Checkliste

- Aufnahme, Entlassung
- Visite: Ärzte, Pflege
- Formulare
- Medikamente
- Dokumentation
- Pflegestandard, Pflegeorganisation
- Gesprächsführung
- diagnostische Kriterien
- therapeutische Maßnahmen
- Organigramm der Klinik
- Materialien anfordern und verwalten
- Nachtwachen
- Schüleranleitung.

1.15 Rechtliche Grundlagen und Probleme

Im folgenden werden ein kurzer Abriß der wichtigsten Rechtsgrundlagen der Behandlung und der Rechtsstellung psychisch Kranker gegeben sowie relevante Vorschriften für die Tätigkeit des Personals aufgezeigt. Grundsätzlich gilt, daß der Therapie pyschisch Kranker die allgemeinen Rechtsgrundlagen der ärztlichen Tätigkeit, dem Behandlungsvertrag sowie der ärtzlichen Hilfspflicht in Notsituationen zugrunde liegen. Darüber hinaus bestehen Sonderregelungen zur Behandlung wie nach den Landesunterbringungsgesetzten (☞ 1.15.10) und dem Betreuungsgesetz (☞ 1.15.9).

1.15.1 Grundlagen des Haftungsrechts

Zivilrechtliche Haftung

Zivilrechtliche Haftung bedeutet die Verpflichtung einer Person oder Institution, z. B. Krankenhausträger, die Folgen schuldhaften und fehlterhaften Handelns durch Geldleistungen, z. B. Schadensersatz und Schmerzensgeld, an den Geschädigten, z. B. Patienten oder dessen Hinterbliebenen, auszugleichen.
Im Zivilprozeß liegt die Beweislast grundsätzlich beim Kläger. Bei Pflege- und Behandlungsfehlern gelten Ausnahmen. In diesen Fällen kommt er zur Umkehr der Beweislast, d. h. Arzt oder Pflegekraft müssen sich vom Schuldvorwurf entlasten:

- Aufklärungsfehler, z. B. Risiko der OP nicht angesprochen
- Fehler bei der Dokumentation (☞ 1.3), z. B. falsche Eintragungen. Nicht dokumentierte Maßnahmen gelten als nicht durchgeführt
- grobe Behandlungsfehler
- Organisationsfehler, z. B. Patient mit Diabetes mellitus muß stundenlang auf eine Untersuchung warten und wird hypoglykämisch.

Ansprüche aus zivilrechtlicher Haftung werden nur auf die Initiative des Geschädigten oder seiner Angehörigen verfolgt. Zuständig für eine gerichtliche Entscheidung sind die Zivilgerichte.
Absicherung gegen die Folgen der zivilrechtlichen Haftung durch den Abschluß einer **Berufshaftpflichtversicherung.** I.d.R. Abschluß für die Mitarbeiter durch die Träger.

! Versicherungsrechtliche Lage überprüfen.

1

Strafrechtliche Haftung

Strafrechtliche Haftung bedeutet, daß eine Person bei Verstoß gegen eine Bestimmung des Strafgesetzbuchs, z. B. fahrlässige Körperverletzung, fahrlässige Tötung, Verletzung der Schweigepflicht, für die Folgen seines Handeln mit Geld- oder Freiheitsstrafe zur Verantwortung gezogen wird.
Die Strafverfolgung tritt grundsätzlich auch unabhängig von der Initiative des Geschädigten ein: öffentliches Interesse an der Strafverfolgung. Dem Angeklagten muß seine Tat nachgewiesen werden. Gelingt dies nicht, ist er freizusprechen: „im Zweifel für den Angeklagten".
- versicherungsrechtlicher Schutz gegen die Folgen einer Straftat ist nicht möglich
- keine Haftungsfreistellung durch den Vorgesetzten oder Arbeitgeber
- Verurteilung im Strafverfahren kann zum Verlust der staatlichen Anerkennung als Krankenschwester, Krankenpfleger führen.

Verhalten bei Haftungszwischenfällen

Als Beschuldigter ist man verpflichtet, sich zu äußern. Das gilt auch bei einer Anhörung als Zeuge, wenn man sich durch seine Aussage der Gefahr einer strafrechtlichen Verfolgung aussetzen würde, § 55 StPO. Die Hinzuziehung eines Rechtsanwalts ist empfehlenswert, um taktische Fehler zu vermeiden.
Bei einem Pflege- oder Behandlungszwischenfall kann das Haftungsrisiko durch richtiges Verhalten gemindert werden:
- jeden Vorfall, der Haftungsfolgen auslösen kann, sofort dem unmittelbaren Vorgesetzten melden
- bei Gesprächen mit dem Patienten oder seinen Angehörigen kein Schuldeingeständnis abgeben
- derartige Gepräche auf das unvermeidbar notwendige Maß beschänken und möglichst nur unter Zeugen führen
- Vorsicht mit mündlichen Äußerungen in einem strafrechtlichen Ermittlungsverfahren.

Dokumentation

Ausführliche und lückenlose Dokumentation erleichtert den Nachweis richtigen Verhaltens.
- eigene Aufzeichnungen unmittelbar nach dem Vorfall als Gedächtnisstütze anfertigen
- für die Pflegedienstleitung einen schriftlichen Bericht anfertigen
- bei der Abfassung des Berichts auf Tatsachen beschränken und eigene Bewertung oder gar Schuldzuweisungen unterlassen
- zur Kontrolle eventuell den Bericht mit einer Vertrauensperson daraufhin überprüfen
- Kontaktaufnahme mit dem ärztlichen Dienst, um Berichte widersprechenden Inhalts zu vermeiden
- Beweissicherung durch Fotos von dem Geschädigten oder durch Sicherstellung schadhaften Materials, das den Schaden verursacht hat.

1.15.2 Einwilligung

Grundsätze

- jede ärztliche und pflegerische Maßnahme bedarf der Einwilligung des Patienten
- der Patient kann die Einwilligung nur aufgrund einer ihm erteilten Aufklärung geben (☞ 1.15.3)
- eine ohne Einwilligung vorgenommene Behandlung ist i.d.R. eine rechtswidrige Körperverletzung
- die Einwilligung rechtfertigt nur eine nach den Regeln der ärztlichen und pflegerischen Kunst vorgenommene Behandlung.

Einwilligungserklärung

Die Einwilligung in schwerwiegende therapeutische und diagnostische Verfahren muß ausdrücklich und schriftlich erteilt werden, z. B. bei Operationen. Eine Einwilligung in weniger belastende Verfahren und Therapien kann auch ohne ausdrückliche Erklärung angenommen werden, wenn der Patient generell in die Krankenhausaufnahme eingewilligt hat, sogenannte schlüssige Einwilligung.
Bei Erklärungsunfähigkeit des Patienten z. B. bei Bewußtseinsstörungen oder bei Suizidversuch kann eine **mutmaßliche Einwilligung** angenommen werden, wenn bei objektiver Betrachtungsweise ein vernünftiger, einsichtsfähiger Patient eingewilligt hätte. Die Entscheidung hierüber obliegt dem Arzt.
Ist der Patient aufgrund seiner psychischen Erkrankung einwilligungsunfähig, z. B. fehlende Einsicht in die Notwendigkeit der Behandlung, kann eine Behandlung auch ohne das Einverständnis des Patienten gerechtfertigt sein. Die Behandlung insgesamt oder auch einzelne Maßnahmen müssen dann jedoch anderweitig rechtlich legitimiert sein, z. B. durch die Landesunterbringungsgesetze (☞ 1.15.10), das Betreuungsgesetz (☞ 1.15.9) oder die Maßregeln (☞ 13.3) der Besserung und Sicherung.

Tips, Tricks & Fallen

Wenn der Patient seine Freiwilligkeitserklärung zur Behandlung zurückzieht, den Arzt informieren.

1.15.3 Aufklärung

Grundsätze

Voraussetzung für eine rechtswirksame Einwilligung ist die Aufklärung: Nur der informierte Patient kann die Tragweite seiner Einwilligung abschätzen. Die Aufklärung erfolgt durch den Arzt in einem Gepräch, welches nicht durch schrifliche Formulare ersetzt werden kann. Der Patient wird in verständlicher Sprache über Grundzüge der Diagnose, Therapie, Risiken und Nebenwirkungen aufgeklärt.
Das Aufklärungsgespräch und seinen wesentlichen Inhalt muß der Arzt dokumentieren. Der Arzt trägt immer die Beweispflicht für die stattgefundene, umfassende Aufklärung.

1

! Es gibt kein Aufklärungsrecht des Pflegepersonals, dieses ist nur zu Erläuterungen der ärztlichen Aufklärung berechtigt.
Verzicht der Aufklärung ist nur möglich, wenn
- der Patient bereits aufgeklärt ist
- der Patient ausdrücklich auf die Aufklärung verzichtet
- die Aufklärung dem Patienten im konkreten Falle einen schweren Schaden zufügen würde, z. B. Mitteilung einer Krebsdiagnose oder einer schwerwiegenden psychiatrischen Diagnose an einen suizidgefährdeten Patienten.

Pflege
- bei fehlerhafter Einwilligung den Arzt informieren
- bei Aufklärungswunsch des Patienten an den Arzt verweisen
- hilfreich sind häufig Informationsvordrucke und Erläuterungen.

1.15.4 Einsichtsrecht

Der Patient hat grundsätzlich das Recht auf Einsicht in den Teil seiner Krankenunterlagen, der Aufzeichnungen über objektive physische Befunde und Behandlungsmaßnahmen enthält wie Medikation, Operation, elektrophysiologische Untersuchungergebnisse.
Bei typisch psychiatrischen Aufzeichnungen wie Anamnese, Verlaufsdokumentationen besteht keine grundsätzliche Verpflichtung, Einsicht in die Krankenunterlagen zu gewähren, auch nicht nach Abklingen der akuten Symtomatik. Gründe: aus therapeutischen Gründen, zum Schutz des Patienten, zum Schutz des persönlichen Verhältnisses zwischen Arzt und Patient.
Die Entscheidung über Offenbarung der Krankenunterlagen obliegt dem Arzt. Der Arzt wird das Informationsbedürfnis des Patienten i.d.R. durch Gespräche befriedigen können.

Pflege
- bei Wunsch des Patienten, Einsicht in die Krankenunterlagen zu nehmen, an den Arzt verweisen
- dem Patienten Bereitschaft signalisieren, über Sinn, Inhalt und Verlauf der Behandlung auch mehrfach zu sprechen
- Patienten keine Konsilscheine in die Hand geben, in denen z. B. die Diagnose vermerkt ist: Diagnose darf nur der Arzt mitteilen. Konsilscheine immer im verschlossenen Umschlag mit geben
- Angebote einrichten, z. B. Gesprächsgruppen, die Möglichkeiten zum Informationsaustausch und zur Auseinandersetzung mit der Erkrankung und deren Behandlung bieten (☞ 5.4.8).

1.15.5 Geschäftsfähigkeit

Geschäftsfähigkeit ist die Fähigkeit, rechtlich bedeutsame Handlungen vorzunehmen. Grundsätzlich sind alle Menschen geschäftsfähig, d. h. fähig durch eine Willenserklärung Rechtswirkungen herbeizuführen. Das Gesetz sagt in § 104 BGB nur, wer nicht geschäftsfähig ist, nämlich:

- wer $<$ 7 Jahre alt ist
- wer sich in einem die freie Willensbestimmung ausschließenden Dauerzustand krankhafter Störung der Geistestätigkeit befindet.

Geschäftsunfähigkeit muß stets positiv bewiesen werden, d.h jeder gilt als geschäftsfähig, wenn nicht das Gegenteil bewiesen ist.
Bei Nachweis der Geschäftsunfähigkeit sind Rechtsgeschäfte ungültig. So können z. B. die im Rahmen einer schweren psychischen Erkrankung vorgenommenen Rechtsgeschäfte annulliert werden, so daß keine nachteiligen Konsequenzen für den Patienten entstehen, auch bei Geschäften von Patienten untereinander.

Geschäftsfähigkeit und Betreuung

Die Anordung der Betreuung (☞ 1.15.9) hat grundsätzlich keinen Einfluß auf die Geschäftsfähigkeit, es sei denn, es wurde von Gericht ein „Einwilligungsvorbehalt" angeordnet (§ 1903 BGB). Dann muß der bestellte Betreuer seine Einwilligung zu Rechtshandlungen geben, damit sie wirksam werden. Nachträgliche Genehmigung durch den Betreuer ist möglich. Regelmäßig sind aber „alltägliche" Bargeschäfte über geringwertige Gegenstände zustimmungsfrei, z. B. Kauf von alsbald zum Verzehr bestimmter Lebensmittel, Zigaretten. Solche Geschäfte kann der Betreute wirksam vornehmen.

Pflege

- bei Fragen der Geldabgabe und ggf. bei Ausgabe des auf Station deponierten Geldes den Arzt hinzuziehen
- bei Zweifel an Geschäftsfähigkeit des Patienten Arzt informieren. Z. B. manischer Patient kommt mit großer Menge eigenen Geldes auf Station, dann evtl. Geld beim Pflegepersonal oder bei der Klinikskasse abgeben.

1.15.6 Testierfähigkeit

Testierfähigkeit ist die Fähigkeit, ein Testament rechtswirksam zu errichten, zu ändern oder aufzuheben. Testierunfähig sind:

- Minderjährige bis zum 16. Lebensjahr. Bis zur Volljährigkeit können diese nur ein Testament in notarieller Form errichten (§ 2247 Abs. 4 BGB)
- Personen, die wegen krankhafter Störung der Geistestätigkeit, wegen Geistesschwäche oder wegen Bewußtseinsstörung nicht in der Lage sind, die Bedeutung einer von ihnen abgegebenen Erklärung einzusehen und nach dieser Einsicht zu handeln (§ 2229 BGB).

Störung der Geistestätigkeit ist eine Ausnahme, weshalb jeder solange als testierfähig anzusehen ist, bis nicht das Gegenteil positiv bewiesen ist.

- bei Betreuung besteht Testierfähigkeit fort
- Psychopathie, Rauschgiftsucht, Alkohol- und Medikamentenmißbrauch schließen Testierfähigkeit nicht aus. Bei Zerebralsklerose entscheidet das Gesamtbild. In lichten Momenten kann auch der Kranke testierfähig sein.

1

Hinweise

- das eigenhändig erstellte Testament muß ganz handschriftlich niedergelegt werden, soll Ort, Datum, Unterschrift enthalten
- das Testament kann in amtliche Verwahrung des Amtsgerichts gegeben werden, es besteht keine Ablieferungspflicht
- das Testament kann jederzeit widerrufen werden oder durch ein neues Testament ersetzt werden
- stumme Schreibunkundige sowie taube Analphapeten können nicht testieren
- in Zweifelfällen: in Krankenpapieren gutachterliche psychiatrische Äußerung festhalten, eventuell an Notar verweisen, der dann in die Klinik kommt.

1.15.7 Schuldfähigkeit

Schuldfähigkeit ist die allgemeine Voraussetzung für die strafrechtliche Verantwortlichkeit. Bei seelischen Störungen kann die Schuldfähigkeit nach §§ 20, 21 StGB aufgehoben oder vermindert sein.
Dies hat Konsequenzen für die rechtliche Behandlung des Täters: Strafminderung, Maßregel der Besserung und Sicherung (☞ 13.2). Im Verfahren wird zur Frage der Schuldunfähigkeit oder verminderten Schuldfähigkeit stets ein Sachverständiger hinzugezogen. ☞ 13 Foresnik.

1.15.8 Schweigepflicht

Grundzüge

§ 203 StGB. Schweigepflicht bedeutet die Pflicht des Krankenhauspersonals, Patientengeheimnisse nicht unbefugt zu offenbaren. In der Psychiatrie werden den am Behandlunggeschehen beteiligten Mitarbeitern zahlreiche Tatsachen über Patienten anvertraut und bekannt, an deren Geheimhaltung die Betroffenen ein schutzwürdiges Interesse haben. Die Vorschrift zur Schweigepflicht soll ein bestehendes Vertrauensverhältnis schützen. Die Verletzung der Schweigepflicht steht unter Strafandrohung.
Die Schweigepflicht bezieht sich auf alle persönlichen und sachlichen Verhältnisse des betroffenen Patienten sowie auf alle medizinischen Daten: persönliche Daten, vergangene und bestehende Lebensverhältnisse, Tatsache der stationären Behandlung, Diagnose, Anamnese, Krankeitsverlauf. Schweigepflicht besteht gegenüber allen nicht am Behandlungsgeschen beteiligten Personen, also auch Angehörigen, Vorgesetzten und Kollegen gegenüber.
Auf die Schweigepflicht muß vom Dienstherrn hingewiesen werden. Schweigepflicht entfällt bei

- Einwilligung des Patienten (Entbindung von der Schweigepflicht): Sie bezieht sich immer auf ausdrücklich genannte Personen oder Institutionen, z. B. Entbindung gegenüber Hausarzt, anderer Klinik und muß nicht schriftlich erfolgen, was aber zu Beweiszwecken besser wäre
- gesetzlicher Offenbarungspflicht, z. B. meldepflichtige Krankheiten

- Anzeigepflicht bei bevorstehenden Verbrechen: Tat, die mit mindestens 1 Jahr Freiheitsstrafe bedroht ist
- zur Wahrung von Eigeninteressen: z. B. Selbstverteidigung vor Gericht (☞ 1.8.2)
- bei rechtfertigendem Notstand, z. B. bei Kindesmißhandlung.

Pflege

- Krankenakten vor unbefugtem Einblick schützen
- Auskünfte am Telefon nur, wenn die Identität des Anrufers einwandfrei feststeht und der Patient seine Einwilligung zur Auskunft gibt
- bei Anrufen von offiziellen Behörden kann Identität durch Rückruf überprüft werden, z. B. Anruf bei der Polizeizentrale und sich mit dem konkreten Mitarbeiter verbinden lassen
- Schweigepflicht gegenüber anderen Patienten beachten
- Schweigepflicht gegenüber Kollegen beachten, wenn diese nicht am Behandlunggeschehen beteiligt sind. Beteiligten Kollegen nur soviel Information weitergeben, wie zur Zusammenarbeit und zum erfolgreichen Behandlungsverlauf erforderlich ist.

1.15.9 Betreuungsgesetz

Grundlagen

Am 1.1.1992 wurde das bisherige Vormundschafts- und Pflegschaftsrecht durch das Rechtsinstitut der Betreuung abgelöst. Der heutige Betreuer war früher ein Pfleger oder Vormund. Ziele der Neuregelung:

- Rechtsstellung psychisch kranker und körperlich, geistig oder seelisch behinderter Menschen soll verbessert werden
- persönliche Beziehung zwischen Betreutem und Betreuer soll gestärkt werden
- Integration des Betreuten in die Gesellschaft soll gefördert werden.

Wesentliche Grundzüge

In die Rechte des Betreuten soll nur so weit und solange eingegriffen werden, als dies unumgänglich ist: Erforderlichkeitsgrundsatz.

- Niemand kann mehr entmündigt werden
- Betreuung hat keine Auswirkungen auf die Geschäftsfähigkeit
- Teilnahme am Rechtsverkehr kann jedoch beschränkt werden, wenn das Vormundschaftsgericht einen Einwilligungsvorbehalt anordnet, um eine erhebliche Gefahr für die Person oder das Vermögen des Betreuten abzuwenden. D. h. daß der Betreute für eine Willenserklärung im Rahmen des Aufgabenkreises des Betreuuers dessen Einwilligung bedarf
- Einwilligungsfähigkeit wird nicht automatisch eingeschränkt, sondern ist jeweils gesondert zu prüfen, z. B. wenn ärztliche Maßnahmen erfolgen sollen
- Testierfähigkeit, Ehefähigkeit sowie Wahlrecht gehen nicht verloren.

1

Betroffener Personenkreis

Kranke oder seelisch, körperlich oder geistig behinderte Erwachsene, die ihre Angelegenheiten ganz oder teilweise nicht besorgen können, erhalten einen Betreuer, wenn die Angelegenheiten nicht durch Bevollmächtigte oder sonstige Hilfen wie Verwandte, soziale Dienste geregelt werden können.

- I.d.R. wird eine Betreuung nur mit Einverständnis des Betreuten eingerichtet
- Die Betreuung ist wieder aufzuheben, wenn ihre Voraussetzungen wegfallen.

Auswahl des Betreuers

- vorrangig sollen Betreuungen von Privatpersonen **(natürliche Personen)**, z. B. Angehörige, Bekannte, Ehrenamtliche, geführt werden
- weiterhin kommen auch anerkannte **Betreuungsvereine,** vertreten durch ihre hauptamtlichen und ehrenamtlichen Mitarbeiter sowie Mitarbeiter der Kreis- oder Stadtverwaltung als örtliche **Betreuungsbehörde** in Betracht
- zunehmend haben wir es in der Psychiatrie auch mit selbständigen **Berufsbetreuern** zu tun.

Aufgabenkreis und Umfang

Ein Betreuer darf nur für den Aufgabenkreis bestellt werden, in dem eine Betreuung tatsächlich erforderlich ist. In seinem Aufgabenkreis vertritt der Betreuer den Betreuten gerichtlich und außergerichtlich. Dabei hat der Betreuer so zu handeln, wie es dem Wohl des Betreuten entspricht. Neben regelmäßigen persönlichen Kontakten regelt der Betreuer auch Verwaltungsangelegenheiten zuverlässig und sachgerecht. Der Aufgabenkreis des Betreuers wird vom Gericht festgelegt. Kernbereiche können sein

- „Vermögenssorge“, „Aufenthaltsbestimmung“, „Gesundheitsfürsorge“
- spezifischer, z. B. „Regelung von Wohnungsangelegenheiten“, „Heimunterbringung“, „Regelung von Erbschaftsangelegenheiten“.

Handeln des Betreuers nur mit Genehmigung des Vormundschaftsgerichts in spezifischen Fällen, u. a. bei

- Unterbringung in geschlossenen Einrichtungen oder unterbringungsähnlichen Maßnahmen, z. B. Festbinden am Bett, nachts verschlossene Eingangstüren, Anbringen von Bettgittern
- Untersuchung des Gesundheitszustandes, Heilbehandlung, ärztlicher Eingriff bei einwilligungsunfähigen Betreuten, wenn die Gefahr besteht, daß der Betreute aufgrund der Maßnahme stirbt oder einen schweren oder dauerhaften gesundheitlichen Schaden erleidet
- Kündigung des Wohnraums
- Sterilisation nur mit Einwilligung eines eigens hierfür bestellten Betreuers.

Betreuung einrichten

Eine Betreuung kann nur der Betroffene selbst **beantragen.** Andere Personen können beim zuständigen Amtsgericht die Einrichtung einer Betreuung **anregen.** Das Gericht hört den Betroffenen im Regelfall vor der Entscheidung über eine Betreuerbestellung persönlich an und kommt hierzu auch in die Klinik. Das Gericht holt ein Sachverständigengutachten eines Facharztes für Psychiatrie ein. Bei Eilbedürftigkeit kann das Gericht gemäß § 69f FGG durch einstweilige Anordnung einen vorläufigen Betreuer bestellen oder einen vorläufigen Einwilligungsvorbehalt anordnen.

Pflege

- bei nach dem Betreuungsgesetz untergebrachten Personen muß das regelmäßige Fixieren oder die Gabe von Psychopharmaka durch das Vormundschaftsgericht genehmigt werden
- der Betreuer ist keine Hilfs- oder Pflegeperson z. B. für Haushaltsführung, Körperpflege, hat aber bei Bedarf die erforderliche Unterstützung durch Dritte sicherzustellen
- den Betreuer über eine geplante Entlassung (☞ 1.16) oder Verlegung informieren, die weitere Zukunftsplanung für den Patienten mit ihm abstimmen. Betreuer muß einverstanden sein
- Betreuer mit Aufgabenbereich Vermögenssorge muß sich um die finanzielle Versorgung des Patienten während des stationären Aufenthalts kümmern. Einteilung von Geld sollte mit dem Betreuer abgesprochen werden
- der Betreuer weist sich mit einer Bestellungsurkunde aus. Eine Kopie sollte in den Krankenunterlagen enthalten sein
- der Betreuer darf Zugang zur Post und zu Telefonaten des Betreuten nur dann haben, wenn es von Gericht ausdrücklich angeordnet wurde
- Anschrift und Telefonnummer des Betreuers sollten in der Pflegedokumentation (☞ 1.3) immer schnell verfügbar sein
- wird ersichtlich, daß ein Patient einen Betreuer benötigt, mit dem zuständigen Arzt oder den Sozialdienst besprechen, um Betreuung bei Gericht anzuregen.

1.15.10 Freiheitsentziehende Maßnahmen

Unterbringung psychisch Kranker nach den Landesunterbringungsgesetzen, PsychKG

Wer an einer psychischen Krankheit oder krankheitswertigen psychischen Störung leidet und darüber hinaus Gefahr für sich selbst oder die öffentliche Sicherheit und Ordnung darstellt, kann gegen seinen Willen auf eine geschlossene psychiatrische Station gebracht werden.

Voraussetzungen

Die näheren Voraussetzungen regeln die erheblich unterschiedlichen Unterbringungsgesetze der einzelnen Bundesländer:

- in allen Bundesländern kann bei unmittelbarer Gefahr für den Kranken (Eigengefährdung) oder für die Allgemeinheit (Fremdgefährdung) eine Unterbringung in einer geschlossen psychiatrischen Abteilung erfolgen. Behandlungsbedürftigkeit allein rechtfertigt keine Unterbringung
- es muß positiv nachgewiesen werden, daß die Gefahr auf andere Weise nicht abgewendet werden kann
- Notwendigkeit der Gefahrenabwehr: Die Eigen- oder Fremdgefährdung muß unmittelbar gegeben sein. In manchen Ländern kommt darüber hinaus auch Verwahrlosung in Betracht, z. B. Baden-Württemberg
- Grundsatz der Verhältnismäßigkeit: Unterbringung darf nur solange und soweit erfolgen wie erforderlich.

1

Formales Unterbringungsverfahren

- untere Verwaltungsbehörde, z. B. Polizei oder Ordnungsamt: stellt Antrag auf Unterbringung sowie Zuführung zum psychiatrischen Krankenhaus. Dem Antrag muß eine ärztliche Stellungnahme beigefügt werden, die Aussagen zur Diagnose und zum Gefährdungspotential enthält
- das Vormundschaftsgericht entscheidet über die Unterbringung. Der Richter muß den Betroffenen anhören
- dem betroffenen Patient wird der Unterbringungsbeschluß schriftlich zugestellt
- „sofortige Beschwerde" als Rechtsmittel gegen die Unterbringung: Überprüfung erfolgt durch das zuständige Landgericht. Gegen den Beschluß des Landgerichts ist die sofortige weitere Beschwerde möglich
- bei Wegfall der Voraussetzungen der Unterbringung ist diese wieder aufzuheben.

! In dringenden Fällen kann eine vorläufige Unterbringung ohne gerichtliche Entscheidung erfolgen. Diese muß dann unverzüglich bis zum Ablauf des folgenden Tages nachgeholt werden.

Pflege

Mit der Unterbringung allein sind keineswegs Behandlungsrecht oder -pflicht gegen den Willen des Patienten abgedeckt. Die Bestimmungen hierzu sind je nach Bundesland unterschiedlich. Eindeutig erlaubt sind überall Maßnahmen zur unmittelbaren Gefahrenabwehr für Gesundheit und Leben.

- auf geschlossenen psychiatrischen Station können Patienten mit Unterbringungsbeschluß trotzdem Ausgang erhalten
- freiheitsentziehende Maßnahmen, z. B. Fixieren, exakt mit Begründung dokumentieren.

Maßregelvollzug

Für psychisch kranke Rechtsbrecher gelten Sonderregelungen (§§ 61 ff StGB: Maßregeln der Besserung und Sicherung).

Bei **Schuldunfähigkeit** oder **verminderter Schuldfähigkeit** (☞ 13.2) zum Zeitpunkt einer rechtswidrigen Tat kann zum Schutz der Allgemeinheit die Unterbrigung in einer geschlossenen Abteilung erfolgen:

- nach **§ 63 StGB** Unterbringung psychisch kranker Straftäter in einem psychiatrischen Krankenhaus
- nach **§ 64 StGB** Unterbringung Suchtkranker in einer Entziehungseinrichtung.

Voraussetzung ist, daß infolge des Zustands des Täters erhebliche rechtswidrige Taten zu erwarten sind. Die Unterbringung soll der Behandlung dienen. Der Maßregelvollzug wird nach landesrechtlich unterschiedlichen Maßregelvollzugsgesetzen in gesonderten psychiatrischen Einrichtungen durchgeführt (☞ 13.3 Forensik).

Fahrerlaubnis

Entzug der Fahrerlaubnis durch das Gericht ist nicht gleichzusetzen mit einem Fahrverbot, daß eine Verwaltungsbehörde erteilt (☞ 1.15.11). Sie setzt eine rechtswidrige Tat im Zusammenhang mit dem Führen eines Kfz voraus. Die Fahrerlaubnis wird regelmäßig entzogen, wenn es sich um erhebliche Verkehrsdelikte handelt: z. B. Trunkenheit, unerlaubtes Entfernen vom Unfallort.

1.15.11 Fahrtauglichkeit

1

Grundlagen

Es gibt bis heute keine gesicherteten Erkenntnisse, daß psychisch Kranke generell nicht geeignet sind, ein Fahrzeug zu führen, oder in erheblichem Umfang an der Verursachung von Verkehrsunfällen beteiligt wären. Die Fahrerlaubnis sollte daher nur bei erwiesener Fahruntüchtigkeit versagt werden.
Eine psychische Erkrankung kann die Fahrtauglichkeit eines Betroffenen einschränken oder ganz ausschließen, wenn aufgrund des individuellen körperlich-geistigen Zustandes eine Verkehrsgefährdung nachgewiesen werden kann. Die Annahme einer Verkehrsgefährdung ist dann berechtigt, wenn die hohe Wahrscheinlichkeit besteht, daß ein Schädigungsereignis (Selbst- oder Fremdgefährdung) eintritt.
Die Entscheidung über die Erteilung, Erneuerung, Entziehung oder Einschränkung der Fahrerlaubnis treffen die Straßenverkehrsbehörden, im Zusammenhang mit Straftaten die Gerichte. Die Straßenverkehrsbehörden können die Fahrerlaubnis von bestimmten Auflagen abhängig machen, z. B. regelmäßige Untersuchungen durch Amts- oder Fachärzte, Sachverständige, medizinisch-psychologischen Untersuchungsstellen oder Fahrproben. Die Straßenverkehrsbehörde veranlaßt ggf. ärztliche oder sonstige Gutachten.
Ärztliche Gutachten haben eine beratende Funktion und dienen als Grundlage für die rechtliche Entscheidung der Behörden oder der Gerichte.

Ärztliche Beurteilung der Fahreignung psychisch Kranker

Die Beurteilung der Fahrtauglichkeit gehört heute allgemein zur ärztlichen Beratung. Der Arzt hat zunächst nur die Pflicht zur Aufklärung des Patienten, inwieweit eine Erkrankung oder deren Behandlung, z. B. Verordnung von Psychopharmaka, dessen Fahrtauglichkeit beeinflußt.
Der Arzt ist nicht zur Mitteilung an die Verwaltungsbehörden verpflichtet, hier gilt grundsätzlich die ärztliche Schweigepflicht. Andererseits sollte ein Arzt die Behörde verständigen, wenn nach seiner Überzeugung die Interessen der Sicherheit im Straßenverkehr gefährdet sind (vorbeugende Gefahrenabwehr), wenn z. B. begründete Zweifel bestehen, daß der Patient sich an den ärztlichen Rat, kein Auto zu fahren, hält.
Der Patienten sollte über die geplante Benachrichtigung an die Behörde informiert werden.
Wird ein ärztliches Gutachten zur Fahrtauglichkeit angefordert, so muß der Betroffene die Begutachtung bezahlen.

Pflege

Während der akuten Erkrankungsphase sind endogen wie exogen psychotisch Kranke wegen der Symptomatik, z. B. Suizidneigung, Wahnideen, Sinnestäuschungen, Realitätsverkennungen, affektiven Antriebs- und Denkstörungen, immer und generell als fahruntauglich anzusehen.

- es hat sich bewährt, wenn der Patient die Autoschlüssel seinen Verwandten oder dem Pflegepersonal aushändigt, um nicht in die Versuchung zu kommen, doch heimlich zu fahren
- Äußerungen eines Patienten, die auf eine fehlende Einsicht in die Fahruntauglichkeit schließen lassen, dem behandelnden Arzt berichten und doku-

1 mentieren. Der Arzt wird seinerseits eine erfolgte Aufklärung des Patienten im Hinblick auf seine Fahrtauglichkeit dokumentieren. Auch empfiehlt es sich, die erfolgte Aufklärung schriftlich bestätigen zu lassen

- mit dem Patienten zusammen Alternativen überlegen, wie er nach der Entlassung ohne Kraftfahrzeug zurechtkommen kann, z. B. Anfahrt zum Arbeitsplatz. Ggf. Sozialdienst einschalten (☞ 2.13)
- wenn durch fehlende Fahrtauglichkeit der Erhalt des Arbeitsplatzes bedroht ist, Sozialdienst informieren, dieser kann z. B. Patienten an ambulanten psychozialen Dienst (☞ 17.4) weitervermitteln. Ggf. Schwerbehindertenausweis beantragen, Kontakt mit dem Arbeitgeber aufnehmen.

1.16 Entlassung

Die Entlassung bedeutet für viele Patienten, besonders solche mit langen Krankenhausaufenthalten; eine erneute große Belastung. Vor der Entlassung ist die weitere Betreuung des Patienten abzuklären.

- Patienten und Angehörige frühzeitig informieren
- bei Patienten, die betreut werden, sollten Arzt oder Sozialdienst den Betreuer über die Verlegung oder Entlassung informieren
- die Entlassung des Patienten gegen ärztlichen Rat geschieht auf eigenes Risiko, die Aufklärung (☞ 1.15.3) darüber muß vom Patienten unterschrieben werden
- Formular zu den Akten geben (☞ 1.3)
- Patienten auf Eigenanteil, TV- und Telefongebühren hinweisen
- Wertsachen und Patienteneigentum zurückgeben, quittieren lassen.

Selbständiger Patient

- abklären, wie der Patient nach Hause kommt: Taxi, Krankenwagen, öffentliche Verkehrsmittel; wird abgeholt, fährt alleine
- auf Eigenanteil für Taxi, Krankenwagen hinweisen
- sind Kleidung, Schuhe, Schlüssel vorhanden? Falls nicht, durch Angehörige bringen lassen
- Entlassungstermin so planen, daß der Patient Lebensmittel und Medikamente besorgen kann. Medikamente und Einnahmeanweisung bis zum nächsten Arzttermin mitgeben
- bei Fahruntüchtigkeit auf Fahrverbot (☞ 1.15.11) hinweisen. Formblatt unterschreiben lassen
- Entlassungspapiere vorbereiten, vom Arzt ausfüllen lassen
- Eigentum und Wertsachen zurückgeben, quittieren lassen
- auf Selbsthilfegruppen, Patientenclubs, Tagesstätten hinweisen. Ideal: Patient hat während des stationären Aufenthaltes dort einen Schnupperbesuch gemacht.

Ambulante Weiterversorgung

Zusätzlich:
- Hausarzt, Nervenarzt informieren, den Patienten oder seine Angehörige einen Termin machen lassen
- Hauskrankenpflege vom Arzt verordnen lassen und von Angehörigen, Sozialdienst suchen lassen
- Hauskrankenpflege über benötigte Pflegehilfsmittel informieren
- Vorstellungsgespräch auf der Station ermöglichen
- Pflegeentlassungsbericht erstellen (Kopie in die Akte) und mitgeben
- sozialpsychiatrischen Dienst (☞ 17.5.3), Betreuer (☞ 1.15.9) Informieren.

Teilstationäre Versorgung

Tagesklinik (☞ 17.1.3)

Zusätzlich:
- festlegen, wie der Patient die Tagesklinik erreichen kann
- Übernahme von Fahrtkosten durch Sozialarbeiter klären lassen
- vor der Entlassung Besuch ermöglichen
- Arzt- und Pflegeentlassungsbericht mitgeben
- wenn sich die Übernahme direkt an den stationären Aufenthalt anschließt, Medikamente bis zum ersten Tageskliniktag mitgeben

Übergangs- und Dauerwohnheime, betreute Wohngemeinschaften (☞ 17.2)

Häufig bestehen lange Wartelisten: Patienten frühzeitig anmelden.
- Sozialdienst hilft geeignete Häuser zu finden
- Patient muß sich mit Lebenslauf, Sozial- und Arztbericht bewerben. Über die Aufnahme entscheidet das Heim
- labile Patienten zum Vorstellungsgespräch begleiten
- Probewohnen ermöglichen. Wiederaufnahme möglichst im gleichen Zimmer soll gesichert sein
- Kostenübernahme vom Sozialdienst klären lassen.

Alten und Pflegeheime (☞ 17.3.1)

Kommt in Frage wenn eine Wiedereingliederung oder häusliche Versorgung nicht möglich ist. Kostenübernahme muß geklärt sein. Ausführlichen Pflegeentlassungsbericht erstellen.

Verlegung

- bei Verlegung innerhalb der Klinik Patientenakte mitgeben, sonst Pflegeentlassungsbericht schreiben
- mit dem Arzt klären, welche Befunde kopiert und mitgegeben werden sollen
- Transport, ggf. Begleitung organisieren
- Patienteneigentum und Wertsachen mitgeben.

1

Geschlossen → offen

Wird vom Patienten meist als Verbesserung empfunden, trotzdem treten nicht selten Ängste auf, das bekannte Milieu zu verlassen, und den Schutz, den die Geschlossene ja auch bietet, zu verlieren.

- einige Besuche im Vorfeld und das Wissen, daß bereits bekannte Patienten dort liegen, können Ängste abbauen
- bei besonders ängstlichen, unsicheren Patienten Verlegung so organisieren, daß ein befreundeter Patient gleichtzeitig auf die gleiche Station verlegt wird
- verlegte Patienten auf suizidale Impulse beobachten
- Rückfallgefahr bei Suchtpatienten beachten.

Offen → geschlossen

Wird meist ungeplant notwendig und vom Patienten häufig als Rückschritt und Verschlechterung empfunden.

- mit dem Patienten die Notwendigkeit der Verlegung besprechen. Ist dies mangels Einsicht vor der Verlegung nicht möglich, muß es später thematisiert werden
- Verlegung gegen den Willen des Patienten muß gesetzlich legitimiert werden (☞ 31.15.10) und darf keinesfalls als Sanktion benutzt werden
- bei Verlegung von aggressiven Patienten gegen deren Willen gilt: je mehr Leute, desto besser. Häufig fügt sich der Patient der Übermacht, und Kämpfe und Schäden für Personal und Patienten können vermieden werden.

Pflegeentlassungsbericht

Wird immer ausgefüllt, wenn Pflege nach der Entlassung nötig ist, auch bei Verlegungen.

Ziele

- über den bisherigen Verlauf informieren
- kontinuierliche Pflege sicherstellen
- Zustand des Patienten bei der Entlassung nachweisen.

Handhabung

- erstellt von Bezugsperson (☞ 1.4.3) oder zuletzt versorgende Pflegekraft
- Kopie für die Krankenakte
- im verschlossenen Kuvert mitgeben
- kann schon am Vortag erstellt werden
- muß mit Datum und Handzeichen versehen werden.

Inhalt

- Daten des Patienten, z. B. Adressenaufkleber
- pflegerische Situation des Patienten, benötigte Hilfestellung
- zuletzt durchgeführte pflegerische Maßnahmen
- benötigte Hilfsmittel
- letzter Wechsel von Sonden, Drainagen mit genauer Bezeichnung der verwendeten Materialien
- Reaktionen des Patienten auf pflegerische, therapeutische Maßnahmen
- Beschreibung des bisherigen Verlaufs und Einschätzung der weiteren Entwicklung

1.17 Patientensuizid

Der Suizid eines Patienten (☞ 6.1.2) ist eine große Belastung für Angehörige, Mitpatienten und Teammitglieder. Die meisten Suizide passieren außerhalb der Klinik im Ausgang oder Urlaub. Bei Suiziden innerhalb der Klinik sind Polizei und Angegörige vom Arzt zu informieren.

Umgang mit Angehörigen

Angehörige sind vom Tod häufig schockiert, v. a. wenn er nicht vorhersehbar war.

- Gespräche anbieten, ggf. an den Arzt verweisen
- auf Wut, Zorn, Beschuldigungen ruhig reagieren, keine Gegnvorwürfe machen
- Verständniss für Trauer und Wut zeigen
- Selbstvorwürfe der Angehörigen zerstreuen, deutlich machen, daß sie keine Schuld trifft
- eigene Hilflosigkeit eingestehen.

Umgang mit Mitpatienten

Den Suizid eines Mitpatienten nicht verheimlichen. Besser ist es, das Thema offensiv anzugehen und mit den Mitpatienten zu besprechen. Der leitende Arzt legt fest, was den Mitpatienten mitgeteilt werden darf. Dies geschieht am besten im Rahmen einer Stationsversammlung durch das Team.

- Mitpatienten unter Einhaltung der Schweigepflicht (☞ 1.15.8) informieren
- Betroffenheit des Teams deutlich machen
- den Patienten Möglichkeit geben, eigene Empfindungen und Suizidideen zu äußern
- deutlich machen, daß Suizid kein Weg aus der Erkrankung ist
- Perspektiven aufzeigen, die ein Weiterleben ermöglichen
- weitergehende Hilfe und Einzelgespräche anbieten, besonders dem Zimmergenossen und latent suizidalen Patienten
- darauf hinweisen, das Offenheit und Vertrauen die wichtigste Maßnahme zur Verhinderung von Suiziden ist
- den Mitpatienten Möglichkeit geben, ihre Trauer z. B. durch das Sammeln für einen Kranz oder eine Karte zu zeigen.

Umgang im Team

! Der Suizid eines Patienten darf nicht mit dem Versagen therapeutischen Handelns gleichgesetzt werden.

Vorwürfe und Selbstvorwürfe vermeiden. Oft fühlen sich die Bezugspersonen und die Mitarbeiter die den Patienten zuletzt gesehen haben, meist Pflegende, schuldig, da sie die Suizidabsichten nicht erkannt haben. Sie benötigen die unterstützung des ganzen Teams.

- Situation analysieren: Was kann verbessert werden, um weitere Suizide zu verhindern?

1 • häufig treten Ängste bezüglich der Verantwortung und evtl. rechtlicher Konsequenzen auf. Auch hierüber muß offen gesprochen werden.
• Supervisionsgruppen (☞ 1.12.7) können eine große Hilfe sein.

Tips, Tricks & Fallen

Auch noch so strenge Sicherheitsvorkehrungen können nicht jeden Suizid verhindern. Es ist vielmehr sorgfältig abzuwägen ob die damit verbundenen Einschränkungen im Verhältnis zum erreichbarem Ziel stehen. Offenes Ansprechen von Suizidgedanken, Gesprächs- und Hilfsangebote verhindern mehr Suizide, als jedes noch so gutes Sicherheitssystem.

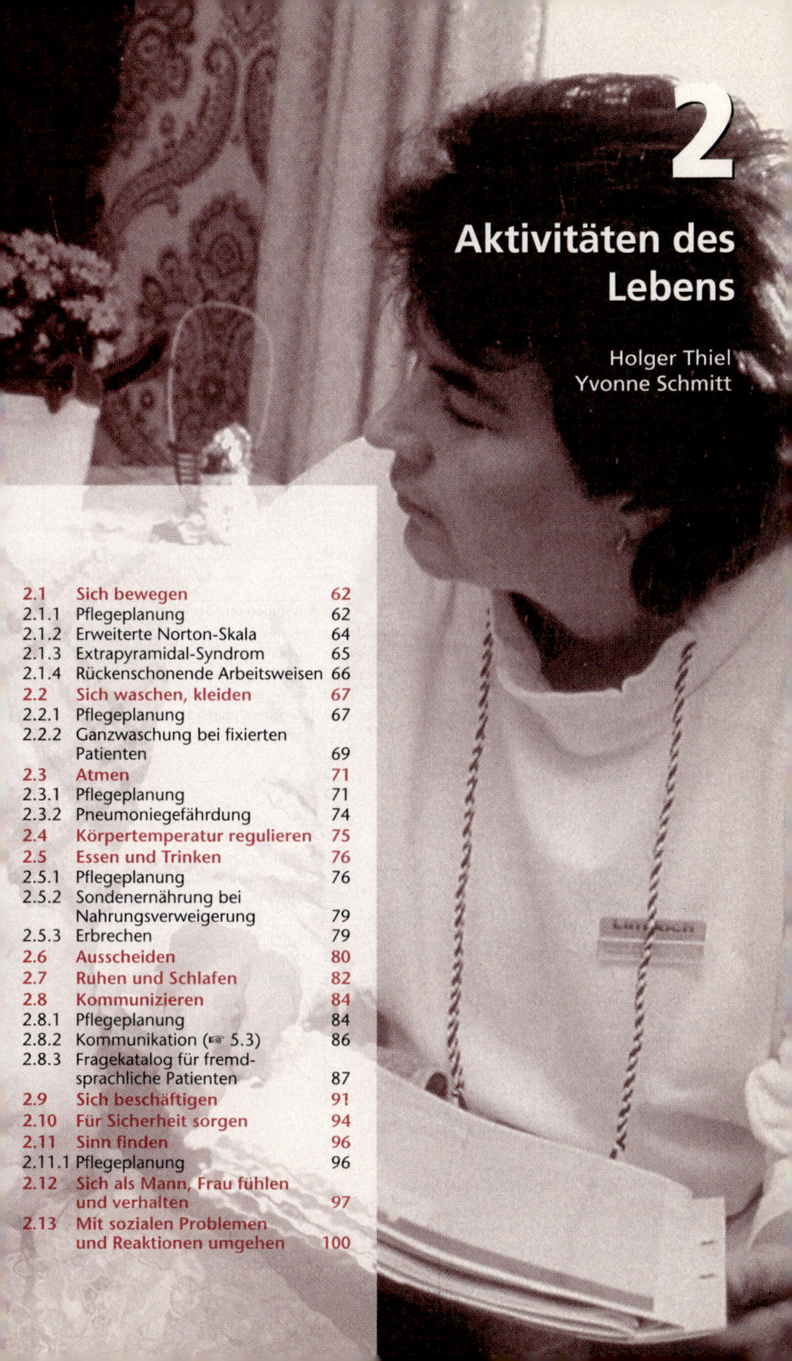

2 Aktivitäten des Lebens

Holger Thiel
Yvonne Schmitt

2

Dieser Statusbogen soll im Team ausgefüllt werden. Die eigentliche Erstellung der Pflegeplanung wird von einer Pflegekraft anhand des Statusbogens erstellt.

Datum: ....
Handz.: ....
Statusbogen-Nr.: .....

Klebeetikett
Name: .... Station: ....
Vorname: ....

Pflegekategorie

A1	A2	A3	A4	A5	A6
G1	G2	G3	G4	G5	G6
S1	S2	S3	S4	S5	S6

1. ATL Sich bewegen ❑
- ❑ Psychosomatische Unruhe
- ❑ Psychosomatische Verlangsamung
- ❑ Fixation
- ❑ Kein Ausgang
- ❑ Sonstiges
- ❑
- ❑

2. ATL Sich Waschen/Kleiden ❑
- ❑ Vernachlässigung der Körperpflege
- ❑ Waschzwang
- ❑ Fehlen von Toilettenartikeln
- ❑ Sonstiges
- ❑
- ❑

3. ATL Atmen ❑
- ❑ Olfaktorische Haluzinationen
- ❑ Anfallsleiden (Grand-Mal)
- ❑ Hyperventilieren (Angstneurose/Phobie)
- ❑ Distraneurin-Patient
- ❑ Nichtraucher auf geschl. Station
- ❑ Sonstiges
- ❑
- ❑
- ❑

4. ATL Körpertemperatur regulieren ❑
- ❑ Delir
- ❑ Katatonie (perniziös)
- ❑ Sonstiges
- ❑
- ❑
- ❑

5. ATL Essen undTrinken ❑
- ❑ Vergiftungsideen
- ❑ Verarmungsideen
- ❑ Erstickungsgefahr beim Essen
- ❑ Vermindertes Kauvermögen
- ❑ Nahrungsverweigerung
- ❑ Erbrechen (Anorexia Nervosa)
- ❑ SelbstinduziertesErbrechen
- ❑ Sondenernährung
- ❑ Sonstiges
- ❑
- ❑

6. ATL Ausscheiden ❑
- ❑ Aktive Inkontinenz
- ❑ Obstipation
- ❑ Speichelfluß/Schwitzen
- ❑ Sonstiges
- ❑
- ❑

7. ATL Ruhen und Schlafen ❑
- ❑ Schlaflos (Getrieben/Gespannt)
- ❑ nächtliche Unruhezustände (Delir)
- ❑ Minussymptomatik
- ❑ vermindertes Schlafbedürfnis
- ❑ „Hangover“ durch Schlafmittel
- ❑ Sonstiges
- ❑
- ❑
- ❑

8. ATL Kommunizieren ❑
- ❑ Inhaltliche Denkstörung (Wahn)
- ❑ Formale Denkstörung (langsam, schnell)
- ❑ Gedankenlautwerden-entzug-eingebung
- ❑ Introvertiertheit
- ❑ Depressive Stimmungslage
- ❑ Starke Minderbegabung
- ❑ Zungensteifigkeit (EPS)
- ❑ Fremdsprache
- ❑ Kommunikation unmöglich
- ❑ Sonstiges
- ❑
- ❑
- ❑

2

9. ATL Sich beschäftigen ❑

- ❑ Interessenlos
- ❑ Rasche Erschöpfbarkeit
- ❑ Antriebslos
- ❑ Konzentrationsvermögen
- ❑ Ruhelos/Getrieben
- ❑ Verminderte Handlungsfähigkeit
- ❑ Sonstiges
- ❑
- ❑
- ❑

10. ATL für Sicherheit sorgen ❑

- ❑ Erregungszustände
- ❑ Suicidalität
- ❑ Unberechenbar (Wahnhaft)
- ❑ Unberechenbar (Psychopat)
- ❑ Autoaggressiv
- ❑ Aggressivität
- ❑ Manische Stimmungslage
- ❑ Orientierungsstörung/Verwirrtheit
- ❑ Getrieben/Gereizt-Manisch
- ❑ Unsicherer Gang (EPS)
- ❑ Gebrechlich
- ❑ Extrem starke Sedierung
- ❑ Sonstiges
- ❑
- ❑
- ❑
- ❑

11. ATL Sinn finden ❑

- ❑ Fehlende Zielvorstellung
- ❑ Wahninhalte
- ❑ Angst
- ❑ Minderwertigkeitsideen
- ❑ Demenz
- ❑ Sonstiges
- ❑
- ❑

12. ATL Sich als Mann/Frau fühlen und verhalten ❑

- ❑ Nachlassen der Libido
- ❑ Potenzstörungen
- ❑ Menstruationsstörungen (Anorxia N.)
- ❑ Körpermißempfindungen
- ❑ Körperbeeinflußungserleben
- ❑ Prostitution geistig Behinderter
- ❑ Sonstiges
- ❑

13. ATL Mit sozialen Problemen und Reaktionen umgehen ❑

- ❑ Familie distanziert sich vom Patient
- ❑ Arbeitslos
- ❑ Wohnung
- ❑ Angehörige sind nicht informiert
- ❑ Finanzielle Situation
- ❑ Außenkontakt
- ❑ Versorgung von Angehörigen
- ❑ Versorgung von Tieren
- ❑ Sonstiges
- ❑

Behandlungskooperation ❑

- ❑ Krankheitseinsicht
- ❑ Therapieverhalten
- ❑ Medikamenteneinnahme
- ❑ Sonstiges
- ❑
- ❑

Chirurgische Behandlung ❑

- ❑ Verletzungen/Wunden/Verbände
- ❑ Braunülen/ZVK
- ❑ Sonstiges
- ❑
- ❑

Mißbrauch ❑

- ❑ Alkohol
- ❑ Drogen
- ❑ Nikotin
- ❑ Nahrungsmittel
- ❑ Nicht stoffgebundene Süchte
- ❑ Sonstiges

Umgang mit dem Pflegestatusbogen

- der Pflegestatusbogen soll durch gemeinsames Ausfüllen im Team einen Konsens zu den Pflegeproblemen zu schaffen

2

- nach Erfassen der Pflegeprobleme im Team kann die individuelle Pflegeplanung anhand der unter Pflege aufgeführten Maßnahmen von einem Pfleger, einer Schwester erstellt werden, dies spart Zeit.

! Auf die Vorgaben der Pflegeziele wurde verzichtet, da diese zu individuell auf den Patient angepaßt werden müssen. Sie ist beispielsweise abhängig von der Ausprägung einer Störung, dem Copingverhalten (Krankheitsbewältigungsstrategie) und den Ressourcen des Patienten.

! Die beschriebenen Maßnahmen in den Pflegeabschnitten sind als Formulierungshilfen zu verstehen und müssen den vorgegeben Therapiemöglichkeiten der Klinik entsprechend angepaßt werden.

! Der Statusbogen darf mit ausdrücklicher Genehmigung der Herausgeber und des Verlages fotokopiert werden.

2.1 Sich bewegen

2.1.1 Pflegeplanung

Pflegeprobleme bei psychomotorischer Unruhe

Bewegungsdrang, Getriebensein (☞ 4.8), Sitzunruhe: BT, AT kann nur mit Unterbrechungen durchgehalten werden.

Pflege

- Patient beruhigen, Gespräche anbieten (☞ 5.3)
- Mitpatienten aufklären und um Verständnis bitten
- für ein ruhiges Umfeld sorgen: Zimmernachbar sollte nicht ebenfalls psychomotorisch unruhig sein, Patient von lauten, aggressiven äußeren Reizen abraten, z. B. Musik, TV
- Bewegungsdrang nicht unterdrücken, nicht fixieren, sondern vorsichtig bremsen oder für Ableitung sorgen, z. B. Spazierengehen lassen, Sporttherapie
- vor Überanstrengung schützen.

Pflegeprobleme bei psychomotorischer Verlangsamung

- Minussymptomatik (☞ 8.7)
- Antriebslosigkeit, Initiativmangel
- gehemmte Motorik
- bettlägerig bei katatonem Stupor (☞ 8.4), Schizophrenie

Pflege

- Prophylaxen nach allgemeinen Standards
- Patienten Zeit lassen, evtl. Hilfestellungen geben
- Ressourcen unterstützen, ausbauen

- zu den verordneten Therapien motivieren, ggf. begleiten
- passive Bewegungstherapie: KG, BT und andere Angebote des Hauses anbieten und ausprobieren lassen.

Pflegeprobleme bei Medikamentennebenwirkungen

- Extrapyramidal-Syndrom (☞ 2.1.3)
- Dyskinesien (☞ 2.1.3, akute Frühdyskinesien ☞ 6.1.9)
- starke Sedierung.

Pflege

- Arzt informieren, dokumentieren (☞ 1.3)
- Patient über mögliche unerwünschte Nebenwirkungen aufklären
- Patient nicht allein lassen, ernstnehmen
- Einzelkrankengymnastik.

Pflegeprobleme bei Patienten im Seniorenstuhl

- Bewegungsfreiraum eingeschränkt
- Veränderrung des Aufenthaltsortes nur mit Hilfe anderer möglich.

Pflege

- Bedürfnisse erfragen: Essen, Trinken, Toilettengang
- Mobilisation
- nur zu den Mahlzeiten in den Seniorenstuhl setzen.

Pflegeprobleme bei Fixierung

- Thrombose-, Dekubitusgefahr
- Ängste
- Patient aus der Patientengemeinschaft ausgeschlossen.

Pflege

- Patient beobachten. Fixierprotokoll (☞ 3.7.1)
- Gespräche, Beschäftigung. Wünsche des Patienten berücksichtigen
- Hilfestellung beim Essen, Trinken, Ausscheiden, Körperpflege
- Thrombose- und Dekubitusprophylaxe.

Pflegeprobleme auf geschlossenen Stationen

- ganztags geschlossen
- teilgeschlossen: nur nachts
- halbgeschlossen zur Krisenintervention und nachts
- Bewegungsfreiraum eingeschränkt
- eingeschränkte Intims-, Privatsphäre
- Patient kann ihm unangenehmen Menschen nicht ausweichen
- Kontakt nach „draußen" eingeschränkt.

Pflege

- Begleitperson zu diagnostischen und therapeutischen Maßnahmen, auf ärztliche Anordnung achten
- Beschäftigung auf der Station (☞ 5.2.4)
- Spaziergänge in Begleitung. Begleitperson: männlich oder weiblich, examiniert, Schüler
- Einzelausgang. Gestaffelte Zeiten bis freien Ausgang.

2

Verlauf dokumentieren

- Leidensdruck des Patienten bei psychomotorischer Unruhe. Was schaffte Abhilfe?
- Hilfestellungen, die der Patient bei psychomotorischer Verlangsamung benötigt
- Durchführung von Prophylaxen: Mit welchen Mitteln, welche Wirkung?
- unerwünschte Wirkungen der Arznei beschreiben: Wie kommt der Patient mit den unerwünschte Wirkungen zurecht, welche Auswirkungen auf die Compliance sind zu beobachten?
- Fixierprotokoll (☞ 3.7.1)
- Anordnung und Gabe von Bedarfsarznei zur Sedierung
- Teilnahme an verordneten Therapien: Unregelmäßigkeiten, Eigeninitiative
- Rückmeldungen aus den Ergotherapien
- Ressourcen des Patienten: Entwicklung, Selbständigkeit
- mechanische Einschränkung, z. B. Kauen oder Teilnahme am Sport fällt schwer.

2.1.2 Erweiterte Norton-Skala

Skala zur Erkennung der Dekubitusgefahr

Merkmal \ Punkte	4	3	2	1
Kooperationsbereitschaft, Motivation	voll	wenig	teilweise	keine
Alter	< 10	< 30	< 60	> 60
Hautzustand	normal	schuppig, trocken	feucht	Allergie, rissig
Begleiterkrankungen	keine	Fieber, Anämie, Diabetes	MS, Tumor, Kachexie, Adipositas	Koma, Lähmung
geistiger Zustand	klar	apathisch	verwirrt	stuporös
Sedierung	keine	leicht	2–4 x/d ruhig gestellt	24 h ruhig gestellt
Fixierung	keine	< 6 h/d	< 12 h/d	> 12 h/d
Beweglichkeit	geht ohne Hilfe	geht mit Hilfe	stark eingeschränkt	bettlägerig
Aktivität	uneingeschränkt	kaum eingeschränkt	starkt eingeschränkt	keine
Inkontinenz	keine	manchmal	meistens, Urin	Urin und Stuhl

Dekubitusgefahr besteht bei 30 Punkten und weniger.

2.1.3 Extrapyramidal-Syndrom

2

EPS. Medikamentös bedingte Bewegungsstörung bei mittelhoch- und hochpotenten Neuroleptika (☞ 18.2).

Haltung

- Hüft- und Kniegelenke in Beugestellung
- Ruhetremor, der bei Anspannung und Willkürbewegungen eher abnimmt
- Zahnradphänomen
- Kopf zwischen den Schultern eingezogen, wird bei einer Drehung von Rumpf und Schultern mitbewegt
- Rumpf nach vorne geneigt
- Arme angewinkelt, Mitbewegung beim Gehen bleibt aus.

Gangart

- kleinschrittig, schlurfend
- Gangbild wirkt gebückt
- Akathisie (Bewegungsunruhe): motorische Unruhe. Wenn der Patient sitzt, drängt es ihn, aufzustehen und umherzulaufen, wenn er steht oder läuft, hat er das Gefühl, sich wieder hinsetzen zu müssen → Patient trippelt oft von einem Fuß auf den anderen
- Tasikinese: motorische Unruhe, Patient läuft ständig hin und her.

Bewegung, Mimik

- unwillkürliche Bewegungen der Gesichtsmuskulatur
- Zungen-, Schlund- und Blickkrämpfe
- verkrampfte Halsmuskulatur ähnlich dem Bild eines Schiefhalses
- Hypomimie oder Amimie: starrer, teilnahmslos wirkender Gesichtsausdruck
- eingeschränkte Willkürbewegungen: Hypokinese bis hin zur Akinese
- Beginn einer Bewegung ist ebenso erschwert wie ihre willkürliche Unterbrechung.

Therapie

- aufklärende Informationen
- Krankengymnastik, Sport
- Dosisveränderung bei gleicher Substanz
- auf andere Substanz umsteigen.

Tips, Tricks & Fallen

Nichtbeachtete und quälende unerwünschte Nebenwirkungen vermindern häufig die Compliance.

2

2.1.4 Rückenschonende Arbeitsweisen

Regeln

- gerader Rücken
- gebeugte Knie- und Fußgelenke
- Grätschstellung
- Fußspitzen geradeaus
- ganze Fußsohlen am Boden, stabiler Stand
- Lasten so körpernah wie möglich hochheben
- schwere Lasten zu zweit heben oder mit Lifter
- schwere Gegenstände mit Mehrzweckwagen transportieren
- entspanntes und natürliches Stehen und Sitzen
- Schreibtisch, Arbeitsplatz und Krankenbett in Arbeitshöhe.

Tips, Tricks & Fallen

- Fehlhaltungen, Fehlbeanspruchungen von Muskeln und Bändern, falsche Gewichtsverteilung und ruckartiges Heben mit gebeugtem Oberkörper führen zu Schäden der Wirbelsäule
- Verletzungen im Dienst, z. B. Verheben, umgehend dem Betriebsarzt mitteilen (☞ 1.6.2).

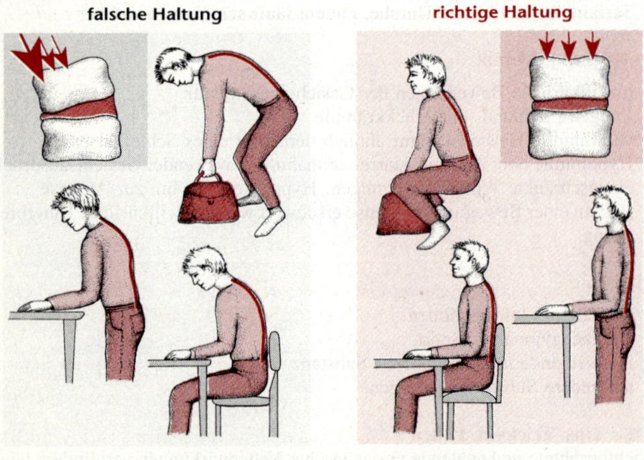

Abb. 2.1: Haltungen beim Heben, Sitzen, Stehen [L 157]

2.2 Sich waschen, kleiden

Ein häufiges Problem der Psychiatrie ist die Versorgung der Patienten mit frischer Kleidung und Toilettenartikeln. Oft ist es schwierig, Angehörige oder Betreuer einzuschalten, die die fehlenden Sachen besorgen können (☞ 2.13).

! Die äußere Erscheinung eines Patienten ist seine persönliche Angelegenheit. I.d.R. sollte das Personal nur eine beratende Funktion einnehmen: Kann ich ihnen beim Haarewaschen behilflich sein? Haben sie noch frische Wäsche oder möchten sie sich nach etwas Passendem in der Wäschekammer umsehen?

! Wird ein Patient auf mangelnde Körperpflege oder Wäschewechsel angesprochen, sollte dies in einem persönlichen Rahmen geschehen und nicht während der Visite oder der Stationsbesprechung.

2.2.1 Pflegeplanung

Pflegeprobleme bei Schizophrenie

- Patient vernachlässigt die Körperpflege
- Patient will sich wegen wahnhafter Motive nicht waschen, z. B.: „Der Herr befiehlt es“, „Es dringen sonst Strahlen in den Körper“
- Selbstpflegefähigkeit behindert, gesperrt z. B. bei Katatonie, Fixierung
- Patient kleidet sich nicht der Tageszeit oder Temperatur entsprechend
- Körpermißempfindungen beim Waschen
- Gefahr durch Umwelteinflüsse, z. B. Sonnenbrand
- Hautdefekte: z. B. Patient versucht, durch häufiges Waschen Parasiten auf der Haut zu entfernen (☞ 4.5).

Pflege

- auf tägliche Körperpflege achten, ggf. Hilfestellung geben
- bei Unbeeinflußbarkeit durch das Pflegepersonal den Arzt einbeziehen
- beim gespannten Patienten kann eine vernachlässigte Körperpflege zeitweise toleriert werden. Den Zeitpunkt, wann ein Patient unter Zwang gewaschen werden soll, ist im Team zu bestimmen (☞ 2.2.2)
- feststellen, wie der Patient sein Selbstpflegedefizit empfindet
- Ganzkörperpflege und Prophylaxen nach allgemeinen Standards
- auf entsprechende Kleidung achten. Bei extremer Unpässlichkeit Patient nicht von der Station lassen
- Hautpflegemaßnahmen mit dem Patient besprechen
- durch Erhöhen der Lichtempfindlichkeit bei Neuroleptikaeinnahme kommt es im Sommer leicht zum Sonnenbrand, Patient aufklären.

Pflegeprobleme bei Monatsblutung

Unselbständigkeit, Unsauberkeit.

Pflege

- Hygienemaßnahmen erklären, unterstützen
- auf erforderliche Regelmäßigkeit achten, mit Patientin Zeiten absprechen
- für Hygieneartikel sorgen
- Entsorgung der benutzten Hygieneartikel besprechen.

Pflegeprobleme bei Depressionen

Gehemmte Handlungsfähigkeit in stark depressiver Phase (☞ 7.1.2).

2

Pflege
- Hilfestellung geben, Ressourcen fördern
- Individualität berücksichtigen: Was ist beim Patient normal?

Pflegeprobleme bei Demenz, schwerer Intelligenzminderung

- Patient „vergißt" die Körperpflege
- Patient trägt zu viele Wäschestücke übereinander: mögliche Kreislaufüberlastung durch Hitzestau
- zu dünn bekleidet: Gefahr der Unterkühlung
- unfähig die Körperpflege selbst durchzuführen.

Pflege (☞ 10.3)
- Körperpflege beaufsichtigen, übernehmen, Ressourcen berücksichtigen
- Hilfestellung und Beratung bei der Auswahl der Kleidung
- Ankleiden kontrollieren
- durch Lob motivieren.

Pflegeprobleme bei Neurosen

- zwanghaftes Waschen (☞ 11.2.3)
- kann keiner Beschäftigung über einen längeren Zeitraum zugewandt bleiben, unterbricht beispielsweise die Ergotherapie zum Händewaschen
- Haut ist gereizt, der natürliche Schutz zerstört. Infektionsgefahr.

Pflege
- Häufigkeit des Waschens kontrollieren, in Therapiesitzungen besprechen
- feste Zeiten für Körperpflege, Händewaschen mit Patienten vereinbaren
- Einzeltherapie im Ergobereich. Zwang herauszögern
- Hautpflege nach allgemein üblichen Standards.

Pflegeprobleme bei Medikamentennebenwirkungen

Selbstpflegedefizit bei eingeschränkter Bewegungsfähigkeit durch unerwünschte Wirkungen der Medikamente.

Pflege
Hilfestellung bei der Körperpflege (☞ 2.1.1).

■ Verlauf dokumentieren

- Körperpflege vernachlässigt, gehemmte Handlungsfähigkeit, wahnhafte Begründung
- Welche Hilfe wird bei der Körperpflege benötigt, Ressourcen, Fortschritte?
- Veränderungen des Hautzustandes
- Wie empfindet der Patient sein Selbstpflegedefizit?
- Fortschritte bei der Selbstpflegefähigkeit
- zwanghaftes Waschen: Häufigkeit des Waschens, Einhalten von Vereinbarungen und Absprachen (☞ 11.2.3)

- Toilettenartikel, frische Kleidung fehlt, Angehörige oder Betreuer benachrichtigt (☞ 2.13)
- Hilfe bei der Auswahl von Tages- und Jahreszeit entsprechender Kleidung
- Welche Pflegepersonen haben einen guten Kontakt zu dem Patienten, können ihm die Körperpflege am besten vermitteln? Kritisch sind oft große Altersunterschiede.

Tips, Tricks & Fallen

Sozialdienst für eventuell zustehendes Kleidergeld einschalten.

2.2.2 Ganzwaschung bei fixierten Patienten

Die Ganzwaschung im Bett ist auf die individuelle Gegebenheit abzustimmen. Beim Pflegebedürftigen, z. B. stark sedierten, deliranten, katatonen, stuporösen, richtet sich die Durchführung nach allgemein üblichen Standards.

! Auf die Wünsche des Patienten bei der Körperpflege eingehen, es bietet sich eine Gelegenheit zum therapeutischen Beziehungsaufbau.

Unruhige Patienten

Bei aggressiven und sehr unruhigen Patienten ist der Zeitpunkt einer Ganzwaschung im Bett sorgfältig zu wählen. In die Überlegung gehören:

- Wann erreichen sedierende Medikamente ihre Wirkspitze? Wirkspitze i.d.R. eine Halbwertzeit nach Gabe (☞ 18.3)
- Ist genügend Pflegepersonal vorhanden, um mögliche Zwischenfälle abzufangen? Risiko einer Verletzung beim Patienten oder Personal vermeiden
- Könnte Patient durch die Körperpflege zusätzlich gereizt werden, erlebt der Patient das Waschen als Machtdemonstration des Pflegepersonals?

Prinzipiell ist die Entscheidung für eine Ganzwaschung im Bett mit dem Patienten abzustimmen. Wenn der Patient glaubhaft macht, daß er sich bei einer solchen Maßnahme mit allen Mitteln wehrt, so sollte überlegt werden:

- Ganzwaschung auf einen späteren Zeitpunkt verschieben?
- Patient ausreichend sediert?
- ist Ganzwaschung notwendig: Ist der Patient stark verschmutzt, hat er eingenässt, eingekotet?
- Ist in den nächsten 12–24 h eine Besserung des Gemütszustandes zu erwarten und ein Verschieben der Maßnahme sinnvoll?

Durchführen

- ist ein Körperteil von einem Pilz befallen, diesen in jedem Fall zum Schluß waschen
- besondere Wünsche des Patienten beachten, z. B. Mundwasser, Rasierwasser und andere Kosmetika

Die Ganzwaschung mit der **Mundpflege** zu beginnen, hat einige Vorteile:

- sie ist erfrischend
- Patient fühlt sich ohne Mundgeruch sicherer
- Patient erkennt evtl. die positiven Absichten des Personals
- gute Gelegenheit, die Belastbarkeit, Gemütszustand des Patienten zu testen, da hierbei nur eine Hand entfixiert werden muß.

2

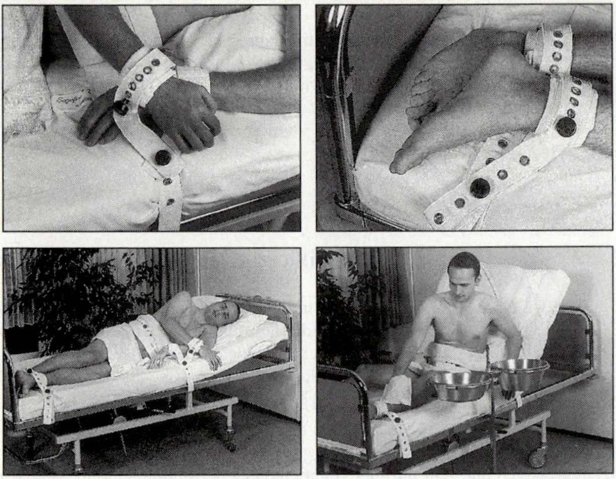

Abb. 2.2: Fixieren des Patienten bei Ganzkörperwäsche [K 154]

Kooperativer Patient

- hat sich der Patient für die Durchführung einer Ganzwaschung im Bett entschieden, werden die Hände und Füße entfixiert
- Bauchgurt bleibt angelegt und durch Einschlagen eines Handtuches vor Nässe geschützt
- Patient kann sich je nach Ausführung der Fixiermaterialien, z. B. Segufix® (☞ Abb. 2.2), im Bett aufsetzen oder auf der Bettkante sitzen.

Unkooperativer Patient

- ist der Patient mit einer Ganzwaschung im Bett nicht einverstanden, diese jedoch unumgänglich, werden zuerst Augen, Gesicht und Ohren gewaschen. Versucht der Patient zu beißen, kann dies entfallen
- anschließend Hand und Fuß einer Seite entfixieren und auf der anderen Seite mitfixieren (☞ Abb. 2.2). Danach können Rücken- und Gesäßbereich gewaschen werden.

2

2.3 Atmen

Die meisten geschlossenen psychiatrischen Stationen sind eine permanente Atemwegsbelastung. Das Problem Atmen in geschlossenen Bereichen sollte Gegenstand eines jeden Stationspflegekonzeptes (☞ 1.4.4) sein. Ausgang, Gruppenausgang müssen einen festen Platz im Tagesablauf einer Station haben, auch an den Wochenenden.

Atemfrequenz beim Gesunden (Richtwerte)
- Neugeborenes 40–45 Atemzüge/Min.
- Kleinkind 25–30 Atemzüge/Min.
- Erwachsener 16–20 Atemzüge/Min.

Atemstörungen (☞ 9.2)

Cheyne-Stokes-Atmungszüge, die immer tiefer werden und dann wieder abflachen bis zu einer vollständigen Atempause, z. B. bei: Gehirnverletzungen, schwerer Herzinsuffizienz.

Biot-Atmung: Eine Gruppe beschleunigter, gleich großer Atemzüge wird durch eine Atempause unterbrochen, z. B. bei Schädigung des Gehirns durch Meningitis, Hirntumoren.

Kussmaul-Atmung: regelmäßige, tiefe, evtl. leicht beschleunigte Atmung, z. B. bei Azidose, diabetischem Koma.

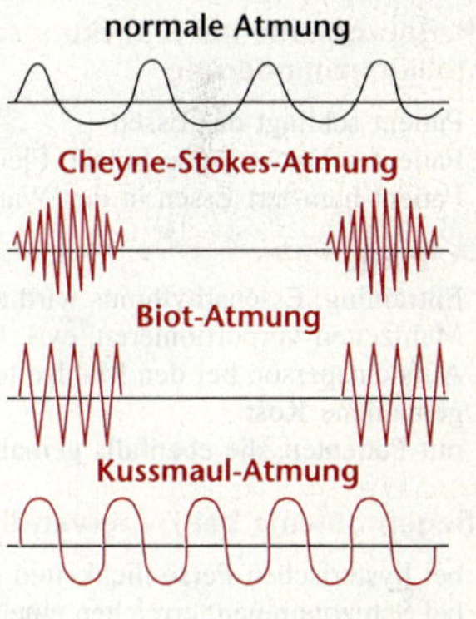

Abb. 2.3: Atemrhythmen [L 157]

2.3.1 Pflegeplanung

Pflegeprobleme bei Schizophrenie

Olfaktorische (Geruchssinn betreffende) Halluzinationen (☞ 4.5).

Pflege
- Patienten beruhigen, über Erleben sprechen
- Verständnis für das Erleben des Patienten zeigen
- Ablenkung
- Problemauslöser besprechen und Bewältigungsstrategien mit dem Patienten suchen
- besprechen, in wieweit Geruchswahrnehmung Einfluß auf die Stimmung hat, z. B. Suizidalität.

Pflegeprobleme bei Depressionen

Patient riecht an sich Verwesungsgerüche.

Pflege

- Verständnis für das Erleben des Patienten zeigen
- Beschwerden ernst nehmen und besprechen
- Sporttherapie, Körpergefühl vermitteln (☞ 5.5.4)
- Verhalten auf eigene Person beobachten: Hat er Ekel vor sich selbst?
- Bewältigungsstrategien erarbeiten.

Pflegeprobleme bei Grand mal-Anfällen

Verkrampfte Zwerchfell- und Atemmuskulatur, dadurch Atemstillstand.

Pflege ☞ 9.5.7.

Pflegeprobleme bei Erstickungsgefahr bei schwerer Intelligenzminderung

- Patient schlingt das Essen
- Patient schluckt große Stücke Fleisch, ohne vorher zu kauen
- Patient hamstert Essen in den Wangentaschen.

Pflege

- Eßtraining, Essensrhythmus wird anfangs von einer Pflegeperson bestimmt
- Mahlzeiten vorportionieren, evtl. kleinschneiden
- Aufsichtsperson bei den Mahlzeiten
- gemahlene Kost
- mit Patienten, die ebenfalls gemahlene Kost essen, an einen Tisch setzen.

Pflegeprobleme bei Hyperventilieren

- bei hysterischen Persönlichkeiten (☞ 11.2.4)
- bei Schizophrenen: erreichen einen Rauschzustandes, um den Körper durch Schmerzen zu erfahren (Depersonalisation ☞ 4.9).

Pflege

- Patienten beruhigen (☞ 6.1.1)
- persönlichen Krisenplan mit dem Patienten erarbeiten, den Patient fragen, was ihm hilft
- richtige Atemtechnik vorführen
- im akuten Stadium Patienten in einen Beutel atmen lassen, um CO_2 wieder zu erhöhen. Dem Patienten erklären, was mit ihm geschieht, wozu der Beutel benutzt wird; sonst kann der Beutel den Patienten sehr verängstigen und die Symptomatik verschlimmern
- Sporttherapie, Körper erfahren (☞ 5.5.4)
- Gespräche über auslösende Faktoren in der Akutphase vermeiden
- Möglichkeiten der Ablenkung besprechen.

Pflegeprobleme bei Medikamentennebenwirkungen

Zeichen einer beginnenden Atemdepression; z. B. bei Medikametenüberdosierung (☞ 18.6.1).

Pflege

Patienten mit Atemdepression sind intensivpflichtig: Arzt rufen.

- Vitalzeichen überwachen
- Sauerstoff geben auf Anordnung
- Bewußtsein kontrollieren
- unerwünschte Nebenwirkungen beobachten
- zunächst keine weiteren Bedarfsmedikamente verabreichen.

Pflegeprobleme bei Verletzung der Atemwege nach Suizidversuch

- Versorgung mit Tracheostoma
- Verletzung der Schleimhäute.

Pflege

- Tracheostoma versorgen, allgemeine Standards beachten
- Handhabung und Pflege des Tracheostoms erklären, beaufsichtigen
- Probleme bei der Atmung besprechen
- psychische Belastung der Behinderung besprechbar machen.

Pflegeprobleme bei Ängsten (☞ 6.1.4)

In angstbesetzter Situation kommt es zu einer forcierten Atmung.

Pflege

- Ängste besprechen, auslösende Faktoren vermeiden
- bei Hyperventilation in einen Beutel atmen lassen
- Ablenkung: BT, AT.

Pflegeprobleme bei psychovegetativer Dystonie (☞ 11.2.5)

Durchatmen erschwert, Brust und Hals wie zugeschnürt, Kloßgefühl im Hals.

Pflege

- Ursachen besprechen, aufdecken
- Sporttherapie
- Atemtechniken erklären
- nicht überfordern.

Pflegeprobleme auf geschlossenen Stationen

- nur wenige Fenster können geöffnet werden
- viele Raucher auf Station
- keine Möglichkeit, Station zu verlassen.

Pflege

- Nicht-Raucher-Räume zeigen, auf Einhaltung achten
- Räume häufig lüften
- begleitender Ausgang
- extreme Rauchbelästigung vermeiden.

■ Verlauf dokumentieren

2

- epileptischer Anfall (☞ 9.5.7)
  - Zeitpunkt, Verlauf (wie fing der Anfall an, Seitenbetonung?), Dauer, Symptome, z. B. Zyanose, Einnässen, Zungenbiß, andere Verletzungen
  - Maßnahmen: Dauer der O_2-Gabe, Vitalzeichen
- notwendiges Beaufsichtigen bei den Mahlzeiten
- Auslöser für pathologisches Eßverhalten?
- Medikamente mit atemdepressiver Auswirkung (☞ 18.6.1): zeitnah dokumentieren, mündlich dem Behandlungsteam weitergeben
- Art und Weise der Wundversorgung bei Verletzung der Atemwege, psychische Belastung für den Patienten durch Behinderung der Atemwege, Probleme bei der Atmung, Heilungsverlauf
- vermutliche Auslösefaktoren, die einer Hyperventilation vorangehen
- Art der Geruchswahrnehmung (☞ 4.5), deren Auswirkung. Was schaffte Ablenkung?

Beobachten

- Atemtyp erkennen, Atemzüge zählen
- akuten Handlungsbedarf erkennen, z. B. hysterische Neurosen (☞ 11.2.4).

Tips, Tricks & Fallen

Atemfrequenz ohne Wissen des Patienten zählen, da sie willkürlich beeinflußbar ist. Auch die Tiefe der Atemzüge beobachten und dokumentieren.

2.3.2 Pneumoniegefährdung

Risikofaktoren

- langanhaltende sedierende Maßnahmen bei gleichzeitiger Fixierung im Bett
- Aspiration von Nahrung, Schleim, Erbrochenem, z. B. bei Bewußtseinseintrübung im Delir (☞ 4.2)
- mangelndes oder fehlendes Abhusten und Sekretstau, z. B. bei Katatonie
- ausgetrocknete Atemwege bei zu trockener Raumluft, O_2-Inhalation per Sonde oder Sauerstoffbrille
- mangelnde Belüftung der Lunge, flache Atmung z. B. bei Bettruhe, Bettlägrigkeit, bestehender Lungen- oder Herzerkrankung
- mangelnde Mundpflege
- Mundpflege mit stark desinfizierenden Mitteln, welche die natürliche Mundflora zerstören.

Prophylaktische Maßnahmen

- Atemübungen: z. B. 1x stdl. ~ 15–20 mal tief ein- und ausatmen lassen
- Giebelrohr-Atemübung, Triflo-Atemübung
- in Abhängigkeit der Erkrankung Oberkörperhochlagerung
- zum Abhusten anhalten, unterstützen
- Atemluft durch Vernebelung oder Inhalation von Aqua dest. anfeuchten
- Bewußtseinslage bei starker Sedierung, Delirium tremens überprüfen.

2.4 Körpertemperatur regulieren

2

Temperaturanstieg als Folge einer psychischen Störung ist ein Alarmsignal. Bei Verdacht auf Delir (☞ 4.2, 9.5.3), perniziöse Katatonie (☞ 4.8) oder MNS (☞ 6.1.10) sofort den Arzt informieren.

! Beim malignen neuroleptischen Syndrom keine weiteren Neuroleptika verabreichen: Infusion sofort abstellen.

Pflege bei Fieber

- Pflanzliche Mittel: z. B. Lindenblüten-, Stechpalmentee
- Wadenwickel, kühle Abwaschungen, absteigendes Bad: Zugluft vermeiden, gut abtrocknen
- Kleidung und Wäsche nach Bedarf wechseln
- Ruhe ermöglichen
- gut gelüftetes Zimmer, Raumtemperatur: 17 – 19 °C, keine Zugluft
- Flüssigkeitsbilanz; auf Austrocknungszeichen wie stehende Hautfalten achten
- Ernährung: Schwerpunkt zunächst auf Flüssigkeitszufuhr (kochsalzreich), später leicht verdaulich, fettarm, eiweißreich, kohlehydratreich. Obstipationsprophylaxe.

Verlauf dokumentieren

- Temperatur, Atmung, Herz-Kreislauf-Tätigkeit Bewußtsein und Orientierung kontrollieren
- Reaktion auf Medikamente
- Durchführung physikalischer Maßnahmen wie Wadenwickel, kühle Abwaschungen, und deren Auswirkung auf die Körpertemperatur.

Medikamentöse Therapie (Arztverordnung)

- Antipyretika, z. B. Ben-u-ron®, Treupel®, Aspirin®
- Grunderkrankung behandeln: z. B. Antibiotika
- beim malignen neuroleptischen Syndrom Neuroleptika absetzen
- Infusionen mit Glianimon® und Tavor® bei der Katatonie.

Tips, Tricks & Fallen

Maximalthermometer (Quecksilber) haben besonders im Hinblick auf die Einführung von elektronischen Thermometern nichts im Mund eines bewußtseinsgestörten, psychisch erkrankten oder unruhigen und verwirrten Menschen zu suchen.

2.5 Essen und Trinken

2

2.5.1 Pflegeplanung

Pflegeprobleme bei Bulimie ☞ 14.1.2.

Pflegeprobleme bei Schizophrenie

- Stimmen, religiöser Wahn verbieten das Essen (☞ 4.6)
- Patient glaubt, vergiftet zu werden (☞ 4.6)
- Patient schmeckt oder riecht verdorbenes, vergiftetes Essen (☞ 4.5).

Pflege

- Speisen und Getränke von Angehörigen mitbringen lassen
- als Getränk Leitungswasser vorschlagen
- verschlossene Getränke und Speisen, z. B. Sondennahrung, anbieten
- Patient ist bei der Zubereitung in der Stationsküche anwesend
- Verarbeitungswege der Nahrungsmittel im Krankenhaus erklären
- Einfuhr, Gewicht kontrollieren
- Zeitpunkt festlegen, an dem das Fasten gebrochen wird
- Patient kauft seine eigenen Lebensmittel ein.

Pflegeprobleme bei Depressionen

- Patient findet keine Ruhe zum Essen
- Patient glaubt das Essen nicht bezahlen zu können.

Pflege

- gemeinsam mit Patienten essen
- Einfuhr, Gewicht kontrollieren
- dem Patient die Finanzierung der Krankenkassen erklären. Evtl. Patient bei der Patientenverwaltung oder Krankenkasse anrufen lassen.

Pflegeprobleme bei schwerer Intelligenzminderung

- Erstickungsgefahr beim Essen (☞ 2.3)
- Essen als Ersatzbefriedigung
- bei Spaziergängen im Park werden z. B. Beeren, Blüten, Blätter gegessen.

Pflege

- Menge, Konsistenz und Häufigkeit der Mahlzeiten festlegen
- zu gesundem Eßverhalten anleiten, auf ausreichendes Kauen hinweisen
- Eßtempo bestimmen, Schlingen vermeiden
- an festgelegte Essenszeiten gewöhnen
- Beschäftigung, Ablenkung suchen
- bei Spaziergängen kleine Mahlzeiten wie Obst oder etwas Süßes mitnehmen.

Pflegeprobleme in der Gerontopsychiatrie

- vermindertes Kauvermögen durch nicht passenden, fehlenden Zahnersatz
- abnehmendes Durstgefühl im Alter
- Essenszeiten werden vergessen.

Pflege
- passierte Kost, Essen in kleine Stücke schneiden
- ausreichend Flüssigkeit anbieten, Ein- und Ausfuhr bilanzieren
- Hilfestellung bei der Nahrungsaufnahme durch eine Pflegekraft
- an die Mahlzeiten erinnern, Zwischenmahlzeiten anbieten
- auf ausgewogene Ernährung achten
- mehrere kleine Mahlzeiten anbieten, z. B. Joghurt, Dickmilch, weiches Obst
- Lieblingsgetränk besorgen, evtl. auch von den Angehörigen
- alkoholische Getränke mit dem Arzt absprechen
- Zahnersatz mitbringen lassen
- erforderliche Korrekturen des nicht passenden Zahnersatz veranlassen
- Patient zum Essen rufen
- Essenszeiten dem Patienten aufschreiben, evtl. auch auf die Therapiekarte.

Pflegeprobleme bei akuter, kurzzeitiger Vollfixierung

Eigenversorgung mit Nahrungsmitteln mechanisch eingeschränkt.

Pflege
- ausreichend Flüssigkeit anbieten
- Einfuhr kontrollieren
- zu den Mahlzeiten eine Hand oder beide Hände, evtl. vollständig entfixieren
- Wenn eine teilweise oder gänzliche Entfixierung nicht möglich ist, übernimmt die Pflegekraft die Nahrungsdarreichung.

Pflegeprobleme bei Medikamentennebenwirkungen

Unerwünschte Wirkungen von Neuroleptika: Mundtrockenheit, Schluckstörungen.

Pflege
- Arzt informieren
- Patient zu den unerwünschten Wirkungen aufklären, ihn beruhigen
- bei Mundtrockenheit Bonbons oder Kaugummi anbieten.

Pflegeprobleme auf geschlossenen Stationen

Die Patienten haben nicht die Möglichkeit, sich jeder Zeit mit Essen oder Getränken ihrer Wahl zu versorgen.

Pflege
- außerhalb der Mahlzeiten Getränke anbieten, möglichst rund um die Uhr
- Angehörige bitten Getränke, Obst, Süssigkeiten mitzubringen. Keine schnell verderblichen Lebensmittel, keine Glasflaschen.

Pflegeprobleme bei Untergewicht

- Nahrungsverweigerung bis zur Kachexie
- selbstinduziertes Erbrechen nach dem Essen
- starke Abmagerung bis auf 45 % des Normgewichtes
- niedriger Grundumsatz
- Elektrolytstörung
- Einnahme von Appetitzüglern.

2

Pflege
- Gesprächstherapie, Psychotherapie (☞ 5.3, 5.4)
- konsequente, unregelmäßige Gewichtskontrolle ohne Ankündigung
- auf Nahrungsaufnahme und ausreichende Flüssigkeitszufuhr achten
- Verhalten nach den Mahlzeiten beobachten (erbricht der Patient das Essen, mechanischer Reiz)
- Essenswünsche berücksichtigen.

Pflegehinweise

- bei der Nahrungsdarreichung durch eine Pflegekraft gestimmt der Patient das Eßtempo, Ausnahme: Oligophrenie
- fastet ein Patient, dann ist der Grund hierfür zu erfragen. Sind die Gründe nicht kranheitsbedingt oder bedrohen sie die Gesundheit des Patienten nicht akut, reicht es, genügend Flüssigkeit anbieten
- bei Patienten mit Bewußtseins- und Schluckstörungen, z. B. sedierte Patienten, unerwünschte Wirkungen der Arznei, besteht Aspirationsgefahr
- bei gespannten Patienten die Darreichung des Essens absprechen, evtl. auf einen späteren Zeitpunkt verschieben
- Exikose kann zur Desorientierung führen
- Eßgewohnheiten, krankheitsbedingte Diäten und religiöse Besonderheiten beachten, z. B. Vegetarier, Diabetiker, Moslem
- im Team entscheiden, wann der kritische Zeitpunkt erreicht ist, der zum Handeln, z. B. Ernährung über Magensonde, zwingt.

■ Verlauf dokumentieren

- Ursache der Nahrungsverweigerung, z. B. Stimmen verbieten das Essen (☞ 4.5), warum glaubt der Patient, vergiftet zu werden
- welches „Hintertürchen“ hat der Patient: chronisch schizophrene Menschen haben in ihrem Wahnsystem häufig Hintertürchen, mit denen sie ihre imperative Stimmen austricksen
- Gewichtszunahme und -abnahme, Flüssigkeit bilanzieren
- Wie lange besteht das Eß- oder Trinkproblem bereits?
- Eßverhalten, Fortschritte: schlingen, Erbrechen nach dem Essen, Nahrungsverweigerung
- Vorlieben und Abneigungen bei den Mahlzeiten
- Menge der aufgenommenen Nahrung
- benötigte Hilfe bei der Nahrungsaufnahme
- Besteht die Möglichkeit der Defixation oder Teildefixation zu den Mahlzeiten?
- unerwünschten Wirkungen von Medikamenten: Schluck- und Kaustörungen, Patient schämt sich im Gemeinschaftsraum zu essen, z. B. weil vermehrt Speichel aus dem Mund läuft.

2.5.2 Sondenernährung bei Nahrungsverweigerung

2

Gründe

- Wahnvorstellungen, z. B. Vergiftungswahn (☞ 4.6)
- gustatorische und olfaktorische Halluzinationen (☞ 4.5)
- dementielles Syndrom (☞ 9.5.1).

Pflege

- Zufuhrgeschwindigkeit der Verträglichkeit anpassen
- nicht mit gesüßten Tees, Fruchtsäfte und Früchtetees nachspülen
- Zufuhrrate erst nach 24 h Komplikationsfreiheit erhöhen
- bei Unverträglichkeitsreaktionen wie Übelkeit, Erbrechen, Durchfall Zufuhrrate wieder zurückstufen
- Magensonde nicht als Drohung z. B. bei Vergiftungsängsten einsetzen. So kann keine therapeutische, vertrauliche Beziehung hergestellt werden
- Menge, Häufigkeit, Zusammensetzung der Sondenkost nach Arztverordnung, auf klinikeigene Standarts achten
- Achtung bei verwirrten und gespannten Patienten: Verletzungen durch eigenständiges Ziehen der Magensonde möglich.

Nahrungsaufbau bei portionsweiser oder halbkontinuierlicher Zufuhr

Stufe	Sondennahrung in ml (1 ml = 1 kcal)	Flüssigkeit in ml	Gesamtenergie in kcal
1	5 × 100	12 × 200	500
2	10 × 100	10 × 200	1000
3	10 × 150	10 × 170	1500
4	8 × 200	10 × 160	1600

2.5.3 Erbrechen

Ursachen

- Magen-Darm-Infekt
- Nüchternerbrechen bei chronischem Alkoholabusus
- selbstinduziertes Erbrechen nach den Mahlzeiten, z. B. bei Anorexia nervosa, Bulimie (☞ 14.2)
- selbstinduziertes Erbrechen nach der Medikamenteneinnahme.

Pflege

- nach Erbrechen Diät: Tee und Zwieback
- Ursache des Medikamentenerbrechens hinterfragen. Will der Patient die Wirkung der Medikamente herabsetzen, oder schmecken die Medikamente bitter, scheußlich?
- nach dem Medikamentenerbrechen mit dem Patient einen Zeitpunkt für die erneute Verabreichung oder eine andere Darreichungsform besprechen
- Komplikation: Aspiration.

2.6 Ausscheiden

Pflegeprobleme bei Anorexia nervosa, Bulimie ☞ 14.1.1, 14.1.2.

Pflegeprobleme bei Demenz

- aktive Inkontinenz (Störung der Harnblasenspeicherfunktion)
- Patient findet die Toilette nicht.

Pflege

- Patient in festgelegten Intervallen zur Toilette führen
- mit Einlagen, Einwegwindeln, harnableitenden Systemen versorgen
- intensive Hautpflege
- Trinkgewohnheiten modifizieren, z. B. 2 h vor dem Schlafen gehen nichts mehr trinken
- Mitpatienten, Zimmerkollegen um Aufmerksamkeit bitten, wann man das Gefühl hat, daß ein verwirrter Patient die Toilette sucht
- mit den Örtlichkeiten der Station vertraut machen
- die wichtigsten Örtlichkeiten beschriften.

Pflegeprobleme bei Depressionen

Obstipation durch Bewegungsmangel.

Pflege

- auf ausreichende Flüssigkeitszufuhr achten
- ausgewogene, balaststoffreiche Kost
- zur körperlichen Bewegung motivieren
- Kolonmassage
- abführende Maßnahmen: Milchzucker, Trockenpflaumen, Leinsamen und Tees. Agiolax®, Klysma, Klistier und Einlauf nach ärztlicher Anordnung.

Pflegeprobleme bei Medikamentennebenwirkungen

- vermehrter Speichelfluß
- vermehrtes Schwitzen
- Harn- und Stuhlverhalt
- Harninkontinenz. Hauptproblem in der Nacht.

Pflege

- unerwünschte Wirkungen der Medikamente erklären
- zusätzlich Handtuch aufs Kopfkissen legen
- Mundwinkel mit fetthaltiger Salbe versorgen
- speichelfördernde Süßspeisen vermeiden
- bei Schwitzen Zugluft vermeiden, Temperatur kontrollieren
- schweißabsorbierende Wäsche empfehlen
- auf täglichen Wäschewechsel achten
- tägliches Duschbad
- ausreichende Flüssigkeitszufuhr, u. U. Kochsalzzufuhr
- bei Harnverhalt Arzt informieren, alle weiteren Maßnahmen nach entsprechender Anordnung

- bei Obstipation siehe Maßnahmen Depression
- Flüssigkeit bilanzieren
- bei Miktionsstörungen nachts zu einer abgesprochenen Zeit Patient wecken und zur Toilette führen
- Cave: bei Fixation, Sedierung auf Ausscheidung achten. Neuroleptika machen häufig Harnverhalt, der Patient wird hierdurch unruhiger und kann sich u. U. nicht melden.

Pflege

- bei inkontinenten, bettlägerigen Patienten die erhöhte Dekubitusgefahr beachten
- wird ein stark schwitzender Patient bilanziert, muß die erhöhte Schweißabsonderung in die Bilanz einbezogen werden. Normale Schweißsekretion ca. 500 ml/24 h
- diskretes und taktvolles Umgehen mit Scham und Schamgefühl. Patient evtl. alleine lassen, erleichtert den Miktionsvorgang
- Miktionsprobleme: Aufdrehen des Wasserhahns ist oft hilfreich
- Laxantien und sonstige Maßnahmen bei Defäkationsstörungen nur nach Arztanordnung
- beim Umgang mit Ausscheidungen zum Selbstschutz Einmalhandschuhe tragen
- Blutuntersuchung, z. B. Elektrolythaushalt, nach ärztlicher Anordnung.

Verlauf dokumentieren

- Ein- und Ausfuhr bilanzieren
- Art der abführenden Maßnahmen und deren Wirkungen
- unerwünschte Wirkung der Arznei
- benötigte Hilfestellungen bei Intimpflege, Anlegen von Hilfsmitteln
- durchgeführte angeordnete Maßnahmen bei Harnverhalt
- Leidensdruck des Patienten bei Inkontinenz, Obstipation.

2.7 Ruhen und Schlafen

2

Pflegeprobleme bei Schizophrenie

- akute Phase (☞ 8.2): psychomotorische Unruhe, Getriebenheit, Gespanntheit → führt zu Schlaflosigkeit
- chronische Verlaufsform (☞ 8.7): Minussymptomatik, ständig im Bett liegen, Rückzugstendenzen.

Pflege

- Patient möglichst allein oder mit einem ruhigen Mitpatienten im Zimmer unterbringen
- zur Entspannung Möglichkeiten bieten, sich außerhalb von Zimmer, Station zu bewegen und beschäftigen (☞ 5.2.4, 5.4.7)
- bei Kontrollgängen unnötiges Licht und Geräusche vermeiden
- Spaziergänge, Sporttherapie, Bewegungstherapie anbieten
- beruhigende Bäder (☞ 3.8.3)
- strukturierten Tagesablauf anbieten
- zu rehabilitativen Möglichkeiten der Klinik motivieren, begleiten
- Ablenkungsmöglichkeiten anbieten, z. B. Gesellschaftsspiele, gemeinsame Aktivitäten wie Ausflüge, Einkäufe.

Pflegeprobleme bei Zyklothymie

- Manie (☞ 7.2): vermindertes Schlafbedürfnis in manischer Phase
- Depressionen (☞ 7.1): Einschlaf- und Durchschlafstörungen, beim therapeutischen Schlafentzug kommt Patient kaum gegen Müdigkeit an.

Pflege

- Art der Schlafstörung ermitteln
- kontrollierte Einnahme der angeordneten Arznei (☞ 1.11)
- Reizüberflutung vermeiden
- anregende Getränke wie Kaffee, Tee einschränken
- Spaziergänge, Sporttherapie, Bewegungstherapie anbieten
- beruhigende Bäder (☞ 3.8.3)
- Ruhezeiten mit Patienten festlegen
- tagsüber nicht schlafen lassen: für Bewegung sorgen
- Patient nicht allein lassen, z. B. mit in den Personalraum nehmen
- leichte Lektüre besorgen.

Pflegeprobleme in der Gerontopsychiatrie

Vermindertes Schlafbedürfnis im Alter.

Pflege

- Ruhephasen über Tag so kurz wie möglich halten
- beruhigende Bäder, warme Abwaschungen in Haarwuchsrichtung
- schlafanstoßende Medikamente nach ärztlicher Anordnung
- zum Abend aufputschende Substanzen wie Kaffee, schwarzen Tee vermeiden.

! Gelegentlich schlafen alte Menschen nach einer Tasse Kaffee besser, weil die zerebrale Durchblutung steigt.

2

Pflegeprobleme bei deliranten Symptomen

Nächtliche Unruhezustände aufgrund einer Entzugssymptomatik.

Pflege (☞ 6.1.6)

- dafür sorgen, daß der Patient seine Mitpatienten nicht in ihrer Nachtruhe stört. Ggf. Einzelzimmer mit Sitzwache
- Bewußtsein, Orientierung beobachten.

Pflegeprobleme bei Medikamentennebenwirkungen

- Ruhe- und Schlafbedürfnis am Tage
- auf niederpotente Neuroleptika, Traquilizer und antriebsschwächende Antidepressiva kann über Tag nicht verzichtet werden
- Einnahme von Schlafmitteln.

Pflege

- Tag-Nacht-Rhythmus nicht umkehren
- gewollte Wirkung der Medikamente erklären
- Mittagsschlaf, Zeitpunkt des Weckens absprechen
- Bewußtsein beobachten
- für ein ruhiges Umfeld sorgen
- spätesten Zeitpunkt der Medikamentenverabreichung beachten. Hang over am folgenden Tag
- den Patienten nach Möglichkeit am nächsten Tag ausschlafen lassen
- bei Einnahme von Schlafmitteln werden häufig die REM-Phasen unterdrückt → wenig erholsamer Schlaf
- bei starker Sedierung und eingeschränktem Bewußtsein erhöhte Dekubitusgefahr (☞ 2.1.2)
- Schlafstörungen können körperliche Ursachen (Kaffee, Alkohol, Hunger, Durst, Verschwitztsein), seelische Ursachen (Sinnlosigkeit, innere Leere, existentielle Sorgen, Ängste, Ärger und Konflikte) und die Umgebung (Eingriffe in alte Gewohnheiten) als Ursache haben
- Körperliche Bewußtlosigkeit (☞ 8.4) beinhaltet nicht zwangsläufig auch geistige und seelische Bewußtlosigkeit.

■ Verlauf dokumentieren

- Bewußtseinsveränderungen jeder Art
- Gabe und Wirkung von Schlafmitteln, Menge, Uhrzeit und Wirkungsdauer
- Art der Schlafstörung: Einschlaf-, Durchschlafstörungen, frühes Erwachen
- Art des Schlafes: ruhig, tief, unruhig, oberflächlich
- Dauer des Schlafes, Anfang und Ende
- Abhängigkeitsttendenzen: Werden regelmäßig Medikamente zum Schlafen erbeten?
- inwieweit fühlt sich der Patient durch die Arznei beeinträchtigt, empfindet er die Sedierung hilfreich oder unangenehm?
- Aufnahmefähigkeit, Konzentration, Ausdauer bei reduziertem Schlafbedürfnis.

2.8 Kommunizieren

2

2.8.1 Pflegeplanung

Die Kommunikation ist das wichtigste Instrument in der psychiatrischen Pflege. Bei Kontaktaufnahme registriert man bewußt und unbewußt Haltung, Bewegung, Sprache, Gestik und Mimik (☞ 5.3.1). Denkstörungen aller Art führen zu einem geschädigten Kommunikationsmuster, welches ein Grundproblem psychischen Krankseins ist.

Pflegeprobleme bei inhaltlichen Denkstörungen

Wahnhaftes Denken (☞ 4.6).

Pflege

- Ängste hinterfragen und dokumentieren, nicht bagatellisieren
- eindeutigen Kommunikationsstil (☞ 5.3) bevorzugen: keine Ironie, keine Zweideutigkeit, keine Anspielungen, kein Flüstern, keine Fremdwörter
- sich im Gespräch nicht in den Wahn des Patienten verwickeln lassen, eigene Meinung sachlich vertreten.

Pflegeprobleme bei verändertem Ich-Erleben (☞ 4.9)

- Gedankenlautwerden, Gedankenausbreiten
- Gedankenentzug
- Gedankeneingebung.

Pflege

- dem Patienten beruhigend versichern, daß seine Gedanken von keinem zu hören sind
- im Gespräch nicht drängen
- Suizidalität erfragen (☞ 6.1.2).

Pflegeprobleme bei formalen Denkstörungen (☞ 4.6)

- langsames Denken
- umständliches Denken
- Grübeln
- Vorbeireden
- beschleunigtes Denken (übersteigertes Mitteilungsbedürfnis des Manikers)
- Gedanken schießen schneller ein, als sie ausgesprochen werden können, Gedankendrängen.

Pflege

- Einzelförderrung beispielsweise in der BT
- kleine Kontaktangebote, dabei nicht überfordern
- auf nonverbale Kommunikationsversuche achten (☞ 5.3.1)
- Geduld im Gespräch
- dem Patienten einfache Fragen stellen, die mit ja oder nein zu beantworten sind
- den Patienten nicht durch Zwischenfragen aus dem Konzept bringen

- langsam sprechen
- Spiele und Beschäftigung zur Ablenkung anbieten
- vor einem Gespräch die Themen und den zeitlichen Ramen festlegen
- Gespräche unter ruhigen Bedingungen, z. B. nicht im Fernsehraum führen
- Angehörige über Umgang mit dem Patienten informieren
- Patient mit Geduld begegnen, nicht abweisend reagieren
- bei Mitpatienten um Verständnis bitten.

2

Pflegeprobleme bei Introvertiertheit

- depressive Stimmung (☞ 7.1.2)
- katatone Zustände. Sprachliche Mitteilung bleibt aus (☞ 8.4)
- Sprachfehler, Mitteilungsschwierigkeiten, mangelnde Sprachkenntnisse bei ausländischen Patienten (☞ Fragebogen 2.8.3).

Pflege

- auf nonverbale Kommunikationsversuche achten (☞ 5.3.1)
- immer wieder Gespräche anbieten
- über allgemeine Themen wie Fußball, Wetter in Kontakt treten
- über Spiele und Beschäftigung mit dem Patient in Kontakt treten
- Mitpatienten bitten, stille Patienten immer wieder ins Stationsleben mit einzubinden
- wenn ein Patient spricht, in erster Linie zuhören (☞ 5.1.1)
- in kleinen Sätzen reden, langsam und deutlich sprechen, auf Dialekt achten
- Dolmetscher. Verzeichnis mehrsprachiger Kollengen anlegen, Fragebogen benutzen (☞ 2.8.3).

Pflegeprobleme bei Oligophrenie

Pflege

- einfache Fragen stellen, die mit ja oder nein zu beantworten sind. Patient nicht überfordern
- Zeichnungen, Bildmaterial zu Hilfe nehmen.

Pflegeprobleme bei Medikamentennebenwirkungen

Zungensteifigkeit bei EPS (☞ 2.1.3).

Pflege

Den Patient über unerwünschte Wirkungen der Medikamente informieren.

■ Verlauf dokumentieren

- zieht der Patient sich zurück oder hat er Kontakte zu Mitpatienten, Personal?
- hat er eine Vertrauens-, Bezugsperson?
- äußert der Patient seine Interessen und Wünsche?
- wie reagiert der Patient auf Kontaktaufnahme: abweisend, erleichtert, verschlossen?
- ist der Patient durch gestörte Kommunikation gequält, spricht er seine Probleme an?
- unerwünschte Wirkungen der Medikamente: Zeitpunkt des Auftretens, Gabe von Gegenmittel, z. B. Akineton®.

2.8.2 Kommunikation (☞ 5.3)

2

Haltung, therapeutisches Gespräch ☞ 5.3.2, Gesprächsführung ☞ 5.3.1, Nonverbale Kommunikation ☞ 5.3.1.

- wachsam sein für nichtsprachliche Signale, „Hilferufe" des Patienten
- Betroffenheit zeigen können, z. B. durch Schweigen
- Signale wie Mimik, Gestik, Tonfall, Tonhöhe und Lautstärke lassen z. B. Ironie, Freundichkeit und Verärgerung erkennen
- ermutigende Gesten anwenden, z. B. Hand auf die Schulter legen, ohne distanzlos zu sein
- Lob und Bestätigung zeigen: Blickkontakt, Lächeln, Kopfnicken, Augenzwinkern
- bei Körperkontakt wie Händeschütteln, Berühren, Streicheln, Bedürfnisse oder Abneigungen berücksichtigen.

Schwerhörige Patienten

- langsam und deutlich sprechen, nicht zu laut
- den Schwerhörigen beim Sprechen anschauen
- evtl. nahe am Ohr sprechen
- kurze, pärzise W-Fragesätze (Wer? Wo?) sind leichter von den Lippen zu lesen
- vor Untersuchungen Verhalten besprechen, Maßnahmen und technische Geräte genau erklären, Ängsten und Mißtrauen vorbeugen.

Gehörlose Patienten

- Taubheit nicht als Intelligenzmangel fehldeuten
- viele Gehörlose können vom Mund ablesen
- wenn Sprache nicht verstanden wird, das Nötige aufschreiben.

Sehbehinderte oder blinde Patienten

- beim Erstkontakt nach Schwere der Behinderung und erwünschter Hilfe fragen
- Patient immer persönlich anreden und sich vorstellen
- sich beim Nähern deutlich bemerkbar machen
- darauf hinweisen, wenn man das Gespräch unterbrechen muß
- in alles miteinbeziehen, alles beschreiben, um Mißtrauen vorzubeugen
- keine persönlichen Gegenstände ohne Absprache weg- oder aufräumen.

Räumliche Orientierung

- Mitpatienten vorstellen, Räumlichkeiten abgehen und ertasten lassen
- beim Gehen Patienten einhaken lassen
- nicht ziehen oder schieben, einen halben Schritt vorausgehen
- über Richtung informieren: auf- oder abwärts, links, rechts.

! Sehbehinderte nicht wie unmündige Kinder behandeln.

2

Sprachbehinderte Patienten

Formen der Aphasie
motorische Aphasie, sensorische Aphasie, amnestische Aphasie, globale Aphasie und Dysarthrie (☞ 9.4.2).

Pflege
- vermehrte Zuwendung und Geduld
- selbst normal sprechen: kurze, einfache Sätze, durch Mimik, Gestik, Zeichen, Bilder unterstützt
- Rückfragen, ob man richtig verstanden hat
- Ja/Nein-Fragen stellen
- zum Sprechen ermuntern, nicht unterbrechen oder vorsagen
- Erinnerungshilfen geben
- Selbständigkeit fördern
- Selbstbewußtsein stärken, z. B. durch Lob und Zuwendung
- immer wieder Körperkontakt suchen, z. B. liebevolles An-die-Hand-nehmen
- Sprachbehinderung nicht mit Demenz verwechseln
- Aphasie-Patienten brauchen Ansprache: nicht in Einzelzimmer, Mitpatienten und Angehörige ausreichend aufklären.

2.8.3 Fragekatalog für fremdsprachliche Patienten

Dieser Fragekatalog in den Sprachen arabisch, jugoslawisch, polnisch, russisch und türkisch kann einen ersten Kontakt zu nicht deutsch sprechenden Patienten schaffen. Er erfaßt allgemeine psychopathologische Probleme und einige Grundbedürfnisse des Patienten. Der Katalog ist so aufgebaut, daß der Patient mit zeigen auf **JA** oder **NEIN** die Fragen beantworten kann.

! Der Fragekatalog darf mit ausdrücklicher Genehmigung der Herausgeber und des Verlages fotokopiert werden.

Sprache: [ ] Datum: [ ]

Name: [ ] Vorname: [ ] Geb.Datum: [ ]

Hallo, mein Name ist ....und ich möchte Ihnen einige Fragen über Ihr Befinden und Ihre Bedürfnise. Bitte beantworten Sie diese Fragen mit einem Kreuz (X) an der Stelle »Ja« oder »Nein«. **Danke!**

HALO BENIM ADIM .... VE BEN SIZIN SIHATINIZ VE IHTIYACLARINIZ HAKINDA SIZE BIR KAC SORU SORMAK ISTIYORUM. LÜTFE BU SORULARI EVET VEYA HAYIR YAZAN YERLERE BIR CAPRAZ (X) ISARETI ILE CEVAPLANDIRINIZ. **TESEKÜR EDERIM!**

Hallo, nazywam się............................ i mam zamiar Panu (Pani) parę pytań postawić odnośnie Pańskiego samopoczucia i Pańskich potrzeb. Odpowiadając, postawcie Państwo (X) krzyżyk w miejsce »tak« lub »nie«. **Dziekuje!**

BOK, ZOVEM SE ....ŽELIM VAM POSTAVITI NEKOLIKO PITANJA O VAŠOJ SADAŠNJOJ SITUACIJI I O VAŠIM POTREBAMA.
MOLIM ODGOVORITE NA OVA PITANJA SA KRIZIĆEM NA MJESTO »DA« ILI »NE«. **HVALA!**

Хелло, меня зовут ... и я хотел бы вас опросить о состоянии вашего здоровья и ваших потребностях. Ответьте пожалуйста на эти вопросы, ставя крестик (X) на месте „Да" или „Нет". Спасибо!

ل صحتك واحتياجاتك. أرجو الاجابة على الاسئلة ب أهلا، إسمي هو........ إني أرغب في طرح مجموعة من الاسئلة "x" في مكان نعم أولا. شكرا

1. Haben Sie verstanden, was Sie jetzt tun sollen? — ja | nein
SIMDI NE YAPACAGINIZI ANLADINIZMI? — EVET | HAYIR
Czy zrozumiał Pan(i), co ma teraz zrobić? — tak | nie
DA LI STE RAZUMJELI ŠTO SADA MORATE NAPRAVITI? — DA | NE
Поняли ли вы, что вы делать должны? — Да | Нет
هل فهمت، ماذا يجب أن تعمله الآن؟ — نعم | لا

2. Sie sind hier in einem Krankenhaus, wissen Sie das? — ja | nein
SIZ BIR HASTAHANEDESINIZ, BUNU BILIYORMUSUNUZ? — EVET | HAYIR
Czy jest Panu(i) wiadomo, że znajduje się Pan(i) w szpitalu? — tak | nie
DA LI ZNATE DA SE NALAZITE U BOLNICI? — DA | NE
Вы находитесь сейчас в больнице, знаете ли вы это? — Да | Нет
إنك موجود في المستشفى، هل تعرف ذلك؟ — نعم | لا

3. Möchten Sie rauchen? — ja | nein
SIGARA ICMEK ISTERMISINIZ? — EVET | HAYIR
Czy chce Pan(i) palić? — tak | nie
ZELITE LI PUŠITI? — DA | NE
Желаете ли вы курить? — Да | Нет
هل ترغب في التدخين؟ — نعم | لا

4. Haben Sie Hunger? — ja | nein
ACMISINIZ (KARNINIZ AC'MI) — EVET | HAYIR
Czy odczuwa Pan(i) głód? — tak | nie
DA LI STE GLADNI? — DA | NE
Хотите вы кушать? — Да | Нет
هل أنت جوعان؟ — نعم | لا

5. Haben Sie Durst — ja | nein
SUSADINIZMI (SU ICMEK ISTERMISINIZ) — EVET | HAYIR
Czy ma Pan(i) pragnienie? — tak | nie
DA LI STE ŽEDNI — DA | NE
Есть ли у вас жажда? — Да | Нет
هل أنت عطشان؟ — نعم | لا

6. Brauchen Sie ein Telefongespräch, um Angehörige zu verständigen oder um sich Dinge wie Geld, Zigaretten, Wäsche etc. bringen zu lassen? — ja | nein
Aile ferdlerinizi haberdar etmek ve'ya kendinize para, sigara, camasir ve saire getirtmek icin bir telefon görüsmesine ihtiyaciniz var'mi? — EVET | HAYIR
Czy chce Pan(i) kogoś telefonicznie powiadomić celem dostarczenia pieniędzy, papierosów, odzieży itp. — tak | nie
TREBATE LI TELEFONIRATI VAŠOJ RODBINI DA VAM DONESU STVARI KAO ŠTO SU NOVAV, CIGARETE, ODJEĆA, SLIčNO? — DA | NE
Нуждаетесь ли вы в телефонном разговоре с родственниками, членами семьи, для того, они вам принесли деньги, сигареты или бельё? — Да | Нет
هل تحتاج إلى مكالمة هاتفية، لإخبار أحدا من عائلتك أو لكي يحضر لك أحدا أشياءا مثل رسجاير أو غيرها؟ — نعم | لا

7. Tragen Sie bitte eine Telefonnummer oder Adresse ein:
BURAYA BIR TELEFON NUMARASI VE'YA BIR ADRES YAZINIZ.
Proszę napisać numer telefonu lub adres.
MOLIMO NAPIŠITE NJIHOV TELEFONSKI BROJ ILI ADRESU:
Внесите сюда номер телефона или адрес:
أكتب هنا رقم تلفون أو عنوانا. من فضلك

[ ]
[ ]
[ ]
[ ]
[ ]
[ ]

8. Können Sie einen Landsmann erreichen, der Ihre und unsere Sprache spricht? — ja | nein
SIZIN VE BIZIM DILIMIZI KONUSAN BIR VATANDASINIZA ERISEBILIRMISINIZ? — EVET | HAYIR
Czy może Pan(i) kogoś podać, kto włada językiem polskim i niemieckim? — tak | nie
ZNATE LI ČOVJEKA KOJI ZNA GOVORITI I VAŠ I NAŠ JEZIK? — DA | NE
Могли бы вы связаться с земляком, который говорит на вашем и немецком языке? — Да | Нет
هل يمكنك الاتصال بأحدا هنا يتكلم لغتك ولغتنا؟ — نعم | لا

9. Schreiben Sie hier die Adresse oder Telefonnummer auf:
BURAYA TELEFON NUMARASINI VE'YA ADRESINI YAZINIZ
Proszę napisać adres lub numer telefonu tej osoby.
NAPIŠ ITE OUDJE ADRESU ILI NJEGOV TELEFONSKI BROJ:
Запишите сюда адрес или номер телефона:
أكتب هنا أو رقم التلفون

[ ]
[ ]
[ ]

Nun möchten wir Ihnen ein paar Fragen stellen, um zu ergründen, warum Sie hierhergekommen sind bzw. wo Ihre Probleme liegen.

PROBLEMLERINIZIN NERDEN DOGDUGUNU, BURAYA NICIN GELDIGINIZI. AYDINLIGA KAVUSTURMAK (ARASTIRMAK) ICIN SIZE BIR KAC SORU SORMAK ISTIYORUZ.

Obecnie chcemy zadoć Panu(i) kilka pytan, w celu rozpoznania, dlaczego Pan(i) tu przybył, albo w czym leżą Pańskie problemy.

SADA VAM ŽELIMO POSTAVITI NEKOLIKO PITANJA, DA ZNAMO, Z10ASTO STE DOŠLI OVAMO, KOJI SU VAŠI PROBLEMI.

Мы желаем вас опросить, для того, чтобы выяснить почему вы сюда попали, например где проблема.

والان نرغب في طرح مجموعة من الاسئلة لنعرف لماذا أنت هنا وماهي مشاكلك

10. Fühlen Sie sich krank? — ja | nein
KENDINIZI HASTA'MI HISSEDIYORMUSUNUZ? — EVET | HAYIR
Czy czuje się Pan(i) chorym? — tak | nie
DA LI SE OSJEĆATE BOLISNIM? — DA | NE
Чувствуете вы себя больным? — Да | Нет
هل تحس أنك مريض؟ — نعم | لا

11. Kennen Sie Ihre Krankheit? — ja | nein
HASTALIGINIZI BILIYORMUSUNUZ? — EVET | HAYIR
Czy zna Pan(i) swoją chorobę? — tak | nie
ZNATE LI OD čEGA BOLUJETE? — DA | NE
Знаете ли вы свою болезнь? — Да | Нет
هل تعرف مرضك؟ — نعم | لا

12. Haben Sie Angst? — ja | nein
KORKUYORMUSUNUZ? — EVET | HAYIR
Czy odczuwa Pan(i) lęk? — tak | nie
DA LI SE BOJITE? — DA | NE
Есть ли у вас страх? — Да | Нет
هل تخاف؟ — نعم | لا

13. Sind Sie sehr deprimiert, niederschlagen, bedrückt? — ja | nein
UMITSIZLIK, DURGUNLUK VE SIKINTI HISLERI VARMI? — EVET | HAYIR
Czy czuje się Pan(i) zdeprymowany, przygnębiony, przytłoczony? — tak | nie
DA LI STE URLO DEPRIMIRANI, UTUčENI, TJESKOBNI? — DA | NE
Вы очень удручены, подавлены, угнетены? — Да | Нет
هل أنت مكتئب جدا، حزين، مجهود؟ — نعم | لا

14. Leiden Sie unter Schuldgefühlen? — ja | nein
SUCLUYMUSSUNUZ GIBI HISLER VAR'MI ICINIZDE? — EVET | HAYIR
Czy odczuwa Pan(i) poczucie winy? — tak | nie
OSJEĆATE LI SE DUŽNIM? — DA | NE
Страдаете ли вы чувством вины? — Да | Нет
هل تعاني من الإحساس بالذنب؟ — نعم | لا

15. Haben Sie Selbstmordgedanken? — ja | nein
INTIHAR ETME DÜSÜNCELERINIZ VAR'MI? — EVET | HAYIR
Czy miewa (ma) Pan(i) myśli samobójcze? — tak | nie
IMATE LI SAMOUBILAčKE MISLI? — DA | NE
Есть ли у вас мысли о самоубийстве? — Да | Нет
هل تفكر في الانتحار؟ — نعم | لا

16. Haben Sie schon einmal einen Selbstmordversuch unternommen? — ja | nein
HIC BIR INTIHAR TESEBÜSÜNDE BULUNDUNUZMU? — EVET | HAYIR
Czy podjął Pan(i) już próbę samobójstwa? — tak | nie
DA LI STE POKUŠALI SAMOUBOJSTVO? — DA | NE
Предпринимали ли вы уже одну или попытку самоубийства? — Да | Нет
هل قمت مرة بمحاولة إنتحارية — نعم | لا

. Zu den Fragen 10 - 16:
ben Sie Gründe dafür? ja nein
'dan 16'ya kadar olan sorularda:
NEDENINIZ VAR'MI? EVET HAYIR
nośnie pytań 10-16:
ma pan(i) ku temu powody? tak nie
PITANJA 10-16:
ATE LI SUOJE RAZLOGE? DA NE
Вопросам 10 – 16
сть ли у вас основания? Да Нет
للأسئلة 10 إلى 16
هل عندك أسباب لذلك؟ نعم لا

. Waren Sie schon einmal in
handlung? ja nein
HUSUSTA HIC TEDAVI GÖRDÜNÜZMÜ? EVET HAYIR
y był już Pan(i) z tego powodu na
zenie? tak nie
LI STE BILI NA LIJEČENJU ZBOG TOGA? DA NE
ли ли вы уже на лечении по этому
оду (болезни)? Да Нет
هل تلقيت مرة معالجة؟ نعم لا

. Wie lange ist das her?
NE KADAR SÜRE ÖNCE'IDI?
k dawno to było?
IJE KOJEG VREMENA?
к долго это у вас?
متى حصل ذلك؟

Woche	1 Monat	1/2 Jahr
HAFTA	1 AY	1/2 YIL
ygodniem	1 miesiącem	1/2 rokiem
TJEDNA	1 MJESECA	1/2 GODINE
неделя	1 месяц	пол-года
أسبوع و	شهر واحد	نصف سنة
○	○	○
Jahr	länger als 1 Jahr	
YIL	1 YIL'DAN FAZLA	
okiem	dłużej jak rok	
GODINE	DUZE OD 1 GODINE	
год	дольше 1 года	
سنة	أكثر من سنة واحدة	
○	○	

. Nehmen oder nahmen Sie Drogen oder
hängigmachende Medikamente? ja nein
ÜPTELA EDICI HAPLAR (ilaclar) VE'YA
RAR ALIYOR VE'YA ALDINIZMI? EVET HAYIR
y używa lub używał Pan(i) narkotyki
bo leki (środki) uzależniające tak nie
IMATE LI ILI STE UZIMALI DROGE ILI
ALNE LIJEKOVE? DA NE
инимаете или принимали ли вы
ркотики или медикаменты делающие
совсем от них зависимым? Да Нет
هل تأخذ أو أخذت من قبل مخدرات نعم لا

. Trinken oder tranken Sie viel Alkohol? ja nein
OK ICKI ICIYORMUSUNUZ VE'YA
TINIZMI? EVET HAYIR
y nadużywa lub nadużywał Pan(i)
koholu? tak nie
ETE LI ILI STE PILI PUNO ALKOHOLA? DA NE
ёте или пили вы много алкоголя? Да Нет
هل تشرب أو شربت من قبل كحول؟ نعم لا

. Hatten Sie in letzter Zeit einen schweren
nfall? ja nein
N ZAMANLARDA AGIR BIR KAZA
ECIRDINIZMI? EVET HAYIR
y miał Pan(i) w ostatnim czasie ciężki
ypadek? tak nie
A LI STE U ZADNJE VRIJEME IMALI TEŽU
SREĆU? DA NE
л ли у вас в последнее время
яжёлый несчастный случай? Да Нет
هل حصل لك مؤخرا حادثة خطير نعم لا

23. Fühlen Sie sich:	verfolgt	bedroht	gesteuert	beobachtet	beeinflusst
NASIL HISSEDIYORSUNUZ?	TAKIP EDILIYOR GIBI	TEHDID EDILIYOR GIBI	YÖNLENDIRILIYOR GIBI	GÖZETLENIYOR GIBI	BASKASININ TESIRI ALTNDA KALIYOR GIBI
Czuje się Pan(i):	prześladowany	zagrożony	sterowany	obserwowany	pod wpływem kogoś (czegoś)
OSJEĆATE SE:	PROGNANIM	NESIGURNO	DA NETKO VAMA UPRAVLJA	PRAĆENIM	
Чувствуете вы себя:	преследуемым	под угрозой чего-то	управляемым от кого-то	кто-то влияет на вас.	кто-то наблюдает за вами
هل تشعر أنك؟	متبوع؟	مهدد	موجه	مراقب	متأثر؟ أو واقع تحت نفوذ
○	○	○	○	○	○

24. Haben Sie das Gefühl, daß jemand hier Ihre Gedanken kennt? ja nein
BURADAKI BIRISININ SIZIN DÜSÜNCELERINIZI TANIDIGI HISSI VARMI ICINIZDE? EVET HAYIR
Czy ma Pan(i) odczucie, iż komuś znane są Pańskie myśli? tak nie
IMATE LI OSJEĆAJ DA NETKO OVDJE POZNAJE VAŠE MISLI? DA NE
Есть ли у вас чувство, что кто-то знает ваши мысли? Да Нет
هل تشعر أن أحداً ما يعرف أفكارك؟ نعم لا

25. Haben Sie das Gefühl, daß jemand Ihre Gedanken wegnimmt? ja nein
BIRISININ, SIZIN DÜSÜNCELERINIZI; ELINIZDEN ALDIGI HISSI VARMI ICINIZDE? EVET HAYIR
Czy ma Pan(i) odczucie, iż ktoś pozbawia Pana(i) Pańskich myśli? tak nie
IMATE LI OSJEĆAJ DA NETKO UZIMA VAŠE MISLI? DA NE
Есть ли у вас чувство, что кто-то в ваши мысли читает? Да Нет
هل تشعر أن أحداً يأخذ أفكارك؟ نعم لا

26. Hatten Sie in letzter Zeit Konzentrationsschwierigkeiten? ja nein
KONSANTRASYON ZORLUKLARINIZ VARMI EVET HAYIR
Czy odczuwał Pan w ostatnim czasie trudności koncentracji? tak nie
DA LI STE IMALI U ZADNJE VRIJEME PROBLEME SA KONCENTRACIJOM DA NE
Были ли у вас в последнее время трудности в сосредоточении? Да Нет
هل حصل لك مؤخرا صعوبات في التركيز؟ نعم لا

27. Hören Sie Stimmen, obwohl niemand in Ihrer Nähe ist? ja nein
YAKINLARDA HIC KIMSE OLMADIGI HALDE SESLER DUYUYORMUSUNUZ? EVET HAYIR
Czy słyszy Pan(i)głosy, pomimo że nikogo nie ma w Pańskim pobliżu tak nie
DA LI ČUJETE GLASOVE, A DA NIROGA NEMA U VAŠOJ BLIZINI? DA NE
Слышите ли вы голоса, хотя никого рядом с вами нет? Да Нет
هل تسمع أصوات رغم أن لا أحد موجود جانبك؟ نعم لا

28. Sind Ihnen diese Stimmen bekannt? ja nein
BU SESLERI (konusanlari) TANIYORMUSUNUZ? EVET HAYIR
Czy są Panu(i) te głosy znajome? tak nie
DA LI SU VAM POZNATI TI GLASOVI? DA NE
Знакомы ли вам эти голоса? Да Нет
هل تعرف هذه الأصوات؟ نعم لا

29. Werden Sie von diesen Stimmen gequält? ja nein
BU SESLER SIZE ISKENCE EDIYORMU (VERIYORMU)? EVET HAYIR
Czy te głosy Pana(ią) dręczą? tak nie
DA LI VAS TI GLASOVI UZNEMIRAVAJU? DA NE
Измучены ли вы этими голосами? Да Нет
هل تعذبك هذه الأصوات؟ نعم لا

30. Hatten Sie dieses Problem schon einmal? ja nein
BÖYLE BIR PROBLEMLE DAHA ÖNCE HIC KARSILASTINIZMI? EVET HAYIR
Czy miał Pan(i) te problemy już wcześniej? tak nie
DA LI STE IMALI TAKVE PROBLEME PRIJE? DA NE
Были ли эти проблемы у вас уже однажды? Да Нет
هل حصل لك هذا المشكل من قبل نعم لا

31. Wie lange ist das her? BU NE KADAR SÜRE ÖNCE IDI?
Jak dawno temu PRIJE KOJEG VREMENIA?
Как долго это у вас? منذ متى

1 Woche	1 HAFTA	1 tygodniem	1 TJEDNA	○
1 Monat	1 AY	1 miesiącem	1 MJESECA	○
1/2 Jahr	1/2 YIL	1/2 rokiem	1/2 GODINE	○
1 Jahr	1 YIL	1 rokiem	1 GODINE	○
länger als 1 Jahr	1 YIL'DAN FAZLA	dłużej jak rok	DUZE OD 1 GODINE	○
1 Woche	1 неделя	اسبوع واحد		○
1 Monat	1 месяц	شهر واحد		○
1/2 Jahr	пол-года	نصف سنة		○
1 Jahr	1 год	سنة		○
länger als 1 Jahr	дольше 1 года.	أكثر من سنة		○

32. Empfinden Sie das Personal oder die anderen Patienten als bedrohlich? ja nein
PERSONELI (HASTA BAKICILARINI) VE'YA DIGER HASTALARI SIZI TEHTID EDICI BULUYORMUSUNUZ? EVET HAYIR
Czy odbiera Pan(i) personal i pacjentów jako zagrożenie? tak nie
DA LI STE UGROŽENI OD PERSONALA ILI DRUGIH PAJIJENATA? DA NE
Находите ли вы персонал или других пациентов угрожающими для вас? Да Нет
هل تشعر أن الموظفين هنا أو المرضى يشكلون خطراً عليك؟ نعم لا

33. Sind Sie Diabetiker (zuckerkrank)? ja nein
SEKER HASTALIGINIZ VAR'MI EVET HAYIR
Czy jest Pan(i) chory na cukrzycę? tak nie
DA LI STE DIJABETI%AR (SECERAS)? DA NE
Есть ли у вас сахарный диабет? Да Нет
هل أنت مريض بالسكري؟ نعم لا

34. Haben Sie ein Anfallsleiden (Epilepsie)? ja nein
SAGRA HASTALIGINIZ VARMI? EVET HAYIR
Czy choruje Pan(i) na padaczkę? tak nie
IMATE LI PADAVICU (EPILEPSIJU)? DA NE
Есть ли у вас эпилептические припадки? Да Нет
هل عندك نوبات؟ نعم لا

35. Haben Sie Verstopfung? ja nein
KABIZMISINIZ? EVET HAYIR
Czy ma Pan(i) zatwardzenie? tak nie
IMATE LI PROBLEME SA STOLICOM DA NE
Есть ли у вас запоры? Да Нет
هل عندك إمساك؟ نعم لا

36. Haben Sie durchfall? ja nein
IHSALMISINZ? EVET HAYIR
Czy ma Pan(i) rozwolnienie (biegunkę)? tak nie
IMATE LI PROLIV? DA NE
Есть ли у вас понос? Да Нет
هل عندك إسهال؟ نعم لا

37. Können Sie Wasser lassen? ja nein
IDARINIZI RAHAT YAPABILIYORMUSUNUZ? EVET HAYIR
Czy może Pan(i) oddać mocz? tak nie
MOZETE LI PUS13TATI? DA NE
Можете ли вы мочиться? Да Нет
هل تستطيع البول؟ نعم لا

38. Können Sie nachts schlafen? ja nein
GECELERI RAHAT UYUYABILIYORMUSUNUZ? EVET HAYIR
Czy może Pan(i) spać w nocy? tak nie
MOŽETE LI SPAVATI PO NOĆI? DA NE
Можете ночью спать? Да Нет
هل تستطيع النوم ليلا؟ نعم لا

Ist Ihr Asylantrag:
SIZIN ILTICA DILEKCENIZIN
Czy jest Pański wniosek azylowy:
DA LI JE VAŠ AZIL (PREBJEG)
Ваше прошение на политическое убежище:
ماذا عن طلب لجوئك

abgelaufen ja nein
SÜRESIMI BITTI EVET HAYIR
przedawniony tak nie
ISTEKAO DA NE
просрочено Да Нет
انتهى نعم لا

noch nicht anerkannt ja nein
DAHA KABUL EDILMEDIMI EVET HAYIR
jeszcze nieuznany tak nie
NERJESEN DA NE
ещё не признано Да Нет
لم يعرف به بعد نعم لا

genehmigt ja nein
KABUL EDILDIMI EVET HAYIR
uznany tak nie
DOPUŠTEN DA NE
не принято Да Нет
موافق عليه - موافق عليه نعم لا

abgelehnt ja nein
GERI'MI CEVRILDI EVET HAYIR
oddalony tak nie
NEDOPUŠTEN DA NE
отклонено Да Нет
مرفوض نعم لا

Wir müssen zusammen Ihre Sachen durchsehen.
BERABERCE BÜTÜN ESYALARINIZI GÖZDEN GECIRMEMIZ LAZIM.
Musimy przejrzeć wspólnie Pańskie rzeczy.
MI MORAMO VAŠE STVARI PREGLE DATI.
Мы должны сообща ваши дела посмотреть.
يجب أن نراجع أشيائك مع بعض

Wir müssen Ihnen Blut abnehmen.
SIZDEN KAN ALMAMIZ LAZIM
Musimy pobrać krew.
MORAMO VAM UZET KRV
Мы должны у вас кровь взять.
يجب أن نأخذ لك الدم

Möchten Sie ein Medikament, das Sie beruhigt?
SIZI SAKINLESTIRECEK BIR ILAC ISTIYORMUSUNUZ?
Czy chciałby Pan(i) lek uspokajający
DA LI HOCETE TABLETE KOJE VAS SMIRUJU
Нуждаетесь ли вы в успокаивающем препарате
هل ترغب في دواء مهدئ؟

Sprache: Datum:

Name: Vorname: Geb.Datum:

Um ihre evtl. Erkrankung abzuklären, müssen wir Sie ein paar Tage beobachten und Ihnen vielleicht auch Medikamente geben. Sie haben die Möglichkeit, diese Zeit freiwil bei uns zu bleiben. Hierzu müssen Sie das Formular unterschreiben, das Sie vorgelegt bekommen. Sollten Sie zur Unterschrift nicht bereit sein, besteht die Möglichkeit, daß Sie auch gegen Ihren Willen auf Verfügung eines Richters hier festgehalten werden.

BELKI OLAN HASTALIGINIZI AYDINLATMAK ICIN SIZE BIRKAC GÜN BAKMAMIZ YADA ILAC VERMEMIZ GEREKIYOR. BIZDE ISTEGINIZLE KALMA IMKANIZ VAR. BUNUN IC BIRAZ SONRA SIZE VERILEN KAGITTA IMZA ATMALISINIZ. EGER BU KAGITTA IMZA ATTMAK ISTEMEZSENIZ SIZIN BU ISTEGINIZE KARSI BIR HAKIMIN EMIRIYLE SIZI BURA TUTMA IMKANIMIZ VAR.

Aby móc wyjaśnić Pańską ewentualną chorobę, musimy Panana parę dni pozostawic do obserwacji i być może, w tym czasie, podawać jakieś leki. DanoPanu(i) możliwość dobrowolnego pozostania u nas na ten czas. Do tego musi Pan(i) podpisać ten formularz, który będzie Panu(i) wręczony. Gdyby Pan(i) nie chciał dobrowolnie podpisać te formularza, możliwe jest, że będzie Pan(i) musiał, mimo Pańskiego wsprzeciwu być zatrzymany do dyspozycji sędziego.

ZBOG VAöE BOLESTI MORAMO VAS PAR DANA PREGLEDAVATI I MOÜDA VAM DATI TABLETE. IMATE MOGUÖNOST ZA TO VRIJEME DOBROVOLNJO OSTATI KOD NAS. ZA MORATE POTPISATI FORMULAR KOJI ÖETE USKORO DOBITI. AKO NE ÜELITE POTPISATI POSTOJ MOGUCNOST DA PROTIV VASE VOLJE SUDAC ODU%I O VAöEM OSTANK

Для того чтобы правильно диагностировать Ваше заболевание, мы должны вас наблюдать несколько дней и возможно давать вам лекарства. У вас возможность добровольно у нас остаться, на это время. Здесь вы должны бланк подписать, он будет вам предложен. В случае если вы не готовы подписать этот бланк, у нас есть возможность оставить вас здесь против вашей воли через распоряжение суда.

لكي نتمكن من التعرف على سبب مرضك يجب أن نبقيك تحت مراقبتنا لبضعة أيام وممكن أن نعطيك كذلك أدوية. لك الاختيار أن تبقى عندنا باختيارك لذلك يجب أن تمضي في الورقة التي نعطيك إياها الآن. إذا لم تكن مستعد للإمضاء سنقوم بالإجراءات القانونية اللازمة لكي تبقى معنا.

2.9 Sich beschäftigen

Pflegeprobleme bei Schizophrenie, Depressionen

- sozialer Rückzug (☞ 8.7)
- Kontaktschwierigkeiten, Abkapselung (☞ 8.7)
- rasche Erschöpfbarkeit
- verminderte Handlungsfähigkeit
- Antriebslosigkeit (☞ 4.8)
- Konzentrationsstörungen (☞ 4.3)
- Reduktion von Interesse und Ausdauer (☞ 4.8)
- Ängste, den Anforderungen nicht gerecht zu werden
- Beschäftigungsmöglichkeit ist vom Wahnsystem abhängig (☞ 4.6)
- Umtriebigkeit
- Entschlußlosigkeit.

Pflege

- vom Patient den geplanten Tagesablauf aufschreiben lassen. Bei Nichterfüllen, trotzdem Bereitschaft des Patienten honorieren und Mut machen für erneuten Versuch
- bei Angehörigen nach früheren Hobbys und Interessen erkundigen und diese wieder aufleben lassen oder sie weiterentwickeln
- verstärkt Gruppentherapien anstreben
- gemeinsame Planung und Ideensammlung mit dem Patienten
- Aktivitäten des Hauses anbieten, z. B. Kunsttherapie, Ergotherapie, Bewegungstherapie, Sporttherapie
- Unterforderung zeitlich begrenzen
- Konzentrationsübungen anbieten, z. B. Zeitung lesen lassen, nacherzählen lassen (☞ 8.7.1)
- kleine, überschaubare Aufgaben zuweisen, und darauf achten, daß der Patient diese auch durchführt (☞ 5.2.4)
- Interessen und Fähigkeiten bei der Auswahl berücksichtigen
- im Gespräch (Bezugsperson) versuchen, die Ängste abzufangen
- Spaziergänge, Gesellschaftsspiele, Lektüre, Bastel- und Zeichenmaterial anbieten (☞ 5.2.4)
- Schweregrad der Beschäftigung langsam steigern
- keinen größeren Druck ausüben → Gefahr, daß die Insuffizienzgefühle gesteigert werden
- offen über Defizite sprechen
- Tagesstrukturen vorgeben
- kleine Erfolgserlebnisse positiv hervorheben
- Ruhephasen ermöglichen
- Patienten ausreichend Zeit lassen
- Rückschritte und Mißerfolge gemeinsam aufarbeiten.

2

Pflegeprobleme bei Manie (☞ 7.2.2)

- Patient kann einer Beschäftigung nicht lange nachgehen
- Patient fängt zuviele Dinge gleichzeitig an
- Patient überschätzt seine Leistungsfähigkeit.

Pflege

- den Patient vor Selbstüberlastung schützen, mit kleinen und überschaubaren Aufgaben beginnen
- Aktivitäten auf eine bestimmte Anzahl begrenzen
- klare Grenzen setzen, Beschäftigungen anbieten, deren Handlungsschritte in einem festen Rahmen vorgegeben sind
- Ruhezeiten festlegen
- Sporttherapie
- Ausdauer und Konzentration fördern.

Pflegeprobleme auf geschlossenen Stationen

Eingeschränkte Räumlichkeiten und Entfaltungsmöglichkeiten durch geschlossene Station.

Pflege

- Spaziergänge ermöglichen
- Kontakte zu Angehörigen und Freunden fördern und unterstützen
- Beschäftigungstherapie auf der Station
- Gruppenaktivitäten, z. B. Gesellschaftsspiele, gemeinsames Kochen, Backen (☞ 5.2.4)
- Einzelaktivitäten, z. B. Zeichnen, Basteln, Lesen
- Patient um Vorschläge bitten, Interessen und Fähigkeiten erfragen.

Pflegeprobleme bei unerwünsche Wirkungen von Medikamenten

- Konzentrationsstörung
- starke Sedierung.

Pflege

- Anforderungen an die Leistungsfähigkeit anpassen
- Grad der Sedierung und deren Auswirkung beobachten, dem behandelnden Arzt mitteilen.

Pflege

- Möglichkeiten der Beschäftigung mit dem Patienten aussuchen, damit eine ausreichende Motivation erlangt wird
- Interessen und Fähigkeiten des Patienten unterstützen
- keinen Leistungsdruck ausüben, eigene Maßstäbe nicht auf den Patienten projezieren
- die Beschäftigung mehr auf sinnvolle Betätigung, weniger auf das Ergebnis hin orientieren
- Gruppenaktivitäten fördern, damit ein sozialer Rückzug verhindert wird
- Rücksprachen mit allen Pflegekräften, Therapeuten, Ärzten, die an der Behandlung beteiligt sind, damit ein einheitliches Konzept erreicht und der Patient nicht zusätzlich verwirrt oder irritiert wird, bzw. die Teammitglieder gegenseitig ausgespielt werden.

Verlauf dokumentieren

- Bericht der Ergotherapie anfordern
- Belastungsmöglichkeiten des Patienten: Welchen Anforderungen ist er gewachsen?
- Erfolge und Mißerfolge: Wie verkraftet er Mißerfolge, können Erfolge den Patienten zu weiteren Schritten motivieren?
- Zunahme, Abnahme der Ressourcen
- Verhalten und Beziehungen in der Gruppe: Findet ein Rückzug statt, hilft der Patient anderen?
- Art der Beschäftigung, Beziehung zur ausgeübten Tätigkeit
- Einbringen eigener Ideen und Initiative des Patienten.

2

2.10 Für Sicherheit sorgen

Gewalt und Aggression (☞ 6.1.5) in der Entstehung erkennen und vermeiden und damit für Sicherheit sorgen, ist eine ganz wesentliche Aufgabe psychiatrisch Tätiger.
Brandlegung auf Station ☞ 6.2.3, Fixation und Zwangsmedikation ☞ 3.7, 2.2.2, Suizidalität ☞ 6.1.2.

Pflegeprobleme bei Schizophrenie

- Personen der Station werden in ein Wahnsystem eingebunden
- bizarres Verhalten erschreckt Mitpatienten
- Gefahr der Unberechenbarkeit. Mimik und Gestik stimmen nicht mit den wirklichen Emotionen überein
- Angst oder Wahnreaktion des produktiven Patienten. „Stimmen" befehlen den Tod oder andere Selbstverletzungen
- Autoaggressivität: Patienten schädigen sich selbst, um das „Gefühl der Gefühllosigkeit" zu durchbrechen und Schmerzen zu spüren.

Pflege

- Erleben offen ansprechen, mit dem Patient Vertrag abschließen, z. B.: darf gegen den „Feind, Kontrahenten" nichts unternehmen
- den Patienten nicht in seinem paranoiden Denken oder seinen Halluzinationen bestärken. Ihm klarmachen, daß für uns die Realität anders aussieht
- um Verständnis bei den Mitpatienten werben
- tatsächliche Emotionen hinterfragen
- Verständnis für sein besonderes Erleben zeigen, sich dem Patienten zuwenden
- keine bemutternde oder bevormundende Haltung einnehmen
- Vertrauensperson, Bezugsperson in hohem Maße einbinden, mit Einzelbetreuung isolieren (☞ 3.7.2)
- Ablenkung von den wahnhaften Gedanken, z. B. Spiele, einfache Beschäftigungen auf Station und BT
- Fixieren auf Anordnung (☞ 3.7.1).

Gefahr der Brandlegung auf der Station (☞ 6.2.3)

Pflege

- fixieren, isolieren, (☞ 3.7.1, 3.7.2)
- vor Isolieren, Fixieren das Umfeld und die Kleidung auf Feuerzeuge und Streichhölzer durchsuchen
- bei jedem Aufenthalt außerhalb der Isolierung, Fixierung eine Begleitperson stellen.

Pflegeprobleme bei Manie (☞ 7.2.2)

- Patient provoziert Mitpatienten, Personal zum Kräfte- und Machtvergleich
- durch übersteigerte Geschäftigkeit entsteht auf der Station ein unruhiges Gefüge
- ständig gereizte Stimmung überträgt sich auf Mitpatienten
- Aggressionsimpulse sind vom Patient nicht mehr zu steuern.

Pflege

- um Verständnis bei den Mitpatienten werben; beraten, wie sie sich verhalten können
- auf keinen Vergleich einlassen
- Mitpatienten sollten keine Geschäfte mit manischen Patienten machen
- für Bewegungsfreiraum sorgen
- für eine Mittagsruhe auf der Station sorgen. Patienten in der Zeit isolieren oder mit ihm einen Spaziergang machen
- Distanz zu Mitpatienten schaffen
- auf Anordnung fixieren (☞ 3.7.1).

Pflegeprobleme bei Demenz

- Gefahr der unbeabsichtlichen Selbstschädigung
- Patient räumt Gegenstände der Station von einem Platz zum anderen.

Pflege

- Patienten nicht unbeaufsichtigt mit gefahrvollen Gegenständen hantieren lassen, z. B. bei Mithilfe in der Stationsküche
- Mitpatienten, Zimmernachbar auf die Problematik hinweisen. Es sollten möglichst alle Gegenstände im Spind verstaut werden
- Orientierungshilfen für den Patienten (☞ 4.4).

Pflegeprobleme in der Gerontopsychiatrie

- Verwirrtheit (☞ 15.1, 9.5.1)
- unsicherer Gang
- beeinträchtigte Sinnesorgane.

Pflege

- Gehübungen, evt. mit Gehhilfen, durchführen, Krankengymnastik einbinden
- mit Seniorenstuhl in Gemeinschaftsräume bringen. Nicht allein im Zimmer lassen. Die Mitpatienten bitten, ein Auge auf ihn zu werfen
- bei verwirrten Patienten öfters im Zimmer nachsehen
- Unebenheiten im Boden, Treppenstufen kennzeichnen
- auf festes Schuhwerk achten
- Angehörige benachrichten, daß sie Brille und Hörgerät mitbringen
- Sozialdienst bei Neubeschaffung von Seh- und Hörhilfen hinzuziehen. Kostenfrage klären lassen.

Verlauf dokumentieren

- Tendenzen zu Gewalt oder Selbstgefährdung und durchgeführte Maßnahmen
- Hilfsmittel die für Ablenkung sorgen
- medikamentöse Sedierung, Isolation, Fixierung (☞ 3.7)
- Personen, die ins Wahnsystem eingebunden sind
- Suizidankündigungen, auffälliges Verhalten, Tendenzen (☞ 6.1.2)
- Rückzug aus dem Stationsleben, keine Kontakte zu Mitpatienten oder Pflegepersonal
- benötigte Hilfe bei Orientierungsstörung, allgemeiner Gebrechlichkeit und Verwirrtheit.

2.11 Sinn finden

2

2.11.1 Pflegeplanung

Entscheident ist nicht, **was** ein Patient erleidet, sondern **wie** er etwas erlebt.

Pflegeprobleme bei Schizophrenie

- schizophrene Wahninhalte (☞ 4.6)
- Fehlen von Zielvorstellungen
- Entschlußunfähigkeit.

Pflege

- Patient ernst nehmen, ihm aber klar machen, daß man selbst die Realität anders sieht
- Gesprächsinhalte auswählen, die nicht vom Wahn besetzt sind
- Patienten behilflich sein, sich Zielvorstellungen wieder vorzunehmen
- Patient beharrlich, jedoch ohne Zwang darin begleiten
- wenn der Patient einen Entschluß gefaßt hat, ihn darin unterstützen, daß er nicht wieder umfällt.

Pflegeprobleme bei Depressionen

- Pessimismus
- Angst
- Selbstvorwürfe
- Minderwertigkeitsgefühle.

Pflege

- besser als Trost ist Verstehen
- ängstliche und pessimistische Patienten zu den Aktivitäten begleiten um Sicherheit und Zuwendung zu vermitteln
- Entspannungsmethoden (☞ 5.4.7)
- langsames Steigern der BT, auf Rückkehrmöglichkeit hinweisen und Patient in dieser Situation auffangen. Enge Zusammenarbeit mit der Ergotherapie, Teilnahme mit der Bezugsperson
- ausgeprägten Rückzug ins Bett vermeiden. Zu Beginn der Behandlung oder bei schweren Rückfällen kann der Rückzug ins Bett jedoch indiziert sein
- stützende Gespräche (☞ 5.3.2)
- Aktivitäten des Patienten positiv bewerten
- Aktivitäten auf Wochenplan, Therapieplan eintragen als Beweis therapeutischer Fortschritte.

Pflegeprobleme in der Gerontopsychiatrie

- Verlust der Selbständigkeit
- Abgabe von Verantwortung
- Verwirrtheit (☞ 6.1.6).

Pflege
- verbliebene Fähigkeiten fördern
- nicht nur an meßbaren Erfolgen orientieren, sondern auch am Befinden des Patienten
- Eigenverantwortung des alten Menschen erhalten, herausfordern
- Kontakte fördern
- Verständnis, Wärme und Zuwendung geben
- Umgebung ruhig halten, Lärm vermeiden
- bei Mitpatienten um Verständnis bitten, Situation erklären
- Entlassung besprechen (☞ 1.16), Sozialdienst, Angehörige einbeziehen.

Pflege
- den Kranken akzeptieren, wie er ist
- Toleranz: ernst nehmen, achten, unabhängig von Weltanschauungen
- oft leidet der Patient erst durch die Reaktion seiner Umwelt
- zuhören und Veständnis zeigen, auch bei Weinen und Schimpfen
- Bettruhe durch Fixieren führt zu Isolation und Regression
- Diagnose „Verwirrtheit" wird oft generalisiert und als Urteil von anderen ungeprüft übernommen.

Verlauf dokumentieren

- Vereinbarungen, Absprachen der Zukunftsplanungen
- Situationen, die erneut Selbstvorwürfe, Minderwertigkeitsideen entstehen lassen
- Anzeichen von sozialem Rückzug
- verbliebene Fähigkeiten, Fortschritte in deren Förderung
- Vornehmen neuer Zielvorstellung und die dazu benötigte Hilfe
- Erfüllung des Therapieplans.

2.12 Sich als Mann, Frau fühlen und verhalten

Die Intimsphäre ist in der Klinik generell eingeschränkt. Hinzu kommen medikamentös- oder krankheitsbedingte Einschränkungen der geschlechtlichen Persönlichkeit.

Pflegeprobleme bei Nachlassen der Libido

- durch starken Gewichtverlust
- durch starke Sedierung
- Depression (☞ 7.1).

Pflege
- vertrauensvolle Beziehung herstellen/ruhige Gesprächsatmosphäre schaffen
- Aufklärungsgespräch
- Dreiergespräch Arzt, Patient und Lebenspartner.

2

Pflegeprobleme bei Körpermißempfindung (☞ 8.6), Körperbeeinflussungserleben (☞ 4.9)

- anderes Geschlecht im Körper spüren
- eine „fremde Macht" berührt den Patienten sexuell
- der Samen ist schlecht, durch eine „fremde Macht" verdorben, vergiftet, entzogen.

Pflege
- Problematik, z. B. der damit verbundenen Ängste, ansprechen. Jedoch nicht drängen
- dem Patient in einem klärendem Gespräch die mögliche Ursache aufzeigen
- helfendes, beruhigendes Gespräch (☞ 5.3.1).

Pflegeprobleme bei Prostitution geistig behinderter Frauen (☞ 10.3.1)

Pflege
- Sexualaufklärung im Gespräch
- im Umgang mit Verhütungsmittel anleiten
- regelmäßige Einnahme von Verhütungsmitteln kontrollieren.

Pflegeprobleme bei abnorm gesteigertem Sexualtrieb

Pflege
- Verhaltensregeln mit dem Patienten besprechen
- Mitpatienten schützen.

Pflegeprobleme bei Medikamentennebenwirkungen

- Potenzstörungen bei niederpotenten und mittelpotenten Neuroleptika
- Menstruationsstörungen.

Pflege
- über unerwünsche Wirkungen der Medikamente aufklären
- offen ansprechen
- vor einem geplanten Wochenendurlaub auf möglichen Komplikationen hinweisen
- Dreiergespräch Patient, Lebenspartner, Arzt oder Bezugsperson aus dem Therapeutenteam.

■ Verlauf dokumentieren

- welche Art von Störung liegt vor: Menstruationsstörung, Libidoverlust, Potenzstörung?
- wie stark leidet der Patient unter den Mißempfindungen, Körperbeeinflussungen?

- drohen Krisen, gibt es Suizidabsichten?
- ist es dem Patient peinlich, daß Thema „sich als Mann, Frau fühlen" anzusprechen? Bezugspflegesystem hat hier Vorteile
- Gewicht.

2

■ Umgang

- Intimität und Integrität des Patienten schützen
- diskretes und taktvolles Umgehen mit Scham und Schamgefühl
- eigene Gefühle und eigenes Schamgefühl wahrnehmen und danach handeln, nicht verdrängen
- im Gespräch private und persönliche Situationen herstellen: ruhiges Umfeld, Dritte ausschließen
- den Patienten das Gefühl vermitteln, daß seine Probleme persönlich behandelt werden und geschützt sind
- peinliches Ausfragen verhindern
- Wärme und Nähe vermitteln, dabei aber die nötige Distanz wahren
- unausgesprochene Signale erkennen und aufnehmen, z. B. der starker Leidensdruck bei psychotischem Erleben
- Tabuzonen wie Gesicht, Hals, Brust, Genitalbereiche nicht ohne Erlaubnis des Patienten berühren.

! Eigene Gefühle/Phantasien, Schamgefühle in den Balint-Gruppen oder Supervisionen ansprechen.

Sexualität im Krankenhaus

Sexualität gehört zu den wichtigsten Bedürfnissen des Menschen. Dies wird weder für Patienten noch für Pflegepersonal im Krankenhaus außer Kraft gesetzt. Sexuelle Bedürfnisse bleiben normalerweise bis zum Tod bestehen. Langzeitpatienten, chronisch Kranke, Behinderte und alte Menschen sind nicht asexuell.

Möglichkeiten selbstverständlicher Akzeptanz

- eigenes Rollenverhalten erkennen, um entkrampft und angstfrei mit dem eigenen und dem anderen Geschlecht umzugehen
- Gefühle zulassen, sie anderen verständlich machen und Probleme ansprechen
- Verständnis zeigen für alle Formen von Sexualität und Liebe, Vorurteile z. B. gegenüber Prostituierten vermeiden
- Grenzen setzen, wo eigene Würde und Intimsphäre verletzt werden, z. B. bei anzüglichen, zweideutigen Bemerkungen, Anträgen, unerwünschten, ungefragten Berührungen (☞ 1.8.1)
- Auseinandersetzung mit den Themen Sexualität, Sinnlichkeit, Erotik
- Homosexualität nicht tabuisieren.

Probleme auf gemischtgeschlechtlichen Stationen

Die Schwierigkeiten bei der Zusammenbelegung einer Station sind meist geringer, als in den Erwartungen oder Phantasien der Mitarbeiter.
Gemischtgeschlechtlich belegte Stationen vermitteln den Patienten mehr Normalität. Patienten in Heimen und Kliniken mit andersgeschlechtlichen Mitpa-

tienten bewältigen Krankheit besser: gepflegteres Äußeres, weniger „Sich-gehen-Lassen". Vorbereitungsschritte, bevor man Männer und Frauen auf einer Station unterbringt:

- gemischt-geschlechtliches Personal. Möglichst halbe/halbe
- für gemeinsame Kontakte von Patienten bei Gruppenaktivitäten sorgen
- geeignete Waschräume und Toiletten für Männer und Frauen schaffen
- Gespräche über die Befürchtungen und Sorgen der Mitarbeiter und die Auseinandersetzung mit der eigenen Einstellung zur Sexualität
  - Welche Gefühle werden bei mir angesprochen, wenn ein Patientenpaar „schmust"?
  - Welche Gefühle entstehen bei den anderen Patienten?
  - Wie reagiere ich persönlich auf die beiden (neidisch oder ablehnend)?
  - Werden hier Zärtlichkeiten zur Schau gestellt?
  - Habe ich Angst, als prüde zu gelten, wenn ich eingreife?

Tips, Tricks & Fallen

Es ist besser, sexuelle Beziehungen auf der Station, auch homosexueller Art, anzusprechen, als schweigend abzuwarten, bis andere Patienten Eifersucht, Neid oder Angst zeigen.

2.13 Mit sozialen Problemen und Reaktionen umgehen

Das soziale Wohlbefinden ist oft entscheident für Ausbruch, Heilung und Genesung einer seelichen Erkrankungen. Bereits in der Definition der WHO ist die Wichtigkeit der sozialen Problematik auf die Gesundheit berücksichtigt: Gesundheit ist ein Zustand vollkommenen körperlichen, geistigen und sozialen Wohlbefindens.

Soziale Probleme sind nicht krankheitsgebunden und können praktisch bei allen Patienten vorkommen. Die häufigsten Probleme sind:

- Arbeitslosigkeit
- Obdachlosigkeit
- Mittellosigkeit, kein Geld für die Heimreise
- Wohnungsprobleme: Mietfortzahlung, Kündigung der Wohnung
- bevorstehende Termine auf Ämtern können nicht wahrgenommen werden
- Verlust des Arbeitsplatzes, unter Umständen wegen der psychischen Erkrankung
- versorgen von Kindern, Angehörigen, Tieren, die im Haushalt des Patienten leben
- vor der Aufnahme werden rechtliche- und finanzielle Belange häufig nicht oder nur unzureichend geregelt
- Konflikte in der Partnerschaft, gestörte Beziehungen in der Familie.

2

Pflegeprobleme bei sozialen Beziehungen

- Angehörige haben kein Verständnis/Wissen, für Hintergrundwissen über die Erkrankung des Patienten sorgen
- Familie distanziert sich vom Patienten
- Familie hat vom Aufenthalt des Patienten keine Kenntnis.

Pflege
- Familiengespräche, -therapie (☞ 5.4.10)
- Angehörigengespräche (☞ 1.7)
- Dreier- oder Gruppengespräche mit Vertretern des Behandlungsteams
- Angehörige auf Wunsch des Patienten benachrichtigen.

Pflegeprobleme bei sozialem Rückzug

Verminderung der Außenkontakte, Gemeinschaftsfähigkeit auf der Station und zu Menschen außerhalb der Klinik herabgesetzt.

Pflege
- Bezugspflege (☞ 5.2.2)
- Gruppenaktivitäten fördern
- Patient nicht drängen, oder Kontakte aufzwingen
- Angehörige aufklären, in die Bezugspflege einbeziehen.

Pflegeprobleme bei unangepaßtem Sozialverhalten

Vermehrung der Sozialkontakte, distanzlos, klebrig, haftend, oberflächlich, umtriebig, klammernd, querulatorisch.

Pflege
- „straffe" Bezugspflege, in der die Handhabung der Umtriebigkeiten besprochen und geübt werden
- Patient erklären, wo die persönlichen Grenzen des anderen sind und daß er sie wahren und akzeptieren muß
- Mitpatienten um Verständnis bitten
- Außenstehende vor Distanzlosigkeit schützen (☞ 1.8.1)
- konsequentes Verhalten im Team besprechen.

Pflegeprobleme bei Unfähigkeit zur Eigenversorgung

Kommt allein in seiner Wohnung nicht zurecht.

Pflege
- Kochtraining
- Einkaufstraining
- praktische Lebensführung trainieren.

Pflege

- zum schriftlichen Dokumentieren ist der kurze mündliche Weg oft zusätzlich nötig bei Patienten, die jeden vom Team um den selben Gefallen bitten: „Ruf sie doch mal an, wann mein Taschengeld da ist"
- den Patienten bei der Regelung seiner sozialen Probleme so weit wie möglich mit einbinden

2

- es besteht die Gefahr, daß der Patient den Sozialdienst mißbraucht, darum muß im Zweifelsfall das therapeutische Team mit dem Sozialdienst entscheiden, ob und in welchem Umfang der Patient bei der Erledigung seiner sozialen Problematik unterstützt wird
- Arbeits- und Wohnungslosigkeit führen Patienten, die schon einmal in einer psychiatrischen Klinik waren, auch grundlos ohne Krankheitsverschlechterung erneut in die Klinik. Offenes Ansprechen, ohne den Patienten als Schnorrer zu behandeln, und vorrangiges Unterstützen bei den sozialen Problemen.
- Nähe und Distanz im Team absprechen. Ein umtriebiger Patient kann das Behandlungsteam gegeneinander ausspielen
- junge und unerfahrene Teammitglieder im Umgang mit sozial umtriebigen Patienten unterstützen.

! Soziale Mißstände machen früher oder später krank.

Verlaufsdokumentation

- Patienten haben oft Angst vor einer gemeinsamen Aussprache mit den Angehörigen. Suizidgefahr erhöht, streßbedingte Verschlechterung der psychischen Grunderkrankung
- Pflegetätigkeiten, die den sozialen Bereich des Patienten berühren: Angehörige angerufen, Sozialdienst informiert
- Verlauf der sozialen Problematik, mögliche Auswirkungen auf den Krankheitsverlauf, z. B. Zurückrutschen in die Depression, Psychose.

Sozialdienst benachrichtigen

In Abhängigkeit vom Gesundheitszustandes des Patienten und dem vorliegendem Therapieziel, z. B. verstärken der Selbständigkeit, kann bei nachfolgenden Problemen der Sozialdienst eingeschaltet werden.

Beruf

- arbeitslos
- bevorstehender Termin auf dem Arbeitsamt kann auf Grund des Klinikaufenthaltes nicht wahrgenommen werden
- Arbeitgeber hat keine Kenntnis über den Aufenthalt des Patienten
- Arbeitgeber droht mit Kündigung.

Sozialdienst

- mit Arbeitsamt, Arbeitgeber oder **P**sycho**S**ozialen **D**ienst (PDS) in Verbindung setzen
- Termine auf Ämtern verschieben
- Patient im Verhalten gegenüber dem Arbeitgeber beraten
- für den Patient Kontakt mit dem Arbeitgeber aufnehmen
- allgemeine Rechtsfragen besprechen
- Anwalt vermitteln.

Private Verpflichtungen

- Lebenspartner ist allein und ebenfalls hilfebedürftig
- Kinder, die nicht versorgt sind.

Sozialdienst
- einschalten, Mitteilung an Sozialstation, Kurzzeithilfen, Haushaltshilfen
- zuständige Institutionen benachrichten, z. B. Polizei, Sozialamt.

Wohnung

- Patient hat keine Wohnung
- Patient kann seine Wohnung auf Dauer nicht halten: schlechte lebenspraktische Fähigkeiten, Miete zu teuer
- in der Wohnung sind Tiere, die niemand versorgt.

Sozialdienst
- an Obdachlosenunterkünfte vermitteln
- Vorstellung, Vermittlung z. B. an Übergangswohnheime, betreutes Wohnen
- je nach Gesundheitszustand und Compliance Reha-Maßnahmen vermitteln
- Tierheim informieren.

Finanzielle Situation

- Patient hat, bedingt durch seine Krankheit, bereits vor seiner Einweisung einige finanzielle Verpflichtungen nicht mehr erledigen können
- Patient ist ohne Einkommen
- Patient hat, bedingt durch seine Krankheit, Schulden gemacht.

Sozialdienst
- Antrag auf Sozialhilfe
- Antrag auf Übernahme von Schulden durch das Sozialamt (funktioniert jedoch selten)
- an Schuldnerberatungsstellen vermitteln
- Antrag auf Taschengeld stellen.

Versicherungsrechtliche Fragen

Patient ist nicht krankenversichert.

Sozialdienst
- Sozialhilfeantrag stellen
- abklären, ob der Patient versichert werden kann: freiwillige Weiterversicherung, Familienversicherung?

! Den Sozialdienst nicht auf Verwaltungsangelegenheiten reduzieren.

3

Arbeitstechniken

Holger Thiel
Thomas Luedtke
Ulrich Kamphausen
Walter Maletzki

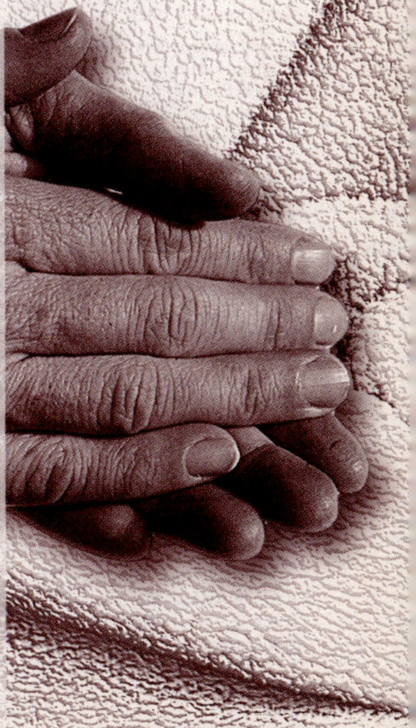

3.1 Punktionen

Punktionen bergen ein hohes Infektionsrisiko: auf gründliche und sorgfältige Hautdesinfektion im Bereich der Punktionsstelle achten.

3.1.1 Arterienpunktion

Indikationen: BGA. **Punktionsorte:** A. femoralis, A. radialis. **Material:** BGA-Röhrchen oder heparinisierte 2-ml-Spritze, kurze und dünne lila Kanüle (17er), sterile Handschuhe, Tupfer und Hautdesinfektionsmittel, Sandsack.
Vorbereiten: ggf. Schmuck, Uhr des Patienten entfernen. Material vorbereiten, Spritze beschriften, ggf. Assistenz.
BGA-Röhrchen nach Punktion luftdicht verschließen und sofort ins Labor bringen.

Kompression nach Punktion

- nach senkrechtem Einstich z. B. bei BGA-Abnahme an der Hauteinstichstelle mind. 5 Min. mit Zeige- und Mittelfinger komprimieren
- nach Einstich in 30°-Winkel z. B. bei Verweilkatheter, Angiographie mind. 20 Min. den Einstich in das Gefäß komprimieren. Komprimieren am Hauteinstich kann den Gefäßeinstich verfehlen → ~ 2–3 cm proximal der Hauteinstichstelle komprimieren
- nach Ziehen eines Verweilkatheters Kompressionsverband und Bettruhe für 24 h.

Komplikationen

Nachblutungen: Punktionsstelle beobachten.
Einblutungen ins Gewebe können das Gefäß so stark komprimieren, daß die arterielle Endstrecke nicht mehr ausreichend versorgt wird: Einstichstelle komprimieren, Kompressionsverband erneuern, kühlen, stündlich Pulsstatus. Bei gestörter Durchblutung in Chirurgie verlegen.

Tips, Tricks & Fallen
Vor Blutspritzern schützen.

3.1.2 Lumbalpunktion

LP. Liquor(Nervenwasser-)untersuchung. **Punktionsorte:** Wirbelsäule zwischen 3. und 4. oder 4. und 5. Lendenwirbel; sehr selten subokzipital.
Indikationen: V.a. Entzündung des Nervensystems, Suche nach Tumorzellen, Liquorraum bei Myelographie oder CT mit Kontrastmittel darstellen.
Kontraindikation: Tumor der hinteren Schädelgrube, erhöhter Hirndruck.

Diagnostik

- Aussehen: Farbe, Trübung, blutig?
- Schnelltest zur Eiweißbestimmung am Krankenbett: 3 Tr. Liquor in Pandy-Reagenz tropfen lassen. Positiv: milchige Trübung, im Extremfall Ausflokkung → Eiweiß erhöht. Negativ: Liquor bleibt klar → Eiweiß normal
- Arzt: Zellen unter dem Mikroskop zählen, typisieren, z. B. Lymphozyten, Granulozyten, Tumorzellen
- Labor: Glukosegehalt (normal 50 – 70 % des Blutzuckerwertes), Eiweißanteile (normales Gesamteiweiß 0,15 – 0,45 g/l), Immunglobuline, eigene Antikörper des ZNS bei Entzündungen, Serumreaktionen auf Krankheitserreger, Direktnachweis von Krankheitserregern oder Tumorzellen.

LP vorbereiten

Material

Aufklärungsbogen, wenn vorhanden CCT-Befund herauslegen, Laborscheine, 2 beschriftete Liquorröhrchen + Reserveröhrchen, Serummonovette, Material zur Blutabnahme, Desinfektionsmittel, Tupfer, Unterlage, Latexhandschuhe, Punktionsnadel, 2 Schälchen mit je 1 ml Pandy-Reagenz für Schnelltest, wenn nötig Kontrastmittel aufziehen.

Pflege vor der LP

- Angst nehmen. Erklären, daß es sich um einen Routineeingriff handelt
- Patient auf den möglicherweise zu erwartenden Kopfschmerz vorbereiten, der prinzipiell harmlos ist und nachläßt, wenn der Patient Bettruhe einhält
- LP in Seitenlage: Embryonalhaltung.

Embryonalhaltung unterstützen: mit dem Rücken zum Patienten auf das Bett setzen, Patienten an Beinen und Schultern gut festhalten. „Sich den Patienten um den Körper wickeln". Vorteil: Abwehrbewegungen werden verhindert, der Patient erfährt „fühlbar" Zuspruch.

- LP im Sitzen: Gesäß in die Mitte des Bettes, Beine quer nach außen, Oberkörper so weit wie möglich nach vorne beugen lassen und den Patienten so festhalten. Dabei nicht den Kopf des Patienten herunterdrücken; das ist unbequem und z. B. bei Hirnhautentzündung extrem schmerzhaft

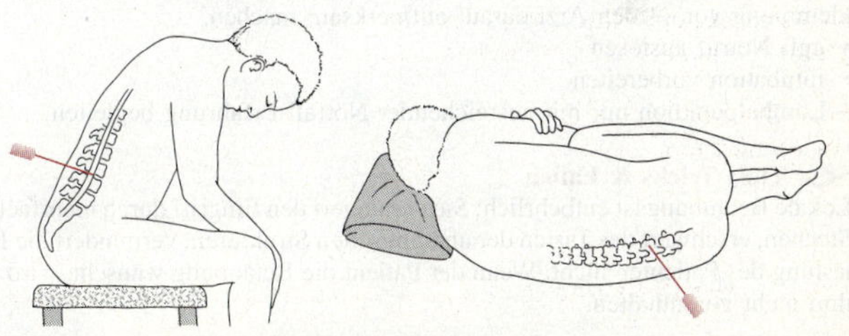

Abb. 3.1: Haltung bei Lumbalpunktion [L 157]

3

Arzt

- Patient aufklären, Aufklärungsbogen unterschreiben lassen
- vor der Untersuchung den Augenhintergrund spiegeln (Hirndruck?)
- evtl. leichte Sedierung
- nach der LP Schmerzmittel nach Bedarf verordnen
- Blut abnehmen, Blutzucker bestimmen.

Punktion
- gründlich desinfizieren
- ~ 8–10 ml Liquor ablaufen lassen, bei besonderen Fragestellungen mehr, 2–3 Liquorröhrchen, Reihenfolge notieren: I-III
- Pandytest vor und nach den Liquorröhrchen
- bei Kontrastmitteldarstellung 5–7 ml KM einspritzen

! Patienten während der LP beobachten: Zeichen der Hirnstammeinklemmung (seltene, schwere Komplikation der LP, ☞ 9.4.3).

Pflege nach der LP

- nach Punktion Einstichstelle 1 Min. komprimieren, Kompressionspflasterverband anlegen. Die Punktionsstelle auf Nachblutungen und Flüssigkeitsaustritt beobachten
- nach der Punktion 1 h Bauchlage, dann 24 h Bettruhe. Patienten flach lagern. Toilette darf aufgesucht werden
- Flüssigkeit anbieten: mindestens 3 l in 24 h
- Patienten darauf aufmerksam machen, daß er bei Bedarf Medikamente gegen den Kopfschmerz bekommen kann.

Komplikationen

Bei Nichteinhaltung der Flachlagerung kann es zu erheblichen Kopfschmerzen, Übelkeit, Erbrechen kommen. Ggf. vom Arzt Analgetika (z. B. ASS), Antiemetika (z. B. Paspertin®) verordnen lassen. Ob ein Patient nach der LP Kopfschmerzen bekommt oder nicht, läßt sich nicht vorhersagen. Sehr selten Lähmung oder Infektionen durch fehlerhafte Punktion.
Verändert sich während der Lumbalpunktion Bewußtsein, Atmung oder entwickelt der Patient Streckkrämpfe, liegt wahrscheinlich eine Hirnstammeinklemmung vor → den Arzt darauf aufmerksam machen.
- ggf. Notruf auslösen
- Intubation vorbereiten.

! Lumbalpunktion nur mit ausreichender Notfall-Erfahrung begleiten.

Tips, Tricks & Fallen

Lokale Betäubung ist entbehrlich: Sie verlängert den Eingriff durch mehrfaches Stechen, erschwert das Tasten der anatomischen Strukturen, vermindert die Belastung des Patienten nicht. Wenn der Patient die Betäubung wünscht, wird sie ihm nicht vorenthalten.

3.1.3 Venenpunktion

Indikationen: Blutentnahme, i. v. Injektion und Legen einer Verweilkanüle. **Punktionsort:** Prinzipiell kann jede Vene punktiert werden. Venen an der Hautoberfläche mit Abstand zu Arterien und Nerven bevorzugen, z. B. Handrücken (bei niereninsuffizienten Patienten obligat), Unterarm, Ellenbeuge.

Material

Sterile Spritze (Größe nach Materialmenge). Besser: geschlossene Entnahmesysteme, z. B. Sicherheits-Monovette®, Kanüle (1 gelb normal lang, 2 grün normal lang). Für Handrücken evtl. Butterfly. Desinfektionsmittel, Stauschlauch, sterile Tupfer, Pflaster, beschriftete Untersuchungsröhrchen (☞ 3.5.1 Tab. Welches Röhrchen für welche Untersuchung?).

Punktieren

Arzt kann an Pflegekraft delegieren.

- Stauschlauch proximal der Punktionsstelle anlegen. Nicht zu fest, Puls muß tastbar sein
- Vene palpieren. Desinfektion und mind. 30 Sek. warten
- Punktion der Vene in einem 30°-Winkel
- bei Injektion: Lagekontrolle durch Blutaspiration, danach Stauung lösen. Langsame Injektion (~ 1 – 3 ml/Min.) sofern keine spezielle Medikamentenvorschrift besteht. Bei Blutentnahme Stauung belassen
- nach Blutentnahme Stauung öffnen, bei aufgelegtem, jedoch **nicht gedrücktem** Tupfer Kanüle ziehen. Danach Punktionsstelle komprimieren, Arm hochhalten.

! Wer punktiert, muß auch drücken.

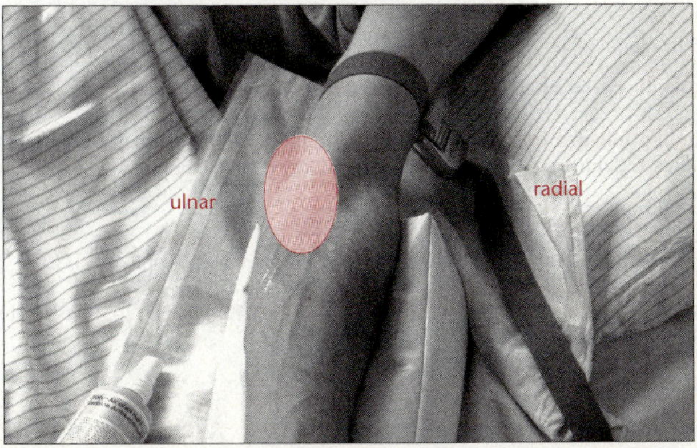

Abb. 3.2: Punktionsort bei Venenpunktion [K 183]

Komplikationen: Hämatombildung, Infektion, paravenöse Injektion, Nachblutung, vermeidbare Wiederholungspunktion durch Hämolyse bei schneller Aspiration oder Umfüllen mit Kanüle.

Tips bei schwierigen Venenverhältnissen

3

- Arm reiben, leicht beklopfen
- Hand mehrmals zur Faust schließen lassen (pumpen)
- bei „Rollvenen" Y-förmigen Zusammenfluß wählen
- Arm nach unten hängen lassen
- Arm mit warmen, feuchten Tüchern umwickeln
- statt Stauschlauch RR-Manschette benutzen (bessere Einstellung zwischen Systole und Diastole)
- großzügig Alkohollösungen aufsprühen. Vor Punktion abwischen
- auf die Haut gesprühtes Nitro-Spray kann Füllvolumen verbessern.

Geheimnis des Erfolges: Geduld, sorgfältiges Tasten und Auswählen der Vene, richtig angelegte Stauung. Nach dem 2. erfolglosen Versuch Kollegin rufen.

3.2 Injektionen

Injektionen stellen einen Eingriff in die körperliche Unversehrtheit des Patienten dar. Deshalb den Patienten gründlich und sorgfältig informieren. Allgemeine Richtlinien für den Umgang mit Medikamenten beachten (☞ 1.11, 18). Vor der Injektion sich über Wirkungen und Nebenwirkungen der verabreichten Substanz informieren.

3.2.1 Intrakutane Injektion

Indikationen: BCG-Impfung, Sensibilisierungstests (Allergieprobe, Tuberkulintest), Schmerztherapie (Interkostalneuralgien, Lumbago).

Injektionsorte

- Allergietest: Unterarminnenseite, Rücken
- Tuberkulintest: Unterarminnenseite (heute mit einem Applikator)
- Schmerztherapie: 2–3 cm seitlich der Wirbelsäule.

Material: Tuberkulinspritze (Spezialgradierung), Kanüle Nr. 20, Fettstift (bei Sensibilisierungstesten).

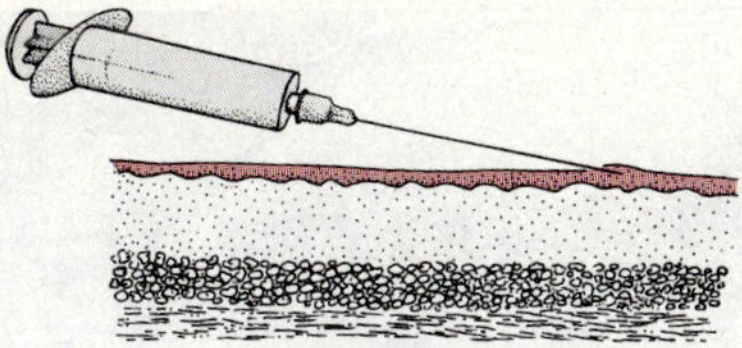

Abb. 3.3: Intrakutane Injektion [L 157]

3

Punktion

- Händedesinfektion, Hautdesinfektion
- ins Korium im Winkel zur Haut von ~ 10°, Nadelschliff nach oben, einstechen
- 0,1 ml vorspritzen, Quaddelbildung zeigt regelrechte Lage. Restliche Lösung injizieren
- trockenen Tupfer auflegen, Kanüle mit kurzem Ruck entfernen
- Sensibilisierungsteste mit Fettstift markieren.

Nachsorge

Patienten informieren: Injektionsstelle nicht waschen, nicht berühren, scheuernde Kleidung vermeiden, Termin zur Kontrolle vereinbaren.

3.2.2 Intramuskuläre Injektion

Indikationen: Parenterale Gabe von Medikamenten, die i. v. oder s.c. nicht injiziert werden dürfen; nur ausdrücklich für die i.m. Injektion deklarierter Medikamente. Impfungen, z. B. Tetanus, FSHE, H-B-Vax®, Haemophilus influenzae B.

Kontraindikationen: Schock, Störung der Hautdurchblutung, Entzündungen, Ödeme oder Hauterkrankungen im Injektionsgebiet, erhöhte Blutungsneigung (Koagulopathie, Antikoagulanzientherapie), Herzinfarkt (injektionsbedingte Muskelschäden beeinflussen die CK-Werte), mögliche Lyse-Therapie. Ablehnung durch Patient (Körperverletzung).

Material: Hautdesinfektionsmittel, sterile Tupfer, Handschuhe, Pflaster, großlumige Injektionskanülen ausreichender Länge → schon bei größeren Kindern Nr. 1 oder 2; bei Erwachsenen lange Kanülen 21G/0,8; bei Normalgewichtigen mind. 4 cm, für intragluteale Injektion 5 cm; bei Übergewichtigen 7 cm.

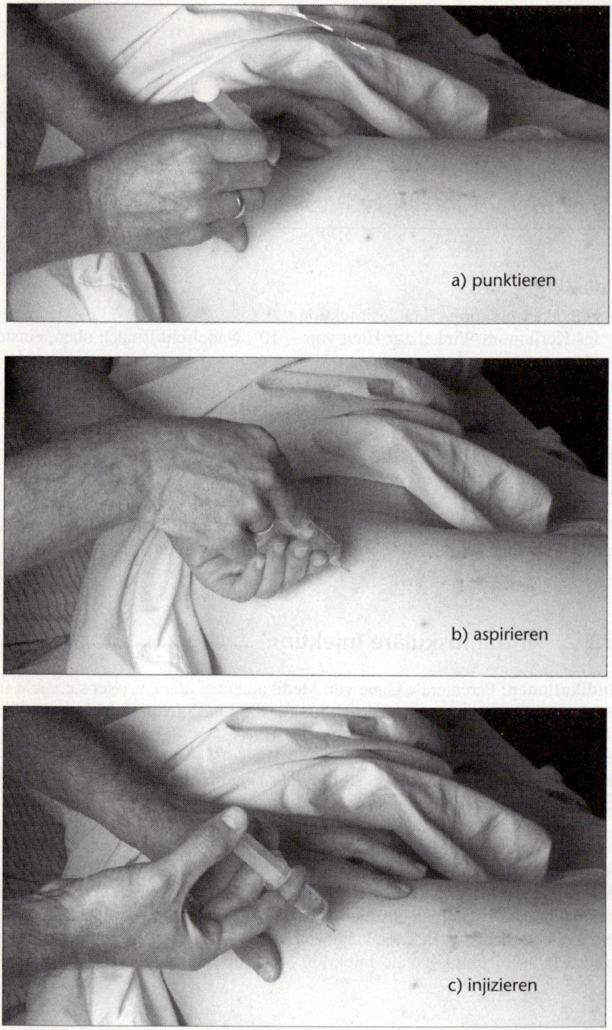

Abb. 3.4: i.m. Injektion [K 183]

Punktion

- Injektionsort sorgfältig lokalisieren (s. u.)
- hygienische Händedesinfektion (☞ 1.10)
- sorgfältige Hautdesinfektion: Desinfektionsmittel 2mal mit Tupfer in die Haut einreiben, vor jeder Injektion mind. 30 Sek. einwirken lassen
- Nach dem Einstechen vor Injektion unbedingt aspirieren. Wird Blut aspiriert, erneute Injektion an anderer Stelle. Stark mit Blut vermischtes Medikament neu aufziehen
- wurde der Knochen getroffen, Kanüle ~ 1 cm zurückziehen
- Medikament langsam injizieren: ~ 2 ml/Min.
- nach Injektion Kanüle zügig entfernen, Injektionsort mit sterilem Tupfer komprimieren und kreisend massieren.

Ventroglutäale Injektion nach von Hochstetter

Indikationen: nur beim Erwachsenen. Sichere Bestimmung des Injektionsortes möglich, große Blutgefäße und Nerven verlaufen kaudal in sicherer Entfernung.
Injektionsort: gedachtes Dreieck zwischen Spina iliaca anterior superior, Eminentia cristae, Trochanter major.

Punktion

Bei Injektion auf der linken Seite Injektionsort mit der rechten Hand bestimmen, auf der rechten Seite mit der linken Hand.

- Patient in entspannte Seitenlage bringen, Knie leicht angewinkelt
- mit Zeigefinger Spina iliaca ant. sup. ertasten. Mittelfinger gleitet an der Crista iliaca entlang, bis Zeige- und Mittelfinger maximal gespreizt sind

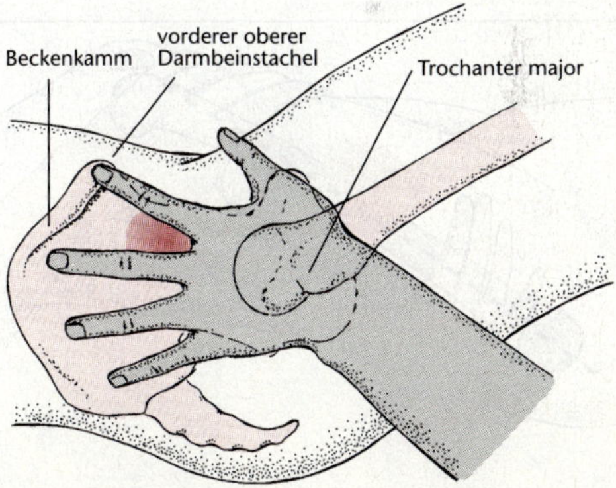

Abb. 3.5: Ventroglutäale Lokalisation nach von Hochstetter [L 190]

- Handfläche liegt flach auf dem Gesäßmuskel. Hand drehen, bis Handballen in Richtung Trochanter major zeigt. Zeigefinger bleibt während der Drehung auf der Spina, Mittelfinger gleitet durch die Drehung ~ 2 cm unter die Crista
- Spitze des Dreiecks zwischen Zeige- und Mittelfinger ist der Injektionsort
- Hautdesinfektion mit gefärbtem Desinfektionsmittel
- Kanüle senkrecht einstechen, fixieren, aspirieren. Wenn kein Blut kommt, langsam injizieren. Kanüle zügig entfernen, ggf. Pflaster.

3

Tips, Tricks & Fallen

- beim stehenden Patienten treten im Muskel Scherkräfte auf, die eine Kanüle abbrechen können → beim liegenden Patienten injizieren
- die Pflegeperson kann auf eine Dokumentation der Anordnung durch den Arzt bestehen. Sie kann die Injektion so lange verweigern, bis der Arzt seiner Verpflichtung nachgekommen ist. Gilt nicht im Notfall.

Injektion in den Oberschenkelmuskel nach von Hochstetter

Alternative zur intraglutäalen Injektion.
Injektionsort:. äußerer, Anteil des M. quadriceps femoris.

Punktion

- Patient in entspannte Rückenlage bringen, Bein innenrotiert
- Trochanter major ertasten, Außenkante der einen Hand geht an den Trochanter major und Außenkante der anderen Hand geht an die Patella. Eine Handbreit unterhalb des Trochanters und eine Handbreit oberhalb des Knies darf nicht injiziert werden!
- Daumen abspreizen: gedankliche Linie zwischen Trochanter und Patella ziehen
- Mittelpunkt der Linie mit gefärbtem Desinfektionsmittel desinfizieren
- Kanüle senkrecht einstechen, aspirieren. Wenn kein Blut kommt, langsam injizieren
- Kanüle zügig entfernen, ggf. Pflaster.

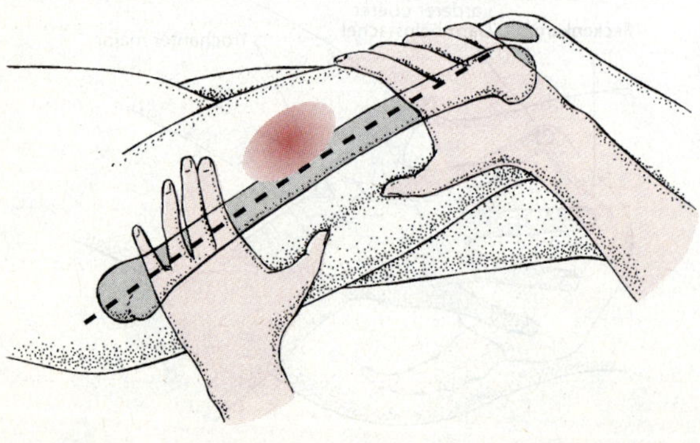

Abb. 3.6: Lokalisation am Oberschenkel nach von Hochstetter [L 190]

Injektion in den Oberarmmuskel

Injektionen in den Oberarmmuskel sollten wegen der erhöhten Gefahr von Gefäß-, Nervenverletzungen die Ausnahme bleiben und dann möglichst vom Arzt durchgeführt werden.
Indikationen: Injektion in den M. glutaeus oder Oberschenkelmuskel nicht möglich, Impfungen (Tetanus), kleine Mengen (2–3 ml).
Injektionsort: M. biceps, M. deltoideus drei Finger breit unterhalb der Schulterhöhe.

3

3.2.3 Intravenöse Injektion

Indikationen: Krankheitszustände, die einen schnellen Wirkungseintritt des Medikamentes verlangen. Medikamente, für die keine andere Applikation erlaubt ist.
Injektionsorte: Ellenbeuge, Innenseite Unterarm, Handrücken. Beim Säugling Fußrücken und Schädelvenen.
Material: Injektionskanüle mit Kaliber gemäß Viskosität und Volumen der Injektionslösung, ggf. Venenverweilkanüle bei wiederholten Injektionen in kurzen Intervallen, Staubinde, Lagerungshilfsmittel für den Arm, Hautdesinfektionsmittel, Tupfer, ggf. Pflaster. Handschuhe als Eigenschutz z. B. gegen Hepatitis B, AIDS.
Vorbereitung: Patienten informieren, Medikamente bereitstellen, Patienten hinlegen oder setzen, störende Kleidung entfernen, wasserdichte Unterlage, für ausreichend Licht sorgen.

Punktion

- Haut desinfizieren, Staubinde anlegen
- Vene und Verlauf sorgfältig palpieren, erneute Hautdesinfektion
- Vene im flachen Winkel punktieren, aspirieren
- Staubinde lösen, langsam injizieren mit ~ 1 ml/Min., ggf. langsamer bei Mißempfindung des Patienten
- sterilen Tupfer auf die Einstichstelle legen, Kanüle zügig entfernen
- Punktionsstelle 5 Min. komprimieren. Ellenbeuge gestreckt lassen, Arm ggf. anheben.

Tips bei schwierigen Venenverhältnissen

- ruhige, entspannte Atmosphäre schaffen, Stuhl auch für den Arzt bereitstellen. Zuschauer vermeiden
- venösen Rückfluß anregen: feucht-warme Wickel. Punktionsstelle beklopfen, wiederholt Hand schließen und öffnen
- prüfen, ob nach Anlegen der Staubinde Puls noch tastbar ist
- statt Staubinde Blutdruckmanschette benutzen: 40–50 mm Hg
- Venen distal punktieren. Später Ausweichen nach proximal möglich.

3

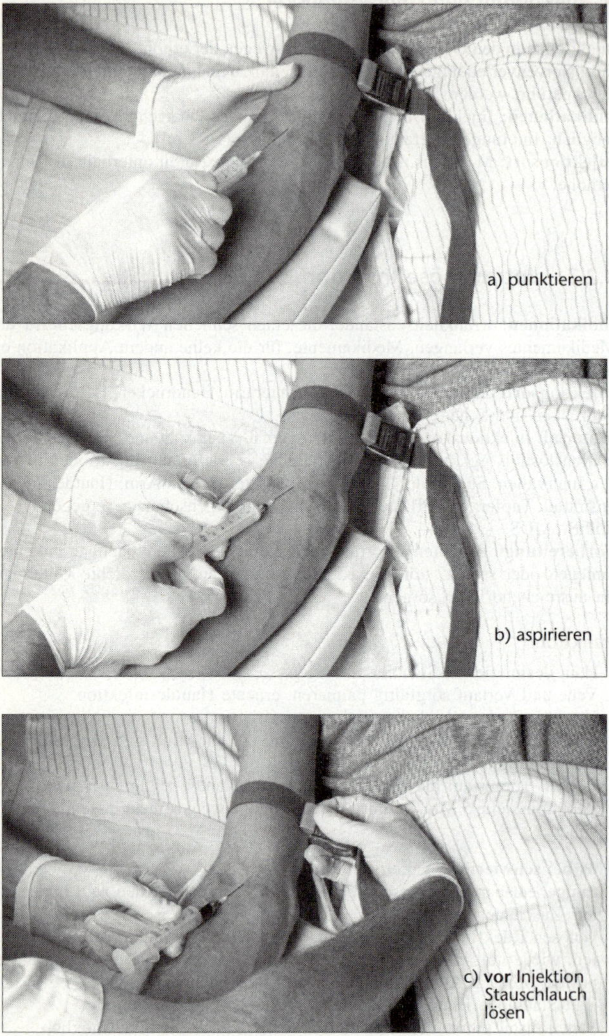

Abb. 3.7: i. v. Injektion [K 183]

Komplikationen

- Hämatom und Paravasat: Injektion abbrechen, Einstichstelle komprimieren, kühlen, ggf. Heparinsalbe auftragen
- versehentliche intraarterielle Injektion: Kanüle intraarteriell belassen. Intraarterielle Gabe von 20 ml physiologischer NaCl-Lösung, wasserlösliches Kortisonderivat (z. B. 50–100 mg Solu-Decortin H®), 10–20 ml eines Lokalanästhetikums (z. B. Scandicain 1 %®), 1–2 ml Hydergin®. Evtl. Thrombolyse
- Nervenläsion: neurologische Untersuchung.

Beobachten

- Vitalzeichen
- Schmerz, Sensibilitätsstörungen, Blässe distal der Injektionsstelle: bei versehentlicher intraarterieller Injektion
- Übelkeit, Schwindel, Hitzewallung, Pulsrasen, Dyspnoe, Schüttelfrost: bei allergischer Reaktion
- elektrisierender Schmerz, Lähmungserscheinungen, sensible Ausfälle: bei Nervenläsion
- Nachbluten, Hämatom, Wirkungseintritt des Medikaments.

3.2.4 Subkutane Injektion

Indikationen: parenterale Verabreichung von isotonischen, wässrigen Lösungen, z. B. Insulin, Heparin.
Injektionsort: alle Körperregionen mit ausgeprägter Subkutis wie Bauchdecke, Oberschenkel, Rücken unterhalb der Schulterblätter.
Material: geeignete Spritze, kurze, feine Kanüle (Nr. 20–24), Hautdesinfektionsmittel, Tupfer, ggf. Pflaster.
Vorbereitung: Patienten informieren, Medikament bereitstellen, Patienten entspannt hinsetzen oder legen.

Punktion

- Hautdesinfektion in der Klinik wegen Problemkeimen üblich, zu Hause und bei amb. Pflege nicht nötig
- Hautfalte mit Daumen und Zeigefinger abheben
- Kanüle in die Hautfalte einstechen. Einstichwinkel von der Länge der Nadel abhängig: Fertigspritzen (Insulin, Heparin) mit einer Kanülenlänge von 12 mm können senkrecht ganz eingestochen werden. Kanülen Nr. 20 (19 mm lang) sollten schräg (~ 45°) eingestochen werden. Bei sehr kachektischen Patienten Kanüle im flachen Winkel einstechen

  ! Nicht aspirieren: Bei korrekter Lage im Unterhautgewebe ist eine intravenöse Injektion undenkbar. Eine Aspiration führt dagegen zu Gewebeschäden.
- langsam injizieren: ~ 2 ml/Min.
- Kanüle zügig entfernen, Hautfalte loslassen, Einstichstelle mit trockenem Tupfer komprimieren

Nachsorge: Einstichstelle auf Infektionszeichen kontrollieren, allergische Reaktionen beachten, Medikamentenwirkung beobachten.

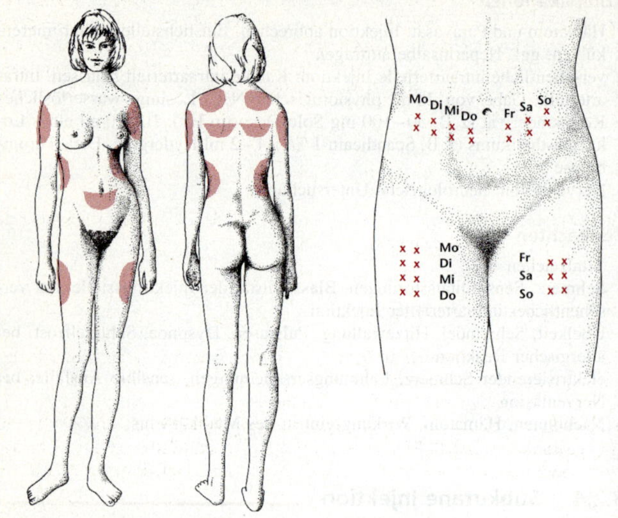

Abb. 3.8: Mögliche Injektionsorte für die subkutane Injektion li, Spritzenkalender für s.c.-Spritzen re [L 157]

Tips, Tricks & Fallen

Injektionsorte regelmäßig wechseln. Wechselmodus im Pflegeteam absprechen. Beispiel ☞ Abb. 3.8.

3.3 Infusionen

Rechtliche Situation

Infusionstherapie ist eine medizinische Maßnahme und obliegt dem Arzt. Er kann die praktische Durchführen an Krankenpflegepersonal delegieren. Nach schriftlicher Verordnung können Krankenpflegepersonen gemäß ihrer Handlungskompetenz Durchführungsverantwortung übernehmen für

- Infusionslösungen vorbereiten
- Medikamente zur Infusion zugeben
- Infusionen auswechseln
- Infusionssysteme erneuern
- Infusionsablauf überwachen und steuern.

Nur wenn sich der Arzt von der Durchführenskompetenz von Krankenpflegepersonen überzeugt hat, kann er das Anlegen von Infusionen und Injektion von

Medikamenten in die Zuspritzvorrichtung an venösen Zugängen delegieren. Die Pflegekraft hat die Pflicht, die Anordnung abzulehnen, wenn sie sich nicht kompetent fühlt. Potente Medikamente oder Medikamente mit einer relativ hohen Wahrscheinlichkeit von schweren Nebenwirkungen dürfen Pflegepersonen nicht spritzen, z. B. Kalium, Eisen. Ausnahme: Notfall, z. B. Katecholamine.

3.3.1 Dauerinfusionen

Indikationen: Ausgleich z. B. von Wasser-, Elektrolytverlusten, parenterale Ernährung, Medikamentengabe.

■ Periphere Verweilkanüle

Z.B. Braunüle®. **Lokalisation:** bevorzugt Unterarm und Handrücken, evtl. Ellenbeuge. Zunächst immer distalen Punktionsort wählen, um proximale stärkere Venen für weitere Punktionen zu schonen.
Material: 2–3 Braunülen verschiedener Größe, z. B. 17 G/gelb und 18 G/grün, Hautdesinfektionsmittel, Wattetupfer, Pflaster, Verschlußstopfen oder Infusion zum Anschließen, Stauschlauch, Einmalhandschuhe. Ggf. Einmalrasierer.

Punktion

- Einmalhandschuhe anziehen. Stauen, evtl. mit RR-Manschette
- geeignete Vene palpieren, Rasur bei Bedarf
- Hautdesinfektion und mind. 30 Sek. warten
- Haut mit einer Hand spannen und fixieren
- Haut im Winkel von 45° rasch durchstechen, dann Vene flach punktieren
- wenn Blut am transparenten Kanülenansatz erscheint, Braunüle ~ 5 mm ins Venenlumen vorschieben
- Punktionsnadel festhalten und Plastikkanüle vorschieben
- Stauschlauch lösen
- Nadel entfernen, dabei die Vene proximal der Kanülenspitze abdrücken, Braunüle mit NaCl spülen und abstöpseln oder Infusion anschließen
- fixieren.

Komplikationen und Hilfen

- Vene platzt: sofort Stauschlauch lösen und Punktion abbrechen oder Punktionsversuch ohne Stauung fortsetzen
- schmerzhafte Punktion: Haut zu flach punktiert, Punktion durch Desinfektionsmittelpfütze oder Hautnerv getroffen
- Paravasat oder Thrombophlebitis: Braunüle sofort entfernen. Je nach Schwere der Reizung Arm hochlagern, Alkoholumschläge, Heparinsalbe. Arzt: evtl. lokal oder syst. Antiphlogistika, evtl. Low-dose-Heparin
- Kunststoffkanüle läßt sich nicht vorschieben, obwohl sie im Lumen liegt: evtl. Venenklappen im Wege → mit NaCl spülen und gleichzeitig vorschieben.

! Jede an der Punktionsstelle schmerzhafte Braunüle sofort entfernen: „Der Patient hat immer recht, auch wenn man nichts sieht".

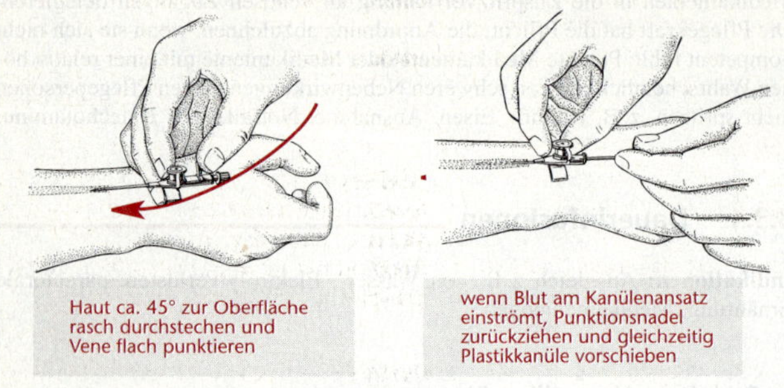

Abb. 3.9: Legen einer Verweilkanüle [L 190]

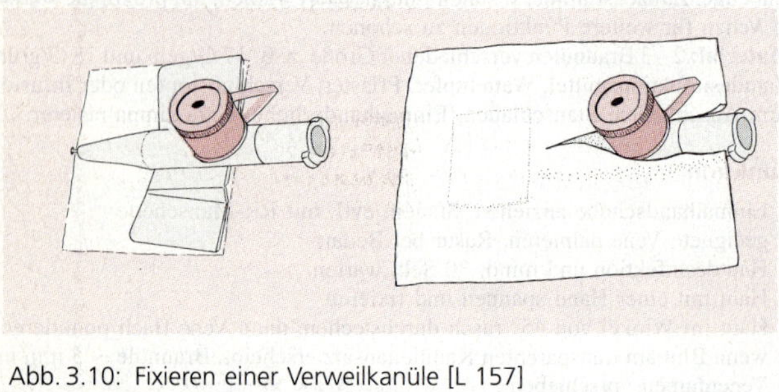

Abb. 3.10: Fixieren einer Verweilkanüle [L 157]

Tips, Tricks & Fallen

Beim fixierten Patienten die Verweilkanüle mindestens 20–25 cm über dem Handgelenk legen.

■ V.-cava-Katheter

Zentralvenöser Zugang heute bevorzugt. Zugang über V. jugularis interna sicher und risikoarm.

Material

- Venenkatheter aus Polyurethan, Silikon-Elastomer, Polyäthylen, Teflon. Bevorzugt sind Katheter aus Polyurethan: besonders flexibel, geringe Thrombogenität, leicht venengängig, zur arteriellen Druckmessung geeignet
- verschiedene Einführungssysteme stehen zur Auswahl:
  - Stahlaußenkanüle: Bard-I-Cath®, Stericath Vygon®, Splitcat®
  - Kunststoffaußenkanüle: Cavafix®, Vygonflex®, Frekatheter-Puran®
  - Seldinger-Prinzip: Certofix®, Leader Cathpur®, Secalon Seldy®, Alpha pur®, Cavafix Certo SD®

- Lanzette, 2 Spritzen, 10 ml sterile NaCl-Lösung, Lokalanästhetikum, entsprechende Punktionskanüle
- sterile Handschuhe, sterile Abdecktücher, Mundschutz, sterile Kompressen, Fixationsmaterial.

Punktion

Vorbereiten: Patienten informieren (Arzt) und zur Toilette schicken. Infusion richten, störende Bekleidung entfernen. Patient lagern, Bett in Arbeitshöhe, Kopftieflage einstellen (Trendelenburgsche Lage), Kopfkissen entfernen, wasserdichte Unterlage (Kopf, Schulter). Mundschutz anlegen, Händedesinfektion, Materialien auf steriler Arbeitsfläche richten, gründliche Hautdesinfektion.

Katheter legen
- Arzt, Pflegeperson assistiert: nochmalige Hautdesinfektion, Lokalanästhesie, evtl. Hautinzision, Vene anpunktieren, Katheter vorschieben, Punktionskanüle entfernen, Infusion anschließen (Lock-System)
- Katheter mit Pflaster fixieren. Punktionsstelle reinigen und desinfizieren. Steriler, transparenter Wundverband. Katheter und Infusionsleitung spannungsfrei fixieren
- röntgenologische Lagekontrolle
- Tropfgeschwindigkeit einstellen.

Nachsorge: Vitalzeichen kontrollieren, Patienten reinigen, ankleiden, Bett richten, Tropfgeschwindigkeit kontrollieren, Infusionsprogramm dokumentieren.
Komplikationen: Pneumo-, Hämatothorax, Pleuraerguß durch Infusionen, Nachblutung, Hämatom; Arterienverletzung.

Infusion richten

Material

Infusionsflaschen, Aufhängevorrichtung, sterile Infusionsbestecke mit Lock-Ansätzen, Tropfkammer, Belüftungsventil mit Bakterienfilter, Durchflußregler, Zuspritzvorrichtung. Infusionsständer, Mehrfachverbindungsleitungen, Dreiwegehähne, Desinfektionsmittel.

Infusionssystem anschließen

- Infusionsflasche auf Unversehrtheit prüfen, Infusionslösung auf Trübung oder Kristallisierung kontrollieren. Verfallsdatum?
- Hände desinfizieren
- Verschlußabdeckung entfernen, Verschluß desinfizieren
- Durchflußregler öffnen, Belüftungsventil schließen
- Dorn des Infusionsbestecks tief durch das Verschlußgummi einstecken, Durchflußregler schließen
- Aufhängevorrichtung anbringen
- Flasche aufhängen
- Tropfkammer durch Komprimieren und Loslassen zu ⅔ füllen
- Belüftungsventil öffnen. Bei Plastikflasche bleibt Belüftungsventil geschlossen
- Durchflußregler langsam öffnen, Infusionsbesteck blasenfrei füllen, Durchflußregler schließen.

3

Medikamente zumischen

Medikamente erst unmittelbar vor Gebrauch und vor Anbringen des Infusionsbestecks zumischen. Lichtempfindliche Medikamente schützen: lichtdichten Überzug für Infusionsflasche, lichtdichtes Infusionsbesteck.
- Verschlußstopfen desinfizieren
- Kanüle an markierter Stelle einstechen, Medikament einspritzen
- Überdruck in der Flasche vermeiden: Einspritzen unterbrechen, Luft aus der Infusionsflasche aspirieren
- kontrollieren: Ausflockung, Kristallisierung, Trübung.

Infektionen vermeiden

Händedesinfektion vor jeder Manipulation, Ansatzstücke nach jeder Manipulation desinfizieren, tägl. Infusionsbestecke mit allen Zwischenstücken austauschen, bei Verwendung eines Bakterienfilters alle drei Tage. Verbandwechsel mit Desinfektion der Punktionsstelle mind. alle 2 Tage.

Komplikationen vermeiden

- Infusionssystem nur in Kopftieflage dekonnektieren, um Gefahr einer Luftembolie zu mindern. Heparinisierung nach Anordnung. Entzündungszeichen sofort dem Arzt melden: Katheter vom Arzt ziehen lassen, Katheterspitze steril abschneiden, zur bakteriologischen Untersuchung schicken
- Kaliumangereicherte Infusionen > 40 mmol aus Sicherheitsgründen nur mit Infusionspumpe oder Perfusor infundieren
- Infusionen erst unmittelbar vor dem Anlegen vorbereiten. Infusionen müssen nach 12 h eingelaufen sein, um Bakterienwachstum zu verhindern.

Infusionsrelevante Parameter überwachen

Flüssigkeitsbilanz, Hautturgor und Ödeme, ZVD messen (☞ 3.5.2), Elektrolyte, Säure-Basen-Haushalt, Hämoglobin, Hämatokrit.

Infusionen berechnen

- Infusionsmenge in ml geteilt durch 3 × Tropfen/Min. = Infusionsdauer in h.

Beispiel: 500 ml Lsg. / 3 × 20,833 Tropfen/Min. = 8 h.

- Infusionsmenge in ml geteilt durch 3 × Infusionsdauer in h = Tropfen/Min.

Beispiel: 500 ml Lsg. / 3 × 8 h = 20,833 Tropfen/Min.

Tropfenzahl pro ml

Menge in ml	Tropfen
1	~ 20
10	~ 200
250	~ 5 000
500	~ 10 000

Ausnahme: ölige Lösungen

Beispiele Einstellungen		
Menge/ml	**Infusionszeit in h**	**Tropfen/Min.**
50	½	33
100	½	66
500	2	83
500	3	55
500	6	28
500	9	18
500	12	14
500	24	7
1000	6	56
1000	12	28
1000	24	14
2000	12	55
2000	24	23

Tips, Tricks & Fallen

Exakte Tropfgeschwindigkeit ist nur mit einer Infusionspumpe möglich.

3.3.2 Kurzzeitinfusion

Indikationen: Gabe von Medikamenten, z. B. Antibiotika, Zytostatika, Kontrastmitteln bei i. v.-Pyelogramm oder i. v.-Galle, 50–250 ml in bis zu 3 h. Material ☞ 3.3.1.

Infusion anschließen

Kurzinfusionen erst unmittelbar vor Gebrauch richten.

- Medikament auflösen
- Verschlüsse von Medikament und Lösungsmittel desinfizieren
- Überleitungsbesteck in Lösungsmittelflasche einstechen, Medikamentenflasche auf die Überleitungskanüle stecken
- Flasche umdrehen: Medikament unten, Lösungsmittel oben. Lösungsmittel restlos einlaufen lassen
- Überleitungsbesteck entfernen, Medikament restlos in Lösung gehen lassen. Nicht schütteln
- Verschluß erneut desinfizieren, Infusionssystem anschließen.

3.3.3 Parenterale Ernährung

Indikationen: Nahrungskarenz, gesteigerter Stoffwechsel, Kachexie, Nahrungsaufnahme per os nicht möglich z. B. bei Bewußtlosigkeit, Schluckstörungen oder Ösophagustumor, Nahrungsverweigerung. **Applikation** über V.-cava-Katheter (☞ 3.3.1). Über peripheren Zugang nur im Ausnahmefall, Osmolarität der Infusionen muß dann < 1000 mosm/l sein.

Infusion anschließen

- Infusionsflasche auf Unversehrtheit und Nährlösung auf Veränderungen prüfen
- Aufhängevorrichtung anbringen, Hände desinfizieren
- Verschlußabdeckung entfernen, Verschluß desinfizieren, Infusionsbesteck anschließen
- Nährstofflösungen gleichmäßig über 24 h verteilen, kompatible Lösungen über Mehrfachverbindungen oder als Mischlösung infundieren
- evtl. Infusionspumpe benutzen.

Täglicher Nahrungsbedarf pro kg Körpergewicht

	basaler Bedarf	mittlerer Bedarf	hoher Bedarf
Energie in kcal (kJ)	25 (105)	35–40 (147–168)	50–60 (210–251)
Aminosäuren in g	0,7	1	1,5–2
Kohlenhydrate in g	3	5	7
Fette in g	1	1,5	2
Elektrolyte in mmol/l: • Natrium • Kalium • Kalzium	 1–1,4 0,7–0,9 0,1	 2–3 2 0,15	 3–4 3–4 0,2

Tips, Tricks & Fallen

- bei zu rascher Infusion können die Nährstoffe nicht verwertet werden, ein Teil wird ungenutzt ausgeschieden
- Fettlösungen reagieren besonders auf Beimischungen: keine anderen Infusionen nebenbei laufen lassen
- Medikamente als Kurzinfusion separat verabreichen.

3.4 Katheter und Sonden

3.4.1 Transurethraler Blasenkatheter

3

Das transurethrale Katheterisieren stellt ein außergewöhnlich hohes Infektionsrisiko sowohl für die Harnwege als auch für die Nieren dar → strengste Indikationsstellung, akribische Infektionsprophylaxe und absolut aseptisches Vorgehen. Die Anforderungen können nur erfüllt werden, wenn das Katheterisieren von **zwei** Pflegekräften durchgeführt wird. Katheterisieren durch **eine** Pflegeperson kann nur im Notfall toleriert werden.
Das transurethrale Katheterisieren ist ein Eingriff in den Intimbereich des Patienten → sensibles Eingehen auf die Gefühle des Patienten.
! Bei geringstem Verdacht Harnwegsinfekt ausschließen.

Indikationen

Diagnostik: sterile Uringewinnung für bakteriologische Untersuchungen, wenn Mittelstrahlgewinnung nicht möglich ist, Restharnbestimmung, wenn Bestimmung mit Ultraschall nicht ausreicht.
Therapie: Harnverhalt, Blasenentleerung, Blasenspülung oder Instillation.
! Inkontinenz ist keine Indikation für den Katheter. Alternativen sind Kondomurinale, externe Urinableitungssysteme für Frauen, Inkontinenzeinlagen, Kontinenz-Blasentraining.

Katheterarten

- PVC-Kunststoff-Einwegkatheter hauptsächlich zur Diagnostik: Tiemann-Katheter beim Mann, Nelaton-Katheter bei einer Frau
- für urologische Spezialindikationen: Mercier-Katheter beim Mann, Katheter mit besonderer Spitzenform, z. B. Flötenspitze
- Dauerkatheter aus Silikon, ggf. mit Teflon-Beschichtung: Nelaton-Dauerkatheter mit Ballon für Mann und Frau, Tiemann-Dauerkatheter mit Ballon beim Mann.

Katheterstärken: Katheterdurchmesser werden in Charrière gemessen, 1 Ch = ⅓ mm. Übliche Katheterstärken bei nicht verengter Urethra: Kinder: 8–10 Ch, Frauen: 12–14 Ch, Männer: 16–18 Ch.

Material

Alle Materialien müssen steril sein. Kathetersets, vom Handel angeboten oder hausintern erstellt, erleichtern die sterile Bereitstellung der Materialien und das systematische Vorgehen.

- einmaliges Katheterisieren: sterile Arbeitsfläche, 2 geeignete Katheter (1 als Reserve), sterile Handschuhe (3 bei der 3-Handschuhmethode), ggf. Pinzette, Tupfer mit Schale (Frau 6 Tupfer, Mann 3 Tupfer), Schleimhautdesinfektionsmittel, Gleitmittel ggf. mit Schleimhautanästhetikum (Mann), ggf. Penisklemme, Abwurfbehälter, Urinauffanggefäß, ggf. Urobox oder Laborröhrchen, wasserdichte Unterlage, Abdecktuch (Lochtuch beim Mann, Schlitztuch bei der Frau)
- Dauerkatheterisierung: statt der Einmalkatheter 2 Ballonkatheter. Zusätzlich: Spritze mit Aqua dest. zum Blocken des Ballons (keine physiologische

Kochsalzlösung), Fassungsvermögen des Ballons ist auf dem Katheteransatz vermerkt, ggf. Katheter mit Blockungsreservoir benutzen, geschlossenes Urinableitungssystem ggf. mit Urimeter, ggf. Holster zur Befestigung des Ableitungsbeutels am Körper.

Katheterisieren bei einer Frau

Vorbereiten

- Patientin gründlich informieren
- Intimsphäre schützen: Sichtschutz, Mitpatientinnen hinausschicken, Untersuchungszimmer benutzen. Intimtoilette durchführen (lassen)
- für Platz und Licht sorgen, Materialien bereitstellen, zweite Pflegekraft zur Assistenz bitten
- Patientin lagern: flache Rückenlage, Gesäß unterstützen, wasserdichte Unterlage unterlegen, Knie anwinkeln, Füße seitlich versetzt aufsetzen
- Schutzkittel oder Schürze tragen, Mundschutz und Haube anlegen
- sterile Arbeitsfläche schaffen, z. B. steriles Tuch aus dem Katheterset, Materialien unter aseptischen Bedingungen auspacken und zurechtlegen, Urinauffanggefäß im Bett zwischen den Beinen der Patientin abstellen.

Einmalkatheter legen

- hygienische Händedesinfektion (☞ 1.10), Handschuhe anziehen (re Hand 2 Handschuhe übereinander), Patientin mit geeignetem Tuch abdecken
- äußere Genitalien desinfizieren
  - li Hand spreizt die Schamlippen kontinuierlich bis zum Abschluß des Katheterisierens, re Hand desinfiziert von der Symphyse analwärts. Für jeden Wisch einen neuen Tupfer verwenden
  - 1. und 2. Tupfer: große Schamlippen li und re
  - 3. und 4. Tupfer: kleine Schamlippen li und re
  - 5. Tupfer: Urethraöffnung
  - 6. Tupfer: auf Vaginaeingang legen
- gebrauchte Tupfer in Abwurfgefäß abwerfen. Oberen Handschuh der re Hand durch Assistentin abziehen lassen
- Katheter einführen. Sobald Urin fließt, nicht weiterschieben. Urin in Auffanggefäß, ggf. Laborröhrchen, ableiten. Zur vollständigen Blasenentleerung Patientin leicht auf den Unterbauch drücken lassen, ggf. von Assistentin
- bei Harnverhalt mit überfüllter Blase Urin nicht im Schuß entleeren, sondern Urinfluß durch Zusammendrücken des Katheters drosseln. Nicht die gesamte Urinmenge auf einmal ablassen, ~ 30 Min. Zeit zum Ausgleich der Druckverhältnisse lassen
- Katheteröffnung mit Zeigefinger verschließen, Katheter entfernen, Tupfer aus Vaginaeingang entfernen.

Dauerkatheter legen

Vorbereiten wie bei „Legen eines Einmalkatheters" (s.o.). Durchführen wie Legen eines Einmalkatheters bis einschließlich Desinfektion. Zusätzlich:

- Assistentin verbindet Katheter bereits auf der sterilen Arbeitsfläche mit sterilem geschlossenen Urinableitungssystem

- Katheter einführen, Assistentin hält Ableitungssystem. Wenn Urin fließt, Katheter noch 2 cm weiter vorschieben
- Assistentin befestigt Ableitungssystem an der Halterung
- Spritze mit Aqua dest. auf den Ballonzugang aufsetzen, langsam injizieren, Katheter leicht zurückziehen, bis Widerstand spürbar.

3

Katheterisieren beim Mann

Einmalkatheter legen

Vorbereiten wie „Katheterisierung der Frau" (s.o.). Mann lagern: einfache Rükkenlage.

- Handschuhe anziehen, re 2 Handschuhe übereinander
- Lochtuch vorlegen, Vorhaut zurückziehen, Penis zwischen Ring- und Mittelfinger der li Hand fassen, Urethraöffnung mit Daumen und Zeigefinger spreizen (☞ Abb. 3.14). Li Hand verbleibt so bis zum Ende des Katheterisierens
- Desinfektion mit der re Hand, für jeden Wisch einen neuen Tupfer: mit 1. und 2. Tupfer Eichel li und re; mit 3. Tupfer Urethraöffnung
- Gleitmittel in die Harnröhre instillieren, ggf. Gleitmittel mit Schleimhautanästhetikum benutzen. Einwirkzeit beachten, Zurückfließen durch Penisklemme verhindern, dann erneut desinfizieren
- oberen Handschuh der re Hand von Assistenten abziehen lassen, Katheter ~ 5 cm unterhalb der Spitze fassen, Katheterende zwischen Ring- und Kleinfinger klemmen (bei Tiemann-Katheter zeigt die Nut am Katheteransatz nach oben), Penis mit der li Hand gerade nach oben strecken Katheter ~ 15 cm einführen, Penis kaudal senken und Katheter weiterschieben bis Urin abfließt, Urin in Auffanggefäß abfließen lassen, ggf. Laborröhrchen
- durch Druck auf den Unterbauch (Patient oder Assistent) Blase restlos entleeren. Katheterende mit Zeigefinger verschließen, gleichmäßig zurückziehen
- Vorhaut wieder über die Eichel vorschieben, sonst Gefahr der Paraphimose.

Dauerkatheter legen

Vorbereitung: wie bei „Legen eines Einmalkatheters" (s.o.). Durchführen wie Einmalkatheterisieren bis einschließlich Instillation des Gleitmittels. Weiter wie „Dauerkatheter legen" bei der Frau (s.o).

Dauerkatheter entfernen

Indikation

Wenn Indikation für einen Blasenverweilkatheter nicht mehr gegeben ist oder der Katheter gewechselt werden muß, z. B. Inkrustationen im Urinableitungssystem lassen auf Ablagerungen auch am Katheter schließen oder Katheter mit kleinerem Durchmesser bei gereizter Urethraschleimhaut angezeigt.
Bei Dauerkatheterträgern kann individuell ein Wechselintervall bestimmt werden. Bei Verwendung eines Silikonkatheters sind Intervalle von mehr als 4 Wochen nicht ungewöhnlich.

Dauerkatheter wechseln

- Spritze auf Ballonzuleitung aufsetzen, Ballon vollständig entleeren, Katheter unter leichtem Zug entfernen
- evtl. Katheterspitze zur Mikrobiologie schicken
- beobachten: Blutung, spontane Blasenentleerung möglich?

3

Vorgehen bei nicht entblockbarem Dauerkatheter

Trotz ständig verbesserter Qualität der Katheter kann es vereinzelt zu Verlegungen oder Verstopfungen des Ballonkanals kommen.

Torsion und Aspiration

- leere 10-ml-Spritze auf den Ballonzugang aufsetzen, Katheter ~ 2 cm distal der Urethraöffnung oder über dem Hautniveau bei suprapubischem Katheter festhalten
- Katheter im gesamten extrakorporalen Verlauf li-re drehen und kneten
- Aspirationsversuch durchführen
- bei fehlendem Erfolg: vorsichtig den intrakorporal verlaufenden Katheterteil um seine Achse drehen, Aspirationsversuch durchführen.

Bei Mißerfolg urologisches Konsil.

Tips, Tricks & Fallen

- bis auf ein Urinableitungsgefäß wegen Kontaminationsgefahr keine Pflegeutensilien im Bett abstellen
- besser für wenige Tage 2–3 mal täglich einmalkatheterisieren, als für wenige Tage einen Dauerkatheter legen
- kann ein Widerstand beim Einführen des Katheters nicht durch Strecken oder Senken des Penis beseitigt werden, Katheterisieren abbrechen und urologische Beurteilung anfordern.

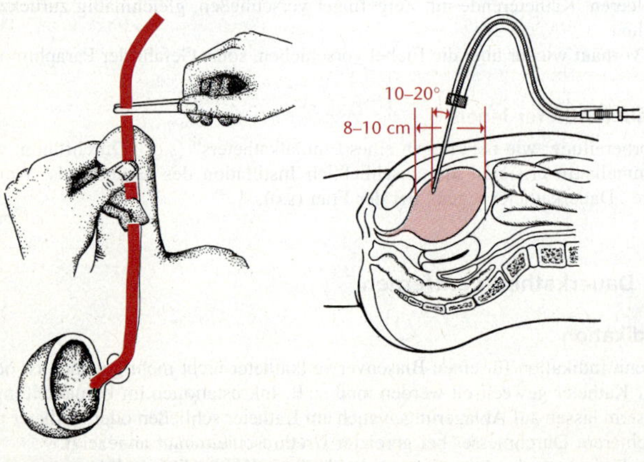

Abb. 3.11: Legen eines Blasenkatheters li; Prinzip des suprapubischen Katheters re [L 157]

3.4.2 Suprapubische Blasenpunktion

Die suprapubische Blasendrainage hat dem transurethralen Katheterisieren gegenüber Vorteile:
- geringere mechanische Verletzungsgefahr und Infektionsgefahr
- Intimbereich des Patienten wird weniger tangiert
- Blasen- und Kontinenztraining wird durch den Katheter nicht behindert
- leichtere Restharnbestimmung.

Indikationen: wie bei „Transurethraler Blasenkatheter" (s.o.), zusätzlich Harnröhrenverletzungen, Strikturen.

Kontraindikationen: nicht palpierbare Blase, nicht füllbare Blase, Blasentumoren, Gerinnungsstörung, Schwangerschaft.

Material

Alle Materialien müssen steril vorliegen. Die Industrie liefert fertige Punktionssets. Zur einmaligen Punktion:
- sterile Spritze, ggf. mit 2-Wege-Hahn, Kanüle (~ 12 cm lang), Hautdesinfektion, Tupfer, beschriftetes, steriles Untersuchungsröhrchen, Verbandmaterial, Rasierer
- spaltbarer Punktionstrokar, spezielle Katheter mit selbstaufrollender Spitze oder Ballonkatheter, Nahtmaterial, Fixierplatte, Skalpell, ggf. zur Probepunktion 8–10 mm lange Kanüle und 20-ml-Spritze, Lochtuch, Abwurfgefäß, geschlossenes Urinableitungssystem, Hautdesinfektionsmittel, Lokalanästhesie, Verbandmaterial, sterile Handschuhe.

Vorbereiten

- Patienten ausführlich informieren, ggf. Blase füllen z. B. mit 500–1000 ml Flüssigkeit oral, entsprechende Menge als Infusion oder über Einmalkatheter
- ggf. Unterbauch rasieren, störende Kleidung entfernen. Knapper Slip kann anbehalten bleiben
- sterile Arbeitsfläche herrichten, Materialien griffbereit anordnen
- lagern: flache Rückenlage, Becken mit Kissen leicht unterstützen.

Punktion

- hygienische Händedesinfektion, Punktionsstelle 2–3 cm kranial des Symphysenoberrandes auf der Mittellinie desinfizieren, mit Lochtuch abdecken
- Lokalanästhesie durchführen, ggf. Probepunktion vornehmen, Katheter in den Trokar einführen (Spitze liegt noch innerhalb des Trokars), geschlossenes Urinableitungssystem anschließen
- Hautinzision, Trokar einstechen, bis Urin fließt. Katheter vorschieben. Trokar zurückziehen, aufsplitten und entfernen
- Katheter mit Naht an der Bauchdecke fixieren. Ballonkatheter blocken. Desinfektion der Punktionsstelle, Wundverband, Katheter in Fixierplatte einlegen, Platte mit Heftpflaster befestigen
- Patienten ankleiden, Materialien entsorgen. Besonders auf Blut im ablaufenden Urin achten. Bettruhe bis Komplikationen ausgeschlossen sind.

Komplikationen: anhaltende Blutung durch Gefäßverletzung bei der Punktion, aufsteigende Infektion mit Nierenschädigung.

■ Suprapubischen Katheter wechseln

Indikation: verstopfter Katheter, großlumigerer Katheter notwendig.
Material: Katheter, ggf. Führungssonde nach Seldinger, ggf. Dilatator, Fadenmesserchen, Nahtmaterial, Hautdesinfektionsmittel, geschlossenes Urinableitungssystem, sterile Handschuhe.

3

Durchführen

Vorbereiten und Lagern s.o.

- Verband und Fixationsplatte entfernen. Desinfektion. Faden entfernen, Katheter herausziehen, nochmalige Desinfektion
- neuen Katheter einführen. 3 Methoden möglich:
  - Katheter durch den alten Wundkanal in die Blase vorschieben
  - Katheter vom Urinableitungssystem abkoppeln, Seldinger Führungssonde durch den Katheter bis zur Blase vorschieben, Katheter entblocken oder Naht entfernen, Katheter über die Sonde zurückziehen, neuen Katheter über die Sonde in die Blase vorschieben, Führungssonde entfernen
  - Dilatator mit spaltbarer Kunststoffhülle in den Wundkanal vorschieben, Dilatator zurückziehen, Katheter durch die Kunststoffhülle in die Blase vorschieben, Kunststoffhülle zurückziehen, splitten und entfernen
- Katheter fixieren und verbinden (s.o.).

3.4.3 Magensonde

Indikationen: Magenspülung bei Medikamenten-Intoxikation, Sondennahrung zuführen, Magensäuresekretionsanalyse, Magensaftdiagnostik bei Tuberkulose, Ableiten von Magensaft.

Material

- Sondenarten: zur Diagnostik einläufige, kurzfristige Verweilsonden mit und ohne Olive, zur Entlastung einläufige, langfristige Verweilsonden, doppelläufige Verweilsonden
- Klemme mit weichen Branchen, ggf. Verschlußstöpsel bei Nährsonde
- Gleitcreme, Schleimhautanästhetikum als Spray
- Glas mit Wasser, Nierenschale mit Zellstoff, Schutztuch, Einmalhandschuhe, 20-ml-Spritze, Material zum Fixieren, Indikatorpapier, ggf. Stethoskop, Ableitungsbeutel, Mundschutz
- zur Diagnostik zusätzlich: je nach Methode Probetrunk, zu injizierende Reizsubstanz, geeignete Spritze, Proberöhrchen mit Untersuchungsschein.

Vorbereiten

- Patienten über Sinn und Ablauf, Nüchternbleiben bei Diagnostik informieren
- Patienten vor den Blicken der Mitpatienten schützen: Sichtschutz, besser Untersuchungszimmer
- Materialien vorbereiten und bereitlegen
- Oberkörper hochlagern, Nase reinigen, Schleimhautanästhesie, Schutztuch vorlegen. Handschuhe anziehen.

Magensonde legen

- Patienten entspannen lassen, gleichmäßig durch den Mund atmen lassen
- Sonde durch die Nase bis kurz oberhalb der Epiglottis einführen
- Patienten auffordern zu schlucken, während jedes Schluckaktes die Sonde ein Stück vorschieben. Ggf. Schlucken durch Trinken von Wasser provozieren – nicht bei Magensaftdiagnostik
- bei Anzeichen einer Zyanose oder bei starkem Husten die Sonde bis oberhalb der Epiglottis zurückziehen und erneut sondieren. Ggf. Pause einlegen
- Sonde bis zur Markierung 50–60 cm einführen. Lage der Sonde kontrollieren: Sekret aspirieren, Säurenachweis mit Indikatorpapier führen, ggf. Luft durch die Sonde insufflieren und mit Stethoskop das entstehende Geräusch lokalisieren. Im Zweifelsfall Röntgenkontrolle. Bei Sekretstau bestätigt der beginnende Sekretfluß die korrekte Lage
- Verweilsonde an Nasenrücken und Stirn oder Wange mit Pflasterstreifen fixieren
- Patienten Mund ausspülen lassen.

Sonde entfernen: Einmalhandschuhe anziehen, Sonde abklemmen, Fixierung lösen, Patienten tief einatmen lassen, Sonde gleichmäßig in einem Zuge herausziehen, entsorgen. Patienten Mund ausspülen lassen. Nasenpflege, Pflasterreste entfernen.

Sondenpflege: regelmäßig Lage kontrollieren, regelmäßig Fixierung lösen und in andere Richtung neu fixieren, ggf. mehrmals tägl., Nasenpflege.

3.4.4 Ösophaguskompressionssonden

Indikation: Blutungen aus Ösophagus- oder Fundusvarizen, Akutmaßnahme zur Überbrückung bis zur endoskopischen oder chirurgischen Therapie. Besonders gefährdet sind Patienten mit portaler Druckerhöhung bei chronischem Alkoholabusus.

Material

Wie 3.4.3, zusätzlich: großlumige Spritze, 2 Klemmen, Handpumpenball und Druckmanometer für Sengstaken-Sonde, Gewicht (1 kg in 100 g-Scheiben), Zugseil und Rollenkonstruktion für Nachlas-Sonde.

Sondenarten

- Ösophaguskompressionssonde nach Sengstaken-Blakemore: dreiläufige, 70 cm lange Magensonde mit Magenballon und 20 cm langem Ösophagusballon
- Nachlas-Sonde nach Linton: dreiläufige Magensonde mit birnenförmigem Magenballon und Befestigungsvorrichtung für einen Gewichtszug.

3

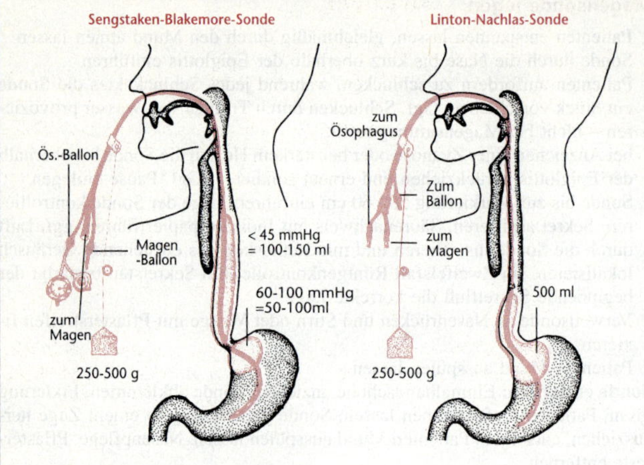

Abb. 3.12: Ösophaguskompressionssonden [L 157]

Sengstaken-Blakemore-Sonde

Sonde legen

Vorbereitung ☞ 3.4.3, zusätzlich auf Verordnung ggf. Sedativum, Ballon auf Dichtigkeit überprüfen.

- Anästhesie von Nasen- und Rachenschleimhaut, mit Glyzerin gleitfähig gemachte Sonde durch die Nase einführen (☞ 3.4.3)
- Magenballon mit 150–200 ml Luft auffüllen, sofort abklemmen und gegen irrtümliches Öffnen sichern: Klemme mit Heftpflaster umwickeln
- Sonde vorsichtig, bis Widerstand spürbar wird, zurückziehen, Fixation an der Nase. Polster als Dekubitusprophylaxe unterlegen
- mit Handpumpenball den Ösophagusballon auf 35–45 mmHg aufpumpen. Kontrolle durch Druckmanometer. Nach 6 h Druck auf 30–35 mmHg absenken, nach weiteren 24 h auf 25–30 mmHg. Sonde nicht > 3 Tage belassen.

Laufende Kontrolle und Pflege

- kontinuierliche Druckkontrolle: alle 6 h den Druck innerhalb von 5 Min. auf 0 absenken
- Blutungskontrolle: regelmäßig Magen über den Magenzugang spülen
- Speichel oberhalb des Ösophagusballons absaugen, Nasen-Mundpflege.

Sonde entfernen

- nach gestillter Blutung (kein Blut mehr in Spülflüssigkeit) Ösophagusballon entblocken, ggf. schluckweise Tee trinken lassen → löst Verklebungen
- Sonde etwas in den Magen vorschieben, der Magenballon bleibt gefüllt, die Sonde vorsichtshalber für 24 h in dieser Lage belassen
- treten keine erneuten Blutungen auf, Magenballon entblocken, Sonde vorsichtig ziehen.

Nachlas-Sonde nach Linton

Sonde legen

Vorbereitung ☞ 3.4.3, zusätzlich: nach Verordnung ggf. Sedativum, Ballon auf Dichtigkeit überprüfen.

- Anästhesie von Nasen- und Rachenschleimhaut, mit Glyzerin gleitfähig gemachte Sonde durch die Nase einführen (☞ 3.4.3)
- Magenballon mit 400–700 ml Luft auffüllen, sofort abklemmen. Klemme gegen irrtümliches Öffnen sichern
- ggf. Lagekontrolle durch Bildwandler. Sonde vorsichtig zurückziehen, bis Widerstand spürbar wird. Zugseil an der Sonde einhaken, über Rollen führen und 500–1000 g anhängen.

Laufende Kontrolle und Pflege

Alle 6 h Gewicht für 10 Min. entfernen. Blutungskontrolle durch regelmäßiges Spülen des Magens über Magenzugang. Speichel oberhalb des Ballons über den Ösophaguszugang alle 30 Min. absaugen. Nasen-Mundpflege.

Sonde entfernen

Gewicht pro Stunde um 100 g vermindern. Treten keine erneuten Blutungen auf, pro Stunde 100 ml Luft aus dem Ballon entleeren. Leeren Ballon vorsichtig ziehen.

Tips, Tricks & Fallen

Atmung ständig kontrollieren: verrutschte Sonde oder Speichelansammlung oberhalb des Ballons können zu Aspiration und Ersticken führen.

3.5 Diagnostische Maßnahmen

3.5.1 Labordiagnostik

3

Welches Röhrchen für welche Untersuchung?

Container*	Untersuchung	Zusätze
farblos, braun	klinische Chemie, Serologie, Kreuzprobe	Plastikkügelchen
blau	Plasma	NH_4-Heparin
grün	Gerinnung, BSG	Na-Zitrat 3,8 %
lila	BSG	Na-Zitrat 3,8 %
orange	Blutgase, HLA-Typisierung, ionisirtes Ca^{2+}	Na-Heparin
rot	Hämatologie	EDTA
gelb	Laktat, Glukose	Na-Fluorid
farblos	Vit. B_1, B_6, B_{12}, E, Folsäure	lichtgeschützt

* Farbkodierung der Container unterscheidet sich in 2 Systeme: 1. Europäische Norm (s. Tab.), 2. US-Norm (ohne Beispiel)

Bakteriologische Untersuchungen

Material

- sterile Materialträger: Urikult®, Blutkulturen, Nährböden für Abstriche, Kochsalzlösungen, andere Medien
- Instrumente zur Probenentnahme: z. B. Spritze und Kanüle für Blut, sterile Schere und Pinzette für Katheterspitze.

Probenmaterial Bakteriologie

Probenmaterial	Träger, Beispiele
Urin	sterile Urinröhrchen, Urikult®
Blut	Blutkulturflaschen aerob/anaerob, Versandröhrchen
Abstriche	steriler Tupfer im Röhrchen mit Nährboden
Venenkatheterspitzen	Versandröhrchen ohne Medium
Aszites	Versandröhrchen ohne Medium
Sekrete	Versandröhrchen ohne Medium

Einige bakteriologische Labors haben ihre eigenen Vorschriften, wie Untersuchungsmaterial aufbereitet und transportiert werden soll → unbedingt beachten.

Durchführen

Das Gewinnen von Probenmaterial kann an das Pflegepersonal deligiert werden, z. B. Uringewinnung, venöse Blutentnahmen und Abstriche.
- Versandbehälter etikettieren: Name und Geb.-Datum des Patienten, anfordernde Station, Datum der Entnahme
- Anforderungsschein vom Arzt ausfüllen lassen: Art der Untersuchung, Fragestellung, Verdachtsdiagnose, Symptomatik
- Patienten informieren und Probe entnehmen
- Abstriche, z. B. Wund- oder Nasenabstrich: mit sterilem Stieltupfer abstreichen und in das Röhrchen mit dem Nährboden stecken. Meist steriles Set in Verpackung, Griff des Stieltupfers ist der Verschluß des Versandröhrchens
- Venenkatheterspitzen nach dem Entfernen des Katheters (Arzt) mit der Schere unter sterilen Bedingungen direkt insVersandröhrchen abschneiden
- Probenmaterial nach der Entnahme sofort ins Labor bringen (lassen).

Blutgasanalyse (BGA)

Indikation: Effektivitätskontrolle bei Beatmung, Differentialdiagnose bei Störungen des Säure-Basen-Haushaltes. **Material:** BGA-Röhrchen oder heparinisierte 2-ml-Spritze, kleine Kanüle, sterile Handschuhe, Tupfer und Hautdesinfektionsmittel. Arterielle BGA ☞ 3.1.1.

Arterialisiertes Kapillarblut

Blutentnahme zur venösen BGA auch durch Pflegepersonal.
- Ohrläppchen mit hyperämisierender Salbe, z. B. Finalgon®, eincremen, 2–5 Min. einwirken lassen, Salbe abwischen
- Ohrläppchen mit Lanzette inzidieren, 1. Bluttropfen abwischen, Blut mit Kapillare absaugen
- schnell in Analysegerät eingeben, Befund dokumentieren
- Punktionsstelle auf Nachblutungen beobachten.

Tips, Tricks & Fallen

Vor Blutspritzern schützen.

Blutsenkungsgeschwindigkeit

Indikation: V.a. akute, chronische Entzündungen, Nekrosen wie Herzinfarkt. **Material:** 2-ml-Spritze mit 0,4 ml Na-Zitrat 3,8 %, Blutsenkungskapillaren nach Westergren, Ständer, Kurzzeitwecker, Dokumentationsprotokoll.
- 2-ml-Spritze beschriften und 0,4 ml Na-Zitrat 3,8 % aufziehen
- Blutsenkungskapillaren, Ständer, Kurzzeitwecker, Dokumentationsprotokoll vorbereiten
- Na-Zitratspritze bis 2 ml mit Blut auffüllen, gut durchmischen. Nicht schütteln, Gefahr der Hämolyse
- Kapillare bis zur Markierung auffüllen. Je nach Hersteller verschiedene Methoden. Senkrecht in den Ständer stellen, Zeit (1 h) einstellen
- Name und Uhrzeit ins Protokoll eintragen. Nach 1 h und 2 h ablesen, Ergebnis protokollieren.
- Einmalmaterial wie Sondermüll entsorgen.

■ Blutzucker

Material

- 2-ml-Spritze, kleine Kanüle, Tupfer und Hautdesinfektionsmittel, beschriftete Untersuchungsröhrchen z. B. für Nüchtern- und Mittagswert
- Blutzuckerstix: Teststäbchen z. B. Glucostix®, Lanzette, Meßgerät z. B. Ames®, Tupfer, Hautdesinfektionsmittel, Verlaufsbogen zur Dokumentation.

Durchführen

- Material bereitstellen, Blutentnahme zur Laborkontrolle
- Gerät lt. Bedienungsanleitung einstellen. Finger auswählen, desinfizieren
- Fingerkuppe mit Lanzette einstechen, Bluttropfen ausdrücken, Gerät starten
- Bluttropfen auf das Teststäbchen ausstreichen, Signalton abwarten
- Blut vom Teststäbchen abtupfen (nicht reiben), Teststäbchen in das Gerät einlegen, Ergebnis abwarten und ablesen. Bei „Hi" oder „Low" Anzeige Test im Labor wiederholen
- Einstichstelle mit einem Tupfer abdrücken (Patient), ggf. Gerät reinigen, Ergebnis dokumentieren.

Tips, Tricks & Fallen

- Lanzettenstiche können sehr schmerzhaft sein: nicht in die Tastfläche des Fingers stechen, sondern seitlich an der Fingerkuppe. Angenehmer für den Patienten aber teurer sind kleine Kanülen
- keine einheitlichen Bedienungsmuster bei Stixgeräten. Alle Geräte messen von 40 bis max. 500 mg%
- Umrechnen von mmol/l und mg% (md/dl): mmol/l × 18 = mg%, mg% × 0,056 = mmol/l.

3.5.2 Zentraler Venendruck (ZVD)

Indikation: Volumenkontrolle. Voraussetzung ist ein liegender, zentraler Venenkatheter mit Spitze im klappenlosen Anteil der oberen Hohlvene in Vorhofhöhe.

Material: Infusionsständer mit Meßleiste graduiert in cm H_2O, Kochsalzlösung 0,9 % zur Infusion, Infusionssystem für ZVD-Messung z. B. Medifix®, Wasserwaage, Thoraxschublehre, Filzschreiber.

ZVD messen

- Patient informieren, in waagerechte Rückenlage bringen
- Nullpunktbestimmung mit der Thoraxschublehre (☞ Abb. 3.13): oberer Schenkel am Xiphoid (Schwertfortsatz), unterer Schenkel Matratzenoberkante, mit dem Filzschreiber markieren, Patient in die gewohnte Lage bringen

- alle drei Schenkel des Infusionssystems mit NaCl-Lösung füllen, Meßschenkel an der Meßleiste befestigen
- Patient-Schenkel (Venenkatheter) über Dreiwegehahn anschließen, alle Infusionen abklemmen, Meßsystem zum Patient hin öffnen, Katheter kurz durchspülen
- Patient in flache Rückenlage bringen. Nullpunkt von Patient und Meßleiste mit der Wasserwaage auf gleiche Höhe bringen
- Verbindung zwischen Patient und Meßschenkel über Dreiwegehahn herstellen. Flüssigkeitsspiegel/Meßschenkel wird sinken. Ergebnis ablesen, wenn Flüssigkeitsspiegel stehenbleibt. Atemabhängige Schwankung beachten, meist 0,5 cm, Mittelwert nehmen
- System abklemmen, Patienten wieder aufrichten, Infusionen wieder öffnen
- bei einmaliger Messung ZVD-System entfernen
- zur regelmäßigen Messung ZVD-System belassen, um Infektionen durch Manipulationen vorzubeugen
- Ergebnis dokumentieren, Veränderungen der Normwerte (5–12 cm Wassersäule) sofort dem Arzt melden.

Tips, Tricks & Fallen

- Wasserwaage läßt sich durch ein Lineal mit aufgeklebter (Pflaster) Aquaampulle ersetzen
- alle Vorbereitungen so treffen, daß der Patient nicht lange flach liegen muß
- Alternative zur Thoraxschublehre: mit Maßband oder Lineal Thoraxquerschnitt ausmessen, zwischen 2. und 3. Fünftel von oben markieren.

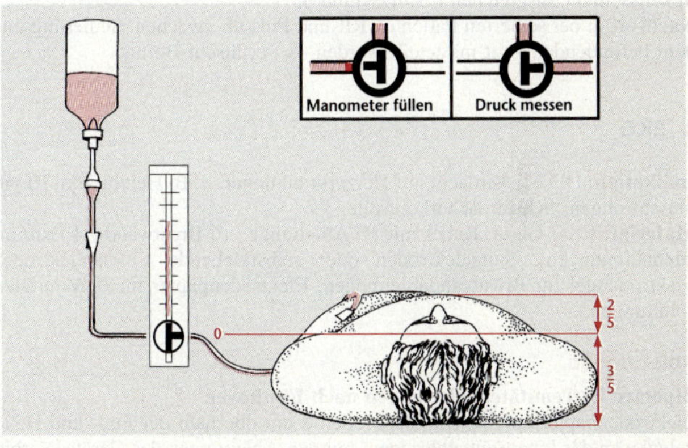

Abb. 3.13: ZVD-Messung [L 190]

3.5.3 EEG, EKG

Elektroenzephalographie (EEG)

Normales EEG schließt eine Krankheit nicht aus.

3

Indikation
- DD der Ursache der psychischen Störung: Veränderung im EEG spricht für organische Schädigung (Allgemeinveränderung oder herdförmige Veränderung)
- Epilepsiediagnostik: epileptische Aktivität generalisiert (überall) oder herdförmig (an einer Stelle), Wellenformen differenzieren, die für verschiedene Arten der Epilepsie typisch sind
- Verlaufskontrolle bei vorbehandelter Epilepsie: Krampfbereitschaft beurteilen, Auswirkung der verabreichten Medikamente erkennen, Hirntod in Zusammenhang mit Organspende feststellen.

Methode: Ableiten, Verstärken und Aufzeichnen von elektrischen Spannungen, die bei der Aktivität des Gehirnes entstehen. Die Untersuchung ist völlig unschädlich.

EEG ableiten

Erfolgt durch Fachpersonal. Erfordert vom Patienten, daß er ~ 45 Min. ruhig liegt oder sitzt, bei kürzeren Zeiten eingeschränkte Verwertbarkeit. Abwarten, bis der Patient sich beruhigt.
Kopf und Haare des Patienten vor der Untersuchung trocknen, weil sich sonst die Spannungen, die eigentlich abgeleitet werden sollen, schon über die Feuchtigkeitsschicht ausgleichen („Kurzschluß").
Nachsorge: bei sedierten Patienten RR und Puls überwachen. Sedierung muß dem befundenden Arzt mitgeteilt werden → verfälscht Befund.

EKG

Indikation: DD bei Verdacht auf Herzerkrankungen, z. B. Herzinfarkt, Rhythmusstörungen, Schrittmacherkontrolle.
Material: EKG-Gerät, Kabel mit 10 Ableitungen (6 Brustwand-, 4 Extremitätenableitungen), Saugelektroden oder selbstklebende Einmalelektroden, Elektrodengel für Brustwandableitungen, Elektrodenpapier für Extremitätenableitungen.

Ableitungen

Bipolare Extremitätenableitungen nach Einthoven
Elektrodenpapier anfeuchten, Elektroden 2 cm oberhalb der Fuß- und Handgelenke an der Innenseite anbringen, mit den Ableitungen des Gerätes verbinden:

- 1: re Fuß – schwarz
- 2: re Arm – rot
- 3: li Arm – gelb
- 4: li Fuß – grün

Unipolare Brustwandableitungen nach Wilson (☞ Abb. 3.14)
Sechs erbsgroße Kleckse Elektrodengel auftragen:

- V_1: 4. ICR parasternal re
- V_2: 4. ICR parasternal li
- V_3: zwischen V_2 und V_4
- V_4: 5. ICR Medioklavikularlinie li
- V_5: vordere Axillarlinie in Höhe V_4 li
- V_6: mittlere Axillarlinie in Höhe V_4 li

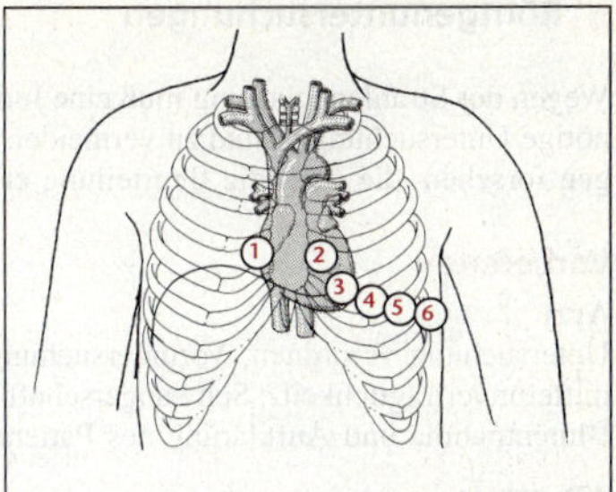

Abb. 3.14: EKG-Ableitungen [L 190]

EKG ableiten

- Saugelektroden anbringen und mit den Ableitungen des Gerätes verbinden
- Patient auffordern, sich nicht zu bewegen. Gerät starten
- Qualität des EKG beurteilen: verwackelt, verpolt, Linien in der richtigen Position
- Ableitungen entfernen, Gel von der Brust abwischen, Patient ankleiden (lassen
- auf das fertige EKG Name und Geburtsdatum des Patienten und aktuelles Datum, ggf. Uhrzeit schreiben. Wenn das EKG mit Filter geschrieben wurde, dies unbedingt auf dem EKG vermerken
- EKG dem Arzt vorlegen. Saugelektroden reinigen und desinfizieren
- Maßnahme dokumentieren.

Tips, Tricks & Fallen

- bei Amputierten beide Elektroden auf gleicher Höhe, z. B. Oberschenkel
- bei starken Störungen durch Muskelzittern z. B. bei M. Parkinson Elektroden am proximalen Oberarm und -schenkel befestigen.

3.5.4 Bildgebende Verfahren

■ Sonographie

Vorbereiten

- Vortag: keine blähenden Speisen wie Hülsenfrüchte, Antiblähmittel wie Sab simplex® eingeben
- Untersuchungstag: Patient bleibt nüchtern, bei Beckenuntersuchungen Harnblase nicht entleeren, ggf. viel trinken lassen, um Harnblase zu füllen.

Röntgenuntersuchungen

Wegen der Strahlenbelastung muß eine Indikation vorliegen. Doppelte und unnötige Untersuchungen sind zu vermeiden → unbedingt nach Voruntersuchungen forschen, die auch die Beurteilung erleichtern.

Vorbereiten

Arzt

Untersuchung verordnen, Voruntersuchungen erfragen, Anamnese (Kontrastmittelunverträglichkeit? Schwangerschaft? Schilddrüsenerkrankungen?), ggf. Blutentnahme und Aufklärung des Patienten.

Pflege

- Transport des Patienten organisieren
- Schein ausgefüllt? Voraufnahmen mitgeben
- hausspezifische Anweisungen über Ernährung, Abführmaßnahmen, Medikamentengabe beachten
- röntgendichte Gegenstände wie Uhren, Schmuck entfernen und ggf. sicher verwahren. Soweit möglich röntgendichte Verbände, Pflaster, Salben wie Zinkpaste, Schienen entfernen
- Infusions- und Schlauchsysteme übersichtlich ordnen und befestigen
- Blasen- und Darmentleerung vor dem Transport zur Röntgenabteilung
- Patienten begleiten: in Reanimationsbereitschaft bei lebensbedrohlichem Zustand, als bekannte Bezugsperson bei sehr unruhigen oder verwirrten Patienten, als Hilfe bei aufwendiger Lagerung
- Nüchterngebliebene Diabetiker müssen bevorzugt werden: mit Röntgenabteilung absprechen, Insulin nach ärztlicher Anordnung geben, orale Antidiabetika nach Untersuchung
- Maßnahme und evtl. Komplikationen dokumentieren.

Pflege bei speziellen Verfahren

- bei allen Kontrastmitteluntersuchung (s. u.): Patient nüchtern
- bei Kontrastmitteldarstellung im Bauchraum, z. B. Cholangiographie, Urographie: Abführmaßnahmen, entblähende Maßnahmen
- bei Kolonkontrasteinlauf: Reinigung des Kolon, z. B. durch Laxantien und Einlauf 1 Tag vor und am Tage der Untersuchtung
- bei Arteriographie, Phlebographie: Patient nüchtern, Gerinnungsstatus, ggf. Blase und Darm entleeren, Punktionsort rasieren. Nach der Untersuchung Druckverband für 24 h, Bettruhe, RR, Puls, Atmung kontrollieren, Verband auf Nachblutungen kontrollieren, auf Infektionszeichen achten. Steriler Wundverband
- bei Bronchographie: nüchtern, Antitussiva nach ärztlicher Anordnung, wegen Aspirationsgefahr Nahrungs- und Nikotinkarenz.

Kontrastmitteluntersuchungen

Kontrastmitteluntersuchungen bergen eine Reihe von Risiken, die durch eine genaue Vorbereitung in der Regel zu verhindern sind.

Komplikationen

- allergische Reaktionen: anaphylaktischer Schock, Urtikaria, Juckreiz, Quaddelbildung, Lidödeme, Asthma, Übelkeit, Erbrechen, Schwindel
- Nierenversagen, bes. bei eingeschränkter Nierenfunktion
- Hyperthyreose, thyreotoxische Krise durch jodhaltige Kontrastmittel.

Vorbereiten

- Anamnese: frühere Kontrastmitteluntersuchungen, bekannte Kontrastmittelallergien, Schilddrüsenerkrankungen
- Labor: TSH, Krea. Ggf. Schilddrüsenszintigraphie vor Kontrastmittel-Untersuchung
- Aufklärungsbögen bereitlegen, der Arzt muß den Patienten aufklären, Patient muß unterschreiben
- TSH-Wert mitgeben.

Bei bekannter Kontrastmittelallergie Risiko und Nutzen abwägen, ggf. Patienten medikamentös vorbereiten

Beobachten nach einer Untersuchung

- ausreichende Flüssigkeitszufuhr und Diurese
- auf Zeichen der Allergie achten: Haut, RR, Puls
- bei Herzinsuffizienz: RR, Puls, Atmung.

Computertomographie

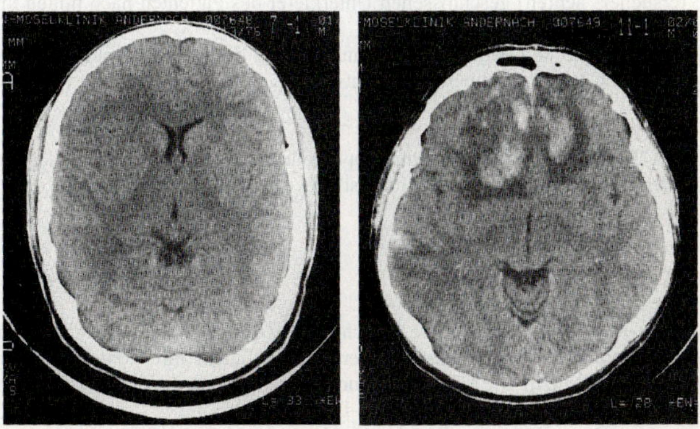

Abb. 3.15: Normales CCT li, mit Blutung re [T 137]

Querschnittförmige, computerberechnete Schichtröntgenaufnahmen des untersuchten Körperteiles. Strahlendosis in der Größenordnung eines Thoraxröntgenbildes. Aussage über Veränderungen in der Struktur des untersuchten Körperteiles, z. B.
- Kopf: Hirnblutung, Tumor, Hirninfarkt (frühestens nach 12–24 h zu erkennen), Ödem, Liquorstau, Schädelbruch
- 3 Wirbelsäule: Knochentumor, Tumor der Weichteile im Spinalkanal, Bandscheibenvorfall.

Vorbereiten

- Arzt: Patienten aufklären, ggf. ausreichend sedieren. Patient muß für Schädel-CT mindestens 20 Min. ruhig liegen.
- Termin vereinbaren, Transport organisieren, Scheine vorbereiten
- Patienten selbst und Voraufnahmen bereithalten
- Patienten beruhigen, ihm die Angst vor der Untersuchung nehmen
- röntgendichte Gegenstände wie Ohrringe entfernen
- vor Transport Blase und Darm entleeren lassen.

Patienten begleiten

Unruhige Patienten nicht mit Untersucher alleine lassen. Notfalls Patienten während der Untersuchung festhalten. Dies soll von Mal zu Mal jemand anderes tun, um die Strahlenbelastung zu verteilen und so die Strahlung pro Person gering zu halten. Deshalb dürfen Mitarbeiter der Röntgen- und CT-Abteilung den Patienten nicht selbst halten.
- Notfall-CT des Kopfes bei bewußtseinsgetrübtem, motorisch unruhigem Patienten, der nicht zur Mitarbeit fähig ist: Begleitperson muß den Patienten bei der Untersuchung festhalten
- Bleischürzen und Bleihandschuhe verwenden
- während der Aufnahme (Maschine arbeitet einige Sek., auf Zeichen des Untersuchers achten) geschlossenen Unterkiefer des Patienten nach hinten unten gegen die Unterlage drücken
- mit der Hand und dem Bleihandschuh nicht in die Strahlenebene kommen, weil dann kein brauchbares Bild entsteht.

Tips, Tricks & Fallen

Eine CT-Untersuchung, die nicht klappt, bedeutet unnötige Strahlenbelastung für den Patienten und den, der ihn festhält.

Kernspintomographie

Magnet-Resonanz-Tomographie, übliche Abkürzungen: MRT, NMR, MR. Arbeitet mit unschädlichen magnetischen Feldern, nicht mit Röntgenstrahlen. Aussage im Prinzip wie Computertomographie:
- liefert Schnittbilder, aber auch 3-D-Darstellungen
- bessere Darstellung von Weichteilstrukturen und Blutgefäßen, schlechtere Darstellung von Knochen
- bessere Auflösung, Detaildarstellung

- in der Darstellung von Hirnstamm und Kleinhirn der Computertomographie deutlich überlegen
- selten für notfallmäßige Fragestellungen geeignet, die den Hirnschädel betreffen
- Darstellen von Blutgefäßen
- magnetisches Kontrastmittel: Gadolinium.

Vorbereiten

Wie Computertomographie. Gegenstände aus Metall (magnetisch) vor Patienten entfernen. Patient liegt in einer engen Röhre und hört sehr laute Geräusche: Patienten darauf vorbereiten und ggf. rechtzeitig sedieren.

Tips, Tricks & Fallen

Motorisch unruhige Patienten können nur sediert untersucht werden.

3.5.5 Darmspülungen

Rektale Darmspülung

Indikationen: vor Koloskopie, Kolonoperation.
Material: Einmalspülsystem (z. B. Rectobag® oder Irrigator mit Verbindungsschlauch, Y-Verbindungsstück mit Schlauch zum Darmrohr und Ableitungsschlauch), Eimer, Darmrohr (ggf. mit Ballon), Vaseline, 2 Klemmen, wasserdichte Unterlage, Zellstoff, Handschuhe, Aufhängevorrichtung, Spülflüssigkeit (5 l milde Lösung, z. B. Kamillosan, Kaliumpermanganat-Lösung).

Durchführen

- Patient informieren, separates Zimmer vorbereiten, Materialien bereitstellen Einlaufschläuche luftleer machen, abklemmen
- Patient in linker Seitenlage mit angezogenen Knieen lagern, wasserdichte Unterlage unterlegen, mit Laken zudecken
- Handschuhe anziehen, Darmrohr einfetten und vorsichtig einführen, Einlaufsystem mit dem Darmrohr verbinden, Ableitungsschlauch in den Eimer leiten, Klemme am Zuführungsschlauch öffnen, 100–200 ml Flüssigkeit einfließen lassen, Klemme schließen, Ableitung öffnen, wiederholen bis Flüssigkeit klar zurückfließt, ggf. Einlaufmenge bis max. 500 ml steigern
- Kreislauf überwachen, Patient beobachten
- am Ende System abklemmen, Darmrohr entfernen, Patient reinigen, anziehen und ruhen lassen. Materialien entsorgen.

Orthograde Darmspülung

Indikationen: vor Ileoskopie, Dünndarmoperationen, Dickdarm-OP
Material: 10–15 l spezieller Elektrolyt-Spüllösung, Salem-Sump-Sonde, Materialien zum Einlegen der Sonde (☞ 3.4.3), Nachtstuhl, Bademantel, Decke, Antiemetikum (z. B. Vomex A®, Psyquil®).

Durchführen

- Patient informieren, separates Zimmer vorbereiten, Materialien bereitstellen Vorbereitungen zum Legen der Sonde durchführen (☞ 3.4.3), Antiemetikum nach Anordnung injizieren
- Sonde einführen (☞ 3.4.3), Patient auf den Nachtstuhl setzen, warmhalten (Bademantel, Decke), 1 l langsam einfließen lassen
- nach dem 1. Stuhlgang übrige Spülflüssigkeit innerhalb 2–4 h verabreichen
- Kreislauf überwachen, Patient beobachten
- am Ende Sonde ziehen, Patient reinigen, Bettruhe
- Ein- und Ausfuhr dokumentieren, Materialien entsorgen, Elektrolyte kontrollieren.

Tips, Tricks & Fallen

Gelegentlich trinken Patienten die Spüllösung lieber, als sich eine Magensonde legen zu lassen → regelmäßig kontrollieren, ob genug getrunken wird.

3.6 Medikamentengabe

Enterale Medikamentengabe

Ziel: Aufnahme des Wirkstoffs über die Schleimhaut von Mund, Magen oder Darm.

Oral: einfache Applikationsart. Zu bevorzugen, wenn keine Kontraindikationen bestehen, z. B. Schleimhautentzündungen von Mund, Ösophagus und Magen, Übelkeit, Erbrechen, Bewußtlosigkeit, magensaftempfindliches Medikament.

Rektal: bei Kontraindikationen zur oralen Gabe, bei Flüssigkeitskarenz (z. B. vor Operationen), bei Kindern, bei desorientierten (Ausspucken) und bewußtlosen Patienten.

Verabreichungsformen

- Tabletten: bei Einnahme reichlich Flüssigkeit nachtrinken lassen. Exakte Dosierung durch Bruchlinien, Mörser
- Dragees: unzerkaut einnehmen (Auflösung erst im Darm), reichlich Flüssigkeit nachtrinken lassen
- Kapseln: unzerkaut einnehmen, reichlich Flüssigkeit nachtrinken lassen
- Pastillen: lutschen oder im Mund zergehen lasssen
- Pulver: in Wasser auflösen (50–100 ml), reichlich Flüssigkeit nachtrinken lasssen
- Linguette: unter der Zunge zergehen lassen (Schleimhautresorption)
- Granulat: in Wasser lösen oder ungelöst einnehmen und reichlich Flüssigkeit nachtrinken lassen

- Suppositorien: zur rektalen Medikamenteneinnahme. Wache Patienten selbst einführen lassen
- Lösungen: unverdünnt einnehmen, reichlich Flüssigkeit nachtrinken lassen
- Tropfen: meist verdünnt einnehmen, reichlich Flüssigkeit nachtrinken lassen. 20 Trpf. wässrige Lösung ≅ 1 ml
- Suspension: Einnahme nach Herstellerhinweisen.

Enterale Medikamentenverabreichungsformen und Wirkungseintritt

Verabreichungsform	Wirkungseintritt
Sublingualspray	Sek.
Sublingualkapsel (Zerbeißkapsel)	Sek.
Sublingualtabletten	Sek. – 1 Min.
Tropfen	5–10 Min.
Saft	10–15 Min.
Tabletten	20–30 Min.
Kapseln	20–30 Min.
Kapseln (Magensaftresistent)	1 h und mehr
Medikamentöser Einlauf	10–15 Min.
Suppositorien	15–20 Min.

Parenterale Medikamentengabe

Ziel: Umgehung des Verdauungstraktes, lokale Applikation.

Parenterale Verabreichungsformen und Wirkungseintritt

Verabreichungsform	Wirkungseintritt
als Injektion	
i. v. und i. a.	Sek.
i. m.	15–20 Min.
s. c.	20–30 Min.
i. c.	Min. – h
über die Haut	
Puder, Salbe, Cremes	h Teilwirkung wie Kühlung sofort
Flüssigkeiten	30 Min. – h Physikalische Wirkung sofort bis Min.
über Schleimhäute	
Bronchial-Spray	Sek.
Nasen-Spray, -Tropfen, -Salbe	Sek. – Min.
Augen-Tropfen, -Salbe	Min.
Vaginal-Ovula	20–30 Min.

3.7 Fixieren, Isolieren, Zwangsmedikation

3

3.7.1 Fixieren

Fixierung muß das letzte zur Verfügung stehende Mittel sein.

Rechtliche Aspekte

Die Fixierung oder Isolierung stellt im weitesten Sinne eine Heilbehandlung dar. Sie darf nicht als ein Mittel angesehen werden, sich schwieriger Patienten zu erwehren.
Einwilligung des Patienten kann nur von einem volljährigen einsichtigen Patienten gegeben werden. Keinesfalls, wie es oftmals bei alten und gebrechlichen Patienten gehandhabt wird, können Angehörige diese Genehmigung erteilen. Eine **widerrechtliche Fixierung** stellt eine Freiheitsberaubung gemäß § 239 StGB dar, eine handelnde Pflegekraft kann deshalb zu Schadensersatzleistungen herangezogen werden
Fixierung ist nur nach schriftlicher ärztlicher **Anordnung** möglich.
Ausnahme: sofortige Fixierung, wenn „Gefahr in Verzug ist" und wenn zur Abwehr einer unmittelbar drohenden und erheblichen Gefahr eine Fixierung nicht bis zur ärztlichen Anordnung aufschiebbar ist. Das Krankenpflegepersonal ist verpflichtet, die ärztliche Entscheidung unverzüglich, d. h. ohne schuldhaftes Zögern, herbeizuführen.
Ohne Einwilligung des Patienten kann eine Fixierung angeordnet werden bei

- **Notwehr** (§ 32 StGB): liegt vor, wenn ein Patient einen Mitpatienten, Besucher oder eine Pflegekraft angreift
- **Notstand** (§ 34 StGB): schwere Fremd- oder Autoaggressivität, deutliche Zeichen unmittelbar drohender und erheblicher Gefahren für sich oder andere sind zu erkennen, aufgrund einer Bewegungsunruhe, die sich oder andere mit hoher Wahrscheinlichkeit einen Schaden zufügen wird
- Patienten, die gemäß PsychKG gerichtlich untergebracht sind (§ 261 PsychKG).

In einigen Bundesländern kann eine Fixierung, Zwangstherapie ohne weitere gerichtliche Genehmigung und selbst gegen den Willen eines einsichtsfähigen Patienten durchgeführt werden.

Sicherheitsmaßnahmen

- bei Risikopatienten, z. B. bei Patienten mit heftiger Gegenwehr, Autoaggression, deliranten Patienten, ständige Sichtkontrolle gewährleisten
- besteht der Verdacht, daß der Patient eine „Waffe" hat, muß dies zuerst geklärt werden. Notfalls Polizei hinzugeziehen
- auf gefährliche Gegenstände achten, z. B. Glasaschenbecher, spitzer Bleistift, Glasflaschen
- Fluchtwege für das Personal freihalten
- Zweiergespräch nicht in abgelegenen, separaten Räumen → Gefahr der Selbstüberschätzung.

Fixieren

- benötigte Sicherungsmittel, z. B. Segufix® müssen vorab gerichtet sein: Fixiermaterial bereits am Bett installiert, zu verabreichende Medikamente vorbereitet, z. B. Ampullen aufgezogen
- eine größere Zahl von Personen beeinflußt das Verhalten des Patienten u. U. positiv, „er beugt sich der Überzahl"
- mehrere Personen, evtl. pro Extremität eine, bringen den Patient ins Bett, wo er mit Bauchgurt und mindestens über Kreuz, unter Umständen an allen vier Extremitäten fixiert wird
- Intimsphäre möglichst wahren, z. B. Schwestern bei Frauen, Pfleger bei Männern
- nach erfolgter Fixierung den Patient nicht allein lassen, beim Patient entsteht dadurch häufig das Gefühl des Triumphes beim Personal
- ggf. verordnete Medikamente geben (☞ 3.7.3).

! Es hat sich bewährt, in Bereichen, in denen es häufiger zu Fixierung aggressiver Patienten kommt, ein sogenanntes Notfalltablett zu richten. Material: (Ampullenform) hochpotentes Neuroleptikum und niederpotentes Neuroleptikum, Tranquilizer, Verweilkanülen, Pflaster, Trägerlösung, Infusionsbesteck.

! Fixierung mit „Ruhe und Würde" vornehmen, Handgriffe und Vorgehen müssen klar (geübt) sein.

Dokumentieren

Genaue Dokumentation der Geschehnisse, die zur Fixierung, Isolierung oder Zwangsmedikation führten. Die Dokumentation soll frei von Emotionen sein.

- Name des fixierten Patienten
- Arztanordnung mit Handzeichen
- Anwesende bei der Fixierung
- Zeitraum der Fixierung
- besondere Maßnahmen während der Fixierung
- **Fixierprotokoll:** Zeitpunkt, Häufigkeit, kontrollierende Pflegeperson
- Art der Fixierung: komplett, diagonal
- Fixiermodus: mit Einwilligung, Gefahr in Verzug, Notwehr, Notstand
- Zwischenmedikation
- Verhalten des Patienten während der Fixierung
- Verletzungen (☞ 1.6.2).

Tips, Tricks & Fallen

- Gerontopsychiatrie: Bettbretter und Seniorenstuhl als Einschränkung der Bewegungsfreiheit müssen ebenfalls vom Arzt angeordnet werden
- Ablauf einer Fixierung regelmäßig üben. Personalfluktuation beachten.

3.7.2 Isolieren

Eine Isolierung ist nur dann sinnvoll, wenn der Patient dieser Maßnahme zustimmt und es kein Hinweiß für eine mögliche Selbstverletzung des Patienten gibt. Eskalationen können verhindert und das weitere Vorgehen sollten mit dem Patienten besprochen werden. Man spricht auch vom Time-out (Auszeit).

Präventiv anwendbar bei subakuten Geschehen, um eine Reizüberflutung zu vermeiden, wenn sich z. B. zwei manische Patienten gegenseitig „hochschaukeln“ oder Wahninhalte zweier schizophrener Menschen „kollidieren“. Ist abzusehen, daß trotz mehrstündiger Isolierung, zwei rivalisierende Patienten keine Ruhe finden, ist eine räumliche Trennung durch Verlegung auf eine andere Station evtl. im Austausch zweckmäßig.

3

Pflege

- Maßname mit Patient durchsprechen. Die erklärte Freiwilligkeit des Patienten dokumentieren, auch der Arzt muß sich davon überzeugen
- Isolierung (Schutzisolierung) ausschließlich in einem permanent einsehbaren Bereich, z. B. ein Wachbereich mit großzügigen Glasflächen aus Sicherheitsglas als Abtrennung
- bei Isolierung > 30 Min. muß eine Pflegekraft beim Patienten bleiben
- Ablenkung und Beschäftigung anbieten
- **Dokumentation:** anordnender Arzt, Grund, Dauer und Reaktion auf die Isolierung, z. B. konnte sich der Patient beruhigen, Abstand gewinnen.

Tips, Tricks & Fallen

- Isolation fördert die Wahnbildung
- bei längerer Isolierung Beschäftigungstherapie hinzubitten.

3.7.3 Zwangsmedikation

Bei Gewalttätigkeit oder akuten Erregungszuständen aufgrund einer psychischen Erkrankung ist i.d.R. nicht auf eine Pharmakotherapie zu verzichten.

Pflege

- aus Sicherheitsgründen erst fixieren, dann medizieren
- nach der Fixierung eine Bezugsperson stellen
- Möglichkeit der i. v. Injektion vom Arzt oder i.m. Injektion vom Arzt oder einer Pflegeperson anbieten
- weitere therapeutischen Maßnahmen mit dem Patienten aushandeln
- Patient die Gründe der Zwangsmedikation erklären
- Verabreichungsform der kommenden Stunden besprechen.

Angebot: baldiges Entfixieren, dafür eine weitere problemlose orale Einnahme der Medikamente über einen ausgehandelten Zeitraum (z. B. 24 h), danach ein erneutes Festlegen der weiteren Medikation (Gentlemen-Agreement)

Dokumentation: anordnender Arzt, Grund der Maßnahme und Reaktion auf die Medikation.

Tips, Tricks & Fallen

- keine Zwangsmedikation ohne den Arzt zu informieren und zu dokumentieren
- wenn der Patient fixiert ist, stimmt er häufig auch einer freiwilligen oralen Medikation zu. Chance, eine unzureichende therapeutische Beziehung zu korrigieren.

3.8 Physikalische Anwendungen

3

Es werden Stoffwechselvorgänge beeinflußt, der Allgemeinzustand und die Widerstandskraft verbessert, Rehabilitation und therapeutische Maßnahmen werden unterstützt. In der Krankenpflege werden trockene Wärmeanwendung, z. B. Wärmflasche, trockene Kälteanwendung, Bestrahlung, Wickel, Umschläge, Packungen, Peloide, Kataplasmen und Bäder angewandt.
Nicht zuletzt hat die Physiotherapie durch ihre vom Patienten fühlbaren Maßnahmen eine psychische Wirkung. Z.B. spürt der klagsam-depressive Patient eine gewisse Art der Fürsorge und Zuwendung.

3.8.1 Trockene Wärme-, Kältebehandlung

Trockene Wärmebehandlung

Wärmflasche bei Verspannungsschmerzen, Muskelkrämpfen, Verkrampfungen in Hohlorganen wie Blase, Darm, Uterus und Gallenblase, Obstipation, Darmatonie, Blähungen.
Kontraindikationen: entzündliche Baucherkrankungen, Gelenkergüsse nach Prellungen, Kollapsneigung, bewußtlose Patienten, nicht orientierte Patienten, Sensibilitätsstörungen.
Vorbereiten: Patienten informieren, Wärmflasche zur Hälfte mit heißem Wasser (60–70 °C) füllen, Flasche luftleer machen, dicht verschließen, mit Schutzbezug versehen.
Durchführen: Patienten entspannt lagern, störende Kleidung entfernen, ggf. Handtuch unterlegen, Patienten zudecken, Kreislauf und Haut kontrollieren.
Nachbereiten: Wärmflasche entleeren, beim Patienten belassen oder für den nächsten Patienten aufbereiten (Schutzbezug abziehen, in die Wäsche geben, Flasche äußerlich desinfizieren), ggf. Hautpflege z. B. mit Fettcreme, 10–15 Min. Bettruhe.

Trockene Kälteanwendung

Indikationen: bei Blutungen, Entzündungen, Schmerzen, Fieber, drohender Gelenkerguß nach Trauma.
Vorbereiten: Patienten informieren, Eisblase bzw. Krawatte zur Hälfte mit Eis füllen (bei empfindlichen Patienten ⅓ oder ¼), Luft herausdrücken, Kühlelement im Gefrierfach oder Kühltruhe abkühlen, Schutzbezug überziehen.
Durchführen: Patienten entspannt lagern, störende Kleidung entfernen, Kühlmittel direkt auf die Haut legen, oberflächlich verlaufende Nerven durch Wattepolster schützen (Trigeminus – vor dem Ohr, Ischias – Mitte des Glutaeus, Kniekehle, zwischen Außenknöchel und Achillessehne), ggf. Druck vermeiden durch Aufhängen des Kühlmittels (Haut wird nur leicht berührt).
Nachbereiten: Eisblase, -krawatte entleeren, beim Patienten belassen, sonst Schutzbezug abziehen, in die Wäsche geben, Kühlmittel äußerlich desinfizieren.

Tips, Tricks & Fallen

Vorsicht bei bewußtseinsgestörten Patienten, stark sedierten, oligophrenen und stuporösen Patienten.

3.8.2 Wickel

3

Wickel und Auflagen können als begleitende pflegerische Maßnahme eingesetzt werden. Sie unterstützen Heilungsprozesse und lindern Schmerzen bei Blähungen, Hämatome, Gelenkschmerzen. Gleichzeitig bedeutet, einen Wickel anzuwenden, sich dem Patienten intensiv und persönlich zuzuwenden.
Wickel: 2–3 Lagen Tücher umgeben ein Körperteil, wobei das innerste Tuch mit einem Zusatz getränkt oder bestrichen ist. Die Bezeichnung des Wickels richtet sich nach dem umwickelten Körperteil oder dem verwendeten Zusatz.
Auflagen: Auflagen liegen dem Körperteil auf, sind nicht gewickelt.

Kontraindikationen

- Allergien auf verwendete Zusätze
- schwere Herz-Kreislauferkrankungen
- Krankheitsbedingte Kontraindikationen
- Patient lehnt ab
- Sensibilitätsstörungen
- Sepsis, schwere lokale Entzündungen.

Allgemeine Richtlinien

- nur nach Rücksprache mit dem Arzt und mit Einverständnis des Patienten anwenden. Patienten über zu erwartende Wirkung aufklären
- Material immer gut vorbereiten
- keine synthetischen Tücher, Plastikfolien oder z. B. Moltex® um das Körperteil wickeln, da sich die Wärme staut und der Patient vermehrt schwitzt
- Patienten während des Wickels oder der Auflage beobachten: Verstärken sich die Schmerzen, schwitzt der Patient stark, Kreislaufsituation, Hautreaktionen, wie empfindet der Patient den Wickel?
- zum Schluß Haut gut abtrocknen und ggf. eincremen, Patienten zudecken und ruhen lassen
- auf lokale Rötungen, allergische Erscheinungen achten, Kreislauf und Temperatur kontollieren.

Anwendungsgebiete

- Bauchwickel, z. B. bei Koliken, Meteorismus, postop. Darmatonie
- Halswickel, z. B. nach Extubation
- Extremitätenwickel, z. B. bei Fieber, Hämatomen.

Zusätze

Es eignen sich alle Heilpflanzen in ihren verschiedenen Zubereitungsformen sowie bestimmte Nahrungsmittel. Erhältlich über Küche oder Klinikapotheke.

- Tee heiß oder kalt
- Tinkturen und Essenzen, z. B. Arnikaessenz, wirken aufgrund des Alkoholgehaltes kühlend
- ätherische Öle (☞ 3.8.4)
- Salben mit Auszügen aus Heilkräutern
- Samen und deren Mehl oder Pulver, z. B. Leinsamen
- Zitronen, Kartoffeln, Quark, Zwiebeln, Ingwer.

Warme Wickel

Wirkung

- Durchblutung des Gewebes wird durch die Gefäßdilatation erhöht
- Organe werden über Headsche Zonen verstärkt durchblutet
- fördert Wohlbefinden, beruhigend, entspannend.

Indikationen

Intensive Wärme

- chronische Schmerzen, z. B. schmerzhafte, nicht überwärmte oder gerötete Gelenke
- Muskelverspannung
- Furunkel, Panaritium
- Bronchitis, Angina
- Stirn- und Kieferhöhlenentzündungen.

Körperwarm, ~ 37 °C

- schmerzhafte, überwärmte, geschwollene Gelenke, z. B. chronische Polyarthritis
- Meteorismus, Darmkrämpfe bei Durchfall, Magenschmerzen, postop. Darmatonie
- Galle-, Nierenkolliken
- Menstruationsbeschwerden
- kalte Füße.

Kontraindikationen

- pAVk, Durchblutungsstörungen
- Sensibilitätsstörungen
- bei niedrigem Blutdruck Vorsicht mit warmen und heißen Wickeln wegen Gefäßdilatation
- bei hohem Blutdruck nur körperwarme Wickel anlegen
- kalte Extremitäten, da Wärme nicht abgegeben wird.

Material

1 – 2 Leinentücher entsprechender Größe, Flanell- oder Wolltuch (nicht bei Wadenwickel), Gummiunterlage, Sicherheitsnadeln.

- Wickeltücher vorwärmen, z. B.auf der Heizung
- Innentuch aus saugfähigem Material möglichst aus Baumwolle oder Leinen
- 1 – 2 Außentücher aus Wolle oder dickem Frottee. Sie sollten etwas größer als das Innentuch sein, um Kältezonen zu verhindern
- Waschschüssel, um Wickellösung aufzugießen
- Badethermometer.

3

Vorgehen

- Patienten informieren
- Innentuch zusammengerollt auf Auswringtuch in eine Schüssel legen und mit heißem Aufguß oder Wasser übergießen
- stark auswringen und sofort zum Patienten gehen
- Temperatur vom Patienten überprüfen lassen und faltenfrei um das Körperteil wickeln
- Außentuch überlappend über das Innentuch legen
- ggf. Wärmflasche oder Kirschkernkissen zum Warmhalten anlegen
- Wickel z. B. mit Bindenklammern, Pflasterstreifen oder Schlauchverband befestigen
- Anwendungsdauer: 15–30 Min., vor dem Erkalten entfernen.

Wickel mit Kamille

Wirkt desinfizierend, entzündungshemmend, wundheilungsfördernd, krampflösend, adstringierend.

- als Bauchwickel bei Bauchschmerzen, Blähungen, postop. Darmatonie
- nässende Ekzeme, infizierte Wunden
- 1–2 Eßlöffel Kamillenblüten auf 1 l kochendem Wasser; 5–10 Min. ziehen lassen
- Wickel mit dem Aufguß übergießen, auswringen, anlegen.

Wickel mit Thymian

Wirkt antiseptisch, entzündungshemmend, krampfstillend.

- als Brustwickel bei Bronchitis, starkem Husten, Pneumonie
- 2 Teelöffel Thymian mit 0,5 l kochendem Wasser übergießen, 5–10 Min. ziehen lassen.

Kartoffelwickel

Als guter Wärmeträger vielseitig einsetzbar.

- als Brust- oder Bauchwickel z. B. bei Bronchitis, wiederkehrende Blasen- und Nierenbeckenentzündungen, Blähungen, Muskelverspannungen, postop. Darmatonie
- 4–6 gekochte Kartoffeln heiß in Innentuch einschlagen und zerdrücken, mit Pflaster verschließen, auflegen und mit Außentuch abdecken.

Zitronenwickel

Zitronen müssen unbehandelt sein. Wirkt adstringierend, abschwellend, fiebersenkend.

- bei Husten, Bronchitis, Halsschmerzen z. B. nach Extubation, bei liegender Magensonde
- kann bei Halsschmerzen auch kalt angewandt werden
- 0,75 l kochendes Wasser in die Schüssel gießen. Eine halbe Zitrone mit Gabel unter Wasser festhalten, mehrmals einschneiden und mit einem Glas ausdrücken
- beim Halswickel Hals nur von Ohr zu Ohr bedecken.

Quarkwickel

Wirkt schleim-, krampflösend, entzündungshemmend, hustenlindernd, durchbutungsfördernd.

- körperwarmer Brustwickel bei Husten, Bronchitis
- Gelenkentzündungen.
- Innentuch mit Quark 0,5 cm dick einstreichen und einschlagen
- zum Aufwärmen zwischen 4–5 gefüllte Wärmflaschen legen
- wenn das Tuch körperwarm ist, zusammenrollen und zwischen 2 Wärmflaschen zum Patienten bringen
- 4–10 h belassen, bis der Quark getrocknet ist.

Kalte Wickel

Indikationen

Intensive Kälte
Tiefgekühlte Salzwasserkompressen, Eiswasserwickel, Eiswickel, Gelbeutel.

- akute Schmerzen, z. B. Ischialgie, rheumatische Schmerzen
- Blutungen, frische Hämatome
- akute Prellungen mit Schwellung.

Mittlere Kälte
Die Wassertemperatur sollte 1 °C unter der des Patienten liegen, z. B. Alkoholwickel, Zitronen-, Arnika-, Quarkwickel.

- akute Entzündungen, z. B. Phlebitis, Fieber
- Prellungen, Kompartmentsyndrom
- Knochen- und Gelenkoperationen, Gelenkmobilisationen.
- Feuchte, kalte Wickel kühlen stärker als trockene z. B. mit Gelkissen.

Kontraindikationen

- Stirn-, Kieferhöhlen- und Ohrenentzündungen
- Bronchitis, Blasen- und Nierenbeckenentzündung
- akute Gelenkschmerzen
- Lähmungen, Sensibilitätsstörungen
- Durchblutungsstörungen
- kalte Extremitäten bei Fieber.

Wirkung

- Wärmeentzug durch Verdunstungskälte
- lokale und generalisierte reflektorische Hyperämisierung nach Kältereiz
- Analgesie durch direkte Kältewirkung auf Nervenbahnen.

! Kalte Kompressen nur in dünner Lage auflegen, da sonst der Effekt der Verdunstung verloren geht.

! Alkohol nicht unverdünnt auf die Haut bringen oder die Kompressen abdekken, da die Gefahr von Verbrennungen besteht.

Material

- Innentuch aus saugfähigem Material
- Waschschüssel zum Aufgießen der Wickellösung
- Eiswasser, Eiswürfel, Eisschnee.

Vorgehen

- Patienten informieren
- Innentuch zusammengerollt in die Schüssel legen und übergießen oder Eis einschlagen
- Temperatur vom Patienten prüfen lassen und faltenfrei um das Körperteil legen
- ggf. mit Bindenklammern, Pflaster oder Schlauchverband befestigen.

Wadenwickel mit Zitronenzusatz

Wirkt kühlend, adstringierend. Nur bei warmen Füßen anwenden. Temperatur vorher und nachher kontrollieren.

- unter die Füße einen Bettschutz legen
- unbehandelte Zitrone in der Schüssel unter Wasser aufschneiden und mit Hilfe eines Glases auspressen
- Windel oder Leinentuch eintauchen und auswringen
- um die Waden legen, dabei Knöchel und Knie aussparen
- während 30–60 Min. alle 8–10 Min. wechseln
- Beine nicht zudecken, ggf. Bettbogen verwenden
- Beine danach gut abtrocknen, ggf. eincremen, Patienten zudecken.

Alkoholwickel

Wirkt kühlend, abschwellend. Bei Thrombophlebitiden, z. B. nach längerer Leigedauer einer Venenverweilkanüle, oberflächliche Venenthrombosen, Verstauchungen, Prellungen.

- Wickellösung aus $\frac{1}{3}$ 70 %igen Alkohol und $\frac{2}{3}$ Wasser. Ergibt $\sim$ 30 %ige Lsg.
- Eiswasser verstärkt die Wirkung
- Kompressen je nach Größe des Gebietes
- Kompressen leicht auswringen, über das betroffene Gebiet legen und befestigen, z. B. mit Schlauchmullverband.

Quarkwickel

Wirkt kühlend. Bei oberflächlichen Entzündungen, Verbrennungen 1. Grades, Halsschmerzen.

- Quark auf Tuch 0,5 cm dick streichen
- Tuch einschlagen, um betroffene Körperpartie wickeln, befestigen
- nach 1–2 h, wenn Quark warm oder trocken ist, abnehmen und ggf. erneuern

Literatur: Wickel und Auflagen, M. Thüler, Worb Schweiz (über A. Sonn zu bestellen), Pflegehandbuch Herdecke, F. Sitzmann, Berlin – Heidelberg 1993, 1995

3.8.3 Bäder

3

Badezusätze und ihre Wirkung

Badezusatz	Wirkung
Arnika	beruhigend, entzündungshemmend
Basilikum	belebend
Eukalyptus	fiebersenkend
Fichtennadel	beruhigend, entzündungshemmend
Heublumen	schmerzstillend, krampflösend
Jasmin	beruhigend
Kamille	entzündungshemmend, desinfizierend
Kaliumpermanganat	desinfizierend
Kampfer	fiebersenkend
Kleie	beruhigend, durchblutungsfördernd
Kohlensäure	durchblutungsfördernd, belebend
Lavendel	beruhigend
Melisse	fiebersenkend
Orangenblüten	beruhigend
Rosmarin	desinfizierend, belebend
Salbei	desinfizierend
Schwefel	desinfizierend, belebend
Thymian	entzündungshemmend
Wacholder	entzündungshemmend

Durchführen

Vorbereiten: Patienten informieren, Bad vorbereiten (Raumtemperatur 22 °C, Fenster schließen, Badewasser richten), Badeutensilien bereitlegen (Handtücher, Badetuch, Bademantel, Hausschuhe, Kopfstütze, rutschsichere Wannenmatte, Wannenvorlage), Leibwäsche und Nachthemd bereitlegen.
Durchführen: Patienten Wassertemperatur prüfen lassen, Patienten auskleiden, ggf. Verbände entfernen, beim Einsteigen in die Wanne helfen, Patienten nicht alleine lassen, Kreislaufkontrollen durchführen, Wasser auslaufen lassen, abschließend Patienten abduschen und beim Aussteigen helfen.
Nachbereiten: Patienten abfrottieren, ankleiden, ruhen lassen, ggf. Verbände erneuern, Kreislaufkontrolle, Badeutensilien entsorgen.

3

Badarten und ihre Indikation

Badart	Indikation, Pflegehinweise
warmes Vollbad	bei Muskelverspannungen, spastischen Lähmungen, Kontrakturen
heißes Vollbad	bei Erkältungskrankheiten, sportlichen Überanstrengungen (Muskelkater). Durchführen: nur auf ärztliche Anordnung, vor dem Schweißausbruch beenden
ansteigendes Vollbad	bei Erkältungskrankheiten, als Vorbereitung für eine trockene Schwitzpackung. Durchführen: 30 °C warmes Wasser innerhalb von 15–20 Min. auf 38–40 °C erwärmen (heißes Wasser zufügen), Kreislaufkontrolle (Kollapsgefahr)
absteigendes Vollbad	bei Fieber. Durchführen: Wassertemperatur 5 °C unter rektal gemessener Körpertemperatur, innerhalb von 10–15 Min. auf 25 °C abkühlen, Vitalzeichenkontrolle
ansteigendes Halbbad	bei Koliken, Krämpfen, Erkältungskrankheiten. Durchführen: Wasser bis in Bauchnabelhöhe, Wassertemperatur 36 °C, innerhalb von 25–45 Min. auf 43 °C erwärmen (heißes Wasser zufügen), bei Schweißausbruch abbrechen, vor Ende des Bades Wassertemperatur auf 37 °C absenken, Patienten kalt abwaschen, ruhen lassen
absteigendes Halbbad	bei Hypotonie, vegetativen Herzrhythmusstörungen. Durchführen: Wasser bis in Bauchnabelhöhe, Wassertemperatur 36 °C, innerhalb von 5 Min. auf 31 °C abkühlen, Rücken des Patienten mehrfach übergießen
Sitzbad	zur Wundpflege (Hämorrhoiden- OP, Analfissuren), bei Proktitis, gynäkologische Erkrankungen. Durchführen: Wasser nicht höher als nötig einfüllen, Temperatur 38–40 °C, 10–20 Min., ggf. desinfizierende Badezusätze (Kamille, Rivanol, PVP-Jod)
Handbad	bei Finger-, Handversteifungen, Panaritium. Durchführen: Hand und Finger im warmen Bad (Waschschüssel) bewegen
Armbad	bei Durchblutungsstörungen, ggf. zur Vorbereitung zur Venenpunktion, bei infizierten Wunden. Durchführen: als kaltes Bad 30 Sek. (reaktive Hyperämie). Als warmes Bad, 10–15 Min., Temperatur halten (heißes Wasser nachgießen), ggf. desinfizierenden Zusatz (Wundreinigung)
Fußbad	• kalt: bei lokaler Hypämie (nicht bei arteriellen Durchblutungsstörungen) • warm: bei Durchblutungsstörungen, Distorsionen, Hämatomen (nicht bei akuten) • Wechselbad: bei Durchblutungsstörungen (reaktive Hyperämie), Schlafstörungen. Durchführen: warmes Wasser (2–5 Min.), Wechsel in kaltes Wasser (5–30 Sek.), 3 × wiederholen, beenden mit kalter Anwendung

3.8.4 Ätherische Öle

Ätherische Öle sind flüssige, flüchtige lipophile Substanzen und enthalten bestimmte Aroma- und Wirkstoffe. Sie werden mit unterschiedliche Verfahren aus Pflanzenteilen gewonnen. Eine therapeutische Anwendung ist Heilpraktikern und Ärzten vorbehalten. In der Pflege können sie ergänzend zu physikalischen und medizinischen Methoden eingesetzt werden.

! Ätherische Öle sind im strengsten Sinne Arzneimittel, können Nebenwirkungen und Unverträglichkeiten hervorrufen und bedürfen zu ihrer Anwendung die Erlaubnis des Arztes.

Vertiefende Literatur und Fortbildungen werden vor der Anwendung empfohlen. Weiterführende Literatur: Neue Aromatherapie, K. Schnaubelt, Köln 1995, Ätherische Öle, M. Werner, München 1993.

Wirkungsweise

- Resorption über Haut bei Kompressen und Wickel
- Resorption über Schleimhäute bei Inhalation oder räumlicher Verdampfung
- über Geruchssinn wirken Öle im Limbischen System.

Anwendungsmöglichkeiten

Äußerliche Anwendung

- Einreibungen, z. B. 1–2 Trpf. in eine neutrale Lotion, z. B. Bepanthen®, oder ein fettes Öl, z. B. Mandelöl
- Waschwasser, Bäder, Teilbäder: als Zusatz in Wasser benötigen ätherische Öle zur feineren Verteilung einen Emulgator, z. B. 1TL Sahne oder Kaffeesahne (Kaffeesahnedöschen) oder 1 TL (Teilwaschung) echten Bienenhonig. Keinen Seifenzusatz verwenden.

Tips, Tricks & Fallen

- bei der Gesichtswäsche und Intimpflege keinen Ölzusatz ins Waschwasser geben, da es zur Schleimhautreizung kommt
- Emulgator im Waschwasser: bei trockener, beanspruchter Haut Sahne verwenden, bei entzündeter, gereizter Haut Honig.

Verdampfungsmöglichkeiten

- auf unsterile Kompresse getropft (1–2 Trpf.) neben den Patienten legen
- 2–3 Trpf. auf das Kopfkissen oder auf das Nachthemd des Patienten
- in einer elektrisch betriebenen Duftlampe.

Nebenwirkungen von ätherischen Ölen

- Da durch ätherische Öle auch unangenehme Stimmungen, Kopfschmerzen und Unwohlsein auftreten, sollen sie nur direkt am ausgewählten Patienten angewandt werden
- permanente Verdampfung im Krankenzimmer wegen der Sinnesüberreizung nicht zu empfehlen. Max. 20 Min. anwenden
- bei Patienten mit Allergien vor der Anwendung Verträglichkeit des Öles am Patienten überprüfen. 1 Trpf. in der Ellenbeuge verteilen und die Hautreaktion beobachten
- beachten, daß manche Menschen bestimmte Gerüche „nicht riechen können", z. B. Lavendel.

Kontraindikation

Bei Inhalation von ätherischen Ölen kann es bei Allergikern, Asthmatikern und Kindern zum Bronchospasmus kommen.

Ätherische Öle im Intensivbereich
Erhältlich sind sie über die Krankenhausapotheke. Auswahl nach Anwendungsmöglichkeiten und Kostenaspekt: z. B. Lavendel, Pfefferminze, Zitrone, Rosmarin.

3

Aufbewahrung und Haltbarkeit
- lichtgeschützt
- bei Zimmertemperatur. Nicht neben oder auf der Heizung lagern
- nach Gebrauch verschließen, um das Öl vor Sauerstoff zu schützen
- Haltbarkeit
  - Nadelholz- und Zitronenöle sind begrenzt auf ~ ½ Jahr haltbar
  - alle andere Öle sind bei guter Lagerung wesentlich länger haltbar
  - Veränderter Geruch kann auf den Verfall hinweisen.

■ Einzelne Öle

Lavendel (Lavandula angustifolia)

Durch sein breites Wirkungsspektrum ein Universalöl. Nicht äußerlich bei Hämatomen und gleichzeitiger Gabe von Antikoagulantien anwenden. Wirkt ausgleichend, beruhigend, schlaffördernd, psychisch aufhellend. Äußerlich angewendet: antibakteriell, antiviral, antiseptisch, wundheilend, schmerzlindernd.
- unruhige, ängstliche, Patienten, bei Schlafstörungen
- bei der atemstimulierenden Einreibung (ASE) in der Weaning-Phase
- als Waschzusatz bei unangenehm riechenden Patienten (kombiniert mit Zitrone)
- Halswickel bei Halsschmerzen (☞ 3.8.2)
- Brustwickel bei Bronchitis, starker Verschleimung (3–5 Trpf. auf 1 l Wasser)
- als Zusatz bei der beruhigenden Wäsche (☞ 3.8.3).

Pfefferminze (Minze piperita)

Das Öl darf nur sehr niedrig dosiert verwendet werden, da es auf der Haut brennt: Lieber einen Tropfen zu wenig als einen zu viel verwenden. Wirkt fiebersenkend, schweißtreibend, kühlend, antibakteriell, antiviral, antimykotisch, erfrischend, anregend, stärkend.
- Kaltwaschungen bei Fieber mit 3–5 Trpf. auf 1 l Wasser. Dabei den Patienten nicht abtrocknen, um den kühlenden Effekt nicht zu vermindern
- in der Duftlampe, um Raumluft zu verbessern
- bei Kopfschmerzen (Einreibung)
- als Zusatz bei der aktivierenden Wäsche (☞ 3.8.3).

Zitrone (Citrus limon)

Das Öl kann allergische Erscheinungen hervorrufen, deshalb vorher prüfen! Nicht bei Hypertonus anwenden. Wirkt fiebersenkend, desinfizierend, stimmungsaufhellend, aktivierend, konzentrationsfördernd.

- als Zusatz von Wadenwickel bei Fieber. 3–5 Trpf. auf 1 l Wasser
- verbessert Raumklima
- Halswickel bei Halsschmerzen.

Rosmarin (Rosmarin officinalis, Typ verbenon)

Wegen der anregenden Wirkung vorsichtig dosieren. kreislaufanregend, durchblutungsfördernd, antiseptisch, schleimlösend.

- als Zusatz für die Einreibung des Brustkorbes bei starker Verschleimung
- kühlender Umschlag bei Schwellungen. 3 Trpf. auf 1 l kaltes Wasser.

3.9 Verbände und Verbandswechsel

3.9.1 Bindenverbände

Fixation von Wundauflagen; Anlegen von Stützverbänden bei Distorsion, Muskelverletzungen, Luxationen; Anlegen von Kompressionsverbänden bei Varikosis, Ulcus cruris, Thromboseprophylaxe.

Bindenarten

- **Papierbinde:** einfachster Bindentyp (Kreppapier) zum Schutz der Haut und Polsterungen unter Gips-, Zinkleim- und Stärkebinden
- **Mullbinde:** elastisch und unelastisch, aus Mull oder Zellwolle
- **Cambricbinde:** unelastische, dichte und kräftige Mullbinde, zum Herrichten von Schienen, Befestigen von Umschlägen und als Bauchtuch
- **Mittelzug-, Langzugbinden:** dauerelastisch, bis zu 200 % dehnbar, hoher Ruhedruck. Anwendung nur bei Mobilisation
- **Kurzzugbinden:** dauerelastisch, Dehnbarkeit bis 90 %, niedriger Ruhedruck. Anwendung auch bei Bettlägerigkeit.

Verbandtechnik

- Bindenkopf (Rolle) in die re und Bindenende in die li Hand nehmen, Bindenkopf zeigt beim Abwickeln nach oben
- mit Fixationstour beginnen; körpernah abwickeln
- Bindenzug nach Bedarf dosieren: keine Stauung oder Abbinden
- Bindentouren zu ⅓–½ überdecken
- Bindenführung an den anatomischen Gegebenheiten ausrichten: bei zylindrischen Körpergliedern wie Fingern Kreistouren, bei konisch zulaufenden Körpergliedern wie Arme Umschlagtouren (nicht mit elastischen Binden). Über Gelenken Achtertouren (Kornährenverband)
- Verbandende durch Verbandklammern, Heftpflaster oder Schleife aus eingeschnittenem Bindenende fixieren.

Besondere Binden

- Kurzzugbinden: zur Erhöhung der Kompression zwei Binden gegenläufig anlegen (Pütter-Verband), auch in Ruhephasen am Bein lassen
- Pflasterbinden: Polster anlegen, an Fuß-, Sprung- und Kniegelenk Binde in üblicher Weise führen, an Unter- und Oberschenkel jede Tour wie die untere Schlaufe einer Achtertour führen, jede einzelne Tour auf der Beinvorderseite abschneiden, neue Tour überlappend ansetzen
- Zinkleimbinden: wie Pflasterbinden anlegen, abschließend zum Schutz der Kleidung mit Schlauchmull überziehen.

■ Kompressionsverbände

Zur Thromboseprophylaxe, bei Ulcus cruris, venösen Rückflußstörungen, Varizen.

Vorbereiten: Patienten informieren (erst nach Anlegen der Binde aufstehen), passende Binde bereitlegen, ggf. Polstermaterial vorbereiten, Patienten in entspannte Lage bringen.

Durchführen

- venösen Blutstau beseitigen: Extremitäten für Min. hochhalten oder 20 Min. hochlegen, ggf. herzwärts ausstreichen, nicht bei arteriellen Durchblutungsstörungen
- ggf. Knochenvorsprünge (Schienbein, Knöchel) und Körpermulden (zwischen Knöchel und Achillessehne, Kniekehle) polstern
- Zehen frei lassen, um Durchblutung, Sensorik und Mobilität kontrollieren zu können
- Fußgelenk in 90°-Stellung bringen, Ferse mit einwickeln (sonst Fensterödem)
- Kompression von distal nach proximal gleichmäßig vermindern, Binde beim Anwickeln zu ¾ bis ganz dehnen (Kompression), in natürlicher Laufrichtung abrollen
- ggf. entstehende Lücken durch zweite Binde schließen, Oberschenkel nach Möglichkeit mit einbeziehen.

Nachbereiten: Patienten zur Mobilisation auffordern, Zehen beobachten (Farbe, Gefühl, Beweglichkeit), Beinumfang kontrollieren.

Komplikationen

- Blässe oder Blauverfärbung der Zehen: Verband mit geringerer Kompression anlegen
- Störungen der Sensorik oder Motorik: Polsterung verbessern, ggf. Verband mit geringerer Kompression anlegen
- Anschwellen der Zehen: Mobilisation verbessern, ggf. Einschnürungen beseitigen, ggf. Kompression überprüfen, muß proximal abnehmend sein.

3.9.2 Wundverbände

Aufgaben

Mechanischer Schutz, Polsterung, Aufsaugen von Wundsekret, Herstellung eines heilungsfördernden Wundmilieus, Infektionsschutz.
Die alte Ansicht, Wunden müßten „atmen", ist falsch. Vor allem Schürfwunden, Verbrennungen und chronische Wunden, z. B. Dekubitus, heilen wesentlich schneller und besser, wenn sie vor dem Austrocknen geschützt werden. Das geht mit herkömmlichen Feucht- und Okklusivverbänden oder mit den neuartigen Hydrokolloid- oder Hydrogelverbänden.

Wundauflagen

Textile Wundauflagen, z. B. Tupfer, Kompressen (ggf. Antihaftbeschichtung), Gaze (ggf. Medikamentenbeschichtung); Sprayverband, Gelverband, hydrokolloidale Verbandplatten.

Fixationsmaterial

Heftpflaster (elastisch, unelastisch, hautfreundlich), Klebemull (unelastisch, elastisch), Verbandstoffkleber (flüssig, Spray), Binden (Mull-, Cambricbinden, Schlauchmull oder -netz).

Zusätze

Um einen Effekt zu sehen, sollten Zusätze ohne wichtigen Grund nicht vor drei Tagen Anwendung gewechselt werden. Die häufigsten Zusätze sind
- NaCl 0,9 %: fördert Wundreinigung
- Ringer-Lösung: fördert Gewebeneubildung
- Streptokinase (z. B. Varidase®): daut nekrotisches Gewebe an, in Ringer-Lsg. oder NaCl 0,9 % lösen (Gel trocknet schneller aus)
- NaCl 10 %: verringert Ödem, Milieuwechsel hemmt Bakterien. Evtl. schmerzhaft.

Zu vermeiden sind
- Antibiotika: geringer Effekt, hohe Gefahr der Allergisierung
- Desinfektionsmittel: z. B. Wasserstoffsuperoxyd (H_2O_2) und Polyvidon-Jod (PVP-Jod, z. B. Betaisodona-Lsg.®): desinfizieren gut, aber schädigen auch gesundes Gewebe
- Fußbäder: weichen gesundes Gewebe auf → Gefahr der Infektionsausbreitung.

Handhabung

- aseptisch arbeiten, nur sterile Materialien mit der Wunde in Berührung bringen
- Wunde reinigen
- nichthaftendes Material zwischen Wunde und Wundabdeckung einbringen
- Wundabdeckung nach Bedarf dimensionieren: Wundsekret aufsaugen, polstern
- Fixationsmethode nach Lage der Wunde auswählen. Ggf. bei nichtsezernierenden, primärheilenden Wunden Gel- oder Sprayverband anwenden.

3

Verbandsarten

Wundschnellverband

Bei kleinen Wunden. Kombination aus Wundauflage und Heftpflaster. Arten: starr, elastisch, wasserundurchlässig, hautfreundlich, Meterware, Strips.
Durchführen: passend schneiden, ggf. Heftpflaster sinnvoll einschneiden (Gelenke, Fingerkuppe), Schutzstreifen abziehen, Wundauflage dabei nicht berühren, aufkleben.

Heftpflasterverband, Dachziegelverband

Bei Rippenfrakturen. 5 cm breites Heftpflaster.
Durchführen: Heftpflasterstreifen von der gesunden Thoraxseite ausgehend in der Exspirationsphase über die Frakturstelle bis zur gesunden Thoraxseite aufkleben. Pflasterstreifen von unten nach oben dachziegelartig übereinander aufkleben, Pflasterenden vorn und hinten durch einen senkrecht aufgeklebten Pflasterstreifen fixieren.

Trockenverbände

Einfachstes Beispiel ist die sterile Baumwollkompresse. **Vorteile:** gute Saugfähigkeit, billig. **Nachteile:** verklebt leicht mit der Wunde (beim Verbandwechsel Schädigung der Wunde und Schmerz).
Anwendung: z. B. primär verschlossene Wunden (OP-Naht). Das Verkleben kann ausgenutzt werden: bei tiefen, zerklüfteten Wunden wird nekrotisches Material durch den mit dem Gewebe verklebten Mull entfernt.

Salbenverbände

Um das Verkleben zu verhindern, können die Mullkompressen mit Salbe (z. B. Branolind®) oder Medikamenten (z. B. Flammazine®) imprägniert sein.
Anwendung: oberflächliche Wunden wie Schürfwunden und leichte Verbrennungen, Ulzera, Dekubitus.

Feuchtverbände

Herkömmliche Feuchtverbände bestehen aus sterilen Mullkompressen, die mit steriler Flüssigkeit angefeuchtet und mit Pflastern oder Binden fixiert werden. Sobald der Verband austrocknet, verklebt er jedoch mit der Wunde: Verband so häufig wechseln oder nachfeuchten, daß Wunde nie trocken ist. **Vorteile:** gute Beobachtung der Wunde durch häufigen Verbandwechsel, billig im Material. **Nachteile:** hoher Arbeitsaufwand, Infektionsgefahr durch häufigen Verbandwechsel und Durchnässen von außen nach innen.
Anwendung: besonders großflächige, tiefe Wunden, septische Wunden, freiliegende Muskeln, Sehnen, Knochen.

Okklusivverbände

Die feuchten Kompressen werden mit einem wasserdampfundurchlässigen Material abgedeckt. **Vorteil:** noch bessere Bedingungen für die Wundheilung. **Nachteile:** Gefahr von Sekretstau, höhere Infektionsgefahr.

Hydrokolloid-, Alginat- und Hydrogelverbände

Z.B. Opragel®, Varihesive®, Hydrocoll®, Hydrosorb®. Basieren auf dem Okklusivverfahren. Die Wirkschicht saugt Wundsekret auf und bildet ein Gel, das dann die Wundhöhle ausfüllt und unter der semipermeablen Deckschicht ein warmes, feuchtes Klima bewirkt, wie es für eine optimale Wundheilung nötig ist. Bei Hydrogelen kommt es zu keiner Blasenbildung, da Hydrogele nicht in der Wunde zerfallen. Verbandwechsel ☞ 3.9.4. **Vorteile:** Verband ist wasserdicht (wichtig bei Inkontinenz, Patient kann gebadet werden), niedrige Infektionsrate, schmerzloser Verbandwechsel, geringer Arbeitsaufwand (Verbandwechsel nur alle 1 – 7 Tage), gute Wundheilung. **Nachteile:** Wunde wird seltener gesehen.

Anwendung: besonders für Ulzera und Dekubitus oder als Hautschutz z. B. bei mazerierte Haut um Stomata geeignet. Verbandswechsel ☞ 3.9.4.

3

3.9.3 Wundspülung

Indikationen: Fremdkörper (Schmutz, Splitter, Gewebefasern), Eiter, Wundsekret, Blutkoagel, Gewebetrümmer; gelöste Nekrosen z. B. nach chirurgischer oder enzymatischer Wundreinigung, trockene Wunden.

Material

Spritzen (10 – 20 ml), Knopfkanüle oder dünner Spülkatheter, Auffanggefäß (Nierenschale), ggf. aufsaugendes Material (Zellstoff, Mulltupfer, Kompressen), Spüllösung (z. B. physiolog. Kochsalzlösung, Ringer-Lösung). Für Dauerspülung: Spülkatheter, Infusionssystem, Spüllösung 500 ml – mehrere Liter (z. B. Ringer, ggf. Zusätze wie Varidase®), Wunddrainage, Ableitungssystem.
Vorbereiten: Patienten informieren, abschirmen, entspannt lagern, störende Bekleidung entfernen, Bettschutz unterlegen, Materialien bereitstellen.

Wunde spülen

- Wunde mit dosiertem Strahl aus der Spritze spülen. Bespritzen der Umgebung vermeiden
- bei tiefen Wunden, Wundtaschen ggf. Knopfkanüle benutzen
- physiologische Kochsalzlösung vor beginnender Granulation einsetzen
- Ringer-Lösung ab beginnender Granulation einsetzen
- ablaufende Spülflüssigkeit wundnah auffangen
- Spülflüssigkeit aus der Wunde tupfen.

Dauerspülung

- Wunde spülen
- Infusionssystem vorbereiten
- Spülkatheter und Drainageschlauch in die Wunde einlegen und fixieren
- Infusionssystem und Ableitung anschließen
- gewünschte Tropfenzahl einstellen
- wasserdichten Verband anlegen.

3.9.4 Verband wechseln

3

Aseptischer Verbandwechsel

Bei primär heilenden und nicht infizierten Wunden, z. B. OP-Wunden, Wunden nach primärer chirurgischer Wundversorgung.

Material

Alle Materialien, die direkt oder indirekt (Verbandschere) mit der Wunde in Berührung kommen, müssen steril sein.

- Tupfer, Kompressen, Gaze, Watteträger
- Gel, Verbandspray, Fixationsmaterial (Heftpflaster, Klebemull, Verbandkleber, Mullbinden, Schlauchmull)
- Hautdesinfektionsmittel, Händedesinfektionsmittel, unsterile und sterile Handschuhe, ggf. Kopfhaube, Gesichtsmaske
- 2 anatomische Pinzetten, unsterile und ggf. sterile Verbandschere, Abwurfgefäße (Instrumente, Verbandmaterialien).

Verband aseptisch wechseln

Vorbereiten: Patienten informieren, ggf. für Assistenz sorgen, Platz schaffen, vor Blicken der Mitpatienten schützen, für genügend Licht sorgen, Patienten entspannt lagern, störende Kleidung entfernen, Materialien bereitlegen.

- ggf. Kopfhaube und Gesichtsmaske anlegen, Arbeitsunterlage desinfizieren, Hände desinfizieren, bei komplizierten oder großflächigen Wunden chirurgische Händedesinfektion
- unsterile Handschuhe anziehen, Verband bis auf die Wundauflage entfernen, Verband und Handschuhe abwerfen
- sterile Handschuhe anziehen, Wundauflage mit steriler Pinzette entfernen, Wundauflage und Pinzette abwerfen
- Wunde beurteilen
- Wunde reinigen und desinfizieren: **von innen nach außen**, jeder Wisch ein neuer Watteträger, Tupfer
- Wundauflage nach Anordnung auflegen, Wundabdeckung ergänzen
- Handschuhe ausziehen und abwerfen, Wundabdeckung fixieren. Versorgung von Drainagen.

Nachbereiten: Patienten versorgen, Materialien entsorgen, Verbandwagen auffüllen, Zustand der Wunde und durchgeführte Maßnahmen dokumentieren.

Septischer Verbandwechsel

Bei sekundär heilenden, infizierten Wunden. Material wie aseptischer Verbandswechsel, ggf. Material für Wundspülung.

Verband wechseln

Vorbereiten: zuerst alle aseptischen Wunden versorgen, Patienten informieren, ggf. für Assistenz sorgen, Platz schaffen, vor Blicken der Mitpatienten schützen, für genügend Licht sorgen, Patient entspannt lagern, störende Kleidung entfernen, für geeignete Unterlage sorgen, Materialien bereitlegen.

- ggf. Kopfhaube und Gesichtsmaske anlegen, Arbeitsunterlage desinfizieren, hygienische Händedesinfektion durchführen, bei komplizierten oder großflächigen Verbänden chirurgische Händedesinfektion
- unsterile Handschuhe anziehen, Verband bis auf die Wundauflage entfernen, Verband und Handschuhe abwerfen
- sterile Handschuhe anziehen, Wundauflage mit steriler, anatomischer Pinzette entfernen
- Wunde gründlich reinigen, desinfizieren: **von außen nach innen**
- Wunde beurteilen
- evtl. sterile Handschuhe und sterile Pinzette wechseln, ggf. Medikamente in die Wunde einbringen, z. B. zur enzymatischen Wundreinigung, zur Desinfektion, zur Epithelisierung
- evtl. Wundtaschen mit Tupfer oder Streifen auslegen, Wundhöhle mit Verbandmaterial ausfüllen, saugfähige Wundauflage auflegen
- Handschuhe ausziehen, Wundabdeckung fixieren.

Nachbereiten
- unsterile Handschuhe anziehen, gebrauchte Materialien entsorgen
- Patient versorgen
- Arbeitsfläche und Umhüllungen gebrauchter Mittel (Flaschen, Dosen usw.) desinfizieren
- Zustand der Wunde und durchgeführte Maßnahmen dokumentieren
- Verbandwagen auffüllen.

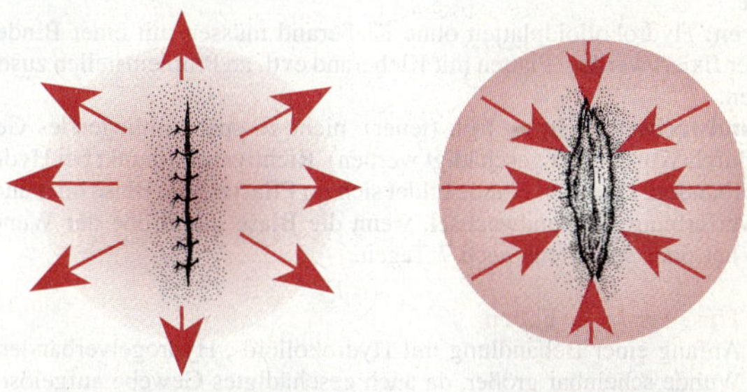

Abb. 3.16: Prinzipien der Wundreinigung [L 157]

3

Hydrokolloid- und Hydrogelverbände wechseln

Prinzip wie aseptischer Verbandwechsel. Vorher die Gebrauchsanweisung lesen.

Besonderheiten

3 **Richtige Größe:** Die Wirkschicht muß die Wunde an allen Seiten 1–2 cm überragen. Für Wunden im Sakral- und Fersenbereich gibt es speziell geformte Pflaster.
Richtiges Fabrikat: Für trockene Wunden sind Hydrogelverbände den -kolloidverbänden überlegen, da sie bereits aktives Gel enthalten und nicht erst durch Wundsekret aktiviert werden müssen. Trockene Wunden kann man beim Verbandwechsel mit einem sterilen Mulltupfer mit NaCl 0,9 % anfeuchten, damit das Pflaster schneller „aktiviert" wird.
Tiefe Wunden müssen z. B. mit Varihesive-Salbe® oder Sorbalgon-Kompressen® gefüllt werden, damit der Wundgrund Kontakt zum Pflaster bekommt. Dieses Material löst sich von alleine auf. Was beim Verbandwechsel durch Spülen nicht entfernbar ist, wird belassen.
Aufbringen: Damit das Pflaster seine Sogwirkung ausüben kann (Wundsekretion wird angeregt, Schmutz und Bakterien werden in die Wirkschicht „hineingesaugt"), ist ein enger Kontakt zur Wunde nötig. Beim Auflegen daher darauf achten, daß keine Luftblasen eingeschlossen werden. Danach das Pflaster mit der Hand 2–3 Min. fest andrücken → Wundkontakt, „aktivieren" durch Handwärme.
Fixieren: Hydrokolloidplatten ohne Kleberand müssen mit einer Binde oder Pflaster fixiert werden. Platten mit Kleberand evtl. an Problemstellen zusätzlich fixieren.
Verbandwechsel: nicht zu früh (teuer), nicht zu spät (umliegendes Gewebe kann durch Wundsekret geschädigt werden). Richtiger Zeitpunkt bei Hydrokolloidverbänden: Über der Wunde bildet sich im Pflaster eine Blase oder auch nur eine Verfärbung. Verbandwechsel, wenn die Blase die Größe der Wunde erreicht hat oder spätestens nach 7 Tagen.

Tips, Tricks & Fallen

- am Anfang einer Behandlung mit Hydrokolloid-, Hydrogelverbänden wird die Wunde scheinbar größer, da auch geschädigtes Gewebe aufgelöst wird, das mit bloßem Auge noch normal aussah
- nach dem Verbandwechsel bei Hydrokolloidverbänden mit einem Stift die Umrisse der Wunde auf das Pflaster malen. So weiß man, wann die entstehende Blase die Wundgröße überschritten hat (→ neuer VW). Datum vermerken
- bei nachgewiesener Infektion, vor allem mit anaeroben Keimen, werden ggf. antibiotische Behandlung oder Wechsel auf eine andere Verbandart nötig (Arzt).

3.9.5 Dekubitus behandeln

Ein Dekubitus kann nur heilen, wenn der Patient ausreichend Nährstoffe, Vitamine und Flüssigkeit erhält und auf die Wunde kein Druck mehr einwirkt, auch nicht für kurze Zeit, deshalb bei einem Sakraldekubitus z. B. 30°-Lagerung für die Nahrungsaufnahme.

3

Gradeinteilung des Dekubitus	
Grad 1	umschriebene Rötung bei intakter Haut
Grad 2	Hautabschürfungen, Blasenbildung, Defekt der Epidermis ohne Beteiligung der Subkutis
Grad 3	über Epidermis hinausreichender Defekt, Knochen nicht beteiligt
Grad 4	wie Grad 3, jedoch mit Osteomyelitis

Dokumentieren (Foto), wenn ein Patient mit Dekubitus auf die Station kommt. Mobilisation des Patienten fördern. Patienten zur Mitarbeit motivieren, ihm Behandlungsfortschritte mitteilen. Ab Dekubitusgrad 4, z. T. ab Grad 3 ist operative Versorgung nötig. Wunden mit einem Durchmesser > 5 cm heilen nur unter intensiver Therapie und brechen leicht wieder auf. Daher ggf. frühzeitig plastische Deckung durch Chirurgen einplanen.
Komplikationen Wundinfektion: Abstrich, gründliche Wundreinigung, häufiger Verbandswechsel (mind. 2 mal/Tag), evtl. systemisch Antibiotika.

Lagern

- möglichst große Druckverteilung: Ferse durch Kissen unter dem ganzen Bein freilagern, keine Lagerungsringe verwenden (drücken Blutzufluß ab)
- in Spezialfällen Einsatz einer Unterlage, deren Druck kleiner als der im Körper herrschende Kapillardruck ist, z. B. Clinitron®-Therapieeinheit
- Umlagerungsplan erstellen: Umlagern wichtiger als Spezialmatratzen. Mindestens 2-stündlich umlagern. Umlagerung je nach Ursache oder Ziel:
  - Prophylaxe: Rückenlage – 30°-Lage li – evtl. Bauchlage – 30°-Lage re – Rückenlage – usw.
  - Trochanterdekubitus rechts: Rückenlage – 30°-Lage li – evtl. Bauchlage – usw.
  - Sakraldekubitus: 30°-Lage li – 30°-Lage re – evtl. Bauchlage – usw.
  - Fersendekubitus: wie bei Prophylaxe umlagern, freilagern (s.o.)
- Hilfsmittel, z. B. „schiefe Ebene“: einfache Handhabung, Umlagern z. T. auch von 1 Pflegekraft durchführbar.

Verbandart auswählen

Trockene Verbände sind nicht geeignet, da sie mit der Wunde verkleben und beim Verbandwechsel das neugebildete Gewebe wieder beschädigt wird → Feuchtverband, Hydrokolloid-, Hydrogelverband.

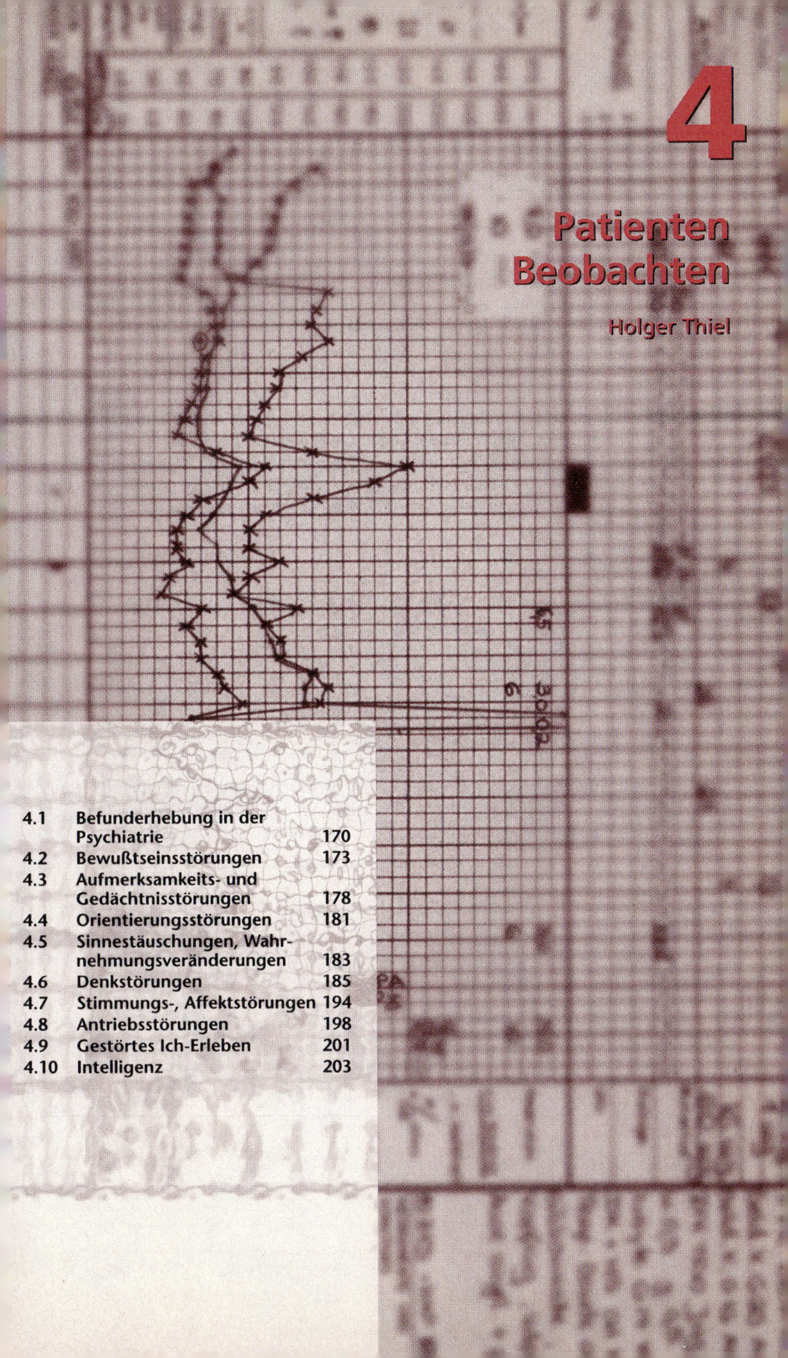

4 Patienten Beobachten

Holger Thiel

4

4.1 Befunderhebung in der Psychiatrie

Beim psychisch Kranken umfaßt die Patientenbeobachtung die allgemeine Beurteilung des **körperlichen Zustandes** und der körperlichen Pflegebedürftigkeit wie Vitalzeichen, Ausscheidungen, Allgemeinzustand, Ernährungszustand und Behinderungen, besonders jedoch die sorgfältige Beobachtung des **Verhaltens** allein und in der Gruppe.
Es gibt keine verbindliche Norm (lat. norma: Maß, Regel, Vorschrift) für das Verhalten von Menschen, dennoch muß eine Entscheidung über Vorhandensein oder Fehlen eines psychopathologischen Merkmals mit Sicherheit gefällt werden. Besonders schwierig ist die Objektivierung von Merkmalen, die einen fließenden Übergang von Störung zum Gesunden haben. Ein Manual zur Dokumentation psychiatrischer Befunde ist das **AMDP**-System, herausgegeben von der **A**rbeitsgemeinschaft für **M**ethodik und **D**okumentation in der **P**sychiatrie (Springer-Verlag).

Beeinflußende Faktoren

Die Wahrnehmung und Beurteilung des Patienten durch das Pflegepersonal wird z. B. beeinflußt durch
- Stress auf Station: wirkt auf Beobachter und Patient
- wie lange man den Patient kennt
- privater oder beruflicher Ärger
- frühere schlechte Erfahrungen in ähnlichen Situationen
- Sympathie und Antipathie (☞5.3.4)
- unbewußte Vorurteile.

Regelmäßige Psychohygiene (☞1.12), z. B. durch Teambesprechungen, Teamsupervision oder Fallbesprechungen, bringen die unterschiedlichen Meinungen in der Beurteilung der Patienten näher zueinander.

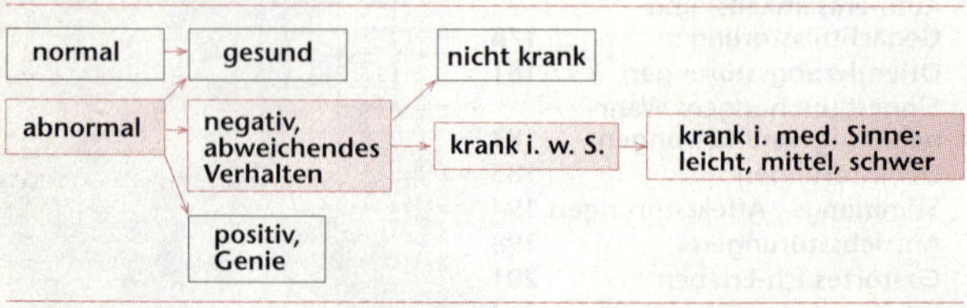

Abb. 4.1: Schema normal, abnormal [L 157]

Reihenfolge

Die Befunderhebung anhand der psychopathologischen Kriterien (s. u.) versucht abstrahierend und dennoch in genügend konkreter Weise, ein Bild vom aktuellen seelischen Zustand des Patienten zu geben.

- positive Befunde an den Anfang stellen
- Wichtiges beschreibend hervorheben
- mit Augenfälligem beginnen
  - Aussehen, äußere Aufmachung einschließlich Kleidung, Frisur und Körperpflege
  - Bewegungsweise, Gang, Mimik, Gestik
  - konkretes Verhalten in der Aufnahmesituation
  - ggf. eingehen auf Veränderungen der Bewußtseinslage, Aufmerksamkeit, Auffassung, Orientierung und des Gedächtnisses
  - Affektivität und Dynamik: Kontakt, Grundstimmung, Stimmungsschwankungen
  - Ich-Gefühl und Realitätskontrolle
  - Wahrnehmung des Patienten
  - Denken und sprachlicher Ausdruck: formale und inhaltliche Besonderheiten
  - Persönlichkeitsstruktur
  - Einstellungen und Interessen
- detailliert und anschaulich schildern, wörtliche Zitate verwenden, die auf das Verhalten des Patienten auf der Station schließen lassen, besonders Einordnen in den Stationsalltag, dem Verhalten gegenüber Mitpatienten, dem Personal und Angehörigen und Bekannten.

! Nicht wer die meisten Fremdworte in seinen Berichten verwendet, schreibt die informativsten Berichte. Außerdem wird es den Schülern erschwert, sich in der Dokumentation zurechtzufinden.

Psychopathologische Kriterien

Die Psychopathologie als die Lehre von den Auffälligkeiten der Seele ist eine Teildisziplin der Psychiatrie und gleichzeitig deren Handwerkszeug. Sie befaßt sich mit der Beschreibung, Klassifizierung und Ordnung psychischer Symptome und Syndrome.

Bei der Beobachtung und Beschreibung eines Patienten nach psychopathologischen Kriterien erfolgt zunächst eine Unterteilung in einzelne Qualitäten wie Bewußtsein, Orientierung, Wahrnehmung, Denken. Diese Einteilung ist jedoch nur ein Hilfsmittel, um alle für die am Patienten zu beobachtenden wichtigen Aspekte systematisch zu erfassen.

Zu befundende Kriterien

Kriterium	Beispiel
Bewußtseinslage	wach, benommen, somnolent, Sopor, Stupor, Präkoma, Koma, delirant
Orientierung	orientiert, desorientiert in Bezug auf Zeit, Ort, Situation und zur eigenen Person
Gedächtnis	Merk- und Erinnerungsstörungen, ultrakurz-, kurz- oder langzeitig
Denken	normal, schnell, verlangsamt, sprunghaft, umständlich, Denkstörung inhaltlich und formal
Antrieb	normal, gesteigert, gedämpft
Kontaktfähigkeit	kontaktlos, kontaktarm, kontaktfreudig, aufdringlich, distanzlos
Stimmungslage	angepaßt, ängstlich, euphorisch, depressiv, gereizt, dysphorisch, inadäquat
Sprache	Tempo, Sprachfehler, Artikulation, Tonfall, Sprachschwierigkeit durch Dialekt oder Schwerhörigkeit, Wortfindungsstörungen
geistige Regsamkeit	Anteilnahme, Nichtanteilnahme an der Umgebung, Konzentrationsfähigkeit, Konzentrationsdauer, Konzentrationsunfähigkeit, Flexibilität
Intelligenz	normal, unter oder über Norm
Psychomotorik	gesteigert, gehemmt, Haltung, Gang, Mimik, Gestik
Beschäftigung	womit beschäftig sich der Patient, wie lange, allein oder in der Gruppe?
Ausdauer	gut, normal oder wenig Ausdauer
Ermüden	ermüdet rasch, wie schnell erholt er sich?
Verhalten in der Gruppe	wenig Kontakt, isoliert sich, Kontakt mit Einzelnen oder allen, stellt sich in den Vordergrund
Einstellung zur Krankheit	starker Leidensdruck, Resignation, Gleichgültigkeit, positiver Krankheitsgewinn
Reaktion auf Medikamente und deren Einnahme	werden Medikamente akzeptiert, besteht Compliance (Compliance = positive oder negative Haltung des Patienten beim Befolgen therapeutischer Anweisungen)?

Tips, Tricks & Fallen

Keine Diagnosen vergeben, z. B. „Der Patient hat eine Katatonie“, „Die Patientin leidet an endogenen Depressionen“.

4.2 Bewußtseinsstörungen

Die Bewußtseinsstörungen werden in quantitative von benommen bis Koma und qualitative Störungen, z. B. verwirrt, unterteilt. Der Begriff „unbewußt" stammt aus dem Bereich der Psychoanalyse und wird an dieser Stelle nicht weiter besprochen.

Quantitative Bewußtseinsstörungen

Es besteht eine Über- oder Unterempfindlichkeit auf Sinnesreize. Das Tempo der Wahrnehmungsvorgänge ist meist gleichzeitig gestört, sogenannte gestörte Wachheit. Der Patient kann nur eine bestimmte Menge an Informationen wahrnehmen.

Vorkommen

- Stoffwechselstörungen (☞ 6.3.8), z. B. Leberkoma, Urämie, Hypoglykämie
- toxische Hirnschädigung (☞ 6.3.9), z. B. Schlafmittel-, Alkohol-, Narkotika- und Kohlenmonoxydvergiftungen, schwere Infektionskrankheiten, z. B. Typhus
- Durchblutungsstörungen (Ischämie), z. B. bei Arteriosklerose, Apoplexie, Blutung aus einem Hirngefäß
- Sauerstoffmangel, z. B. bei Strangulation, Kohlendioxydvergiftung, starkem Blutverlust, Kollaps
- schwere Entzündungen des Gehirns (Enzephalitis, ☞ 9.5.6) und seiner Häute (Meningitis)
- Hirndrucksteigerung (☞ 9.5.8), z. B. bei einem Tumor oder einer intrakraniellen Blutung
- Gehirnerschütterung (Commotio cerebri), Gehirnquetschung (Contusio cerebri).

Einteilung

Benommenheit
Leichter Grad der Bewußtseinstrübung.

- verlangsamtes, oft unpräzises Denken und Handeln
- erschwerte Auffassungskraft
- gestörte Aufmerksamkeit
- vermehrtes Schlafbedürfnis
- leichte Sprachstörung
- häufig mürrisch-gereizte Stimmungslage
- Orientierung zur Person, Zeit und Ort meist erhalten.

Somnolenz
Stärkere Benommenheit. Der Patient wirkt wie jemand, den man ständig am Einschlafen hindern muß.

- deutliche Schläfrigkeit
- erschwerte Weckbarkeit und Ansprechbarkeit (durch leichtes Ansprechen oder Berühren vorübergehend begrenzte Ansprechbarkeit)

- Verständigung nur bedingt möglich
- Unfähigkeit zu konzentriertem Denken und Handeln
- Orientierung zu Zeit und Ort gestört
- schleppende, verwaschene Sprache
- Koordinationsstörungen
- Wechsel zwischen Apathie und Aggressivität.

Sopor

Tiefschlafähnlicher Zustand.

- nur durch starke Reize vorübergehend weckbar
- Bewußtlosigkeit mit erhaltenen motorischen Abwehrbewegungen (gezielt oder ungezielt) und Lallen auf Schmerzreize (Kneifen und Pieken)
- verminderter Schutzreflex
- zu spontanen Aktivitäten nicht mehr fähig.

Präkoma

Tiefe Bewußtseinstrübung, die dem Koma vorausgeht.

- Patient nicht mehr erweckbar
- Abwehrbewegungen auf starke Reize.

Koma

Stärkster Grad der Bewußtseineintrübung, Lebensgefahr.

- Reaktions- und Bewegungslosigkeit
- keine Kontrolle über Darm- und Blasenentleerung
- meist Atemstörungen
- Reflexverhalten kann sehr verschieden sein.

Patient beobachten

Bewußtseinslage

- Kontrolle der Bewußtseinslage
  - ansprechen
  - Hand geben
  - Zunge zeigen lassen
  - Schmerzreiz
  - Ausweichbewegung und Abwehrbewegungen kontrollieren
- bei der täglichen Pflege immer auf Veränderung der Bewußtseinslage achten
- Patient nickt bei jeder Gelegenheit ein, z. B. im Tagesraum, beim Fernsehen, während des Essens → Einschlafneigung. Patient ist verwundert oder ratlos beim erneuten Ansprechen → Somnolenz bis Sopor
- bei allen Gelegenheiten, bei denen mit dem Patienten in Beziehung getreten wird, Bewußtseinslage erfassen.

! Der Übergang von einer mäßigen zur schweren Bewußtseinsstörung ist fließend. Das Nichtreagieren auf Schmerzreize erfordert eine Intensivüberwachung.

Geistige Regsamkeit

- wirkt Patient aspontan und verlangsamt, verhangen, dösig oder benommen?
- auf Anteilnahme an der Umgebung achten: Wie lange bleibt der Patient an einer angefangenen Sache, z. B. bei Spielen, Therapien?

Orientierung
- partielle Desorientiertheit?
- geordnete Zuwendung nach Ansprache möglich?

Sprache
- Murmeln
- unverständliches Lallen bis zum Ausbleiben der verbalen Äußerungen.

Stimmungslage
Der Patient ist ängstlich beim Betten. Aus Furcht, aus dem Bett zu fallen, hält sich der Patient an allem fest.

! Bei pflegerischen Maßnahmen mit gereizten bis aggressiven Gegenmaßnahmen des Patienten rechnen.

Umgang

- auch bei schwerer Bewußtseinsstörung davon ausgehen, daß der Patient seine Umwelt durchaus wahrnimmt, selbst wenn er nicht reagiert. Das Gespräch mehrmals täglich mit dem Patienten suchen
- keine negativen Gesprächen beim Patienten über den Patienten
- dem Grad der Bewußtseinsstörung entsprechende Prophylaxen durchführen.

Tips, Tricks & Fallen

- jede neu auftretende Bewußtseinsstörung, besonders wenn die Ursache nicht bekannt ist, dem Arzt umgehend mitteilen
- eine Bewußtseinstrübung kann kontinuierlich bestehen oder intermittierend sein
- der schwere depressive Stupor kann einer ausgeprägten quantitativen Bewußtseinsstörung täuschend ähnlich sehen. (☞ 4.8, 6.1.7).

■ Qualitative Bewußtseinsstörungen

Neben einer meist geringer ausgeprägten quantitativen Bewußtseinsstörung kommen produktiv-psychotische, halluzinatorische oder wahnhafte Symptome hinzu. Hier ist quasi die Art der Wahrnehmung verändert: das Wie, nicht das Was.

Vorkommen

- Delir (☞ 6.1.6)
- paranoid-halluzinatorische Psychose (☞ 8.2)
- Epilepsie, Dämmerzustände (☞ 9.5.7)
- pathologischer Rausch (☞ 12.2)
- Intoxikation, insbesondere bewußtseinsverändernde Drogen (☞ 6.3.9, 12.4)
- Meditation, Ekstase
- hirnorganische Psychosyndrome, z. B. M. Alzheimer
- entgleister Diabetes mellitus
- schweres Leberleiden, Urämie (☞ 9.5.10)
- schwere grippale Infekte.

Symptomatik, Syndrome

Delir (☞ 6.1.6, 9.2)

Tiefere Bewußtseinsstörungen quantitativer und qualitativer Art mit gesteigerter psychomotorischer Aktivität.

- partielle oder totale Desorientierung (☞ 4.4)
- häufig optische Halluzinationen (☞ 4.5) suggerierbar: Patienten vom leeren Blatt einen Brief von der Mutter vorlesen lassen, einen imaginären Faden überreichen
- Verkennen von Personen
- oft beeindruckende illusionäre Verkennung (☞ 4.5) der Umgebung, z. B. werden im Krankenzimmer Gegenstände von Zuhause gesehen
- Halluzinationen verschiedener Sinnesreize, z. B. Körpermißempfindungen, optische und akustische Halluzinationen
- Inkohärenz des Denkens (☞ 4.6)
- Delire beginnen häufig abends
- meist besteht eine Amnesie für die Zeit der Delirs.

Dämmerzustand

Bewußtseinseinengung mit Ausrichtung auf das innere Erleben. Beoachten der Umwelt ist beeinträchtigt bis aufgehoben. Dämmerzustände sind in aller Regel von kurzer Dauer und gehen vielfach in Schlaf über.

- hilflose Person
- vermindert ansprechbar auf Außenreize
- illusionäre Verkennung (☞ 4.5) der Umgebung
- unklares Denken bis zur Verwirrung (☞ 4.6)
- häufig Halluzinationen auf verschiedenen Sinnesgebieten (☞ 4.5)
- Einengung von Denkinhalt, Vorstellung, Erleben und Handlungsweise
- für den Zeitraum der Bewußtseinseinengung besteht meist Amnesie
- ängstliche und ausgelassene Stimmung möglich.

Oneiroid

Traumartiger, desorientiert-verworrener Zustand. Abgrenzung gegenüber dem Dämmerzustand ist unscharf.

- bei starker gefühlsmäßiger Anteilnahme häufig überwältigende und fantastisch ausgestaltete Halluzinationen. Oft Elemente der Umgebung mit einbezogen und illusionär verkannt
- bei energischem Anreden sind Patienten meist ratlos, desorientiert. Nach kurzer Zeit gleiten sie wieder in ihren ursprünglichen Zustand
- Stimmung kann angstvoll (Erleben von Katastrophen, Schlachten, Himmel und Hölle), aber auch glücklich sein.

Verwirrtheit

Schwere Denkverworrenheit (Inkohärenz ☞ 4.6).

- gestörte Orientierung (☞ 4.4)
- gestörte Aufmerksamkeit, Auffassung, Merkfähigkeit (☞ 4.3)
- Sprechen verlangsamt und eingeengt, gelegentlich auch Rededrang
- kontinuierliches Verzögern des Denkablaufes: schleppend, mühsam
- widerspruchsvoller Gedankengang, formale und inhaltliche Denkstörungen (☞ 4.6).

Patient beobachten

- quantitativen Bewußtseinslage, Orientierung
- Aufmerksamkeit, Gedächtnis
- Sinnestäuschung, Wahrnehmungsveränderung
- Gedankeninhalt.

! Bei Durchgangssyndromen sind Dämmerzustände ohne Bewußtseinstrübung möglich, man spricht dann von sog. geordneten oder orientierten Dämmerzuständen.

4

Umgang

- im Gespräch und bei anderen Aktivitäten genügend Zeit lassen
- Umgebung und Athmosphäre schaffen, in der der Patient sich leicht zurechtfindet, z. B. Namensschilder an Tür, Bett, Schrank und Nachtschränkchen
- anregen, Kontakt mit seiner Umgebung aufzunehmen
- Vertrautes wirkt beruhigend, keinen starken Veränderungen aussetzen: nicht häufig in andere Zimmer verlegen, Bezugsperson nicht ständig wechseln
- starken Gefühlsausbrüchen mit Ruhe begegnen
- in Abhängigkeit des Grades der Störung besonders auf ATL Sicherheit, ausscheiden, kommunizieren, Ruhe und Schlaf, beschäftigen und waschen, kleiden achten.

Tips, Tricks & Fallen

- Die Symptome können starken Schwankungen unterworfen sein und innerhalb von Stunden, ja sogar von Minuten kann die Stimmung von ängstlich-depressiv bis euphorisch-enthemmt, die emotionale Reaktionsfähigkeit von stumpfer Apathie bis zornmütiger Erregbarkeit wechseln. In gleichem Maße kann auch die Aufmerksamkeit, Auffassung und Orientierung innerhalb kurzer Zeit erheblich schwanken
- Patienten können sich nicht mehr auf Tätigkeiten des allgemeinen Lebens konzentrieren, z. B. weiß ein Patient plötzlich nicht mehr, warum er eigentlich einen Waschlappen in der Hand hält, er hat vergessen, daß er bei der Körperpflege war.

4

4.3 Aufmerksamkeits- und Gedächtnisstörungen

Das Gedächtnis (mnestische Funktion) ermöglicht, Erfahrenes zu behalten und wieder hervorzuholen und zu vergegenwärtigen. Mit Aufmerksamkeit ist das Ausrichten des Bewußtseins auf Erfahrenes gemeint (Konzentration). Ohne Gedächtnis gibt es kein erkennendes Wahrnehmen. Gedächtnisstörungen sollten immer an eine organische Ursache denken lassen.

Vorkommen

- Amnesien (inhaltlich oder zeitlich begrenzte Erinnerungslücken) nach Hirntraumen, Bewußtseinsstörungen, abnormen Erlebnisreaktionen
- degenerative Hirnerkrankungen: senile Demenz (☞ 9.5.1), Korsakow-Syndrom (☞ 9.5.3), Arteriosklerose (☞ 9.5.4)
- wahnhafte Erinnerungsumstellung
- Pseudologia phantastica: Persönlichkeitsstörungen
- Déjà-vu-Erlebnis: temporale Epilepsie, Neurosen, im Zustand der Ermüdung.
- Merkfähigkeitsstörungen: bei schweren organischen Hirnschädigungen (☞ 9.5), Intoxikationen (☞ 6.3.9).

Symptome

Auffassungsstörungen

Gestörte Fähigkeit, Wahrnehmungen in ihrer Bedeutung zu erfassen und sinnvoll miteinander in Verbindung zu bringen.

- falsches Auffassen und Deuten von Erlebnissen führen zu Fehlverhalten
- verlangsamtes Auffassen, Schwerbesinnlichkeit
- fehlende Auffassung läßt den Patienten eine Gefahr nicht erkennen, z. B. erkennt Patient eine dampfende Suppe nicht als sehr heiß.

Konzentrationsstörungen

Unfähigkeit die Aufmerksamkeit auf einen Sachverhalt, Gegenstand auszurichten oder zu sammeln.

- Patient hat bei Gesellschaftsspielen nach kurzer Zeit keine Lust mehr
- Hinweise aus der Ergotherapie beachten: Patient hat keine Ausdauer, kann sich seiner Aufgabe nicht lange zuwenden.

Merkfähigkeitsstörungen, Gedächtnisstörungen

Herabsetzung, Aufhebung der Fähigkeit, sich Neuerfahrenes zu merken. Die Merkfähigkeit ist die Grundvoraussetzung für die Gedächtnisfunktion.

- Patient weiß bereits eine „Zigarettenlänge" nach dem Mittagessen nicht mehr genau, was er gegessen hat
- Angehörige waren am Vormittag zu Besuch, was am Nachmittag nicht mehr gewußt wird
- Patient kann niemand vom Pflegepersonal mit Namen nennen.

Konfabulation
Erzählen von Vorgängen, die entweder nur in der Phantasie des Kranken existieren oder in keinem Zusammenhang mit der gegebenen Situation stehen. Der Patient hat eine starke subjektive Überzeugung von der Richtigkeit des Gesagten.
- Patient füllt Erinnerungslücken mit Inhalten, die der Patient selbst für Erinnerungen hält
- Vorgänge, die der Patient erzählt, sind entweder nur in der Phantasie des Patienten existent oder stehen in keinem Zusammenhang mit der gegebenen Situation
- kein Argument kann die Überzeugung des Patienten erschüttern.

Paramnesien
Gedächtnistäuschung, Falscherinnerung, Trugerinnerung.
- Erinnerungen werden im Sinne eines Wahns umgeändert: Wahnerinnerung
- der Patient glaubt fälschlicherweise, das gerade wahrgenommene schon einmal gesehen (déjà-vu), gehört (déjà-entendu), erlebt (déjà-vécu) zu haben
- der Patient erlebt sich in der Vergangenheit (Ekmnesie). Häufig im geriatrischen Bereich zu finden
- gesteigerte Erinnerung (Hypermnesie). Beispiel: Kriegserlebnisse werden bis ins Detail gewußt und wiedererlebt, während alle sonstigen Erinnerungen aus dieser Zeit nicht mehr präsent sind.

Amnesie
Inhaltlich oder zeitlich begrenzte Erinnerungslücken. Patient kann sich an Gegebenheiten während einer bestimmten Zeit nicht erinnern, obwohl er von Angehörigen z. B. für den besagten Zeitraum als wach beschrieben wird.

Patient beobachten

Gedächtnis
Es ist von Vorteil, die Prüfung des Gedächtnisses offen und nicht verdeckt vorzunehmen: Dem Patient erklären, daß die folgende Befragung der Prüfung der Erinnerungsfähigkeit und des Konzentrationsvermögens dient.
Ultrakurzzeitgedächtnis: die soeben vorgesprochene, etwa 6stellige Telefonnummer nachsprechen lassen.
Frischgedächtnis (Merkfähigkeit, ~ 30–60 Min.): Ereignisse, die nicht länger als einige Stunden. vergangen sind, z. B. die letzte Mahlzeit, erfragen. Wiedererkennen von Gegenständen, den Patienten kleine Geschichten nacherzählen lassen.
Altgedächtnis: Ereignisse aus früheren Lebensabschnitten, z. B. Beruf, Kinder, erfragen.
- Schwierigkeitsgrad der Fragen langsam vermindern. Die letzten Fragen sollten leicht vom Patienten zu beantworten sein. Dies gibt dem Patient am Ende der Befragung nicht so sehr das Gefühl, versagt zu haben
- Erinnerungen auslösen: „Sie hatten doch gestern eine Feier in der BT. Was gab es denn für Kuchen?“
- im freien Gespräch erinnern: „Sie sprechen vom letzten Urlaub, wann genau war der?“
- kann der Patient Namen von Mitpatienten und Personal zuordnen?
- werden Erinnerungslücken durch Erfundenes ersetzt: Konfabulieren?

Denken

- Auffassungsstörungen, z. B. den Inhalt eines Sprichwortes deuten lassen
- kann der Patient bei der Sache bleiben? Schweift er ab?

Stimmung

- reagiert er beim Abfragen der Mnestik gereizt? Erkennt der Patient eventuelle Gedächtnisstörungen, wie geht er damit um, belastet ihn das?
- Reaktion auf Streß im Stationsalltag, Urteils- und Kritikfähigkeit dokumentieren.

4

Orientierung

Gibt es Situationen, bei denen die Orientierung besonders nachläßt, z. B. wenn der Patient aufgeregt ist?

Verhalten in der Gruppe

Persönliche Beteiligung, Aufmerksamkeit, Ablenkbarkeit im Gruppengeschehen. Leistungsvermögen ist gut in den Ergotherapien zu erfragen.

Umgang

- sorgfältige Auswahl der Beschäftigung, da bei erheblichen mnestischen Störungen die Gefahr der meist unabsichtlichen Selbstschädigung beim Hantieren mit gefährlichen Gegenständen besteht
- Essen, Trinken und Körperpflege beobachten. Patienten vergessen diese Tätigkeiten häufig
- sicherstellen, daß Angst und Unsicherheit nicht als Gedächtnisstörung fehlinterpretiert werden. Auslöser können schon geringfügige Anlässe sein, z. B. barsches Anreden, Änderungen in der gewohnten Umgebung wie eine Verlegung.

Tips, Tricks & Fallen

- Konzentration, Auffassung, Merkfähigkeit und Gedächtnis sind nur schwer getrennt voneinander zu prüfen, da sie sich z. T. gegenseitig bedingen. Beispiel: Bei schweren Konzentrationsstörungen kann der Patient sich nicht auf die Frage konzentrieren, so daß die Gedächtnisleistung kaum zu bewerten ist
- die Prüfung der mnestischen Funktion sollte von erfahrenen Kollegen durchgeführt werden, um Bloßstellen und gereiztes Reagieren des Patienten zu vermeiden.

4.4 Orientierungsstörungen

Orientierung meint das Bescheidwissen und Sichzurechtfinden in den zeitlichen und räumlichen Situationen und persönlichen gegenwärtigen Gegebenheiten. Alle Orientierungsstörungen sind wichtige Hinweise für das mögliche Vorliegen einer organisch faßbaren Hirnschädigung.
Ein Orientierungsausfall muß nicht alle Bereiche betreffen. Als erstes leidet meist die Orientierung in der Zeit, dann zum Ort, zuletzt zur Situation und zur eigener Person.

Vorkommen

- bei allen Bewußtseinsstörungen
- organisch bedingte psychische Störungen (☞ 9)
- beim akuten exogenen Reaktionstyp (☞ 11.1).

Einteilung und Symptome

Gestörte Orientierung zur Zeit
Bezogen auf Tageszeit, Datum, Wochentag, Jahreszeit, Monat und Jahr. Beispiel: Ein Patient schaut aus dem Fenster, sieht die grün werdenden oder Schnee bedeckten Bäume und kann daraus nicht die Jahreszeit ableiten.

- Wegfall der Kenntnis von Tageszeit und Jahreszeit wiegt schwerer als die Unkenntnis von Datum und Wochentag
- zeitliche Orientierung ist leicht störbar im Gegensatz zur Orientierung zur eigenen Person
- das genaue Datum wird oft auch von zeitlich Orientierten nicht genau gewußt
- das Unvermögen, die Lebensgeschichte nicht mehr genau zeitlich geordnet wiederzugeben, ist nicht zwingend für eine Orientierungsstörung. Man spricht hierbei von Zeitgitterstörungen.

Gestörte Orientierung zur Situation
Störung der Fähigkeit, sich innerhalb der gegebenen Situation zu orientieren.

- Patient hält die Station für einen Bahnhof, Pfleger sind Kellner
- Einrichtung des Krankenzimmers und Dienstkleidung von Arzt und Pflegepersonal lassen den Patient nicht auf einen Aufenthalt im Krankenhaus schließen.

Gestörte Orientierung zur eigenen Person
Störung der Fähigkeit, richtige Angaben zur eigenen Person zu machen wie Name, Vorname, Geburtsdatum, Beruf. Beispiel für eine besonders schwere Desorientiertheit zur Person: Eine alte Frau weiß ihren Namen, erlebt sich aber als junges Mädchen, das im Auftrag der Mutter zum Einkaufen unterwegs ist.

Gestörte räumliche Orientierung
Störung der Fähigkeit zur Orientierung innerhalb eines geometrischen Raumes. Beispiel: Patient findet auf Station sein Zimmer nicht mehr, legt sich in fremde Betten.

4

Patient beobachten

Orientierung

Sich in Gesprächen über die Qualität der Orientierung informieren:

- zur Zeit: Tageszeit, Datum, Monat, Jahr, Jahreszeit. Als Hilfe für das Erfassen der Jahreszeit kann man den Patienten aus dem Fenster schauen lassen
- zur Situation: Art der derzeitigen Umgebung, Tätigkeit. In welcher Situation erlebt sich der Patient?
- zum Ort: Raum, Stadt, Land. Bei einer Überprüfung muß sichergestellt sein, daß der Patient Gelegenheit hatte, zu erfahren in welche Stadt bzw. in welches Krankenkenhaus er gebracht wurde
- zur Person: alle persönlichen Daten, z. B. Name, Geburtstag, Beruf, Familienstand und persönliche Lebensgeschichte
- räumliche Orientierung: Findet der Patient sich auf der Station zurecht?
- sind dem Patienten bekannte Besucher vertraut?
- beeinflußt Streß die Orientierung des Patienten?

Kontaktfähigkeit

- haftet der Patient an Kontaktpersonen, z. B. Personal oder Mitpatienten?
- besteht das starke Verlangen, mit Angehörigen nach Hause zu fahren? In diesen Situationen kommt es oft zu Wutausbrüchen. Nach starken emotionalen Entgleisungen kann es vorübergehend zu verstärkten Orientierungsstörungen kommen.

! Bei schweren Orientierungsstörungen ist oft Ratlosigkeit und Rückzug in sich selbst zu beobachten.

Geistige Regsamkeit

- gefährliche Situationen werden nicht sofort erkannt
- verlangsamte Reaktion auf Außenreize. Ein Patient bemerkt einen Streit, den er selbst ausgelöst hat, nicht oder nicht sofort
- Patient wirkt mit seiner Orientierungsstörung oft unsicher und unbeholfen.

Beschäftigung

- Sorgt Beschäftigungstherapie, Miteinbeziehen ins Stationsgeschehen für Ausgeglichenheit oder eher für Stimmungsschwankung?
- Ist die Beschäftigung z. B. auf Essen, Trinken und Schlafen reduziert?

Umgang

- ein guter Gesprächskontakt hilft dem Patienten sich zu orientieren. Er traut sich zu fragen, bekommt oft Dinge erklärt
- beobachten, wie Patient mit Hilfe umgeht. In die Pflegeplanung als Ressourcen, Pflegeprobleme aufnehmen: Ist er dankbar, ärgern ihn „Belehrungen"?

! Erneute Desorientiertheit nach Vertrautwerden mit dem Umfeld ist schwerwiegend.

Tips, Tricks & Fallen

- leichte Orientierungsstörungen werden leicht übersehen: danach fragen
- theoretische Desorientiertheit wiegt weniger als praktische, z. B. der alleinige Spaziergang im Klinikgelände verläuft problemlos, auf Befragen ist jedoch eine Lokalisation der Stadt oder des Gebäudes nicht möglich
- bei unsicherer oder fehlender Orientierung kann es zu einer fabulierten Orientierung kommen: Der Patient erlebt sich in einer Umgebung, die er zu kennen glaubt.

4.5 Sinnestäuschungen, Wahrnehmungsveränderungen

Betreffen Intensitäts- und Qualitätsverschiebungen der Sinneswahrnehmung.

Vorkommen

- Psychosen: endogen, organisch, akute Halluzinosen
- Genuß von Rauschmitteln wie LSD, Mescalin, Haschisch
- delirante Zustandsbilder bei Hirngefäßprozessen, Durchgangssyndrome
- progressive Paralyse, psychomotorische Anfälle, Epilepsie
- Digitalisüberdosierung
- Übermüdung.

Wahrnehmungsveränderungen

Bei den einfachen Wahrnehmumgsveränderungen handelt es sich um Identitäts- und Qualitätsverschiebungen der verschiedenen Sinneseindrücke. Symptome sind z. B.:

- Verschwommensehen bei Übermüdung
- farbig sehen bei Einnahme von Mescalin, Haschisch, LSD, Digitalis
- akustische Wahrnehmungsveränderung, z. B. lauter oder leiser hören
- Mikropsie: Kleinersehen von Gegenständen
- Makropsie: Größersehen von Gegenständen
- Metamorphosie: Verzerrtsehen von Gegenständen.

Halluzinationen

In allen Sinnesbereichen vorkommende Sinnestäuschungen mit Wahrnehmungen ohne reales Objekt: optische (das Sehen betreffende), akustische (das Hören betreffende), olfaktorische (den Geruchsinn betreffende), gustatorische (den Geschmacksinn betreffende), haptische Halluzinationen (den Tastsinn betreffend), Leibhalluzinationen (Zoenästhetische Halluzinationen).
Beispiele:

- Patienten sehen szenenhafte Abläufe z. B. im Delir mit vielen kleinen Tieren
- akustische Halluzinationen, z. B. Klirren, Klopfen, Zirpen, Zischen
- Essen riecht nach Kot. Essen schmeckt bitter
- Gas, giftige Dämpfe werden wahrgenommen, häufig an ungewöhnlichen Stellen
- Patient spürt Strom auf der Haut
- „In der Nacht wird mir von einem fremden Wesen der Samen abgezogen".

Illusionäre Verkennungen

Illusionäre Verkennungen sind dadurch gekennzeichnet, daß etwas wirklich gegenständlich Vorhandenes für etwas anderes gehalten wird. Der Patient ist in der Lage, von einer ganz kurz erlebten Szene eine große Menge an Details wiederzugeben, auch nach einem längeren Zeitraum.

- Pareidolien: einer realen Wahrnehmung wird etwas hinzugefügt
- eidetisches Phänomen: bildhafte Vorstellungen, z. B. Bäume werden für bedrohliche Monster gehalten.

4

Patient beobachten

Da manche Patienten ihre Wahrnehmungsveränderungen verheimlichen, ergibt sich der pflegerische Befund häufig aus der sorgfältigen Verhaltensbeobachtung.

Stimmung

- wenn zu erkennen ist, daß der Patient unter Sinnestäuschungen und Wahrnehmungsveränderungen leidet, ist ein Gespräch über die Wahrnehmung oft schon entlastend
- werden Stimmen oder Geräusche gehört? Erfragen, was die Stimmen sagen, ob die Stimmen „gut" oder „böse" sind. Stimmen können den Patienten bis zum Suizid treiben oder zu Aggressionen treiben
- wie stark ist die Geruchsbelästigung bei olfaktorischen Halluzinationen?
- bestehen Vergiftungsängste, hat das Essen einen schlechten Geschmack? Häufig ist dies eine mögliche Ursache für die Nahrungsverweigerung des akut psychotischen Patienten.

Stimmung ist wahrnehmungsbezogen. Fühlt ein Patient ständig ein Stechen, Bohren, Krabbeln im Nacken, so wird ihn das sicher beunruhigen und reizen.

Geistige Regsamkeit

- gestörte Anteilnahme an der Umgebung, Verwirrtheit, Konzentrationsstörung. Realitätsurteil kann eingeschränkt bis aufgehoben sein
- scheinbare Konzentrationsstörungen, z. B. hört ein Patient, der akustisch halluziniert, im Gespräch plötzlich weg.

Psychomotorik

Gefühlsleben nach außen hin meist gut erkennbar, z. B. sind Leibmißempfindungen wie Schmerzen an der Mimik zu erkennen.

Verhalten in der Gruppe

Patienten mit Trugwahrnehmung leben oft ganz in ihrer Welt. Verhalten wirkt fremd, bisweilen bizarr.

Umgang

- Kontakte förden, z. B. ansprechen, Ergotherapie. Aber keine Reizüberflutung
- neben sedierenden Medikamenten sind beruhigende Gespräche oft gleichwertige Hilfen. Patienten hilft oft die Bestätigung vom Personal, daß deren Wahrnehmung eine andere ist
- durch Ansprache nicht betroffener Sinnesbereiche ablenken. Einem Patienten mit optischen Halluzinationen darf nicht als einzigste Ablenkung das Fernsehen zur Verfügung stehen
- erfragen, wie sehr Stimmung von der Wahrnehmung beeinflußt wird
- Überempfindlichkeit der Sinnesreize beachten, z. B. löst im Tagesraum Lärm, Zigarettenrauch, Unordnung oder Fernseher ein Unbehagen aus
- Geschwindigkeit der Wahrnehmung in die Pflege einbeziehen. Der demente Patient wird eine deutlich verlangsamte Wahrnehmung haben und braucht z. B. beim Essen oder Waschen mehr Zeit
- unübliche auch leicht störende Verhaltensweisen, die dem Patient helfen, tolerieren, z. B. das Tragen eines Walkmans mit größerer Lautstärke, um die demütigenden Stimmen zu übertönen.

4.6 Denkstörungen

Als eine geistige Tätigkeit ist das Denken darauf ausgerichtet, Bedeutungen zu erkennen und Beziehungen herzustellen. Der Denkablauf ist auf Begriffe, Urteile und Schlüsse angewiesen und dem Gesetz der Logik (formaler Ablauf des Denkens) unterworfen. Dazu gehören Konzentration, Nachdenken, Erkennen und Wiedererkennen, Einordnen und Verbinden nach logischen Kategorien. Denkstörungen werden in formale und inhaltliche Störungen unterteilt.

■ Inhaltliche Denkstörungen

Wahn: Eine inhaltlich falsche, krankhaft entstandene Überzeugung, die mit absoluter Gewißheit (Evidenz) auftritt und an der der Patient, bei allen vernünftigen Gegengründen, unbeirrbar und unzugänglich festhält, auch dann noch, wenn eine Unvereinbarkeit mit den bisherigen Erfahrungen besteht und eine objektive Nachprüfbarkeit der Realität möglich ist.
Überwertige Ideen: Gedanken und Vorstellungen, die den Patienten beherrschen, jedoch noch nicht wahnhaft.
Zwang: Eine Vorstellung oder Handlung kann nicht unterdrücken werden, obwohl sie vom Patienten als unsinnig erkannt wird. Die Vorstellungen und Handlungen werden **nicht** als von Außen gemacht oder von Außen aufgedrängt erlebt.
Phobien: Angstgefühle, die sich auf bestimmte Situationen oder Objekte beziehen, z. B. Klaustrophobie (Angst in zu engen Räumen).
! Der Wahn hat wie kein anderes Symptom das Bild der Psychiatrie in der Öffentlichkeit bestimmt.

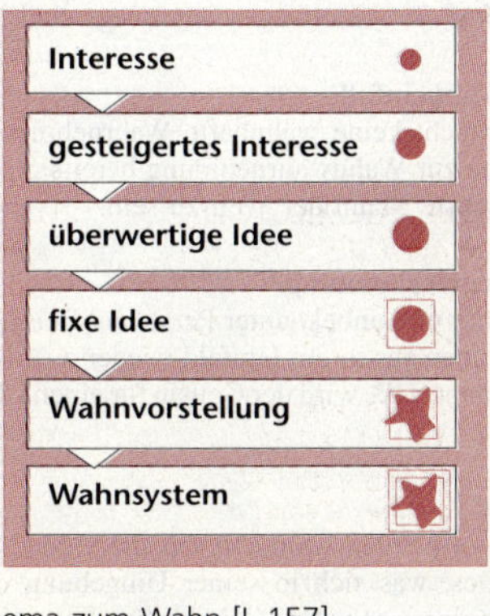

Abb. 4.2: Vom Thema zum Wahn [L 157]

Vorkommen

- Schizophrene Psychosen (☞ 8)
- affektive Psychosen (☞ 7)
- Neurosen und Reaktionen (☞ 11.2, 11.1)
- organische psychische Störungen (☞ 9)
- erlebnisreaktive Entwicklung, z. B. bei Schwerhörigkeit, körperlichen Schwächen, Vereinsamung, politisch Verfolgten und Inhaftierten
- bewußtseinsverändernde Substanzen (Halluzinogene).

4

Wahnkriterien

- wahnhafte Überzeugung. wird mit einer subjektiven Gewißheit erlebt, die die normale Gewißheit übertrifft
- auf dem Höhepunkt der Erkrankung besteht eine Unbeeinflußbarkeit trotz Erfahrungen des Patienten, die zu einer anderen Erkenntnis zwingen müßten
- der Wahn ist eine lebensbestimmende Wirklichkeit für den Patient
- der Inhalt des Wahns wird von jedem Außenstehenden als falsch beurteilt und mit niemanden geteilt, man spricht auch von einer „Privatwirklichkeit" des Patienten.

Wahnsymptome, -themen

Wahnstimmung
Vorstufe des Wahns, Wahn ohne Wahnidee. Der Patient wähnt, daß etwas im Gange ist. Er spürt etwas Bedrohliches, Unheimliches, kann dies aber nicht genau erklären. Selten werden angenehme oder Glücksgefühle erlebt.

Wahnwahrnehmung
Objektiv vorhandenes erhält in der „Privatwahrnehmung" eine abnorme Bedeutung. Beispiel: Patient hält alle roten Autos, die ihm begegenen, für Fahrzeuge von Verfolgern, die seinetwegen unterwegs sind.

Wahngedanken, Wahneinfall
Der Wahneinfall braucht keine wahnhafte Wahrnehmung, der erste Denkakt enthält im Gegensatz zur Wahnwahrnehmung bereits den Wahn. Beispiel: Patient glaubt, der reichste Mann der Welt zu sein.

Wahnhafte Personenverkennung
Verkennung bekannter und unbekannter Personen. Beispiel: Patienten glauben auf der Station Personen aus ihrem Umfeld wieder zu erkennen, selbst gut Bekannte werden verkannt, z. B. wird der Cousin für einen Chemiewaffenexperten gehalten.

Beziehungswahn
Belanglose Ereignisse werden wahnhaft auf die eigene Person bezogen. Der Kranke bezieht vieles, was sich in seiner Umgebung ereignet, auf sich. Er glaubt, es passiere seinetwegen und sei nur für ihn von Bedeutung, oft auch für ihn gemacht. Dies können die Inhalte von Radio, Fernsehsendungen und Zeitungsnachrichten genauso sein wie Worte und Taten von Mitmenschen oder auch deren Mimik und Gestik.

Beeinträchtigungswahn
Das Fühlen, Denken und Handeln werde von außen negativ beeinflußt, gemacht. Typisch für schizophrene Ichstörung. Im Gegensatz zum Beziehungswahn ist für den Kranken hier nicht nur alles auf sich bezogen, sondern zudem noch gegen ihn gerichtet. Er glaubt, alle wollen ihn beleidigen, ihm schaden oder ihn im schlimmsten Fall töten. Bezeichnend ist auch die Überzeugung des Patienten, er würde überall ungerecht behandelt, z. B. bei Beförderungen im Beruf oder auf Ämtern.

Verfolgungswahn
Ereignisse die an sich harmlos sind, werden als Bedrohung oder Verfolgung empfunden. Steigerung des Beeinträchtigungswahn. Die ganze Umwelt, einschließlich der Familie, können hier die Verfolger oder deren Hintermänner sein. Der Kranke spricht diesen Verdacht häufig nicht aus.

Bedeutungswahn
Gegenstände, Vorgänge und Gesprochenes bekommen in Bezug auf den Patienten eine besondere Bedeutung, z. B. kann ein Stuhl bedrohlich sein.

Eifersuchtswahn
Wahnhafte Überzeugung, vom Lebenspartner betrogen zu werden. Für den Kranken steht unumstößlich fest, daß sein Lebenspartner ihn betrügt auch wenn er keinerlei Beweise dafür hat. Er kontrolliert und beobachtet seinen Partner. Absolut nichtige Fakten werden zum Beweis genommen, daß er betrogen wird.

Größenwahn
Der Kranke überschätzt seine gesellschaftliche Bedeutung, seine eigenen Fähigkeiten und Leistungen. Die Wahninhalte können im Bereich des Realen bleiben, gehen aber oftmals weit darüber hinaus bis hin zu Vorstellungen, man hätte ungeheure Macht oder Reichtum, man wäre fähig, die Welt zu ändern durch Erfindungen oder Revolutionen. Beispiel: Ein Patient gibt an, der eigentliche Sänger der Rockgruppe Queen zu sein; Freddy Mercury bewege nur die Lippen nach seinem Gesang, seine Tantiemen triebe im übrigen die englische Königin für ihn ein.

Nichtigkeitswahn
Gegenteil von Größenwahn. Der Kranke sieht sich als machtlos, verloren und nichtig. Manche Patienten berichten, sie würden tatsächlich immer kleiner, leben nur noch zum Schein. In der schlimmsten Form leugnet der Patient seine Existenz und auch die seiner Familie (nihilistischer Wahn).

Versündigungswahn
Der Patient glaubt große Schuld auf sich geladen zu haben, ohne das es einen adäquaten Grund dafür gibt. Er glaubt z. B. daß die Menschen Kriege führen, weil er in seinem Leben gesündigt hat. Es können auch Befürchtungen auftreten, durch Handlungen an sich selbst, z. B. Onanie oder eine stattgefundene Abtreibung, eine Schuld begangen zu haben. Kleine Bagatellvergehen wie Notlügen oder das Kirschenstehlen als Kind in Nachbars Garten werden vollkommmen überbewertet. Dieses Wahnthema ist bei der Depression häufig anzutreffen.

Verarmungswahn
Der Patient glaubt sich völlig verarmt, glaubt nichts mehr zu besitzen, seinen Lebensunterhalt nicht mehr bestreiten zu können, hat panische Angst verhungern zu müssen und auch seine ganze Familie ins Unglück zu stürzen. Dieser Wahn tritt besonders bei agitierten Depressionen auf. Patienten kommen häufig nicht zum essen, da sie glauben, ihre Krankenversicherung würde dafür nicht aufkommen.

Hypochondrischer Wahn
Wahnhafte Überzeugung, krank zu sein. Häufig bei Depressionen: Eine unheilbare Krankheit wird von Patienten für die Stimmung verantwortlich gemacht, die Depression häufig abgestritten.

Patient beobachten

Stimmung
Setzt der Patient harmlose Vorkommnisse auf der Station, die nichts mit ihm zu tun haben, mit sich in Beziehung? Deutet er sie gegen sich gerichtet? Häufiger Streit mit Mitpatienten ist ein möglicher Parameter.

Kontaktfähigkeit
- häufiger, in seiner Ursache nicht nachvollziehbarer Streit mit Mitpatienten als Hinweis für Beeinträchtigungserleben
- welche privaten, beruflichen Bereiche betrifft die Störung, welche Reaktion ruft sie hervor, führt sie z. B. zu Vereinsamung, Kontaktarmut?

Verhalten in der Gruppe
- wie stark machen sich die Beeinträchtigungen, Erlebnisse im Stationsalltag bemerkbar? Wird der Patient aus der Gemeinschaft ausgeschlossen? Isoliert er sich?
- bizarre Verhaltensweisen führen zu Ausgrenzungen, z. B. ständiges Tragen eines Regenschirms oder eines mit Alu-Folie ausgekleideten Hutes gegen Strahlen
- wirkt Mimik, Sprache des Patienten, als ob ihn etwas bedroht?
- wie ist das Verhalten, wenn der Patient sich unbeoachtet fühlt?

Mimik
Gesichtsausdruck überrascht, gequät, ängstlich bis ratlos?

Einstellung zur Krankheit
- werden vom Patienten Versuche unternommen, das Wahnerleben zu überprüfen?
- wie ist das Verhalten, wenn der Patient sich unbeoachtet fühlt?

Umgang

- die Nähe, Wirklichkeit, Echtheit des Erlebten alle 1–2 Tage erfragen. Zweifelt der Patient an der Richtigkeit des Wahnerlebens?
- offenes Nachfragen der Wahninhalte entlastet den Patienten und hilft seine Gesamtsituation qualifizierter einzuschätzen, z. B. Suizidalität bei Schuld- und Versündigungswahn
- durch Beobachtungen in der Gruppe Fremdaggression einschätzen, besonders bei Verfolgungswahn, Beeinträchtigungswahn, Eifersuchtswahn
- bei Verfolgungserleben dem Patienten die Sicherheit der Station zeigen, z. B. daß die Türen verschlossen sind, in der Nacht ein Pfleger regelmäßig durch die Zimmer geht
- nach dem ersten Abklingen der akuten Symptomatik kommen helfende Gespräche (☞ 5.3.2) hinzu
- auf chronisch „Wahnhaftes" eingehen
  - ein Patient glaubt von einem Radiosender durch bestimmte Lieder beschimpft zu werden. Ein Brief an den Radiosender, der in seiner Antwort das nicht bestätigt, kann den Patienten entlasten
  - ein Mitpatient wird für einen Spion mit bedrohlichem Charakter gehalten. Ein gemeinsames, klärendes Gespräch bringt Sicherheit
  - ein Telefonat mit dem vermeintlich todkranken Vater beruhigt.

Tips, Tricks & Fallen

- mancher Wahn hat sich schon als Wahrheit entpuppt, z. B. Eifersuchtswahn
- übersinnliche Wahnformen sind grundsätzlich nicht nachprüfbar
- Größenwahn, krankhafte Selbstüberschätzung: Ein Gespräch mit dem Oberarzt oder Chefarzt ist für den Patient häufig bedeutungsvoller
- der Mensch erlebt bedeutungsgebend, interpretierend und sinngebend, jeder Mensch ist grundsätzlich wahnfähig.

Zwangssymptome

Symptome

Zwangsgedanken
Quälendes Grübeln, Vorstellen, Erinnern oder Befürchten, das als unsinnig erkannt wird. Der Patient leidet meist unter Zweifel und Befürchtungen, die sich seinem Bewußtsein aufdrängen. Er kann diese Gedanken nicht abschütteln, auch nicht durch starke Willensanspannung.

Zwangshandlung
Unwiderstehlicher Drang, gegen oder ohne den eigenen Willen eine Handlung ausführen zu müssen, z. B. Kontrollzwang, Ordnungszwang, Waschzwang. Beispiele: ständiges Waschen der Hände, ständiges Kontrollieren, ob das Licht, der Herd ausgeschaltet wurde oder ob die Haustür abgesperrt ist, die Dinge auf dem Schreibtisch müssen immer die gleiche Anordnung haben.

Zwangsimpuls
Quälender innerer Antrieb, eine gefährliche oder sinnlose Handlung auszuführen. Patient möchte nicht mit Messer und Gabel essen, da er befürchtet, sich oder anderen etwas antun zu müssen.

4

Patient beobachten

Verhalten in der Gruppe
Kapselt sich der Patient ab? Quälendes Grübeln gibt dem Patient kaum Gelegenheit zu einer Unterhaltung.

Einstellung zur Krankheit
Gibt es Auffälligkeiten im näheren Umfeld, z. B. werden die Gegenstände auf dem Nachtschrank genau parallel zu den Kanten des Nachttisches ausgerichtet?

Stimmung
Erfragen, wie der Patient mit seinen als unangenehm empfundenen Zwängen zurecht kommt: sehr quälend, geht so, furchtbar.

Umgang

- starke Ordnungsliebe eines Patienten beim Ordnungszwang nicht belächeln
- für Patienten mit einem Ordnungszwang ist ein nachlässiger Zimmer- oder Tischnachbar unter Umständen eine große Qual
- Kontrolle der erarbeiteten Bewältigungsstrategie, in Pflegeplanung aufnehmen. Z.B. beim Waschzwang: Zu welchen Gelegenheiten kann der Patient die Hände waschen, womit muß er sie im Anschluß pflegen?

■ Formale Denkstörungen, Störung des Denkablaufes

Häufige, meist krankheitsunspezifische Störungen des Gedankenablauf. Bei den schizophrenen Psychosen (☞ 8) stehen die formalen Denkstörungen als Grundsymptom an erster Stelle.

Vorkommen

- schizophrene Psychosen (☞ 8)
- affektive Psychosen (☞ 7)
- organische psychische Störungen (☞ 9)
- Bewußtseinstrübung.

Symptome

Gehemmtes Denken, verlangsamtes Denken
Verlangsamter Ablauf des Denkens, inhaltliche Verarmung auf wenige Themen, jedoch klar und in sich geordnet. Häufige Teilerscheinung bei Depression. Der Patient ist nicht in der Lage, die Hemung im Denken zu beseitigen und leidet erheblich darunter. Er berichtet häufig über seine Schwierigkeiten, wirkt insgesamt verlangsamt.

Umständliches Denken
Unfähigkeit, nebensächliche Details zu übergehen. Z.B wird im Gespräch das eigentliche Ziel über den Umweg einiger Nebensächlichkeiten erreicht. Beispiel: Berichtet der Patient über den Nachbar, mit dem er verkracht ist, erzählt er noch von dessen Kindern, deren Beruf, wie groß deren Grundstück ist und, und, und.

Eingeengtes Denken
Auf wenige Themen beschränktes Denken. Der Patient spricht immer wieder über die selben Themen. Oft macht es den Anschein, als sei ihm das Thema spontan eingefallen.

Perseverierendes Denken
Gedankenkreisen, Sinnieren. Der Patient bleibt bei einem Gedanken haften. Beispiel: Beim Essen wird der Patient aufgefordert, in sein Brot zu beißen, er kommt der Aufforderung nach und ist danach unfähig, auf Aufforderung die Teetasse in die Hand zu nehmen und zu trinken.

Gedankendrängen
Übermäßig viele Einfälle. Die Menge an Einfällen und das häufige Wiederkehren der Gedanken belästig den Patienten meist.

Beschleunigtes und ideenflüchtiges Denken (☞ 7.2)
Ununterbrochenes Denken und Reden. Ständig werden neue Einfälle, die in lockere Wort- oder Klangassoziationen mit den Vorhergehenden verknüpft sind, vorgebracht.

- es schießen dermaßen viele Gedanken durch den Kopf, daß ein Satz mittendrin durch einen neuen unterbrochen wird
- Patient verliert sich immer wieder im Unwesentlichem
- ein längerer und umfassender Gedankengang kann nicht zu Ende gebracht werden. Der Maniker ist deshalb nicht in der Lage, seinen enormen Ideenreichtum sinnvoll zu verwerten.

Vorbeireden
Es werden unabsichtlich falsche Antworten gegeben. Im Gespräch oder aus der Situation heraus ist ersichtlich, das die Frage verstanden wurde, die Antwort geht jedoch unbeabsichtigt daneben. Beispiel: „Wohnen sie in einem Haus oder in einer Mietwohnung" – „Ja, der Ausblick aus meiner Wohnung ist sehr schön."

Gedankensperrung, -abreißen
Den Gedanken nicht zu Ende bringen, als ob der Gedanke von einem genommen würde. Der zunächst flüssige Gedankengang wird, gelegentlich auch mittem im Satz, unterbrochen. Diese Denkstörung ist dem Patient meist quälend bewußt. Das die Gedanken von außen entzogen werden, ist der Versuch einer wahnhaften Erklärung.

Inkohärentes, zerfahrenes Denken (☞ 7.2)
Zusammenhangloses Denken. Es können keinerlei Beziehung zwischen den einzelnen Denkgliedern gefunden werden.

Neologismen
Wortneubildung. Neues, im Sprachgebrauch nicht vorkommendes Wort, das für den Patient eine Bedeutung hat. Beispiel: Ein Patient berichtet, er habe „gelaufsohlt", und meint damit, er sei mit seinen Turnschuhen gelaufen.

Begriffsverschiebung

- Konkretismus: übertragene Sinnzusammenhänge werden schlecht erkannt, der Sinn eines Sprichwortes kann vom Patienten nicht erklärt werden. Der Patient bleibt am Konkreten haften
- Symboldenken: „Ich fühle den Storch in meinem Bauch klappern", womit eine schizophrenen Patientin die Bewegung ihres Kindes im Bauch meinte.

Begriffsverschiebungen können durch Erklärenlassen von Sprichwörter nachgewiesen werden. Sprüche wie „Morgenstund hat Gold im Mund" oder „wer den Pfennig nicht ehrt, ist des Talers nicht wert" können in ihrem Sinn vom Patient nicht erkannt und erklärt werden.

Dementielles Denken

Schwerster Grad der Denkstörung (☞ 9.5.1). Auf ein Minimum reduzierte Urteils- und Kritikfähigkeit und die Unfähigkeit sich neue Sachverhalte und Erkenntnisse zu merken, machen den Patienten zu einer hilflosen Person. Es besteht Eigengefährdung.

Patient beobachten

Geistige Regsamkeit

- Begriffsverschiebungen führen beim psychotischen Patienten zu erheblichen Mißverständnissen. Beispiel: Ein Flur wurde frisch geputzt, „Es ist Spiegelglatt, warten sie einen Moment bis es trocken ist" → Patient schaut sehr ungläubig, geht dennoch weiter und sucht nach Spiegeln
- Besteht der Zwang, ein „Ritual" auszuführen, z. B. den Vater ständig anrufen, um sich zu entschuldigen?

Beschäftigung

Werden logische Abläufe korrekt und in angemessener Zeit durchgeführt:

- bei der Küchenmithilfe: Tische umständlich abwischen bei umständlichem Denken
- bei der Küchenmithilfe: ein Teil vom Tisch, dann zwei von vier Stühlen abwischen, den Wischeimer auf einen anderen Tisch stellen bei Gedankendrängen, beschleunigtem und ideenflüchtigem Denken.

Verhalten in der Gruppe

Durch Begriffsverschiebungen und Neologismen kommt es bei Gruppenaktivitäten häufig zu Mißverständnissen.

Orientierung

Führt eine Verlegungen innerhalb der Station zu Orientierungsstörungen?

Stimmung

Leidet der Patient daran, die ständig wiederkehrenden Gedanken nicht bearbeitet oder erledigt zu bekommen (Perseveration)? Stimmungsänderungen z. B. von ängstlich-getrieben nach ängstlich-zurückgezogen?

Einstellung zur Krankheit

- versteckt sich der Patient hinter seiner Erkrankung, benutzt er sie als Entschuldigung, stellt er sie zur Schau?
- beschäftigt sich der Patient ständig mit sich selbst?

- macht es den Anschein, als wolle der Patient nicht, daß es ihm besser geht, z. B. bemerkt bei der Visite der Arzt den gelockerten Gesichtsausdruck, der Patient weist jedoch mit einem „ja aber..." auf seine vielen noch bestehenden Probleme hin?
- kann der Patient die Inhalte des Denkens bewußt steuern, sucht er die Reizüberflutung z. B. im überfüllten Fernsehraum oder die Ruhe?
- kämpft der Patient offensichtlich gegen seine Denkstörung an? Verlangt er Strukturierungshilfen wie Therapieplan, Tagesordnung

Umgang

- steht die Angst im Vordergrund, ist neben der medikamentösen Therapie ein beruhigender Umgang und eine gezielte Ablenkung des Patienten von Vorteil
- auf steigenden Leidensdruck achten → Suizidrisiko
- auf andere Gedanken bringen, Patient in den Stationsablauf einbinden, z. B. Mithilfe in der Küche
- mit früheren Hobbys und Interessen hat man häufig einen guten Gesprächseinstieg und den Hinweis für eine sinnvolle Beschäftigung im Stationsalltag (☞ 5.2.4)
- gehemmtes, verlangsamtes Denken
  - uu lange Gespräche sind eine Qual
  - dem Patienten Zeit lassen, den Gedanken beenden zu können
  - im Gespräch nicht vorgreifen. Patient fühlt sich dadurch vom Gesprächspartner gehetzt
- weitschweifiges, sich verlierendes Denken: behutsam zum Thema zurückführen
- ideenflüchtiges, beschleunigtes Denken
  - Themen, über die gesprochen werden, vorher genau absprechen. Patient ist dadurch im Gespräch leichter zu führen
  - evtl. Zeitlimit setzen
  - nur gezielte Fragen stellen
  - Ablenkung vermeiden, in einen ruhigen Raum zurückziehen
- inkohärentes Denken: Es ist fraglich, ob ein Gespräch sinnvoll ist, wenn man in dessen Verlauf keinerlei Zusammenhang erkennt. Dem Patienten erklären, daß ein Gespräch auf einen späteren Zeit verschoben werden sollte. Nonverbale Kommunikation kann helfen (☞ 5.3.1)
- Konkretismus: wenige Redensarten im Gespräch verwenden, sie verwirren den Patienten oft. Beispiel: „Werfen Sie doch mal eine Auge in den Eßsaal", „Beißen Sie die Zähne zusammen".

Tips, Tricks & Fallen

- der Inhalt von zwanghaften Vorstellungen muß nicht pathologisch sein, meist stört aber die quälende Penetranz
- Zwanghaftigkeit muß von Sucht, z. B. Spielsucht, abgegrenzt werden
- Zwangshandlungen sind die Folge der inhaltlichen Zwangsideen, sie sind jedoch sehr selten
- nicht durch Merkfähigkeits- oder Konzentrationsstörungen des denkgehemmten Patienten zu der Annahme gelangen, dieser sei intellektuell minderbegabt.

4.7 Stimmungs-, Affektstörungen

Unter Stimmung und Affektivität (Emotionalität) versteht man die Gesamtheit des Gefühls-, Gemüts- und Stimmungslebens. Auch die Emotionalität ist selbstverständlich nicht isoliert zu betrachten, sie steht in engem Zusammenhang mit dem Antrieb und wirkt sich auf andere Funktionen wie Denken und Gedächtnis aus.

- Stimmung: langfristiger und gleichmäßiger Gefühlszustand
- Affekt: kurzdauernde Gefühlswallung wie Wut, Ärger, Angst, Verzweiflung, Freude.

Vorkommen

- affektive und schizophrene Psychosen
- Demenz, schwere geistige Behinderung
- organische Hirnerkrankung
- körperliche und seeliche Erschöpfung.

Symtome

Affektlabilität
Rascher Wechsel der Affektlage. Beeindruckend sind überschießende Stimmungswechsel in schneller Folge. Schon bei geringen Anlässen wechselt der Patient die Stimmung von einem Extrem zum anderen. Selten ist der Wechsel zwischen normaler und extremer Affektivität.

Affektinkontinenz
Fehlende Beherrschung. Der Patient ist nur schwer in der Lage, seine Gefühls- und Affektäußerungen zu steuern. Schon bei geringen Anlässen zur Freude oder Trauer schießt ein extremes Maß an Gemütsregung hervor. Beispiel: Eine Patientin bekommt eine Zigarette geschenkt und bricht in Freudentränen aus. Affektinkontinenz und Affektlabilität bestehen meist gleichzeitig.

Affektverflachung
Die Gefühlswelt wird schwer erreicht, es besteht eine mangelnde Ansprechbarkeit der Gefühle. Bei der Hebephrenie (☞ 8.3) kommt es häufig zu einem läppischen Verhalten.

Depressivität
Niedergeschlagene Stimmung, leidend, traurig verstimmt. Patient zieht sich zurück, spricht kaum, fühlt sich traurig oder sogar leer.

Euphorie
Krankhaft heitere Stimmung in Form von Sorglosigkeit, Optimismus und subjektivem Wohlbefinden. Kommt bei vielen organischen Hirnerkrankungen vor. Beispiel: Ein Patient ist seit Stunden auf den Füßen und spürt die Druckstellen der neuen Schuhe nicht, es entstehen Blasen ohne das der Patient die Schmerzen richtig wahrnimmt.

Apathie
Es fehlt jegliche spontane Aktivität bei nach außen sichtbarer völliger Gefühlslosigkeit und Teilnahmslosigkeit.

Dysphorie
Gereizte, freudlose, bedrückte Verstimmtheit. Der Patient ist unzufrieden mit sich und der Welt, die Zukunft wird pessimistisch beurteilt. Positive Erlebnisse können die Verstimmtheit teilweise ausgleichen, negative wirken in jedem Fall verstärkend. Patient ist griesgrämig, motzig.

Torpidität
Stumpfheit, emotionale Unansprechbarkeit beispielsweise bei extrem niedriger Intelligenz. Bezeichnend sind Faulheit, verminderte Ausnutzung vorhandener Fähigkeiten, Vernachlässigung der äußeren Erscheinung. Das Interesse beschränkt sich auf Freude, Essen und Schlafen.

Ambivalenz
Gleichsam bestehende, miteinander unvereinbare gegensätzliche Gefühle, Zwiespältigkeit. Ambivalenz bezieht sich auf das Wollen, Denken (in einem Satz wird eine Ansicht und deren Gegenteil geäußert) und Fühlen (für die selben Person wird Liebe und Haß empfunden). I.d.R. wird eine Ambivalenz vom Patient als quälend empfunden.

Parathymie
Gedankeninhalt stimmt nicht mit der sichtbaren Gefühlsäußerung überein. Ein Patient erhält die Nachricht vom Tod der Mutter. Dies stimmt ihn zwar traurig; der Gesichtsmimik nach (ein Lächeln, ein Hochziehen der Augenbraue) scheint ihn das jedoch zu belustigen.

Gefühl der Gefühllosigkeit
Gemütsleere und Verlust von affektiver Schwingungsfähigkeit. Vom Gefühl der Gefühllosigkeit sprechen Patienten mit schweren Depressionen. Qualvolles Erleben von einer Gemütsleere, Absterben der Gefühle, Verlust von affektiver Schwingungsfähigkeit.

Vitalstörungen
Negativ getöntes Lebensgefühl. Der Patient erlebt sein leibliches Gemeinempfinden (Hunger, Durst, geschlechtliche Erregung) als Darniederliegen.

Angst
Affektzustand bei dem sich die Psyche bereits auf eine Gefahr die erwartet wird eingestellt hat. Die Ursache der Angst ist für die Symptomatik nicht entscheident, sehr wohl jedoch bei der Therapie.

Anfallsartig auftretende Angstatacke, Panik (☞ 6.1.4)
Frei florierende, unbestimmt Angst im Gegensatz zur Realangst, Furcht.

Phobie
Sich zwanghaft aufdrängende Angst vor bestimmten Gegenständen oder Situationen. Häufige Themen sind: Angst vor freien Plätzen (Agoraphobie), vor geschlossenen Räumen (Klaustrophobie) oder vor Tieren (z. B. Arachnophobie = Angst vor Spinnen).

Patient beobachten

Stimmung
- deckt sich die Stimmung mit den Gesprächsthema oder berichtet z. B. eine Patientin mit einem Lächeln im Gesicht von den Mißhandlungen ihres Mannes?
- welche Bereiche werden durch die Stimmungslage beeinflußt sein, z. B. Kontaktfähigkeit, geistige Regsamkeit, Antrieb, Gruppenverhalten und Mimik?
- ist der Patient in der Lage seine Gefühle zu zeigen?
- Kommt es bei ständig gehobener Stimmung zu unvernünftigen Handlungen, z. B. Überlastungstendenzen beim Sport?
- wie leibnah werden Gefühle empfunden?
- Zustand des Selbstwertgefühl, Gefühl von Überlegenheit oder Scham, Reue, Verlegenheit.

Geistige Regsamkeit
- wie gestaltet der Patient sein persönliches Umfeld, z. B. Bilder von Angehörigen auf dem Nachtschrank?
- jede Nachricht wird in der selben läppischen Art aufgenommen.

Antrieb
- kommen Affektstörungen spontan oder reaktiv?
- Vitalgefühl gedrückt, gehoben?
- findet der Patient keine Ruhe, fühlt sich getrieben?
- hat der Patient an einer Beschäftigung Spaß oder will er nur im Bett liegen?
- wird eine Antriebsminderung vom Patient als belastend empfunden?

Einstellung zur Krankheit
Zeigt der Patient Gesprächsbereitschaft bzgl. seines Gefühlslebens oder weicht er eher aus?

Kontaktfähigkeit
- wie ändert sich die Kontaktfähigkeit mit den Stimmungsschwankungen?
- haben Mitpatienten Angst vor dem Patienten? Kümmert er sich um anderer Patienten? Ist der Patient stumpf in sich gekehrt?

Sprache
- Sprache monoton z. B. bei Depressionen
- untermalt mit Gestikulieren z. B. ausgeprägt bei Manien oder manieriert (eigentümlich überzogen) z. B. bei schizophrenen Psychosen
- Tempo: langsam-gleichmäßig, sich überschlagend, Gedanken sind schneller als das Aussprechen
- Tonfall, voller Höhen und Tiefen, leise-monoton.

Psychomotorik
- ist die Haltung in sich zusammengesunken oder sportlich-vital?
- psychomotorisch gehemmt oder gesteigert, agitiert, erregt, geschäftig, betriebsam.

Mimik
- eingefrorene Mimik, Gefühle werden nicht sichtbar
- lebhafte Mimik, voller Maniriertheiten (☞ 8.7).

Umgang

- den Patienten nicht bedrängen, wenn er nicht über seine Gefühle sprechen will
- hinterfragen, ob die affektive Reaktion, z. B. Mimik, mit der Stimmungslage übereinstimmt
- Patienten wissen häufig selbst was gut für sie ist, auf Wünsche wie Spaziergänge, Gespräche, Gesellschaftsspiele eingehen
- affektinkontinente Patienten mit fehlender Beherrschung vor möglichen Reizüberflutungen schützen. Nicht mit unruhigen Mitpatienten in ein Zimmer legen.

Tips, Tricks & Fallen

Beim Überbringen einer schlechten Nachricht, bei der ein Patient seine Gemütslage nicht zeigen kann, sind die daraus folgenden Handlungen, z. B. Suizidtendenzen, Fremdaggression, oft nicht absehbar. Ein offenes Nachfragen schafft mehr Klarheit.

4.8 Antriebsstörungen

Der Antrieb, im Volksmund auch als Vitalität, Initiative bezeichnet, ist die Kraft, die allen psychischen und motorischen Vorgängen zugrunde liegt. Diese Energiequelle steht hinter all unserm Denken und Handeln.

4

Vorkommen

- affektive- und schizophren Psychosen (☞ 7, 8)
- Neurosen (☞ 11.2)
- verschiedene Formen der Oligophrenie
- Belastungs- und Anpassungsstörungen (☞ 11.1)
- Stoffwechselstörungen (☞ 9.5.10)
- Hirntumoren.

Symtome

Antriebsminderung, Antriebsmangel, Antriebsverarmung
Der Spontanantrieb fehlt oder ist herabgesetzt, einmal vorhandener Antrieb schwindet. Der Patient ist interessenlos und träge, wobei er häufig reaktiv verstimmt ist. Eine Steigerung bis zum Stupor ist möglich. Eine Besserung entsteht oft durch Fremdantrieb wie Beschäftigungstherapie, AT, Sport.

Antriebshemmung
Mehr oder minder stark herabgesetzter Antrieb, wobei der Patient darunter leidet. Der Patient wünscht sich oft einen stärkeren Antrieb, kann diesen jedoch durch eingene Willenskraft nicht erreichen. Als ein typisches Symptom der endogenen Depression kann sich eine mehr oder minder ausgeprägte Einschränkung der Entschluß- und Handlungsfähigkeit bis zum depressiven Stupor ausdehnen (☞ 7.1.4).

Antriebssperre
Schlagartig, spontanes Innehalten einer momentanen Tätigkeit. Die Antriebssperre kann unter Umständen plötzlich wieder aufgehoben sein.

Mutismus
Beharrliches Schweigen bei intakten Sprechorganen. Das Schweigen kann eine krankhafte Ursache haben, z. B. psychogener Stupor, Schrecklämung, heftige Gemütsbewegung, Katatonie, oder auch beabsichtigt sein.

Antriebssteigerung
Vermehrter spontaner Antrieb bis hin zum unkontrolliert gesteigerten Antrieb. Der Patient fühlt sich unruhig, rastlos und getrieben, in schweren Fällen bis zum plötzlichen Einschießen von Impulshandlungen.

Akinese, Hypokinese
Bewegungslosigkeit. Unfähigkeit zu willkürlichen Bewegungen bei Intaktheit aller Organe.

Stupor
Beim Stupor fehlt jegliche körperliche oder sichtbare psychische Aktivität. Trotz Bewußtseinsklarheit kann der Betroffene keinerlei körperliche oder psychische Aktivitäten ausführen. Der Gesichtsausdruck ist amimisch, auch auf Schmerzreize folgt meist keine Reaktion. Eine künstliche Ernährung kann erforderlich werden.

Katalepsie
Starrsucht. Außerordentlich langes Einhalten einer Körperhaltung mit Erhöhung des Muskeltonus.

4

Katatonie
Störung der Willkürbewegungen. Die Symptomatik umfaßt zwei entgegengesetzte Formen. Den katatonen Sperrungszustand (Stupor) und den katatonen Erregungszustand.

Perniziöse Katatonie
Akutester Ausbruch der Katatonie (☞ 8.4): stumme Erregung und schwere Akrozyanose. Fieber ist die Regel, Kreislaufstörungen, Zyanose, Unterhautblutungen, Erregungszuständen, Kreatinkinase – Anstieg, Myoglobinurie.

Negativismus
Gegenteiliges Tun von dem, was verlangt wird. Beispiel: Patient soll die Hand aufmachen, schließt sie jedoch fest zu einer Faust.

Stereotypien
Ständiges Wiederholen einzelner Verhaltensweisen wie Gesten, Bewegungen und Formulierungen. Sprachlich z. B. bei der Begrüßung immer dasselbe sagen wie „Das wird nichts mehr mit dem Fahrad“ oder beim Spazierengehen stets den selben Weg nehmen.

Beschäftigungszwang
Quälender Zwang zu ununterbrochener Beschäftigung. Der rastlose Drang sich zu beschäftigen führt oft zu unproduktiven Tätigkeiten.

Raptus
lat. = hinreißen. Gewaltsame Handlung mit ungeordneten Bewegungsdrang, die plötzlich und aus völliger Ruhe heraus auftritt.

Erregung
Zustand gesteigerter psychischer oder motorischer Funktionen. Die Erregung kann sich durch Schreien, Lärmen, Schlagen, Purzelbaum schlagen, über die Betten springen äußern.

Patient beobachten

Antrieb
- hat der Patient Eigeninitiative oder muß er motiviert werden? Fragt er nach Therapieangeboten?
- leidet er unter seiner Antriebsstörung?
- wird eine Antriebssteigerung kanalisiert, wird nach Entlastungsmöglichkeiten gesucht?
- wo liegt der „Normbereich" des Antriebs für diesen Patienten? Fremdanamnese miteinbringen, sonst immer „stiller Typ"?
- versucht ein Patient sein Antriebssteigerung auf andere Mitpatienten zu übertragen?
- Innehalten einer momentanen Tätigkeit: z. B. während Brot mit Butter bestrichen wird, unterbricht der Patient diese Tätigkeit, als ob er nicht wüßte, was er macht. Dieses Phänomen ist von Absencen abzugrenzen.

4

Geistige Regsamkeit
- Unruhe, rastlos, ständiges Sprechen
- Impulshandlungen zu beobachten?
- psychomotorische oder sprachlich Erregungszustände.

Psychomotorik
- verlangsamte Bewegungsabläufe, schlagartiges Innehalten bei der Tätigkeit
- empfindet der Patient einen quälenden Drang, sich ständig zu beschäftigen, z. B. bei Anorexia nervosa und der Manie?

Stimmung
- hängt die Antriebsstörung mit äußeren Einfüssen zusammen?
- ist eine innere Unruhe, Getriebenheit nach außen hin sichtbar?

Einstellung zur Krankheit
Leidet der Patient unter starker Antriebsminderung, wünscht er sich mehr Antrieb?

Umgang

- antriebsgeminderten Patienten motivieren, z. B. Beschäftigungstherapie, AT, Sport. Antriebsanreize von Außen bessern häufig die Antriebsminderung
- Katalepsie, das ständige Einhalten einer unbequemen Stellung über Stunden bis Wochen führt zu Organschäden. Beachte: hohe Dekubitusgefahr
- beobachten, dokumentieren, weitergeben wie der Patient oder Therapeut den Antrieb des Patienten am besten beeinflussen kann.

Tips, Tricks & Fallen

- der gesperrte Patient bei katatoner Form der Schizophrenie nimmt seine Umgebung voll und ganz wahr
- der negativistische Patient neigt zu Aggressions- oder Wutanfällen.

4.9 Gestörtes Ich-Erleben

Das gestörte Ich-Erleben betrifft das Einheits-Erleben im Augenblick, der Identität im Zeitverlauf, der Ich-Umwelt-Grenze und der Ich-Haftigkeit aller Erlebnisse. Hierzu gehören die Phänomene des Gedankenentzuges, der Gedankeneingebung, der Beeinflussung des Fühlens, Wollens, und Denkens.

Vorkommen

- schizophrene Psychosen (☞ 8). Häufig als Anfangssymptom
- alle Formen der Depressionen
- organischen Psychosen
- Zwangsneurosen, Phobien
- narzißtische und Borderline Persönlichkeit
- bei Gesunden in seelisch oder geistig sehr belastenden Situationen.

Symtome

Entfremdungserleben

- Derealisation: Die Umgebung erscheint unwirklich, fremdartig, unter Umständen auch räumlich verfälscht. Die Umwelt wirkt unvertraut, sonderbar. „Patient ist im falschen Film“
- Depersonalisation: dem eigenen Ich fremd gegenüber zu stehen, Gefühl der Veränderung von Körper oder Körperteilen. Patienten erleben sich als fremd, unlebendig, ihr Handeln als automatisch.

Doppeltes Bewußtsein

Unterschiedliches Bewußtsein mit wechselnder Persönlichkeit. „Dr. Jekyll und Mr. Hyde“.

Transitivismus

Projektion eigenen Krankseins auf andere. Der Patient meint das alle um ihn herum krank sind, z. B. die Angehörigen, die ihn in die Klinik gebracht haben, nur er selbst nicht.

Gedankenausbreitung

Gefühl, daß die eigenen Gedanken gelesen werden können. Der Patient klagt, daß ihm seine Gedanken nicht mehr allein gehören, andere haben Anteil an seinen Gedanken, sie wissen was er denkt (Gedankenlesen). Beispiel: „Alle Menschen um mich herum merken, wenn ich schlecht über sie denke. Sie wissen alles, was in meinem Kopf vorgeht“.

Gedankenlautwerden

Wahnhaftes Gedankenlautwerden. Der Patient ist überzeugt, daß seine Gedanken laut werden und ähnlich wie beim Gedankenausbreiten von anderen mitgehört werden. Dies schließt er aus den Äußerungen anderer Menschen.

Gedankenentzug

Die Gedanken des Patienten werden von anderen, einer fremden Macht entzogen. Ein flüssiger Gedankengang reißt plötzlich mitten im Satz ab. Diese Denkstörung wird vom Patienten oft als sehr quälend wahrgenommen. Er berichtet häufig von seiner Unfähigkeit, einen Gedanken zu Ende denken zu können.

Gedankeneingebung

Das Gefühl, das die Gedanken von anderen gedacht werden und dem Patienten anschließend eingegeben werden. Der Patient glaubt, daß seine Gedanken und Vorstellungen von außen gemacht, aufgedrängt, gelenkt, gesteuert oder eingegeben werden. Er muß mitdenken, was andere denken. Beispiel: „Meine Frau gibt mir bereits seit einem halben Jahr Gedanken in den Kopf".

Andere Fremdbeeinflussungserlebnisse

Außer dem Beeinflussungserleben im Bezug auf die Gedanken ist eine Beeinflussung auch in den Bereichen des Fühlens, Strebens, des Wollens und Handelns möglich. Beispiel: Patient berichtet, er müsse etwas Bestimmtes sprechen, dieses in einer vorgeschrieben Weise vortragen. Manche Patienten „müssen" schreien, brüllen oder auf eine genau festgelegte Art handeln, z. B. toben. Typische Äußerungen: „Der da schreit ist ein anderer, das bin nicht ich. Meine Sprechmuskeln werden bestrahlt und dann schreien die Stimmen aus mir heraus."

Patient beobachten

Stimmung

- Patienten mit Fremdheitsgefühlen, „im falschen Film sitzen", wirken häufig ratlos, verloren, gequält, in die Enge getrieben
- wie erlebt der Patient sein Fühlen, Denken und Handeln: bedrohlich, gespannt, ängstlich?
- fühlt sich der Patient bedroht, von außen gesteuert?

Kontaktfähigkeit

- gibt sich der Patient im Gespräch geheimnisvoll, als ob man ein gemeinsames Geheimnis hätte?
- Rückzug aus dem Stationsgeschehen durch Mißtrauen?

Verhalten in der Gruppe

- wie fügt sich der Patient ins Stationsleben ein, z. B. bei Beeinflussungen durch das Fernsehen oder dem Gefühl, daß andere seine Gedanken lesen können. Meidet der Patient den Fernsehraum, Gruppenraum?
- bei starker Belästigung durch Fremdbeeinflussungserleben auf Hinweise zur Eigen- und Fremdgefährdung achten: Kommt es häufig zu Streitigkeiten in den Gruppen, mit dem Zimmerkollegen?

Einstellung zur Krankheit

- fühlt sich der Patient krank oder distanziert er sich von seinem Erleben?
- macht der Patient die Ursache, die ihn in die Klinik brachte, an seiner eigenen Person fest oder macht er andere dafür verantwortlich
- bei manchen schizophrenen Menschen führt das Abreißen der Gedanken zu einer wahnhaften Erklärung. Sie machen andere Personen für das Wegnehmen oder Entziehen ihrer Gedanken verantwortlich.

Umgang

- Patient Zeit lassen, Vertrauen in seine Umgebung wiederzuerlangen
- Patient mit seiner Umgebung bekannt machen
- speziell mit den gesunden Anteilen des Patienten arbeiten, z. B. Ergotherapie
- Gespräche anbieten, um dem Patient durch Erklären der Phänomene die Angst zu nehmen
- den Patienten mit seinen Befürchtungen ernst nehmen, jedoch verständlich machen, daß z. B. die Gedanken des Patienten für uns nicht nachvollziehbar sind. Beispiel: Glaubt ein Patient, daß eine außerirdische Macht die Erde bedroht → immer die eigene Meinung vertreten, z. B. daß man nicht an die Existenz einer solchen Macht glaubt. Diskutieren über das unterschiedliche Erleben ist jedoch im akuten Stadium einer paranoid-halluzinatorischen Psychose wenig sinnvoll
- hinterfragen, was die Auslöser für ein beängstigendes Erleben sein könnten. Bei Beeinflussungen aus Radio und Fernsehen ist ein Gespräch abseits vom Tagesraum eine gute Ablenkung.

! Dem Patienten nicht beweisen wollen, daß sein Erleben falsch ist.

4.10 Intelligenz

Intelligenz ist die angeborene Fähigkeit, Erfahrungen zu sammeln und sinnvoll zu verwerten. Man unterscheidet die praktische (Fähigkeit zur Lösung von Lebensaufgaben) und theoretische Intelligenz (Begriffs- und Urteilsbildung). Ein Intelligenzdefekt kann angeboren (Oligophrenie) oder erworben sein (☞ 10.2.1). In der Klinik sind die Minusvarianten (Intelligenzminderungen) von Interesse. Geistig behindert ist man nicht grundsätzlich lebenslang, sondern nur bezogen auf die jeweilige Situation und das jeweilige Alter.

Einteilung der Intelligenz

Klassifikation	IQ-Grenze
extrem niedrige Intelligenz	< 63
sehr niedrige Intelligenz	63–78
niedrige Intelligenz	79–90
durchschnittliche Intelligenz	91–109
hohe Intelligenz	110–117
sehr hohe Intelligenz	118–126
extrem hohe Intelligenz	> 126

Vorkommen (☞ 10.2.1)

- genetisch z. B. bei Stoffwechselstörungen wie Phenylketonurie, Chromosomenanomalien wie Trisomie 21
- pränatal erworben z. B. bei Lues, Alkohol, Toxoplasmose, Pharmaka, Stoffwechselerkrankungen der Mutter während der Schwangerschaft
- peri-, postnatal erworben z. B. bei Sauerstoffmangel, schwere Infektionskrankheiten im Säuglings- und Kleinkindalter, traumatische Hirnschäden
- psychogen, z. B. keine Förderung bei Verwahrlosung.

Symptome, Patient beobachten (☞ 10.2.2)

Orientierung
Störung in Bezug auf Zeit, Ort, Situation und Person.
- beeinflußt Streß die Orientierung?
- findet der Patient sich mit den Örtlichkeiten der Station zurecht?
- sind ihm bekannte Besucher vertraut?

Kontaktfähigkeit
Gestörtes Verhalten in der Kontaktaufnahme mit der Umwelt.
- welche Art von Interesse zeigt der Patient an seiner Umwelt?
- wird Geborgenheit durch Körpernähe gesucht? Was passiert, wenn er diese nicht bekommt?

Denken
Geschwindigkeit, Sukzession (Reihenfolge) und Logik des Denkens sind gestört. Denken verlangsamt, erfolgt in Bildern, nicht in Begriffen, mangelnde Abstraktionsfähigkeit.
- ist Denken weitschweifig, rigide, einfallsarm, umständlich?
- geistige Schwerfälligkeit, geringe innere Beweglichkeit?

Sprache
Tempo, Sprachfehler, Artikulation, Tonfall, Sprachschwierigkeit durch Dialekt oder Schwerhörigkeit, Wortfindungsstörungen, Ausbleiben der sprachlichen Mitteilung.
- kindlich, stockend, Tonfall leiernd, weinerlich?
- unbestimmte Artikulationsstörung ähnlich der manirierten Sprache des chronisch psychotischen Menschen?
- Aussprachstörungen?
- Ausdrucksschwierigkeiten?

Geistige Regsamkeit
Anteilnahme, Nichtanteilnahme an der Umgebung, Konzentrationsfähigkeit/-dauer, Flexibilität.
- Wahrnehmung verlangsamt und lückenhaft?
- Temperament: affektive Anregbarkeit erhöht, vermindert?

Intelligenz
Verschiedenen Grade der Intelligenzeinbußen (s.o.). Aus welcher Lebenssituation kommt der Patient, kann er sein Leben meistern?

! Nur testpsychologische Untersuchungen geben Aufschluß auf den IQ eines Patienten. Eine Schätzung über den Daumen ist unprofessionell.

Psychomotorik
Gesteigert, gehemmt, Haltung, Gang, Mimik, Gestik.
- wirkt Motorik, Bewegungen, Mimik, Gestik plump, unbeholfen?
- wiederholt sich ständig der gleiche Bewegungs-, Handlungsablauf?

Beschäftigung
- womit beschäftigt sich der Patient und wie lange, spezielle Fähigkeiten?
- Fertigkeiten beim: Essen, Ankleiden, bei einfachsten Handarbeiten?
- wie interessiert wendet er sich an eine Beschäftigung zu, gibt es eine Vorliebe, ist sie die einzige Beschäftigung?

Verhalten in der Gruppe
Von Rückzug und völliger Isolation bis zum ständig in den Mittelpunkt stellen und zur Neigung von Primitivreaktionen.
- Primitivreaktionen, spontan ohne Zwischenschaltung einer Kontrollinstanz wie Wille, Verstand, Gewissen?
- wirkt das Verhalten in der Gruppe argwöhnisch, scheint der Patient paranoid zu deuten, sind Reaktionen gereizt-dysphorisch?
- ist die Reaktion in Konfliktsituationen altersentsprechend, wirkt er kindlich?
- Verhalten beim Essen: Stopft Patient sein Essen außergewöhnlich schnell in sich hinein?

Umgang (☞ 10.3.1)

Niemand ist in allen Bereichen gleich behindert, d. h. jeder hat auch Stärken.
- bei kurzfristiger therapeutischer Beziehung (Aufnahmestation) soll bei Patienten mit niedriger bis sehr niedriger Intelligenz eine deutliche, professionelle Distanz gewahrt werden.
  - junge Patienten verlieben sich häufig in junge Schwestern, Schülerinnen
  - Patienten erkennen sehr schnell, wer vom Team „einen Narren an ihnen gefressen hat". Möglicherweise wird dies umgedeutet, ausgenutzt, um das Team gegeneinander auszuspielen: „Die liebe Schwester erlaubt mir das aber immer"
  - Werden Geschenke von Personal angenommen (z. B. abgelegte Kleidern), ohne deren Bedeutung mit dem Patient zu besprechen, kann das für den Patient als ein Erwidern der Gefühle gewertet werden
- sehr wichtig ist eine Kontinuität der Pflege in Bezug zu den Eigenheiten des Patienten, im engeren Sinn ein verhaltenstherapeutisches Vorgehen
- bei Verlegungen auf andere Stationen, Heime Umgang mit Patienten genau beschreiben. Gleichbleibendes Verhalten von Pflegepersonal (was darf der Patient und was nicht) verhindert beim Patient das Zurückfallen in frühere Verhaltensmuster
- Diagnostik der Minderbegabung ist wichtig zum Schutz vor Unter- und Überforderung (☞ 10.2.3)
- Akzeptanz gegenüber Patient und Behinderung erkennen lassen
- Pflege auf Intelligenzalter, nicht Lebensalter ausrichten
- strukturierter Tagesablauf: z. B. durch Beschäftigungs-, Arbeitstherapie. Zusammenarbeit von Station und Therapie ist wichtig
- Kontinuität im Team (Dienst-, Fallbesprechungen): Wie verhalten wir uns wann, welche Fähigkeiten sind vorhanden und dürfen somit nicht von Teammitgliedern übernommen werden?

! Zu viel Pflege stellt Unterforderung dar.

Bei starker Minderbegabung

- Verlegung stark minderbegabter Patienten in einen Akutbereich nur bei Notwendigkeit einer Krisenintervention
- Belohnung wird vom Patient eher verstanden als Strafe (☞ 10.3.1). Die Grundhaltung soll gütig-konsequent sein, Schimpfen überträgt sich emotional
  - Fördern durch sofortiges Lob führt zu positiver Verstärkung
  - bei störendem Verhalten mit Nichtbeachtung und ohne Zuwendung zu reagieren, führt zu keiner Verstärkung
- Schutz vor Angriffen anderer bei unerwünschten Verhaltensweisen
- bei Trainingsmaßnahmen kleinschrittig vorgehen.

4

Tips, Tricks & Fallen

- Verhaltensstörung ist oft Ausdruck von Streben nach Anpassung oder Abgrenzung von den Erwartungen der Umwelt, z. B. „Wenn ich schreie, erhalte ich Zuwendung"
- es ist ein weit verbreiteter Irrglaube, daß Genie und Wahnsinn im Sinne einer Schizophrenie nah beieinander liegen. 1 – 2 % der Weltbevölkerung sind schizophren, ob intelligent oder weniger intelligent
- Fragen sie sich nach ihren eigenen Behinderungen wie Gedächtnisschwäche in Bezug auf sportliche „Niete", Unvermögen, Wünsche oder Kritik zu äußern, wie sie diese verstecken und wie sie auf ihre Entdeckung durch andere reagieren. Das Kennen der eigenen Behinderungen erleichtert den Umgang mit Behinderung anderer.

5 Diagnostische und therapeutische Verfahren

Siegfried Traxler
Holger Thiel
Claudia Fastrich
Frank Vilsmeier

5.1 Diagnostische Verfahren

5.1.1 Erstgespräch

☞ 1.1, 5.3. Grundsätzlich ist das freie Gespräch einer systematischen Befragung vorzuziehen. Die aufnehmende Person soll möglichst passiv und zurückhaltend bleiben, den Patienten viel sprechen lassen und ihn aufmerksam beobachten.

5

Bedingungen

- dem Patient im Gespräch möglichst viel Freiraum geben
- Aktivität dem Patient überlassen
- im Gespräch nicht drängen, keine Ungeduld, kein Zeitmangel
- auf die Wünsche des Patienten nur soweit eingehen, wie es realistisch machbar ist. Keine Versprechungen machen wie „Morgen kommen sie sicher auf eine offene Station"
- mindestens ein halbe Stunde für das Erstgespräch veranschlagen
- keine äußeren Störungen, z. B. Telefonanrufe. Allgemeine Betriebsamkeit im Stationszimmer vermeiden
- behagliche Umgebung.

Gesprächshaltung im Interview

- keine Kritik oder Verurteilung
- Konfrontationskurs des Patienten aus dem Weg gehen
- Äußerungen des Patienten einen Sinn geben und durch Befragen überprüfen
- frei schwebendes Interesse
- tolerante Zurückhaltung, Diskretion.

Allgemeine Angaben

Name, Geburtsdatum, Beruf, Religion, Familienstand, Aufnahmemodus und zu benachrichtigende Menschen.

Spezielle Angaben

- aktuelle Gründe, die zur Aufnahme führten
- Biographie: allgemeiner Lebensweg einschließlich sozialer Entwicklung
- Krankheitsanamnese: bisherige Erkrankungen
- Familienanamnese: Erkrankungen in der Familie
- körperliche Selbstversorgung: Nahrung aufnehmen, Körper pflegen, an- und auskleiden, bewegen, ausscheiden
- Verständigung und Kommunikation: Sinnesorgane, Sprache, Orientierung und Bewußtseinslage
- Sozialkontakte und häusliche Versorgung: Besuch von Angehörigen, Freunden und Bekannten, Versorgung nach der Entlassung
- Verhalten und Einstellung: Wie erlebt der Patient seine Erkrankung, hat er sich auf die Krankenhausaufnahme eingestellt?
- Wünsche des Patienten, z.B Essenswünsche, welche Menschen er sehen oder nicht sehen will

- wie gelangte der Patient in die Klinik: von Angehörigen oder Krankenwagen gebracht, fuhr selbst, kam mit öffentlichen Verkehrsmitteln?

Tips, Tricks & Fallen

- in vielen Fällen hat es sich bewährt, wenn Arzt und Pflegepersonal das Aufnahmegespräch zusammen führen. Der Patient braucht nicht alles zu wiederholen und er erkennt Arzt und Pflegepersonal als multiprofessionelles Team
- in akuter Aufnahmesituation, z. B. bei psychotischer Verwirrtheit, starker Erregung oder stark ablehnender Haltung, nur die Daten erheben, die für eine Einschätzung des Patienten und die ersten Behandlungsschritte benötigt werden:
  - Medikamentenunverträglichkeit, internistische Erkrankungen
  - Bezugsperson, Distanzmöglichkeiten des Patienten: Welche Angehörigen möchte der Patient sehen, einzelne Therapieschritte absprechen, Behandlungsvertrag.

5.1.2 Testpsychologische Untersuchung

Tests müssen standardisiert in der Vorgabe, Auswertung und Interpretation sein, damit eine routinemäßige Anwendung möglich wird. Vergleichbarkeit von Testergebnissen wird über den Vergleich eines Einzeltestwertes mit den Werten aus Vergleichsgruppen möglich.
Testpsychologische Verfahren sind wissenschaftliche Routineverfahren, um die individuelle Merkmalsausprägung empirisch (wissenschaftlich gefundener), abgrenzbarer Persönlichkeitsmerkmale zu messen.

- Durchführen, Auswerten und Interpretation der Tests erfordern eine gründliche testmethodische und psychodiagnostische Ausbildung, die durch ein Psychologiestudium erworben wird
- Testwerte können eine Präzision vorgeben, die meßtechnisch gar nicht gegeben ist. Testwerte hängen auch stark von der Bereitschaft ab, sich testen zu lassen. Totale Meßbarkeit des Menschen ist fragwürdig
- Anwendung von Tests muß sich an den Interessen des zu Testenden orientieren. Die Testabsicht sollte dem zu Testenden nicht vorenthalten werden.

Indikationen

Testpsychologische Untersuchungen werden eingesetzt, wenn Beobachtungen, Intuition, Menschenkenntnis und berufliche Erfahrung nicht ausreichen, um bestimmte Fragestellungen beantworten zu können, z. B.

- Sprachvermögen nach einem Schlaganfall
- intellektuelle Leistungsfähigkeit nach einem Unfall
- depressive Verstimmung nach einem kritischen Lebensereignis
- Fahrtüchtigkeit bei einer laufenden Psychopharmakotherapie
- Indikation für die Teilnahme an einem kognitiven Training
- Differentialdiagnostik, z. B. konfliktbedingte neurotische von psychotischen Störungen unterscheiden.

Weitere Indikationen sind z. B.

- allgemeines Persönlichkeitsbild erstellen, z. B. Intelligenz, Fähigkeiten, Interessen, Emotionalität

- allgemeine und spezielle Leistungsfähigkeit bestimmen, z. B. berufliche Eignung
- Hinweise auf therapeutische Indikationen, z. B. welche psychotherapeutische Methode ist dem Patienten und seiner Störung angemessen
- psychischer Beeinträchtigungen bei hirnorganischen Störungen objektivieren, z. B. Status, Veränderungen durch Therapie und Reha-Maßnahmen, Eignungen für andere Tätigkeiten
- wissenschaftliche Untersuchungen, z. B. Studien zur Pharmakopsychologie, Therapiekontrollstudien.

Aufbau

Tests bestehen aus einzelnen Testaufgaben oder Fragen, den sogenannten **Items.** Gruppen von Items werden zu einem **Untertest** oder einer **Testskala** zusammengefaßt. Der **Gesamttest** besteht aus verschiedenen Teilbereichen des zu messenden Merkmals.
Ein wissenschaftlicher Test muß den Ansprüchen der Meßtheorie entsprechen, daher müssen die Gütekriterien der Testtheorie erfüllt sein.

Gütekriterien für psychologische Tests

Kriterium	Beschreibung
Objektivität	Durchführung, Auswertung und Interpretation muß unabhängig von der Person des Testleiters sein. Erreicht wird dies durch Standardisierung, die dem Untersucher vorgibt, wie er den Test durchzuführen hat
Zuverlässigkeit (Reliabilität)	Sie ist die formale Genauigkeit, mit der ein Test ein Merkmal mißt. Ein Test muß möglichst genau messen. Ein Maß für die Meßgenauigkeit kann beispielsweise durch Testwiederholungen in längeren Zeitabständen gewonnen werden
Gültigkeit (Validität)	Sie ist der Grad der inhaltlichen Genauigkeit, mit dem der Test das Merkmal mißt, das er erfassen soll. Ein Konzentrationstest darf z. B. nur die Konzentration und nicht die Intelligenz messen. Überprüft wird dies z. B. durch Vergleich mit bereits als gültig bekannten Tests oder durch den Vergleich mit einen möglichst objektiven Außenkriterium.

Tests benötigen eine perfekte Objektivität, eine sehr hohe Zuverlässigkeit und eine hohe Gültigkeit.

Normierung und Auswerten

Alle guten Tests haben **Normen,** die in Normwerttabellen angegeben sind, z. B. Intelligenzquotient(IQ)-Norm (☞ 4.10), deren Durchschnittswerte bei 91 – 109 liegen, oder Prozentrangwerte.

- **Rohwert** bestimmen, z. B. Anzahl der richtigen Lösungen, Anzahl der Fragen, die in eine bestimmte Richtung weisen
- der Rohwert wird dann in Beziehung zu den Werten einer passenden Vergleichs- oder Eichstichprobe gesetzt. Der Vergleich mit der Eichstichprobe erfolgt durch die **Normierung**.

Testverfahren im Überblick

Leistungstests

Aus den registrierten Leistungen wird auf Fähigkeiten geschlossen. Aus dem Testverhalten soll auf Verhalten außerhalb der Testsituation geschlossen werden. Die Testergebnisse werden meist in einer Maßzahl, z. B. Intelligenzquotient, ausgedrückt. Die hier beschriebenen Leistungstests sind für klinische Fragestellungen relevant.

Entwicklungstests
- Kleinkinder-Tests: Bestimmung des Entwicklungstandes, der Entwicklungsstufe und Bestimmen des Entwicklungsquotienten (EQ)
- Lincoln-Oseretzky-Skala: motorischen Entwicklungstand einschätzen.

5

Intelligenztests
- Hamburg-Wechsler-Intelligenz-Tests (HAWIE): allgemeine Intelligenz
- Reduzierter Wechsler-Intelligenztest: IQ für psychiatrisch Kranke
- Progressiver Matrizentest: sprachfreies Intelligenzpotential, Grundintelligenz. Relativ kulturfairer Tests
- Kurztest für Allgemeine Intelligenz: aktuelles Intelligenzniveau
- Wortschatz Test: verbale Intelligenz, prämorbide geistige Leistungsfähigkeit
- Intelligenz-Struktur-Test: Bestimmung spezieller Intelligenzstrukturen.

Spezielle Leistungstests
- Aufmerksamkeit-Belastungs-Test (d2): konzentrative Ausdauer, Qualität bei konzentrativer Arbeit
- Hand-Dominanz-Test: Grad der Händigkeit
- Körper-Koordinationstest für Kinder: Überprüfung der Koordinationsfähigkeit
- Farbe-Wort-Interferenztest: sensomotorische Leistungsfähigkeit
- Benton-Test: visuelle Merkfähigkeit.

Psychometrische Persönlichkeitstests

Meist Fragebögen, die bestimmte Einstellungen, Interessen oder Persönlichkeitszüge wie Nervosität, Extraversion, Angst messen sollen.

Persönlichkeits-Struktur-Tests
- Freiburger Persönlichkeitsinventar: Ausprägung bestimmter Persönlichkeitszüge
- Gießen-Test: Selbst-, Fremdbild
- Angstfragebögen: Ausmaß der Ängstlichkeit
- Fragebogen zur Erfassung von Aggressivität: Struktur von Aggressionszügen
- Trierer Persönlichkeitsfragebogen: Verhaltenskontrolle, seelische Gesundheit.

Einstellungs- und Interessentests
- Berufs-Interessen-Test
- Differentieller Interessentest: Stärke individueller Interessen.

Klinische Tests
Sie sollen psychopathologische Phänomene erfassen
- Minnesota multiphasic personality inventory (MMPI): psychische Auffälligkeiten
- Beschwerden Liste: Anzahl erlebter Beschwerden
- Befindlichkeits-Skala: momentane Befindlichkeit erfassen
- Hamilton-Angstskala: Intensität von Angstsymptomen
- Inpatient multidimensional psychiatric scale: psychopathologischer Befund
- Present state examination: psychopathologischer Befund
- Paranoid-Depressivitäts-Skala: Ausmaß depressiver und psychotischer Erlebnisse
- Beck-Depressions-Inventar: Schweregrad depressiver Verstimmung
- Münchner Alkoholismustest: Alkoholsymptome
- Nürnberger-Alters-Inventar: kognitive Leistungsfähigkeit, Verhalten, Befindlichkeit im höheren Lebensalter
- Diagnostisches Interview für das Borderline-Syndrom: Hinweis auf Borderline-Syndrome
- Diagnosticum für Zerebralschädigung: Gedächtnis, Merkfähigkeit bei Hirnschädigungen
- Demenztest: Ausmaß dementieller Symptome erfassen
- Hachinski-Ischämie-Skala: Differenzierung zwischen vaskulärer und degenerativer Demenz
- Göttinger Formreproduktions-Test: Gestaltauffassung, Koordination
- Strukturiertes Interview zur Diagnose von Demenzen: kognitive Störungen bei Demenzen erfassen
- Aachener Aphasie Test: Sprachstörungen
- Mehrdimensionale Schmerzskala: Schmerzanalyse, Schmerzerleben
- Hamburger Zwangsinventar: Zwangsgedanken und Zwangsverhalten.

Persönlichkeits-Entfaltungsverfahren (projektive Tests)

Ein Gesamtbild der Persönlichkeit soll sich aus dem Testverhalten, z. B. aus den Antworten zu Klecksbildern oder Bildern, erschließen lassen.

Formdeutverfahren
Formdeutversuch nach Rorschach (Rorschach-Test): Persönlichkeit, Charakter.

Verbal-thematische Verfahren
Thematischer-Apperzeptions-Test (TAT): Bedürfnisse, Abwehrhaltungen, Befürchtungen.

Zeichnerische und Gestaltungsverfahren
- Familie in Tieren: innerfamiliäre Dynamik
- Baumtest: emotionelle Reife
- Satzergänzungstest: subjektiv wichtige Erlebnisbereiche
- Scenotest: Diagnostik von Konflikten.

Tips, Tricks & Fallen

- veranlassen, daß Patienten zur Testung notwendige Hilfsmittel wie Schreibwerkzeuge, Seh- und Hörhilfen zur Verfügung haben
- Patienten bei der Testbearbeitung nicht beraten oder beeinflussen
- auf Wunsch des Patienten, Rücksprachemöglichkeit mit dem Tester veranlassen.

5.2 Aktuelle pflegerische Konzepte

Durch die Einführung des Pflegeprozesses (☞ 1.2) wurde deutlich, daß Funktionspflege nicht geeignet ist, Pflege im Sinne von Ganzheitlichkeit zu gewährleisten (☞ 1.4.3). Neue Modelle in der Arbeitsorganisation wurden notwendig.

5.2.1 Bereichs- oder Gruppenpflege

5

Die Patienten werden auf die in einer Schicht anwesenden Mitarbeiter verteilt. Die Anzahl der zugeordneten Patienten ist abhängig von deren Pflegebedürftigkeit. Die zugeordnete Pflegekraft führt alle während ihrer Schicht anfallenden Arbeiten an ihren Patienten durch. Die Stationsleitung übernimmt koordinierende, beratende Funktion. Die Pflege kann ganzheitlich oder funktionell durchgeführt werden.

Vorteile für den Patienten

- weniger ihn versorgende Mitarbeiter
- besser koordinierte Pflege
- häufigere und längere Ruhepausen
- Aufbau einer Beziehung zu weniger Personen
- eigene Probleme können leichter eingestanden und angesprochen werden
- schneller und sicherer Informationsfluß Patient → Pflegekraft → Arzt
- Informationen gebündelt, nicht auf mehrere Personen verteilt.

Vorteil für die Pflegekraft

- bei kleineren Gruppen seltener Überforderung durch Fülle der Informationen
- Arbeit wird im Zusammenhang gesehen
- eigene Entscheidungen können gefällt werden
- Erfolg der eigenen Tätigkeit kann kontrolliert werden
- Arbeit ist weniger monoton.

Nachteile

- es wird mehr qualifiziertes Personal gebraucht, da Aushilfen die notwendigen Entscheidungen nicht treffen können
- einzelne Arbeitsschritte benötigen mehr Zeit
- Patient erhält mit jedem Schichtwechsel eine neue Bezugsperson.

5.2.2 Bezugspflege

Die Bezugspflege (Primary nursing) wird seit den 70er Jahren in Amerika angewandt.
Jede Pflegekraft übernimmt 2–8 Patienten. Der Patient erhält eine Bezugsperson, von der Aufnahme bis zum Ende der Behandlung. Die zugeordnete Pflege-

kraft übernimmt die Alleinverantwortung für den Pflegeprozeß und legt alle erforderlichen Pflegmaßnahmen fest. Sie ist alleiniger Ansprechpartner für den Patienten, Angehörige und das therapeutische Team.
Die Primary nurse ist auch während ihrer Abwesenheit für den Patienten verantwortlich. Sie wird in ihrer Abwesenheit von ein bis zwei Pflegekräften vertreten. Diese führen die Pflege wie festgelegt durch, Abweichungen müssen begründet werden. Die Übergabe erfolgt am Bett mit dem Patienten, so daß dieser in die Planung miteinbezogen wird.
Die Stationsleitung hat koordinierende, beratende Funktion.

5

Vorteile

Zusätzlich zu denen, die bei der Bereichspflege (☞ 5.2.1) aufgeführt sind:
- optimale Rahmenbedingungen für Pflege im ganzheitlichen Sinne
- jede Pflegekraft führt ihre Arbeit eigenverantwortlich durch. Die Verantwortung kann nicht geteilt oder verschoben werden
- alle Mitarbeiter arbeiten hierarchisch gleichberechtigt
- Erfolge können überprüft und dem eigenen Tun zugeordnet werden
- neue Mitarbeiter können als Assistent eingearbeitet werden und lernen so Entscheidungsprozesse zu verstehen.

Nachteile

- es kann nur qualifiziertes Personal eingesetzt werden
- physisch und psychisch belastenden Situationen kann nicht ausgewichen werden.

5.2.3 Lebenspraktische Fähigkeiten trainieren

Mit der Psychiatrie-Enquete von 1975 und der Entlassung von Langzeitpatienten traten neue Probleme in der Versorgung der Klienten auf. Es zeigte sich, daß viele Patienten durch Hospitalisierung und Chronifizierung verlernt hatten, im Alltag zurecht zukommen. Das Training von lebenspraktischen Fähigkeiten wurde über die Grundbedürfnisse hinaus zum Aufgabengebiet der psychiatrischen Krankenpflege. Der Patient soll alle in seinem häuslichem Umfeld vorkommenden Tätigkeiten bei der Entlassung beherrschen.

Tag gestalten
Mit dem Patient wird z. B. ein Stundenplan erstellt, dabei Wechsel zwischen Ruhen und Aktivität berücksichtigen.

Geld besorgen und einteilen
- zur Bank gehen, gemeinsam Formulare ausfüllen
- Haushaltsbuch führen
- Geld ggf., einteilen und portioniert ausgeben. Summen und Zeitabstände stetig vergrößern.

Einkaufen und Vorratshaltung
- Angebote in Zeitungen vergleichen
- Abschätzen, welche Mengen in welcher Zeit verbraucht werden

- gemeinsam Einkaufen gehen
- Stationsvorräte verwalten
- Kaffeekasse verwalten.

Essen zubereiten
- mit den Patienten kochen
- Möglichkeiten geben, auf der Station selber kleine Mahlzeiten zuzubereiten.

Wäsche waschen und instand halten
- Waschmaschine und Trockner, sowie Bügelbrett und Bügeleisen auf der Station helfen dem Patienten die Verantwortung für seine Wäsche zu übernehmen. Die Handhabung kann unter Anleitung (wieder) erlernt werden
- ein großer Spiegel und Nähmaterialien ermöglichen dem Patienten seine Wirkung auf andere zu kontrollieren und zu beeinflussen.

Freizeit sinnvoll gestalten
- Patienten mit verschiedenen kulturellen Einrichtungen bekannt machen. Entweder durch einen Besuch oder durch Bereitstellung von Programmen
- Veranstaltungen nach Interesse ausssuchen und Wochenplan erstellen
- Anbindung an nachstationäre Einrichtungen kann das Zurückfallen in Inaktivität verhindern.

In seiner Umgebung orientieren
- gemeinsame Spaziergänge, Besuche von Geschäften, Ämtern und Banken
- Busverbindungen heraussuchen
- Beurlaubungen mit zunehmender Länge, dabei Training der erworbenen Fähigkeiten.

Pflichten als Mieter nachgehen können
- in Gesprächen bewußt machen, was für Verpflichtungen es gibt
- Plan erstellen, welche Tätigkeiten im Urlaub durchgeführt werden können
- ggf. Haushaltshilfe organisieren.

Informieren und Rechte wahrnehmen
Informationsmaterial anbieten: z. B. Adressen und Broschüren von Verbrauchervereinen, Mieterschutzbund und anderen.

Hilfe holen
- besprechen, wer in schwierigen Situationen Hilfe anbietet, z. B. Angehörige, Psychosoziale Dienste, Ambulanzen, Selbsthilfegruppen
- Hemmungen und Ängste im Rollenspiel abbauen.

Beziehungen aufbauen und halten
- Verhalten reflektieren: Wie wirke ich auf andere?
- Interpretation des Verhaltens anderer besprechen, ggf. korrigieren
- Konfliktlösungsmöglichkeiten anbieten
- in Stationsgruppen Kompromißfähigkeit und Durchsetzungsvermögen trainieren.

5.2.4 Auf der Station beschäftigen

Untätigkeit fördert eine Chronifizierung. Darüber hinaus ist es sinnvoll, Unruhe und Erregung in Beschäftigung umzusetzen. Die Ergotherapien bieten hier nur eine zeitlich begrenzte Möglichkeit und diese auch nicht für alle Patienten. Mit etwas Phantasie und gutem Willen bieten sich auf jeder Station Möglichkeiten, Patienten sinnvoll zu beschäftigen. Die Patienten können sich dadurch als wertvoll und nützlich erleben.

- Tische ein- und abdecken
- Feste organisieren und vorbereiten, z. B. Weihnachten, Karneval
- 5 Station schmücken
- Pflanzen pflegen
- Staub wischen
- Ordnung in den Aufenthaltsräumen halten
- Bibliothek, Spielesammlung verwalten
- Kochen und Backen
- Lesen
  - Symptome wie Denkstörung, Konzentrationsstörung und die Einnahme von Psychopharmaka beeinträchtigen die Fähigkeiten zu lesen, hierfür sollte einfache Literatur zur Verfügung stehen
  - auf die Themen der Literatur achten, es sollte nicht das Wahnthema eines psychotischen Menschen sein
- Gesellschaftsspiele
- Besorgungen für andere Patienten machen
- Handarbeit
- andere Patienten begleiten.

Reinigungsarbeiten dürfen nur im Einvernehmen auf den Patienten übertragen werden und sollten auf keinen Fall dazu führen, Patienten als kostenlose Arbeitskräfte zu mißbrauchen.

5.3 Therapeutische Haltungen

Therapeutische Haltungen bezeichnen die Grundhaltungen des Pflegepersonals zum Heilungsprozeß und die Einstellungen zum Patienten. Sie sind die Voraussetzung für einen ziel- und lösungsorientierten Umgang mit dem psychisch kranken Menschen und stellen ihn mit seinen Fähigkeiten, Bedürfnissen und Zielen in den Vordergrund.

Grundhaltungen zur Behandlung und zum Patienten

- der persönlichen Entwicklungsfähigkeit des Patienten vertrauen
- offene, an seinem Wohlergehen interessierte Haltung einnehmen
- bei Rückschritten den Patienten zum Fortschreiten ermutigen (Lernprozesse sind auch mit „Abstürzen“ verbunden, z. B. Fahrradfahren)

- gemeinsame Ziele für die Zeit der unterstützenden Begleitung finden, z. B. Pflegeplan
- die biographischen, sozialen und kulturellen Hintergründe des Patienten berücksichtigen
- sich bewußt machen, daß Veränderungen nicht bewirkt oder erzwungen werden können. Es können nur Prozesse der Entwicklung angeregt werden
- die Bereitschaft des Patienten an der Behandlung und den pflegerischen Maßnahmen mitzuwirken bedingt den Behandlungserfolg (den Patient zum Partner machen)
- möglichst alle auf den Patienten wirkenden Einflußfaktoren, einschließlich seines subjektiven Erlebens, sind zu berücksichtigen
- je mehr Informationen über den Patient und seiner Störung vorhanden sind, desto klarer und präziser können die Interventionen eingesetzt werden: Wahrnehmungen und Beobachtungen im Team austauschen.

5.3.1 Kommunikation und Gesprächsführung

Kommunikation ist der Austausch von sprachlichen (verbalen) und nichtsprachlichen (nonverbalen) Signalen (☞ 2.8.2).

Kommunikationsmedium und Signale des Senders

Kommunikationsmedium	Signale
Sprache	Wortwahl, Satzbau, Sprachstil, Geräusche (z. B. Räuspern), Sprechtempo, Tonlage, Betonungen des Satzes (Intonation), Lautstärke
Augen	Blickrichtungen fokussiert: Außenwahrnehmung (Gegenstände, Personen, Blickkontakt) defokussiert: Innenwahrnehmung (Denkvorgänge), Augenbewegungen, Pupillengröße
Gestik	Haltungen und Bewegungen von Kopf, Schulter, Händen, Armen, Körper, Beinen und Füßen (körpereigene Motorik oder bewußt). Hinwendung oder Abwendung vom Gegenüber. Offene oder verschlossene Haltung
Mimik	Blinzeln, Mundwinkel, Lippengröße, Gesichtszüge und -ausdruck
Verhalten	Jede Abfolge von Handlungen und Äußerungen, die eine Bedeutung für die jeweilige Kommunikation haben

Kommunikation

! Man kann nicht nicht kommunizieren. Kommunikation ist Bestandteil jeder Interaktion, die beide zu Verantwortlichen für die Art und für das Ergebnis der Kommunikation macht.

Jede Nachricht enthält eine oder mehrere Botschaften. Diese können ausdrücklich formuliert („Können Sie mir helfen?“) oder für den Empfänger naheliegend ausgedrückt werden (hilfloser Blick, hektische Betriebsamkeit oder „wie gelähmt“).

Nachrichten setzen sich aus der gesamten Vielfalt von Signalen zusammen. Unausgesprochene Botschaften werden überwiegend in den nonverbalen Kommunikationskanälen geäußert. Sie unterstreichen, wie die verbalen Anteile der Nachricht gemeint sind. Verbal geäußert, überlassen sie es dem Empfänger, die eigentliche Botschaft zu erfassen, z. B. „Haben Sie eine Uhr?" → Aufforderung, die Uhrzeit mitzuteilen.

Vier Aussagen einer Botschaft

- Sachinhalt
- Beziehung: Hinweise auf das Verhältnis zum Gesprächspartner
- Selbstoffenbarung: teilt etwas über die Person des Kommunizierenden mit
- Appell: fordert das Gegenüber zu Handlungen auf

5

Kongruenz

Kongruente Kommunikation findet statt, wenn alle Signale in die gleiche Richtung weisen und in der Aussage übereinstimmen. Inkongruente Nachrichten sind verwirrend, z. B. „Sie sehen gut aus" und verschränkte Arme, Trauermine. Empfänger ist im unklaren, welcher Botschaft er Glauben schenken soll, der Aussage oder der Gestik und Mimik.

Filter und Verarbeitung beim Empfänger

Filter	Verarbeitung
Wahrnehmung	Alle über die Sinne aufnehmbaren Signale. VAKOG: Visuell (sehen), Auditiv (hören), Kinästhetisch (fühlen/tasten), Olfaktorisch (riechen), Gustatorisch (schmecken)
Sensibilität	Sie bestimmt, ob die Signale eine Bedeutung haben oder nicht, die Schwelle der Sensibilität muß berührt oder überschritten sein, damit man sich angesprochen fühlt
Selektion	Die Auswahl der bedeutsamen Signale und die Richtung der Aufmerksamkeit bestimmt die Reaktion
Interpretation	Verbindung der Signale mit Erfahrungen und Vorstellungen. Die Interpretation kann richtig oder falsch sein. Ein Realitätsabgleich ist daher notwendig
Gefühle	Emotionale Reaktion auf Wahrnehmung und Interpretation, häufig auch intuitiv und spontan

Bezugssysteme

Der Mensch bezieht sich in seinem Denken und Handeln auf Erfahrungen, Vorstellungen und Meinungen, die er von sich und seiner Umwelt hat. Die Einzigartigkeit der Summe seiner Erfahrungen erfordert die Berücksichtigung seiner Bezugssysteme. Diese werden selten ausdrücklich benannt. Um den Patienten zu verstehen, muß die Pflegekraft erfragen, worauf sich eine ungenaue Aussage gründet.

Bezugssysteme ergründen	
Aussage des Patienten	**Frage**
Bezug wird weggelassen	
Ich verstehe nicht, bin dumm, bin wütend	Was genau...? Wozu...? Über wen oder was...?
Sie ist die beste Schwester. Es war der schönste Tag	Besser im Vergleich zu welcher Schwester? Woran bemerken sie das?
Es macht mir nichts aus. Die Ärzte verstehen mich nicht	Was genau macht Ihnen nichts aus? Was verstehen die Ärzte nicht?
Ich brauche Hilfe. Ich habe Angst	Wofür brauchen Sie Hilfe? Was macht Ihnen Angst?
Bezug wird verallgemeinert, übertragen	
Das meint er doch nicht so, sie wissen doch, wie ich mich fühle	Woher wissen Sie, daß er es anders meint, woran bemerken Sie, daß ich weiß, wie Sie sich fühlen?
Immer, wenn..., niemals werde ich..., alle..., jeder...	Wirklich immer? Zu jeder Zeit? Ohne Ausnahme?
„Ich darf nicht, man müßte..., es ist wichtig, nötig ..."	Wer oder was zwingt Sie? Was würde sonst passieren?
Ich kann nicht wütend sein, ich könnte in die Luft gehen	Wer oder was hindert Sie? Wer oder was macht es möglich?
Menschen sind unzuverlässig, Ausländer sind Diebe	Wirklich alle? Welche genau?
Bezug wird verzerrt	
Sie sind so nett, aber das macht mich wütend. Es ist so laut und ich bekomme Magenschmerzen. Du liebst mich nicht, Du schenkst mir keine Blumen mehr	Wie geschieht das? Wie hängt das miteinander zusammen? Was hat das eine mit dem anderen zu tun?

5

Häufige Probleme in der Kommunikation der Berufsgruppen

- Informationen zur Zielsetzung und therapeutischem Ansatz in den entsprechenden Bereichen einholen
- Kontaktpersonen einzelner Bereiche in einer Teambesprechung vorstellen
- schriftlich formulierte Konzepte für alle Mitarbeiter zugänglich bereitlegen
- eine Störung in der Kommunikation zwischen den Teammitgliedern stören die Behandlung des Patienten
- den Kontakt zu den ergänzenden Therapiebereichen durch gegenseitige Besuche in den entsprechenden Bereichen etablieren
- Verlegungen und Entlassungen der Patienten rechtzeitig den ergänzenden Therapiebereichen mitteilen
- Fehlen vom Patient den Bereichen mitteilen, ebenfalls den Grund benennen
- bei Stationsversammlungen oder der Visite immer wieder auf die Notwendigkeit der einzelnen Therapieverfahren hinweisen.

Gespräche führen

Die aufnahmebereite Zuwendung und das aktive Zuhören ist die Grundlage in der Alltagskommunikation der Pflegekraft zum Patienten.
- Reaktionen des Patienten beziehen sich auf den gesamten Ausdruck der Pflegekraft, z. B. „Der hat mich so angeschaut, da bin ich ausgerastet“
- werden die Kommunikationsziele nicht erreicht, ist eine Selbstüberprüfung und Veränderung notwendig
- keine standardisierten Gespräche führen
- Kommunikationsstil und Art der Ansprache auf den jeweiligen Patienten abstimmen, z. B. einen minderbegabten Patienten nicht mit Fremdworten konfrontieren.

Rapport

Unter Rapport ist die beiderseitige Kommunikationsbereitschaft und Gesprächsbeziehung zu verstehen. Rapportverlust führt zwangsläufig zum Abbruch eines Gesprächs. Die zum Aufbau und Erhalt der Gesprächsbeziehung möglichen Verhaltensweisen bestehen aus:
- Blickkontakt: häufig anwenden, jedoch nicht länger als 2 – 3 Sek. zusammenhängend, sonst wirkt es aufdringlich
- Körperhaltung, Mimik, Gestik angleichen: z. B. Sitzposition spiegeln. Nicht bei ungewöhnlichen Körperhaltungen, ungewöhnlichem Sprechtempo oder Gesichtsausdruck, ungewöhnlicher Atmung oder Blickrichtung
- in Mimik und Gestik Interesse und Aufmerksamkeit unterstreichen
- vertrauensvolle Atmosphäre schaffen
- interpersonelle Distanz wahren, d. h. die in unserem Kulturkreis unverfängliche räumliche Distanz von 1 – 2 Armlängen nicht unterschreiten.
- körperliche Berührungen nur bei offensichtlicher Erlaubnis
- verständliche Wortwahl, kurze Sätze, einzelne Fragen stellen, kein Fragenkatalog aufstellen.

Kontrollierter Dialog

Gesprächsführung, die dem Patienten Verständnis seitens der Pflegekraft vermittelt und eine vertrauensvolle Gesprächsatmosphäre entstehen läßt.
- dem Patienten genau zuhören: Wortwahl, Inhalt, Satzbau
- Inhalt des Gesagten mit eigenen oder den Worten des Patienten wiederholen: „Wenn ich Sie richtig verstanden habe, sagten Sie, daß.....“
- auf verbale oder nonverbale (☞ 2.8.2) Zustimmungsreaktion achten
- nur bei entsprechenden Signalen wie Nicken, bejahende Erwiderung fortfahren
- wenn der Patient sich nicht verstanden fühlt, hinterfragen, was er gemeint hat
- erst nach Übereinstimmen beider Wahrnehmungen die eigene Meinung, Erwiderung oder Zustimmung äußern.

Metakommunikation

In einem Gespräch über das Gespräch können Beziehungsstörungen und Blockaden in der Kommunikation beseitigt werden. Metakommunikation setzt Fähigkeiten zur Selbstoffenbarung und Bewußtheit über das subjektive Erleben voraus.

- Störungen in der Kommunikation wahrnehmen: gereizte Atmosphäre, Konfrontationen, Schweigen, kein Ergebnis in Sicht
- eigene Wahrnehmung ansprechen: „Ich bemerke, das wir so nicht weiterkommen“, „Ich erlebe, daß wir aneinander vorbeireden“
- neue Position einnehmen, den Gesprächsverlauf als Außenstehender beschreiben: „Wenn ich mir anschaue, wie wir miteinander reden und umgehen, dann bekomme ich den Eindruck, daß...“
- den Patienten zu seiner Sichtweise bezüglich der Interaktion befragen: „Wie erleben Sie die Situation?“
- sich über die Beurteilung, Form und Ziele des Gesprächs austauschen und klären, was man selbst gemeint hat : „Was wollen wir hiermit eigentlich bezwecken?“
- Vereinbarungen über den weiteren Gesprächsverlauf treffen
- gemäß der Vereinbarung fortfahren.

5

Frageformen

Fragen können die Zuwendung und das Interesse der Pflegekraft unterstreichen und geben dem Gespräch eine Richtung. Sie dürfen aber nicht ausschließlicher Bestandteil der Gesprächsführung sein.
Geschlossene Fragen lassen nur Ja- und Nein-Antworten zu. Sie dienen der Informationssammlung oder Beeinflussung des Patienten und sind auf das notwendige Maß zu beschränken. **Offene Fragen** erlauben dem Gefragten, frei zu antworten.

Frageformen

Frageform	Beispiele	Zweck
Eröffnungs- und Vertiefungsfrage	„Wie ist es Ihnen in den letzten Tagen ergangen?“ „Was haben Sie heute gemacht?“	Sondierung, freie Exploration, geben Spielraum für Antworten
Begründungsfrage	„Warum ist es zu Ihrer Scheidung gekommen?“	Begründungen von Fakten erfragen, rationale Hintergründe erfassen
Einstellungsfrage	„Lieben Sie Kinder?“, „Ist es wichtig für Sie, Arbeit zu haben?“	Bezugssysteme, Haltungen und Meinungen erfahren
Emotionsfrage	„Wie haben Sie sich dabei gefühlt?“ „Hat Ihnen das etwas ausgemacht?“	Angaben über den inneren Zustand und Gefühle erhalten
suggestive Frage	„Möchten Sie vor oder nach dem Essen baden?“	Geschlossene Frage! Zustimmung zur Aussage wird als Antwort erwartet
rethorische Frage	„Haben Sie schon bemerkt, daß sie gut aussehen?“, „Ist es nicht so, daß Sie sich überfordern?“	Geschlossene Frage! Zustimmung wird eingefordert

5.3.2 Therapeutisches Gespräch

Das Gespräch wird durch Haltungen und Einstellung zum Patienten bestimmt, die von Carl Rogers (klientenzentrierte Gesprächstherapie, ☞ 5.4.4) in ihren Grundlagen entwickelt wurden.

Grundhaltungen der therapeutischen Gesprächsführung

innere Einstellung	äußeres Verhalten
Kongruenz, Echtheit, Authentizität	• im gesamten Ausdrucksverhalten übereinstimmen: Denken, Fühlen und Handeln • nichts vorspielen, sich so geben, wie man ist und empfindet
Wertschätzung, Akzeptanz	• unbedingte Wertschätzung des Patienten • Person uneingeschränkt akzeptieren unabhängig von Äußerungen und Handlungen des Patienten • keine Bewertung, Interpretation oder Kritik anwenden • dem Patienten mit emotionaler Wärme begegnen
Empathie, einfühlendes Verstehen	• subjektives Erleben des Patienten nachvollziehen und verstehen lernen • konkrete und anschauliche Rückmeldungen geben

Der Patient soll die Fähigkeit zur Selbstexploration und Reflektion erweitern, seine Gedanken sammeln und strukturieren, sowie aus sich selbst heraus Lösungsmöglichkeiten für seine Probleme entwickeln. Daher muß die Fähigkeit zur Selbstexploration beim Patienten vorhanden sein.

Tips, Tricks & Fallen

- Sichtweisen des Patienten nicht zu den eigenen machen. Betonen, daß es seine persönlichen Ansichten sind
- Übermaß an Empathie und Identifikation mit den Problemen des Patienten kann zur Blockade der eigenen Handlungsfähigkeit führen. Inneres Distanzieren ist dann notwendig, z. B. Übersicht wahren, Berufsrolle betonen
- bei Suchterkrankungen mit Widersprüchlichkeiten im Denken, Fühlen und Wollen, sowie vorteilsbezogenes Handeln und bei akuten affektiven Psychosen (manische Verläufe), schizophrenen Psychosen mit Durchführen von Zwangsmaßnahmen und Unfähigkeit zur Selbststeuerung lassen sich nicht alle Elemente der Grundhaltung durchhalten: z. B. keine Bewertungen bei Patienten, die ständig gegen die Stationsordnung verstoßen. Engagement, Sorge und Bemühen um den Patienten sind jedoch weiterhin notwendig.

5.3.3 Psychosoziale Basiskompetenz

Wissen über Maßnahmen, die zu einer sozialen Integration und Stabilisierung des Patienten führen. Sie wirken einer Isolierung, Hospitalisierung sowie der Einschränkung von Handlungsmöglichkeiten des Patienten entgegen.

Pflege

- Patienten in die Tages- und Wochengestaltung einbeziehen
- Pflegeziele an den Bedürfnissen und Fähigkeiten des Patienten orientieren und nach Möglichkeit mit ihm gemeinsam entwickeln
- Selbständigkeit fördern
- Außenkontakte herstellen, aufrechterhalten und Eigenständig durchführen lassen
  - Beziehungen bewahren → vermindert die Angst vor Entlassung
  - auf Tages- oder Wochenendbeurlaubungen vorbereiten, zu erwartende Probleme und Reaktionsmöglichkeiten vorher erörtern
  - Briefpapier, Briefmarken bereitstellen, Telefonate ermöglichen
  - Teilnahme an Gesprächen mit Angehörigen
- Verträglichkeit von Veränderungen für den Patienten und dessen Umfeld berücksichtigen, z. B. wenn der gutmütige und stets hilfsbereite Patient zur Vermeidung von Überforderungen das Nein-Sagen lernt, wird sich sein Umfeld ihm gegenüber anders verhalten
- mit komplementären Einrichtungen, Angehörigen-, Selbsthilfe- und Informationsgruppen zusammenarbeiten (☞ 17, 19)
- Einzel- oder Gruppenaktivitäten zur Schaffung oder Erhaltung von Alltagsfertigkeiten gestalten
- weitergehende Hilfen: therapeutische, medizinische oder behördliche Personen bzw. Institutionen vermitteln (☞ 19).

5

5.3.4 Sympathie, Antipathie

Im Kontakt zum Patienten stellt sich häufig ein spontanes Gefühl der Zuneigung und Anteilnahme oder der Ablehnung und des Widerwillens in Bezug auf die Person als solche oder Teile seines Denkens und Handelns ein. Dieser Eindruck wird leicht verallgemeinert und wirkt sich auf die Beziehung zum Patienten und dessen Behandlung aus.

Patienten empfinden ebenfalls Sympathie und Antipathie. Von Ihnen kann nicht immer erwartet werden, daß sie sich in einer angemessenen Form damit auseinandersetzen. Bei Störungen in der Beziehung durch Antipathie ist die Metakommunikation anzuwenden (☞ 5.3.1).

Eigene Wahrnehmung und Einstellung überprüfen

- spontanes Empfinden
- werden persönliche Normen und Werte durch den Patienten berührt?
- wird der Kontakt auf das Notwendigste beschränkt oder vermieden?
- rückt der Patient in den Mittelpunkt der eigenen Aufmerksamkeit, besteht ein gesteigertes Interesse an ihm (positiv, negativ)?
- Berufsrolle „Pflegekraft" etwas stärker eingenommen?
- werden Eigenschaften des Patienten besonders gelobt oder kritisiert?

Austausch im Team, Flexibilität herstellen

Nicht jeder kann mit allen Patienten gleich gut umgehen.

- positive und negative Eigenschaften des Patienten zusammentragen
- welche Erfahrungen haben die anderen Teammitglieder gemacht?
- pflegerische Aufgaben auf eine andere Pflegekraft übertragen.
- innere Beteiligung reduzieren (Nähe-Distanz-Regulation)
- Patienten objektiv wahrnehmen. Mit Interpretation, Bewertung und Kritik zurückhaltend umgehen.

5

5.3.5 Gefühle

Im Umgang mit Gefühlen gibt es unterschiedliche Wahrnehmungen. Eine klare Vorstellung über Definitionen und Wirkungen sind hilfreich, um Gefühlszustände benennen, wechseln oder verändern zu können. Gefühle lassen sich in drei Gruppen aufteilen: stabilisierende, beeinträchtigende und wertebezogene.

Stabilisierende Gefühle

Gefühle die etwas beenden und damit den Weg für etwas Neues frei machen oder eine Grundlage für weitere Entwicklungen darstellen.

Stabilisierende Gefühle

Gefühle	Erläuterungen
Akzeptanz	etwas vorübergehend oder dauerhaft annehmen können, wie es ist
Entschlossenheit	gerichtete Aufmerksamkeit etwas zu erreichen. Ausblendung, Umgehung oder Begegnung von Widerständen
Ermutigung	Orientierung an kleinen Teilerfolgsschritten in Bezug auf ein Ziel. Motivationserhaltung
Enttäuschung	mit Erwartungen, Hoffnungen, die sich nicht erfüllt haben, abschließen. Phase des Überlegens, sich etwas anderem hinzuwenden oder mit neuen Mitteln das gewünschte Ergebnis zu erreichen, kann auch in Resignation umschlagen
Geduld	Temporeduzierung, Ausdauer im Denken und Handeln bei Aufrechterhaltung eines Ziels. Warten auf das zum Erreichen notwendige
Motivation	Gefühl von Kraft, Stärke und Entschlossenheit
Reue	bei Verletzung der Selbstachtung und eigenen Prinzipien. Nachdenken über Selbstkonzept und Persönlichkeit
Selbstvertrauen	Sich auf sich selbst verlassen können und sicher fühlen. Intuitive, geplante Handlungsfähigkeit
Stolz	Überlegenheits- oder Ehrgefühl, Freude über Geleistetes. Gesteigert → Überheblichkeit
Vertrauen	Ruhe und Gelassenheit bezüglich Menschen, Situationen, Erwartung keiner negativen Wirkungen, Sicherheitsgefühl
Zufriedenheit	Entspannungsgefühl nach Erreichen ideeller, materieller Wünsche und Bedürfnisse
Zuversicht	vertrauensvolle Erwartung, zufriedengestellt zu werden

Beeinträchtigende Gefühle

Gefühle die zu einer eingeschränkten Selbststeuerungsfähigkeit führen und bei Handlungsunfähigkeit eine Strukturierung von außen benötigen.

Beeinträchtigende Gefühle

Gefühle	Erläuterungen
Abhängigkeit	tatsächliche oder gewünschte Unfähigkeit, das eigene Handeln zu bestimmen. Innerlich oder äußerlich beeinflußt
Ärger	Störung von Wünschen , Bedürfnissen. Reaktion auf Frustration
Angst	dient der Bewältigung äußerer und innerer Bedrohungen und versteht sich als Erlebens- und Verhaltensweise. Pathologische Ängste sind nicht ohne weiteres von angemessenen Ängsten (Furcht) zu unterscheiden
Aufregung	Verwirrung, Verlust der Übersicht, führt zu Spontanverhalten, Kontrollverlust über Denkabläufe, Panik
Einsamkeit	Kontaktbedürfnis zu Menschen, bestimmten Personen, Langeweile, Hoffnung
Erschrockenheit	Lähmung des Denkens und des Handelns, plötzliche Bedrohung von außen oder Einsicht in unangenehme Zusammenhänge
Frustration	nicht erreichte Ziele werden aufrechterhalten, mit Unklarheit darüber, wie sie erreicht werden können
Furcht	existentielles Bedrohungsgefühl, das durch bestimmte Situationen, Personen oder durch das Denken daran ausgelöst werden
Haß	Zerstörungs- und Vernichtungswunsch
Hoffnungslosigkeit, Hilflosigkeit	Abhängigkeit von äußeren Umständen, Personen, Handlungsbereitschaft bei hoffnungsvollen Signalen, lähmendes Gefühl, Ziellosigkeit
Langeweile	Mangelerleben bei bestehendem Lust- oder Veränderungsbedürfnis
Mißmut, Verdrossenheit	Unzufriedenheitsgefühl, innere Leere mit leicht aggressiver Gereiztheit. Unfähigkeit, für sich oder andere Freude zu empfinden
Resignation	Enttäuschung mit Verzicht auf weitere Maßnahmen ein Ziel zu verfolgen. Passivität, Gleichgültigkeit, Antriebsminderung, Verzweiflung
Sorge	Bedrohungsgefühl aus Angst, Furcht. Absicherung und Vorkehrungen treffen wollen. Pathologisch gesteigert bei Zwangs- und Angstneurosen, Psychosen
Trauer	Verlustgefühl über etwas unwiederbringliches, Leeregefühl, Passivität. Übergang zu Akzeptanz
Verzweiflung	Hoffnungs- und Ausweglosigkeit, Steigerung der Resignation, beeinträchtigter Daseinswille, Suizidalität
Wut	Aggression gegenüber Widerständen mit dem Ziel, sie ohne Wahl der Mittel zu beseitigen

Wertebezogene Gefühle

Alle Gefühle, die in ihrer Ausprägung vom persönlichen Glauben, den jeweiligen Einstellungen und Wertmaßstäben abhängig sind.

5

Wertebezogene Gefühle

Gefühle	Erläuterungen
Achtung, Verachtung	orientiert sich an der Würde eines Menschen. Beurteilt Eigenschaften in Richtung Auf- oder Abwertung
Eifersucht	Gefühl, daß etwas anderem (Person, Tier, Objekt, Beschäftigung) die Aufmerksamkeit zukommt, die der Eifersüchtige ausschließlich für sich selbst beansprucht
Ekel	körperliche Mißempfindungen bei Kontakt oder Berührung mit dem Auslöser oder der Vorstellung davon
Kränkung	Beleidigung des eigenen Anspruchs auf Geltung, Wertschätzung, Achtung, Eitelkeit, Ehrgeiz oder Respekt. Fehlende Wahrnehmung oder Würdigung dieser Ansprüche durch andere. Rückzug und Distanzvergrößerung
Liebe	rückhaltlose Zuneigung und uneingeschränkte Zuwendung
Lust	genießende Aufnahme von seelischen, körperlichen Reizen
Minderwertigkeit	negativer Vergleich zwischen inneren und äußeren Merkmalen oder Eigenschaften. Führt zu Kompensation, Resignation oder Selbstverachtung
Mißtrauen	Befürchtung von Unangenehmen, Erwartung des Bösen
Mitleid	Vergleich des Selbst mit dem seelischen, körperlichen Leid eines anderen, eigene mitfühlende Anteilnahme
Neid	Mangelerleben, das anderen neidet, was man selbst haben, erreichen würde. Mangelnde Fähigkeit oder Bereitschaft, es zu erreichen
Scham	Minderwertigkeitsgefühl auf Grundlage von Werten und Einstellungen anderer
Schuld	selbst verursachte Verletzung von Normen, Schädigung, Verletzung anderer, Verantwortungen, Anforderungen, die nicht erfüllt werden (können)
Selbstwertgefühl	beruht auf Anerkennung, Bewunderung und Zuneigung anderer (= Selbstbewußtsein) und der Meinung von sich selbst (= Eigenwertgefühl) – Unkritisches Selbstwertgefühl → Selbstüberschätzung, Größenwahn – Narzistisches Selbstwertgefühl → gesteigerte Eitelkeit, Geltungs- und Anerkennungsbedürfnis
Überdruß	Bedürfnis, sich von etwas zu lange Erlebtem zu entfernen
Unzufriedenheit	Spannungs- und Unruhegefühl. Unerfüllte Wünsche und Bedürfnisse führen zu Ärger, Wut
Widerwillen	Steigerung von Überdruß, Wunsch der aktiven Beseitigung, Veränderung der Ursache des Erlebten
Zorn	bei Verletzung allgemeingültiger eigener oder gesellschaftlicher Normen, Bewußtheit über Anlaß und Empfindung des Zorns, Steuerungsfähigkeit bleibt erhalten

Umgang mit Gefühlen

- Gefühle konkret benennen, verbalisieren wirkt erleichternd
- welche Gefühle geben Anlaß zu den Handlungen, z. B. Patient räumt lautstark seinen Schrank auf: Ärger, Zorn, Widerwillen, Aufregung, Verzweiflung?
- klären, ob andere Gefühle in der entsprechenden Situation nützlicher erscheinen, z. B. Frustration, Enttäuschung, Akzeptanz
- belastende Gefühle nicht vertiefen, wenn die Interventionsmöglichkeiten nicht gegeben sind
- Gefühle sind immer eine Reaktion auf innere oder äußere Wahrnehmungen und bewerten diese, z. B. „Ich fühle mich unruhig, weil ich keinen klaren Gedanken mehr fassen kann" oder „Die Schwester hat mich angelächelt und ich fühlte mich ruhiger".

5.4 Psychotherapie

5.4.1 Therapeutische Grundhaltung in der Psychotherapie

Psychotherapie ist Behandlung psychisch Kranker mit spezifischen psychologischen Methoden. Sie ist ein bewußter und geplanter interaktioneller (zwischenmenschlicher) Prozeß, um Verhaltensstörungen und Leidenszustände zu beeinflußen, die in einer Absprache zwischen Patient, Therapeut und Bezugsgruppe für behandlungsbedürftig gehalten werden. Das möglichst gemeinsam erarbeitete Ziel ist eine Symptomreduktion oder Persönlichkeitsänderung mit lehrbaren Techniken. Voraussetzung ist eine tragfähige emotionale Beziehung zwischen Patient und Therapeut.
Psychotherapie findet meist ambulant oder in spezialisierten Institutionen statt, seit den 60er Jahren allerdings auch zunehmend in psychiatrischen Stationen und Abteilungen.
Neben der Psychopharmakotherapie hat Psychotherapie wesentlich zur therapeutischen und atmosphärischen Verbesserung in der psychiatrischen Arbeit beigetragen.

Gemeinsamkeiten psychotherapeutischer Verfahren

Trotz über 250 verschiedener Verfahren und Methoden in der Psychotherapie gibt es Gemeinsamkeiten.

- klare Rollenverteilung Patient – Therapeut
- Stadien des Therapieprozesses
  - Problem analysieren: wird mit dem Patienten erarbeitet und ist bereits ein therapeutischer Prozeß
  - Ziel bestimmen: Richt-, Grob-, Feinziele, z. B.: soziale Integration, Störungsabbau, Aufbau neuen Verhaltens

 - Suche nach Veränderungsmöglichkeiten: realistische und angemessene Ziele
 - Arbeitsbeziehung aufbauen: überprüfen, ob man miteinander arbeiten kann
 - Therapie durchführen: aufbauend auf Problemanalyse, je nach Indikation und therapeutischen Möglichkeiten
 - Therapie beenden: nach Überprüfen der geplanten Zielerreichung
- Grunddimensionen zusammenfassen, die für Änderungen der Einstellung und des Verhaltens nötig sind und den dazu möglichen psychotherapeutischen Methoden.

Änderungsansatz und psychotherapeutisches Verfahren

Änderungsansatz	psychotherapeutisches Verfahren
beraten	Gesprächstherapien
überzeugen	kognitive Therapien
lernen, üben, konditionieren	Verhaltenstherapien
Einsicht vermitteln	tiefenpsychologische Therapien
entspannen	Entspannungstherapien
konfrontieren	paradoxe Interventionen
loslösen, ekstatisch sein, meditieren	meditative Therapien
Suggestion	Hypnotherapien
Gruppenwirkung	Gruppentherapien

Grundsätzliches Vorgehen im therapeutischen Team

- klare und erreichbare Ziele in Absprache mit dem Patienten und dem Team herstellen
- erarbeitete Ziele suchen und im Team Umsetzmöglichkeiten absprechen
- Offenheit und Flexibilität für nötige Zieländerungen
- Dokumentation: im Team über Dokumentationsinhalte absprechen, Protokollanten festlegen.

Therapeutische Beziehung

Die unterschiedlichen sozialen Rollen von Patienten, Therapeuten und Helfern bestimmen die therapeutische Beziehung.

Patientenrolle: Schonung, Recht auf Pflege, Verständnis- und Rüchsichtserwartung.

Therapeutenrolle: professionelle Hilfe anbieten, wohlwollendes, respektvolles Bemühen um den Patienten.

Der Patient wird als Subjekt respektiert, dessen Leiden und Ängste denen der Therapeuten und Helfer gleichen. Diese müssen sich daher mit ihren eigenen Erlebensmöglichkeiten auseinandersetzen, ihre Ängste, Fehler, Ohnmachten zulassen. Zwischen den Subjekten (Therapeuten, Helfer, Patienten) entsteht dadurch eine lebendige Beziehung. Ein wichtiges Medium in dieser Beziehung ist die Sprache.

Voraussetzungen beim Patienten

- beziehungswillig
- beziehungsfähig
- fähig, Patientenrolle zu übernehmen.

Therapeutische Grundhaltung (☞ 5.3.2)

Grundlage jeder Psychotherapie ist das Herstellen und Aufrechterhalten einer therapeutischen Beziehung. Diese kann durch die sogenannte therapeutische Grundhaltung verwirklicht werden. Die Grundhaltungen können zumindest teilweise eingeübt und in spezifischen Trainings erfahren werden.

Wertschätzung, Akzeptanz des Patienten in seiner Eigenheit. Dies ermöglicht eine Atmosphäre, in der Ängste, Spannungen, Aggressionen reduziert werden können.

Echtheit des Therapeuten: ehrliches Gegenübertreten mit Verzicht auf professionelle Fassade, Arzt- und Therapeutenrolle. Authentisches und aufrichtiges Verhalten bedeutet Übereinstimmen von innerem Erleben und äußerem Verhalten. Gefordert ist selektive Echtheit, die der Situation und den Zielen angemessen ist, denn völlige Offenheit kann zerstörerisch wirken.

Einfühlung, Empathie: Bemühen, die innere Erlebniswelt des Patienten möglichst genau nachzuempfinden und dies präzise rückzumelden → emotionelle Erlebnisinhalte verbalisieren, spiegelnde Methode. Dies erhöht die Selbstexploration der Patienten, da Mißverstehen und Dirigieren vermieden werden.

Die Verwirklichung dieser Grundhaltungen und Gesprächsführung wird es dem Patienten erleichtern:

- bedrohliche Inhalte zu bearbeiten
- Selbsterkundung zu vertiefen
- Selbstexploration (Selbsterkundung) zur besseren Auseinandersetzung mit Ängsten und Störungen zu erhöhen.

5

Ungünstige Verhaltensweisen, Einstellungen

- dirigieren: Ratschläge, fertige Lösungen überstülpen, Mahnungen
- debattieren: Streitgespräche, „Ja, aber ..“
- dogmatisieren: belehren, Weisheiten, eigene Lebenserfahrung als Maßstab
- interpretieren: einseitige Auslegungen
- bagatellisieren: schnell trösten, Gefühle und Befindlichkeit des Patienten nicht richtig ernst nehmen
- moralisieren: Werturteile über das Verhalten des Patienten abgeben
- monologisieren: langatmige Sprache, Patienten nicht zu Wort kommen lassen
- emigrieren: abschalten, auf formal dienstliches Vorgehen zurückziehen
- rationalisieren: einseitig logisch vorgehen, Gefühlslage nicht berücksichtigen
- projizieren: eigene Gefühle übertragen
- identifizieren: Distanz verlieren, Standpunkte des Patienten einseitig übernehmen
- fixieren: Patienten und sich auf bestimmte Rolle festlegen
- umfunktionalisieren: Gespräch in bestimmte Richtung lenken.

Feedback

Feedback (Rückmeldungen) ist Mitteilung an den Gesprächspartner, wie er wahrgenommen und erlebt wurde, was man von seinen Äußerungen verstanden hat. Die Wirkung der Rückmeldung hängt ab vom Ausmaß des Vertrauens zwischen den Gesprächspartnern. Rückmeldungen sollen sein:

- beschreibend, nicht bewertend
- konkret auf die aktuelle Situation bezogen und nicht allgemein
- brauchbar, auf mögliche Änderungen bezogen
- nicht aufgezwungen
- klar und genau formuliert
- zur rechten Zeit gegeben.

5

Ziele psychotherapeutischer Verfahren

Da Psychotherapieverfahren auf unterschiedlichen Krankheitsmodellen beruhen, unterscheiden sich die Zielsetzungen sehr stark. Die nachfolgende Tabelle gibt einen Überblick über die wesentlichen Ziele erprobter Verfahren.

Psychotherapeutische Verfahren und ihre Ziele

Verfahren	Ziele
Psychoanalyse	Ichstärkung, Liebes-, Arbeits-, Leidensfähigkeit, Einsicht, Bewußtwerden von Konflikten
Individualpsychologie	Liebes-, Arbeits-, Leidensfähigkeit, Verständnis sozialer Rollen, Übernahme von Verantwortung
analytische Psychotherapie	Individuation, Selbstverwirklichung, Kennenlernen der Innenwelt
tiefenpsychologische Kurztherapien	Einsicht und Änderung von Symptomen
Primärtherapie	Befreiung von (neurotischem) Druck
klientenzentrierte Gesprächstherapie	reife, funktionsfähige Persönlichkeit mit Selbstverantwortung, Offenheit und Echtheit
Gestalttherapie	Bewußtheit, Selbstverantwortung
Psychodrama	Spontaneität, soziale Verantwortung, in andere einfühlen
Selbsterfahrungsgruppen	Akzeptanz, Solidarität, Offenheit für andere
Verhaltenstherapie	Störungsabbau, Symptombeseitigung, Selbstmanagement
Hypnotherapie	Symptomreduktion, Symptomveränderung, Nutzbarmachen unbewußter Prozesse
imaginative Verfahren	Symptomänderung, Nutzung unbewußter kreativer Prozesse
systemische Paar- und Familientherapie	freiere Entfaltung der Paar-, Familien und Systemmitglieder fördern
transpersonale Therapien	Bewußtwerden des übernatürlichen Wesenskernes, Erfahrungen der Einbettung in größere Zusammenhänge

Es gibt bis heute keine eindeutige Antwort auf die Frage, welches Verfahren bei welcher Störung, bei welcher Person, zu welcher Zeit am eindeutigsten hilft. Die Auswahl der angewendeten Verfahren hängt daher ab von:
- Behandlungsstil der Einrichtung
- Kompetenz, Erfahrung und Ausbildung der Therapeuten
- Häufigkeit vorkommender Störungsbilder
- Akzeptanz von Psychotherapie als hilfreiche Behandlungsmethode

5.4.2 Tiefenpsychologische Verfahren

Prinzip ist Persönlichkeitsentfaltung durch Analyse und Durcharbeiten der frühkindlichen Entwicklung.
Durchführung nur durch ausgebildete Therapeuten und nur in spezialisierten Abteilungen (Psychotherapiestationen) möglich.

Klassische Psychoanalyse

- Autor: Freud
- Weltbild: Frühe verdrängte Konflikte wirken im Unbewußten
- Indikation: neurotische Entwicklungen, Charakterneurosen, Persönlichkeitsstörungen
- Methode: deuten, frei assoziieren, Widerstandanalyse, Traumanalyse.

Analytische Psychotherapie

- Autor: Jung
- Weltbild: Bedürfnis nach Ganzheit wird unterstützt, Erhellung auch dunkler Seiten
- Indikation: Charakterneurosen, Persönlichkeitsstörungen.
- Methode: Gespräch, frei assoziieren, Arbeit an Symbolen, Träumen.

Individual-Psychologie

- Autor: Adler
- Weltbild: Frühe Beziehungen formen den Lebensstil und spätere Verhaltensmuster
- Indikation: Persönlichkeitsstörungen, Süchte, sexuelle Deviationen, Familien- und Partnerkonflikte
- Methode: Lebensplan analysieren, Minderwertigkeitserlebnisse bearbeiten.

Psychoanalytische Kurztherapie (Fokaltherapie)

- Autor: Stekel, Rank, Alexander, Ferenczi
- Weltbild: Konflikte zeigen sich in Symptomen
- Indikation: akute neurotische, psychosomatische Symptome
- Methode: Konfliktkern deuten, Einsicht vermitteln.

Katathymes Bilderleben

- Autor: Leuner
- Weltbild: Selbstregulation stärken

- Indikation: Angst, Zwang, Psychosomatische Störungen, Entspannung
- Methode: innere Vorstellungen in Entspannung entwickeln, Arbeit an Symbolgestalten.

5.4.3 Verhaltenstherapeutische Verfahren

5

Symptomreduktion durch Lernen und aktive Verhaltensänderung. Durchführung durch ausgebildete Therapeuten, meist klinische Psychologen. Co-Therapeuten sollen über die Grundlagen der Verhaltenstherapie informiert sein. Wichtig sind genaue Zielabsprachen und Dokumentation im Team und mit den Patienten. Team muß Verhaltenstherapie akzeptieren.

Verhaltenstherapie

- Autor: Skinner, Wolpe, Eysenck. In weiterer aktueller Entwicklung
- Weltbild: Grundlage ist experimentelle Lernpsychologie. Symptome entwickeln sich aus Stressoren, Verstärkungen und Konditionierungen
- Indikation: neurotische Symptome, psychosomatische Störungen, körperliche Symptome
- Methode: funktionelles Krankheitsverhalten analysieren, löschen, alternatives Verhalten trainieren, offenes Verhalten bearbeiten.

Systematische Desensibilisierung

- Autor: Wolpe
- Weltbild: Wiederverlernen von Ängsten und Störungen
- Indikation: Phobien, situative Ängste, Zwänge
- Methode: Angsthierarchie erarbeiten, Ängste in Entspannung bearbeiten.

Reizüberflutung, Reizkonfrontation

- Autor: Stampfl
- Weltbild: Vermeidungsverhaltens durch Konfrontation löschen
- Indikation: situationsgebundene Ängste, Phobien
- Methode: nach Verhaltensanalyse mit Angstsituation konfrontieren. Therapeut als Modell.

Selbstsicherheitstraining

- Autor: Salter, Lazarus, Wolpe
- Weltbild: neues positives Verhalten erlernen, Selbstvertrauen stärken
- Indikation: soziale Ängste, Sozialphobien, Kontaktprobleme
- Methode: Verhalten analysieren, schwierige Sozialsituationen trainieren, Rollenspiele.

Selbstmanagement

- Autor: Kanfer, Reinecker
- Weltbild: jeder Mensch kann sich selber helfen, Selbstkontrolle erlernen
- Indikation: Leistungsstörungen, Eßstörungen, Abhängigkeiten, Ängste
- Methode: Reizkontrolle, Selbstverstärkung, Entspannung, kognitive Umänderung.

Kognitive (Verhaltens-)Therapie

- Autor: Ellis, Beck
- Weltbild: Weltbild wird bestimmt durch Erfahrung und Einstellung zu sich selbst, Verzerrungen des Weltbildes führen zu pathologischem Verhalten
- Indikation: depressive Neurosen, Ängste, Schmerzen, chronische Konflikte
- Methode: Probleme und Kognitionen analysieren, Denkfehler erarbeiten, Alternativen trainieren.

Rational-emotive Therapie

- Autor: Ellis
- Weltbild: Änderung irrationaler Überzeugungen und daraus resultierender Emotionen
- Indikation: angstneurotische Störungen, depressive Entwicklungen, Persönlichkeitsstörungen
- Methode: Verhalten, Denken und Emotionen analysieren, mit den irrationalen Annahmen konfrontieren, neue Einsichten trainieren.

5.4.4 Humanistische Psychotherapie

Persönlichkeitsentfaltung im gegenwärtigen Erleben. Durchführung durch klientenzentrierte Psychotherapeuten, oft klinische Psychologen. Co-Therapeuten sollen Erfahrung mit den Basisvariablen Echtheit, Akzeptanz und Wärme haben.

- auf Konkretheit der Aussagen achten. Nichtverstandenes erfragen, den Patienten um klare Aussagen bitten
- auf professionelle Fassade verzichten. Therapeuten verstecken sich nicht hinter ihrer Rolle
- Fähigkeit zu echtem Einlassen. Selbsteinbringen wirkt oft förderlich: Therapeut als Modell.

Klientenzentrierte Gesprächspsychotherapie

- Autor: Rogers
- Weltbild: jeder Mensch hat Selbstverwirklichungtendenz, Ziel ist Selbstannahme und Autonomie
- Indikation: Erlebisreaktionen, Ängste, psychosomatische Störungen, Selbstunsicherheit, Versagen, Konflikte
- Methode: Emotionelle Äußerungen des Klienten spiegeln, Basisvariablen verwirklichen. Keine analytischen Deutungen, Erarbeiten der pathogenen Lebensbedingungen.

Gestalttherapie

- Autor: Perls
- Weltbild: ganzheitliches Menschenbild, Integration abgespaltener Anteile
- Indikation: Depression, Ängste, Persönlichkeitsstörungen, Süchte, Selbsterfahrung
- Methode: Durcharbeiten der Probleme im Hier und Jetzt, Traumarbeit, Körperwahrnehmung, geleitete Fantasie, Rollenspiel.

Transaktionsanlyse

- Autor: Berne
- Weltbild: positive Grundnatur des Menschen, Autonomie und Selbstverwirklichung
- Indikation: Soziale Probleme, Arbeit in Familien und Gruppen
- Methode: Skriptanalyse, Schlüsselszenen wiedererleben, durcharbeiten, aussöhnen.

Psychodrama

5

- Autor: Moreno
- Weltbild: Erhellen verborgener Gefühle und Konflikte, Selbsterkenntnis fördern
- Indikation: depressive Entwicklungen, Ängste, Süchte, Persönlichkeitsstörungen, Selbsterfahrung, soziales Lernen
- Methode: Alltag und Lebensgeschichte auf der „Bühne" darstellen, Rollenwechsel, Spiegel- und Doppelgängertechnik.

Focusing

- Autor: Gendlin
- Weltbild: Suche nach Kontakt mit dem „Ganzen" der Gefühle. ☞ klientenzentrierte Therapie
- Indikation: in jeder Therapie einsetzbar
- Methode: Mit den Gefühlen in Kontakt kommen, dafür passende Symbole finden, geänderte Gefühle annehmen.

5.4.5 Körperorientierte Verfahren

Analyse und Bearbeitung von Konflikten und Störungen, die sich im oder am Körper zeigen. Selbsterfahrung mit körperorientierten Methoden ist Voraussetzung. Auf Kontrolle der eigenen Bedürfnisse achten: impulsiver, triebhafter, erotischer Art.

- Intimschranken beachten, Grenzen und nötige Distanz, um Patienten nicht einzuengen
- Teammitglieder informieren, Ergebnisse dokumentieren, um Therapeuten bei möglichen Beschuldigungen durch Patienten abzusichern
- Freiwilligkeit der Teilnahme garantieren
- Patienten über mögliche und erwünschte Ziele informieren, die durch diese Verfahren erreicht werden können.

Bioenergetik, Biosynthese, Systemische Körpertherapie

- Autor: Reich, Lowen, Boadella, Tepfer
- Weltbild: Arbeit am bioenergetischen Zustand, Analyse von Energiefluß, Spannungen und Fehlhaltungen, Aufhebung der Körper-Geist-Trennung
- Indikation: psychosomatische Störungen, Sexual- und Beziehungsprobleme
- Methode: unterdrückten Ausdruck befreien, typische Lebensmuster aufdekken. Körperliche Übungen, Atemarbeit in Alltag integrieren.

Rolfing

- Autor: Rolf
- Weltbild: verkürztes muskuläres Bindegewebe befreien, Blockaden und feste Muster lösen
- Indikation: Bewegung verbessern
- Methode: In 10 Sitzungen wird das Bindegewebe behandelt, um Spannungen und Verkürzungen zu lösen.

Feldenkrais

- Autor: Feldenkrais
- Weltbild: Körperliche Bewegungen spiegeln die innere Haltung, bewußtes Wahrnehmen führt zu Änderungen des Selbstbildes
- Indikation: für Gesunde und Kranke, Änderungen des Selbstbildes
- Methode: bewußte Bewegungserfahrung.

Eutonie

- Autor: Alexander
- Weltbild: körperlich-geistige Einheit durch natürliche Bewegung erfahren
- Indikation: psychosomatische Störungen, Streß, neurologische Leiden, eigenen Ausdruck entfalten
- Methode: Muskelspannung kontrollieren, Körpertonus normalisieren, Aufmerksamkeit auf bestimmte Körperregionen fokussieren.

5.4.6 Hypnotische Verfahren

Veränderungen duch Benutzen unbewußter Potentiale. Durchführung nur durch ausgebildete Hypnotherapeuten. Teammitglieder informieren.
- auf Natürlichkeit der Trancezustände hinweisen, z. B. Reaktion und Befindlichkeit bei Monotonie
- keine magischen Vorstellungen vermitteln.

Hypnotherapie

- Autor: Erickson
- Weltbild: Jeder Mensch erwirbt im Laufe des Lebens eine Landkarte seiner Welt. Jeder Mensch hat alle notwendigen Fähigkeiten, die aber blockiert sein können
- Indikation: psychosomatische Reaktionen, Ängste, Schmerzen, Abhängigkeiten, Bearbeitung verdrängter Erlebnisse
- Methode: therapeutische Trance einleiten, Regression, Progression, Widerstand umgehen, Wahrnehmung verändern.

Neurolinguistisches Programmieren (NLP)

- Autor: Grinder, Bandler
- Weltbild: Kommunikation mit dem Unbewußten. Elemente der Lerntheorie, Tiefenpsychologie und Neurophysiologie

- Indikation: Krisenintervention, Entscheidungshilfen
- Methode: auf Hier und Jetzt eingehen, Widerstand verwenden, Lebenslinienarbeit, Rechts-Links-Ausgleich.

5.4.7 Entspannungsverfahren

5

Grundlegende unspezifische therapeutische Basisverfahren oft in Kombination mit anderen Verfahren. Entspannungsverfahren können von Co-Therapeuten erlernt und durchgeführt werden.
- ruhige Atmosphäre schaffen
- für ruhige Räume sorgen
- Hintergrundmusik kann hilfreich sein.

Autogenes Training

- Autor: Schultz
- Weltbild: willentliche Beeinflussung des Vegetativen Nervensystems durch Autosuggestion
- Indikation: vegetative Funktionsstörungen, psychosomatische Erkrankungen, Streß, Schmerzen, Verspannungen
- Methode: Unterstufe mit Schwere-, Wärmeübung, Atem- und Bauchorgane regulieren, Stirnkühle. Oberstufe mit meditativen Übungen.

Progressive Relaxation

- Autor: Jacobson
- Weltbild: Willkürmuskulatur ist Lernort für Entspannung
- Indikation: funktionelle Körperstörungen, Unruhe, Angst, bei Methoden der Verhaltenstherapie
- Methode: Willkürmuskulatur anspannen und entspannen, z. B. Arme, Beine, Gesicht, Bauch, Atmung.

Biofeedback

- Autor: Jacobson
- Weltbild: Einfluß auf vegetative Körperfunktionen durch akustisch oder optische Rückmeldung
- Indikation: Angst, Spannung, Schmerzen, Hochdruck, Tachykardie, Tremor. Meist in Kombination mit anderen psychotherapeutischen Methoden
- Methode: elektronische Rückmeldung von Biosignalen, dadurch Lernen der willentlichen Beeinflussung der gestörten Körperfunktionen, z. B. mit EMG, EKG, Hautwiderstand, Temperatur.

5.4.8 Psychoedukative Verfahren

In den letzten Jahrzehnten wurden besonders von verhaltenstherapeutischer Seite störungs- und problemspezifische Informationen erarbeitet, die zur Gruppenarbeit gut geeignet sind.

- Therapiemanuale lesen und durcharbeiten
- auf jede Sitzung mit dem verantwortlichen Therapeuten vorbereiten
- für geeignete Räume sorgen
- didaktische Hilfsmittel bereitstellen: Wandzeitung, Folien, Stifte, Overheadprojektor
- Stationsablauf koordinieren: Patienten rechtzeitig informieren, für Vertretung sorgen
- Informationsmaterial für Patienten bereithalten: Kopien von Arbeitsblättern aus den Therapiemanualen, patientengerechte Informationen über einzelne Störungen bereitstellen, Stationsbibliothek für Mitarbeiter und Patienten anlegen.

Materialien für psychoedukative Verfahren

Störung	Quellen, Manuale, Arbeitshilfen
Abhängigkeiten	Schneider,R.: (1982). Stationäre Behandlung von Alkoholabhängigen. München: Röttger
Angehörige psychisch Kranker	Angermeyer, M.C. & Finzen, A.(Hrsg.). Die Angehörigengruppe. Familien mit psychisch Kranken auf dem Weg zur Selbsthilfe. Stuttgart: Enke
Eßverhalten, Eßstörungen	Schmitz, B., Ecker, D. & Hoffmann, C. (1991). Stationäre Gruppentherapie bei Patienten mit Anorexia und Bulimia Nervosa. Verhaltenstherapie und psychosoziale Praxis, 23, 19–37.
Borderline-Persönlichkeitsstörung	Linehan, M. (1989). Dialektische Verhaltenstherapie bei Borderline und Persönlichkeitsstörungen. Praxis der Klinischen Verhaltensmedizin und Rehabilitation. 2, 220–227.
Depression	Hautzinger, M., Stark, W. & Treiber, R. (1992). Kognitive Verhaltenstherapie bei Depressionen. Weinheim: Psychologie Verlags Union.
Parkinsonpatienten	Leplow, B., Möbius, T., Bamberger, D. & Ferstl, R. (1994). Kurzzeiteffekte verhaltenstherapeutischer Gruppenprogramme auf die körperliche und psychische Symptomatik von Parkinsonpatienten. Verhaltensmodifikation und Verhaltensmedizin, 15, 99–125.
pathologisches Spielen	Klepsch, R., Hand, I., Wlazlo, E. Kaunisto, E. & Friedrich, B. (1989). Pathologisches Spielen. In: I. Hand, & H.U. Wittchen (Hrsg.), Verhaltenstherapie in der Medizin. Berlin: Springer.
Phobien (Ängste)	Fiegenbaum, W. & Ebert, S. (1986). Möglichkeit und Grenzen der Gruppentherapie am Beispiel der Phobie. Gruppendynamik, 17, 361–371.
Psychoedukation, Selbstkontrolle	Grawe, K. (Hrsg.). (1980). Verhaltenstherapie in Gruppen. München: Urban & Schwarzenberg.
Psychosen, Schizophrenie	Kiesberg, A. & Hornung, W.P. (1994). Psychoedukatives Training für schizophrene Patienten (PTS): Ein verhaltenstherapeutisches Programm zur Rezidivprophylaxe. Tübingen: DGVT. Roder, V. Brenner, H.D., Kienzle, N. & Hodel, B. (1992). Integriertes Psychologisches Therapieprogramm für schizophrene Patienten IPT. Weinheim: Psychologie Verlags Union Luderer, H.J. (1990). Schizophrenie – Leben mit der Krankheit. Ein Ratgeber für Patienten und deren Angehörige. Köln: Tropon.

5

Materialien für psychoedukative Verfahren *(Fortsetzung)*	
Störung	**Quellen, Manuale, Arbeitshilfen**
	Wienberg,. G. (Hrsg.). (1995): Schizophrenie zum Thema machen. Psychoedukative Gruppenarbeit mit schizophren und schizoaffektiv erkrankten Menschen, Grundlagen und Praxis. Bonn: Psychiatrie-Verlag Bock, T. (1995). Das Psychose-Seminar – Beitrag zum Trialog: Ohne Absicht therapeutisch. In: F.M. Stark, I. Esterer, F. Bremer, (Hrsg.). Wege aus dem Wahnsinn. Bonn: Psychiatrie-Verlag
sexuelle Funktionsstörungen	Trierweiler, A. (1994). Gruppentherapie zur Behandlung sexueller Funktionsstörungen bei Frauen. In: M. Zielke & J. Sturm (Hrsg). Handbuch stationärer Verhaltenstherapie. Weinheim: Psychologie Verlags Union.
somatoforme Störungen	Leidig, S. & Pein, A. v. (1994). Stationäre Gruppentherapie für Patienten mit chronifizierten somatoformen Störungen. In: M. Zielke & J. Sturm (Hrsg). Handbuch stationärer Verhaltenstherapie. Weinheim: Psychologie Verlags Union
soziale Unsicherheit, soziale Kompetenz	Pfingsten, U. & Hinsch, R. (1991). Gruppentraining sozialer Kompetenz. Weinheim: Psychologie Verlags Union. Ullrich, R. & Ullrich de Muynck,R. (1976). Das Assertiveness-Trainings-Programm (ATP); Einübung in Selbstvertrauen und soziale Kompetenz. München: Pfeiffer.

5.4.9 Bewegungstherapien

Tanztherapie ☞ 5.5.5. Selbsterfahrung und Entwicklung durch Bewegung. Verantwortliche Durchführung durch ausgebildete Bewegungstherapeuten.

- Zusammenarbeit mit Bewegungs- und Sporttherapeuten suchen
- geeignete Räume organisieren, Therapiemittel bereitstellen, z. B. Musik.

Konzentrative Bewegungstherapie

- Autor: Gindler, Heller, Stolze
- Weltbild: Wahrnehmen, Haltung, Ausdruck und Bewegen sind Grundlagen der menschlichen Entwicklung
- Indikation: Zusatztherapie bei anderen Psychotherapien. Zusätzliche nonverbale Therapie
- Methode: körperliche Wahrnehmung, Arbeit alleine, Arbeit mit Gegenständen, Kontaktarbeit.

Taichi Cuan

- Autor: chinesische Gesundheitsübung, Meister Chu
- Weltbild: Meditation, Atem und Bewegung helfen bei der Entfaltung des körperlich-geistigen Wesens
- Indikation: keine Therapie im üblichen Sinne. Selbsterfahrung
- Methode: Bewegungsablauf im Zeitlupentempo.

5.4.10 Gruppen-, Paar-, Familientherapie

Erfahrung der anderen als therapeutisches Medium, soziales Lernen.
- Gruppen in den Stationsablauf einplanen. Feste Zeiten
- auf Gruppenregeln achten: Schweigeverpflichtung, Ablauf der Beiträge organisieren
- Außenstörungen möglichst ausschalten: keine Visitenzeiten, Stationsbesetzung regeln
- Gesprächsleitung regeln
- Kurzprotokoll als Einleitung der nächsten Sitzung
- Videoaufnahmen sind hilfreich.

Psychiatrische Gruppe

- Autor: viele Therapieschulen
- Weltbild: gemeinsames Bearbeiten von Problemen in Station oder Abteilung
- Indikation: stationäre Patienten, Differenzierung nach Störungsbildern möglich
- Methode: feste Organisation, individuelle oder kollektive Probleme bearbeiten, Rollenspiele, Einsatz anderer Techniken möglich.

Analytische Gruppenpsychotherapie

- Autor: psychoanalytische und gruppendynamische Autoren
- Weltbild: Grundlagen der Psychoanalyse, Training sozialer Wahrnehmung
- Indikation: Neurosen, Erlebnisreaktionen, psychosomatische Störungen
- Methode: geschlossene Gruppen, Übertragungen und soziale Konflikte bearbeiten.

Familientherapie, systemische Therapie

- Autor: viele Schulen. Psychoanalytische, sozialwissenschaftliche, kommunikationstheoretische Ansätze
- Weltbild: Ideen des Wachstumsmodells, System als therapeutisches Medium. Entwicklung des Selbstwertes und der Beziehungsfähigkeit
- Indikation: pathologische Interaktionsmuster bei Problemfamilien, Partnerschafts- und Generationskonflikten
- Methode: Konflikte aufarbeiten, Familienkoferenz, Familienberatung. Gruppendynamische Übungen.

Themenzentrierte Interaktion

- Autor: Cohn
- Weltbild: Erweiterung von Autonomie, Selbstverantwortung und Partnerschaftlichkeit. Lebendiges Lernen in der Balance von „Ich – Wir“ und „Thema“
- Indikation: Kontakt und Kommunikationsstörungen. Verbesserung der Arbeit in therapeutischen Teams
- Methode: reale, aktuelle Themen bearbeiten. Jeder sorgt für sich, Störungen werden vorrangig bearbeitet.

Paarsynthese

- Autor: Cöllen
- Weltbild: Mann-Frau-Beziehung als Zentrum des Lebens. Beziehungs-, Entwicklungs- und Lebensgestaltungskräfte
- Indikation: Partnerprobleme, Partnerkonflikte, Sexualstörungen
- Methode: Paargestalt, Partnerwerdung, Paardynamik, Fehleranalyse, Neugestaltung von Liebe, Sexualität, Aggression.

5.4.11 Atemtherapie

Erfahrung der heilsamen Wirkung des Atems. Nur durch ausgebildete Therapeuten, meist bei spezieller Indikation, z. B. Lösen von Blockaden, im Rahmen laufender Therapien.

Auf Zwischenfälle wie Erbrechen, Tetanie vorbereiten: Tücher, Plastiktüten.

Rebirthing, holotropes Atmen

- Autor: Orr, Grof
- Weltbild: schamanische Methode zur selbstinduzierten Trance, Kontakt zu höheren Energien
- Indikation: Ängste, Phobien, psychosomatische Störungen, Selbsterfahrung
- Methode: bei vertiefter Atmung auf inneres Geschehen focussieren, negative Denkmuster bewußt machen, positive Selbstinstruktionen setzen.

5.4.12 Transpersonale Therapien

Entfaltung der Persönlichkeit durch Erfahren der integrierten Existenz, Bewußtwerden des übernatürlichen Wesenskernes. Nur in spezialisierten Einrichtungen und durch ausgebildete Therapeuten möglich.

- Materialien bereithalten, z. B. Papier, Stifte, Farben
- Außenstörungen vermeiden.

Psychosynthese

- Autor: Assagioli
- Weltbild: psychische Evolution strebt zu höheren Formen. Gefördert wird der natürliche Wachstumsprozeß, der auch Grenzerfahrungen ermöglicht
- Indikation: seelische Gesundheit ganzheitlich fördern, Selbsterfahrung
- Methode: Einsatz verschiedener Techniken wie Gestaltarbeit, Atmen, Meditation, Malen, Fantasiereisen.

Initiatische Therapie

- Autor: Dürckheim, Hippius
- Weltbild: Durchbruch zum Wesenskern. Integration des Erlebten
- Indikation: Suche nach Lebenssinn, geistige Suche
- Methode: „Ruf nach dem Meister", personale Leibtherapie, geführtes Zeichnen.

5.5 Ergänzende Therapieverfahren

5.5.1 Ergotherapie

Beschäftigungstherapie (BT)

Ziele

- Spannungen und erstarrte Verhaltensweisen auflösen
- Anregung, verlorengegangener Bedürfnisse und Wünsche erneut wahrzunehmen
- Arbeit in der Gruppe trainiert das soziale Verhalten, Realitätstraining: auseinandersetzen mit seinen Mitmenschen, auf Mitmenschen eingehen oder sich von ihnen abgrenzen
- von der Krankheit ablenken
- Abwechslung zum Stationsalltag.

5

Vorgehen

- in vielen Kliniken Durchlaufen einer Eingangsgruppe
- nach unterschiedlicher Dauer Wechsel in eine Gruppe, für die der Patient mit seinem Krankheitsbild besonders geeignet ist
- vorhandene Fähigkeiten werden gefördert, z. B. durch
  - Arbeiten mit Holz. Ein bestimmter Krafteinsatz ist erforderlich
  - Arbeiten mit Stoffen und ähnlichem, beispielsweise fördert Knüpfen die Koordination der Feinmotorik
  - Arbeiten mit Ton: Gefühl für Formen.

Therapeutischer Ansatz

Gruppentherapie

Kompetenzzentriertes Arbeiten ist ein wichtiger Ansatz in der Ergotherapie.
- mehrere Patienten arbeiten in einer Gruppe
- es werden unterschiedliche Aufgaben verteilt
- Arbeit des Einzelnen wird auf seine Fähigkeiten und Interessen abgestimmt
- Aufgabe soll dem Patient gefallen, jedoch nicht unter- oder überfordern
- vor Beginn der Arbeit muß ermittelt werden, ob ein Patient seine Arbeit auch zu Ende führen kann und die Arbeit so positiv verstärkend ist.

Einzeltherapie

Geeignet für Patienten, die noch erhebliche Probleme im Umgang mit ihren Mitmenschen haben.
- Kontaktaufnahme zu anderen Menschen erleichtern
- Patienten zur weiteren Mitarbeit motivieren
- Patienten von der Krankheit ablenken.

Arbeitstherapie (AT)

BT und AT gehören eng zusammen. Der wichtigste Unterschied liegt darin, daß in der AT eine Erprobung der Belastungsfähigkeit stattfindet. Sie dient als Vorbereitung auf das Berufsleben. Arbeitsbereiche: z. B. Produktionsgruppen, Bürogruppen, Holzwerkstatt und hauseigene Bereiche wie Küche, Friseur und Gärtnerei.

Ziele

5

- Tagesablauf strukturieren
- Leistungsfähigkeit und Konzentration erkennen lernen
- Arbeitseinstellung schulen: Pünktlichkeit, Ausdauer, Kritikfähigkeit
- Kontrast zum Krankenhausaufenthalt
- Bezug zur Realität, Selbstverwirklichung, Freude an Aktivität vermitteln
- Arbeiten mit dem Patienten, „Arbeit als Medium".

Vorgehen

- Leistungsgrenze in der Eingangsstufe überprüfen
- keine Unter- oder Überforderung, „durch fordern fördern"
- überschaubare Arbeit, Zusammenhang mit anderer Arbeit bleibt erkennbar
- Leistungs- und Termindruck vermeiden.

Tips, Tricks & Fallen

- Arbeitslosigkeit mindert das Selbstwertgefühl und die persönliche Identität
- ein wichtiges Element der AT ist die Kontinuität: Auf eine regelmäßige Teilnahme der Patienten achten und dokumentieren
- es ist für Patienten verwirrend, in ihrer Rolle als Kranker in der Gesellschaft nicht arbeitsfähig zu sein und dennoch in die AT zu müssen, daher wird die Bezeichnung „Arbeitstherapie" häufig durch die der „Werktherapie" ersetzt.

5.5.2 Kunsttherapie

Ziele

- Kunst verschafft bewußt wie unbewußt eine mögliche Ausdrucksform
- ordnet konfuse, kaum verständliche Gefühle
- fördert die Kommunikationsfähigkeit
- macht verdeckte Gefühle, Gedanken und seeliche Regungen sichtbar
- baut Barrieren ab und gibt die Möglichkeit, Emotionen auszudrücken.

Vorgehen

Kunsttherapeutische Sitzungen können sich in zwei Phasen gliedern:
- die erste Hälfte der Zeit beschäftigt sich der Patient kreativ
- anschließend wird über die Gefühle, die das Kunstwerk im Patienten auslöste, diskutiert, z. B. wie es die Gefühle widerspiegelt.

Therapeut leitet die Aktivität nur ein, sie bleibt spontan, eigenmotiviert und unabhängig.

Therapeutischer Ansatz

- grundlegende Gedanken und Gefühle, die sich aus dem Unterbewußtsein ableiten, können in Bildern besser als in Worten zum Ausdruck gebracht werden
- Kunst als Kommunikation, bei Ablehnung der Sprache als normales Kommunikationsmittel oder Unterentwicklung des Sprechvermögens.

Tips, Tricks & Fallen

Kunst ist ein Mittel zur Erweiterung des menschlichen Erfahrungsbereiches. Während der schöpferischen Handlung können Konflikte erneut durchlebt, gelöst und integriert werden

5

5.5.3 Soziotherapie

Das psychosoziale Umfeld des Patieten, d. h. die Wohn-, Arbeits- und Lebenssituation, ist für die Entstehung, den Verlauf und die Behandlung seiner Erkrankung von großer Bedeutung. Die Soziotherapie befaßt sich mit allen zwischenmenschlichen Beziehungen und der Umgebung des Patienten. Teilbereiche werden daher über Sozialarbeit, Gruppenarbeit, therapeutischer Gemeinschaft, AT, BT und der Milieugestaltung behandelt.

Ziele

- Selbstständigkeit und Eigenverantwortlichkeit stärken, wiederherstellen. Hat ein Patient soziale Schwierigkeiten, so kann man mit ihm die Möglichkeiten und die entsprechen Ämter ausfindig machen, Anrufe oder Briefe soll er möglichst selbst erledigen
- Umgebung schaffen, in der sich der Patient wohlfühlt. Dies beginnt mit Selbstverständlichkeiten wie: Einrichtung des Patientenzimmers, Rückzugsmöglichkeiten, eigenes Zimmer und Schrank, gutes Essen, Fernsehen, Radio, Tageszeitung
- das soziale Umfeld des Patienten bereits wärend dem Klinikaufenthalt so gestalten, daß die Gefahr eines Rückfalls aus Gründen der Wohn-, Arbeits- und Lebenssituation möglichst klein bleibt
  - psychosozialen Dienst einschalten
  - Absprachen mit dem Arbeitgeber, z. B. Möglichkeiten flexibler Arbeitszeit
  - Information für Angehörige, Lebenspartner.

Vorgehen

Erfragen, welche persönlichen Umstände des Patienten eventuell zur Krankenhauseinweisung geführt haben.

- war der Patient in letzter Zeit starken Belastungen ausgesetzt? Wie ist er damit fertiggeworden?
- berufliche und finanzielle Situation des Patienten

- hat der Patient Angehörige?
- gibt es Menschen, die in Krisen helfen?
- ist die Lebenssituation zu Hause förderlich oder auslösend für die Erkrankung?

Therapeutischer Ansatz

Möglichen Auslösefaktoren herausarbeiten, z. B. Änderungen im Milieu des Patienten: Wohnung, Beruf und Familie.

5.5.4 Sporttherapie

Die pädagogische Arbeit in der Sporttherapie gilt dem Verhalten in der Gruppe und der Motivation der Patienten. Hierbei hat das Sich-Bewegen selbst die größte Bedeutung, weniger das Wie-Bewegen.

Ziele

- Informationen über seelische Zustände und Abläufe aus bewegungstherapeutischer Sicht gewinnen
- Aktivitäten in der Gruppe fördern. Dadurch werden Kommunikationsbarrieren abgebaut
- körperliches und seelisches Wohlbefinden erhalten
- Anregung, die Freizeit nach der Entlassung aktiv zu gestalten
- Vertrauen in den eigenen Körper und die körperliche Leistungsmöglichkeit schaffen.

Vorgehen

! Bei neurotischen Patienten ist die Sporttherapie konfliktzentriert, bei psychotischen Patienten soziotherapeutisch orientiert.

- mit den gesunden Anteilen der Persönlichkeit des Patienten arbeiten
- zum Wiedererlernen der Körperwahrnehmung dienen Dehnübungen, Kraftübungen und sportliche Spiele.

Therapeutischer Ansatz

- im Vordergrund steht der Spaß an der Bewegung
- Körperwahrnehmung durch Schweiß, Atem, Anstrengung und Herzschlag. Die Eigenwahrnehmung ist vielfach durch die Einnahme von Psychopharmaka gestört
- Sporttherapie nicht mit Leistungssport verwechseln, das muß auch der Patient wissen.

Tips, Tricks & Fallen

Sporttherapie sollte von Mitarbeitern des Pflegedienstes immer wieder mal mitgemacht werden. Die Selbsterfahrung, beispielsweise mit verbundenen Augen von einem neurotisch gestörten Patienten über Stühle, Balken oder Treppen geführt zu werden, kann für eine therapeutische Beziehung von großem Nutzen sein.

5.5.5 Tanztherapie

Tanz ist eines der ältesten therapeutischen und künstlerischen Medien der Menschheit.

Ziel

Über die Körpersprache beim Tanz wird verlorengegangenes Selbstvertrauen geweckt.

Vorgehen

Tanzen und sich bewegen.

Therapeutischer Ansatz

- unbewußte Konflikte durch Bewegung und dessen Beobachtung erschließen
- Identität durch Inanspruchnahme des intakten Körpers mit all seinen Funktionen und Organtätigkeiten fördern.

5.5.6 Musiktherapie

Bedient sich als psychotherapeutisches Behandlungsverfahren der nonverbalen Kommunikation mittels Musik.

Ziele

- emotionelle Prozesse aktivieren
- sozial-kommunikative Prozesse aktivieren
- Interesse und ästhetischer Erlebnisfähigkeit wiedergewinnen
- psychovegetative Fehlsteuerung regulieren.

Vorgehen

- einzeln oder in Gruppen musizieren: nachspielen, freies Improvisieren
- Musik hören.

Therapeutischer Ansatz

Durch die vielfältige Wirkung der Klänge soll erreicht werden:
- emotionelle Umstimmung
- Aktivierung schöpferischen Gestaltens
- Erweiterung der Erlebnisfähigkeit.

Tips, Tricks & Fallen

Stimmungen, wie Depressionen sind nicht mit gegenteiliger, also lustiger Musik zu therapieren. Ein Nicht-Mitgehen-Können kann als Unvermögen aufgefaßt werden und die Depression verstärken

5.6 Somatische Therapie

5.6.1 Elektrokrampftherapie (EKT)

Synonyma: elektrische Durchflutung, elektroconvulsive Therapie (ECT), Heilkrampftherapie, neuroelektrische Therapie. Gemessen im internationalen Vergleich, werden in Deutschland und der Schweiz nur wenige Patienten mit EKT behandelt und das fast ausschließlich in Unikliniken. Grund hierfür ist das Bild in der Öffentlichkeit, in der diese Therapieform als gefährlich und inhuman gesehen wird.

Voraussetzungen

Beim Patient

- psychiatrische Indikation: ausführliche Exploration, mehrtägig beobachten, Allgemeinerkrankungen, Risikofaktoren, frühere Behandlungen
- körperliche Untersuchung: internistischer und neurologischer Befund, Augenhintergrundspiegelung, EKG, EEG, Röntgen-Torax, Labor (Leber- und Nierenfunktion, Stoffwechsellage)
- umfassende Aufklärung: Art der Behandlung, erhoffter Therapieerfolg, mögliche Nebenwirkungen
- Einwilligung des Patienten: Eine schriftliche Einwilligung des Patienten muß vorliegen, bei dringlicher Indikation die des gesetzlichen Vertreters oder Betreuers (☞ 1.15.9).

Beim Personal

- internistische Kenntnisse
- Grundkenntnisse der Anästhesie und Reanimation
- Wissen um Indikation, Wirkung, Nebenwirkungen und Risikofaktoren
- Erfahrungen mit der technischen Durchführung.

Medizinisch-technisch

- Sauerstoffgerät und Intubationsbesteck, Guedeltuben
- EKG-Gerät und Defibrillator
- Infusionsbesteck
- Absaugkatheder, Magen- und Nasensonden
- Medikamente: Atropin, Epinephrin, Diazepam, Dexamethason, Lidocain, Propranolol, Dextrose, Lävulose, Elektrolytlösungen, Plasmaexpander, Bikarbonat.

Indikation

Die Anwendung der Elektrokrampftherapie führt bei Indikationen der ersten Wahl am schnellsten zur Symptombesserung, bzw. einer Voraussetzung für weitere Therapieformen, wie medikamentöse Langzeittherapie, ambulante Psycho- und Soziotherapie, soziale Rehabilitation.

Behandlung erster Wahl
- rascher Therapieerfolg bei bekannter Pharmakoresistenz notwendig
- Unverträglichkeit der Pharmakotherapie, Gravidität im 1. Trimenon
- akut lebensbedrohliche perniziöse Katatonie (☞ 4.8)
- schwerste wahnhafte Depression mit Stupor (☞ 6.1.7), Suizidalität, Nahrungsverweigerung, körperlicher Erschöpfung
- schwerer manischer Verlauf bei affektiven Psychosen.

Behandlung zweiter Wahl
- keine oder keine ausreichende Verbesserung bei adäquate Pharmakotherapie bei den benannten Psychosen
- Gravierende Nebenwirkungen verbieten Fortsetzung der Phamakotherapie, besonders bei Depressionen und Manie.

Wirkung

Elektrische Reizung erzeugen Krampfaktivität, die sich auf tiefergelegene zentrale Hirnregionen auswirkt und eine Veränderung der Hirndurchblutung, des Hirnstoffwechsels und der Transmitterkonzentrationen bewirkt.

Nebenwirkung

- anfangs leichte amnestische Störungen, z. B. Schwierigkeiten beim Lesen einer Zeitung
- schwach ausgeprägte Muskelkontraktionen
- erhöhter Blutdruck
- rasch abklingende Erhöhung oder Erniedrigung von Puls und Blutdruck.

! Häufigkeit **irreversibler** Hirnschäden 0–9 Fälle auf 1 000 000 Behandlungen.

Kontraindikationen

- frischer Myokardinfarkt, schwere koronare Durchblutungsstörung
- schwere arterielle Hypertonie
- pulmonale Erkrankungen
- zerebrale oder aortale Aneurysmen, zerebrale Angiome
- erhöhter Hirndruck
- Zustand nach zerebralem Insult.

5

Durchführen

Serie der EKT wird solange fortgeführt, bis keine weitere Besserung mehr zu beobachten ist. Die EKT ist eine differenzierte Behandlungsmethode, bei der viele Parameter (☞ Tab. Behandlungsparameter) einfließen. Es ist keinesfalls damit getan, einen Auslöseknopf zu drücken.

- Patienten vorbereiten: Patient muß nüchtern bleiben, Zahnprothesen entfernen
- Prämedikation: Atropin gegen Speichelfluß, evtl. Valium, niederpotentes Neuroleptikum
- I.v. Kurznarkose
- Muskelrelaxation
- Sauerstoff-Ventilation
- Kreislauf überwachen
- elektrische Stimmulation (☞ Tab. Behandlungsparameter).

Wichtigsten Behandlungsparameter der EKT

Stimulationsort	• unilaterale Stimulation • bilaterale Stimulation
Stimulationshäufigkeit	• täglich • 2–3 pro Woche • Erhaltungs-EKT alle 4 Wochen
Gesamtdauer der EKT-Serie	i.d.R. 1–12 Einzel-EKT
Stimulusenergie	25–500 mCoulomb abhängig von Geschlecht, Alter, Begleitmedikation oder Krampfschwelle
Stimulusfrequenz	30–70 Hz
Stimulusgröße	0,5–1–2,0 msek
Stimulusdauer (gesamt)	0,5–8 Sek.
Begleitmedikation	insbesondere Antidepressiva, Neuroleptika, Lithium, Carbamazepin

Pflege

- dem Patienten durch Aufklärung die Angst vor der Maßnahme nehmen
- gemeinsame Gespräche mit Patient, Angehörige, Arzt und Pflegeteam
- Erfahrungsaustausch im Gruppengespräch mit anderen EKT-Patienten.

Tips, Tricks & Fallen

- Synonym „Elektroschock“ nicht verwenden
- regelmäßig Motivation und Anwendung der EKT kontrollieren. Arzt und Pflegepersonal müssen sich über die Gefahr des Mißbrauches bewußt sein.

5.6.2 Schlafentzugstherapie

Synonyma: Wachtherapie. Beim gesunden Menschen führt der Schlafentzug zu den bekannten Einbußen, beim depressiven Menschen kann er zu zeitlich begrenzter überraschender Besserung führen. Am häufigsten wird der Schlafentzug unter stationären Bedingungen durchgeführt, er ist jedoch prinzipiell auch ambulant und in der häuslichen Pflege anwendbar. **Indikation:** phasisch verlaufende depressive Störungen (☞ 7.1), besonders therapieresistente Krankheitsverläufe.

Formen des Schlafentzugs
- ganze Nacht und folgender Tag
- Patient geht gegen 21.00 zu Bett und wird zwischen 0.30 und 1.30 geweckt. Er bleibt dann den Rest der Nacht und den darauffolgenden Tag wach
- Tiefschlafphasen der Nacht werden entzogen.

Wirkung

Bei etwa 60 – 80 % der Patienten zeigt sich am nächsten Tag in den frühen Morgenstunden eine Besserung des depressiven Syndroms:
- Morgentief bleibt aus
- Stimmung bessert sich
- Patienten werden aktiver
- Suizidalität ist deutlich geringer.

Eine vollständige Genesung ist selten, aber immerhin läßt sich häufig eine schrittweise Besserung und der Grundstein für eine positive Wende erreichen. Schlafentzüge können beliebig wiederholt werden.

5

Pflege

- dem Patient für die Nacht verschiedene Beschäftigungsmöglichkeiten anbieten Gesellschaftsspiele, leichte Lektüre wie Illustrierte, Fernsehen
- bei Tiefpunkten in der Nacht motivieren
- Ansprechpartner bereitstellen, z. B. Personal oder Mitpatienten
- Wachbleiben muß konsequent durchgehalten, bewacht und dokumentiert werden. Insgesamt bis zu 36 Std., die Nacht und der gesamte folgende Tag.
- kurzfristiges Einnicken gefährdet den Therapieerfolg.

Tips, Tricks & Fallen

- sehr günstig ist der Schlafentzug in der Gruppe mit mehreren Patienten
- bei Patienten mit bipolaren affektiven Psychosen kann es während des Schlafentzuges zum Umkippen in die Manie kommen
- Krampfanfall bei Patienten mit Anfallsleiden ist möglich
- Kritikminderung und hypomanische Anzeichen am Vormittag nach der durchwachten Nacht. Gelegenheitsnachtwachen können dies besonders gut nachempfinden.

5.6.3 Lichttherapie

Synonyma: Phototherapie. Die Lichttherapie dient vor allem der Behandlung von saisonal abhängigen Depressionen (Winterdepression, ☞ 7.1.4). Sie kann über den ganzen Herbst und Winter hindurch und prophylaktisch im Frühherbst angewandt werden. Bei Erfolg mit Lichttherapie kann dem Patient der regelmäßige winterliche Sonnentourismus empfohlen werden, z. B. Wandern in den Alpenländern.

Wirkung, Durchführen

5

- tägliche Lichteinwirkung durch künstliches Licht verlängern, das dem natürlichen Sonnenlicht angepaßt ist
- bei mindestens zehnfacher Intensität (2500 – 10000 Lux) geht die Therapie über wenigstens eine Woche
- Licht der Leuchtgeräte muß die Netzhaut erreichen
- Maximum der Therapie nach 3 – 7 Tagen
- bei Absetzen ist nach kurzer Zeit mit der alten Symptomatik zu rechnen.

Seltene Nebenwirkungen

Kopfschmerzen, Überanstrengen der Augen, Symptome einer Hypomanie.

Tips, Tricks & Fallen

- längere Spaziergänge in den entsprechenden Monaten kann schon ausreichend sein, bei bedecktem Himmel erreicht den Körper mehr Licht, als bei Zimmerbeleuchtung
- Bräunungsapparate haben keinen therapeutischen Nutzen, da die Augen abgedeckt werden.

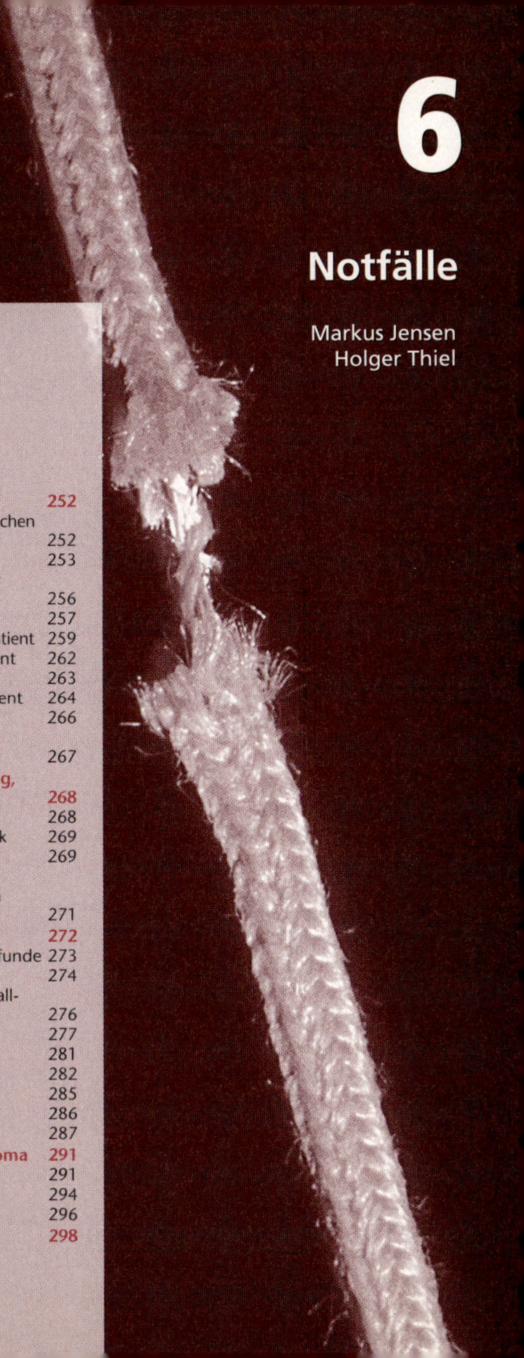

6

Notfälle

Markus Jensen
Holger Thiel

6.1 Psychiatrische Notfälle

6.1.1 Grundregeln der psychiatrischen Krisenintervention

Grundregeln der psychiatrischen Krisenintervention:
- Notfallsituation erkennen
- Hilfe herbeiholen
- Umgang mit der Notfallsituation
- Dokumentatioin (☞ 1.3)
- Notfall besprechen.

6

Notfallsituation erkennen

Patienten beobachten
Ziel der Beobachtung ist, den oft fließenden Übergang von einer psychiatrisch schwierigen Situation (☞ 2.10) zu einem psychiatrischen Notfall zu erkennen. Die Aufmerksamkeit richtet sich dabei auf:
- psychiatrisches Hauptsymptome, z. B. Angst, Erregung, Verzweiflung, Desorientiertheit, Stupor
- körperliche Symptome, z. B. vegetative Symptome wie Schwitzen, Hypertonie, Pupillenweitstellung
- Symptome in die individuelle Krankheitsgeschichte einordnen: Gab es beim Patienten in früheren Krankheitsphasen oder Krankheitsabschnitten bereits ähnliche Situationen?

Gespräch mit dem Patienten
- Kontaktaufnahme mit dem Patienten: z. B. durch eine freundliche Begrüßung mit einer Geste der Verbundenheit
- nach dem allgemeinen Befinden fragen
- nach dem inneren Erleben fragen
- Wie schätzt der Patient seine eigene Gefährdung ein?
- Lösungen bedrohlicher Situation ansprechen: z. B. „Wie kommen Sie mit der Lage zurecht? Halten Sie es aus? Haben Sie Entlastungsmöglichkeiten?"

Gespräche mit Angehörigen und Mitpatienten
- Beobachtungen der Angehörigen erfragen
- sprach der Patient mit anderen z. B. über Suizidgedanken, Gewaltandrohungen, oder Wahninhalte? Patienten rufen ihre Angehörigen häufig an und teilen den Leidensdruck mit
- wurden von Mitpatienten Beobachtungen bezüglich der Gefährdung des Patienten gemacht, z. B. Patient findet sein Zimmer nicht, schreibt Abschiedsbrief, sammelt Tabletten, sollen wir für Sie die Entscheidungen für die weiteren Maßnahmen übernehmen?

Psychiatrische Wertung
- Art des Notfalls: z. B. psychotischer Patient, erregter Patient
- Gefährdungsgrad: Wie gefährlich ist die Situation?
- Richtung der Gefährdung: Selbstgefährdung, Fremdgefährdung, beides.

Hilfe herbeiholen

Arzt informieren:
- Situation als **Notfall** benennen
- Station und Ort angeben
- kurze und prägnante Beschreibung der Gefährdungslage
- Einschätzung des Ausmaßes der Gefährdung.

Weitere Pflegekräfte durch Ringruf hinzuziehen. Bis zum Eintreffen der Hilfe beim Patienten bleiben.

! Besser einmal zuviel einen Notfallalarm auslösen, als eine Notfallsituation nicht erkennen.

! Besser einen Helfer zuviel zu informiert, als später vor einer unbeherrschbaren, gefährlichen Situation zu stehen.

! Verwandte oder Vertrauenspersonen hinzuzuziehen, kann in einigen Fällen sehr helfen.

6

Umgang mit der Notfallsituation

Beim Notfall halten die erfahreneren Kollegen den direkten Kontakt mit dem Patienten. Weiteres Personal hat eine Hol- und Bringefunktion sowie eine Sicherungsfunktion. Die individuelle Anpassung an eine psychiatrische Notfallsituation, z. B. wieviele Helfer sich in unmittelbarer Nähe des Patienten aufhalten, sollte von den erfahrenen Kollegen (Ärzte, Pflegekräfte) gesteuert werden.

Dokumentation

Da die Gefährdung des Patienten oder seiner Umwelt bei einem Notfall bisweilen weitreichende Folgen, z. B. schwere Selbstverletzung, für die Beteiligten hat, ist eine ausführliche und genaue Dokumentation der Notfallsituation von besonderer Bedeutung (☞ 1.3).
- Ablauf des Notfalls mit Uhrzeit
- Gabe von Medikamenten mit Uhrzeit
- direkt am Notfall beteiligtes Personal
- notwendige Zwangsmaßnahmen
- aus der Notfallsituation folgende prophylaktische Maßnahmen, Abstellen einer Bezugsperson
- Schäden und Verletzungen (☞ 1.6).

Notfall besprechen

Bei Manöverkritik des Teams Positives und Fehler am abgelaufenen Notfall besprechen. Forum für Verbesserungsvorschläge und deren Umsetzung einrichten. Evtl. Notfallkommision benachrichtigen.

6.1.2 Suizidaler Patient

Suizid: Selbsttötung (lat. sui cidere = sich selbst töten). **Suizidalität:** Gefahr der Selbstötung. Akute Suizidalität ist einer der häufigsten psychiatrischen Notfälle. Es gilt eine suizidale Krise zu erkennen und somit einen Suizidversuch oder Suizid zu verhindern.

Suizidgefährdete Patienten

Folgende Patientengruppen sollten aufgrund einer erhöhten Suizidgefährdung genau beobachtet werden und öfter angesprochen werden.

- depressiv Erkrankte
- Menschen mit Wahnideen und Halluzinationen. Hier kann der Suizidversuch plötzlich und ohne Vorankündigung erfolgen, z. B. Stimmen, die den Suizid befehlen ☞ 4.5
- Alkohol-, Medikamenten- und Drogenabhängige
- Menschen mit Suizidankündigung, Suizidversuche als Problemlösung in der Vorgeschichte
- ängstliche Menschen, einsame Menschen
- Inhaftierte
- Menschen in biologischen Krisen wie Alter, Klimakterium und Pubertät
- Menschen mit schweren körperlichen Erkrankungen.

6

Suizidauslösende und fördernde Erlebnisse

- Überforderung und Kränkungssituationen: z. B. depressive Patienten (☞ 7.1) werden zu schnell entlassen, Patienten mit Residualsyndromen (☞ 8.7) werden über die Maßen aktiviert
- Verlust von Beziehungspersonen: z. B. Tod des Ehegatten. (☞ 11.1)
- Entbehrungstrauma, traumatischer Verlust von Geborgenheit: z. B. Verlust des Arbeitsplatzes, Verlust der Wohnung (☞ 11.1).

Stadien der suizidalen Entwicklung (nach Pöldinger 1968)

Erwägungsstadium: Suizidgedanken bei erhaltener Distanzierung und Steuerungsfähigkeit. Auf Appelle an die Umgebung als Hinweis auf mögliche Suizidgedanken achten und nachfragen, z. B. „Was soll das alles noch", „Ich wäre besser tot".

Suizidimpulse: Distanzierung und Steuerungsfähigkeit bereits eingeschränkt. Jede Andeutung von Suizidgedanken wahrnehmen und mit Patienten und Arzt besprechen. Hilferufe und Ankündigungen beachten.

Suizidvorbereitungen: Distanzierung und Steuerungsfähigkeit aufgehoben. Bei gefährdeten Patienten auf resignative, stille Phasen achten. Umgehend den Arzt informieren. Beachte: trügerische Ruhe, bisweilen sogar kurzzeitige Stimmungsbesserung.

Notfallsituation erkennen

Patienten beobachten

- Patient ist verzweifelt, ratlos, perspektivlos
- Patient verschenkt seine Sachen
- auf Wechsel der Mimik achten

Gespräche mit dem Patienten

- dem Patienten mitfühlend mitteilen, daß Siuzidgedanken in der gegebenen Situation nicht selten oder verwunderlich sind. Patient wird meist offener.
- tragfähige Beziehung zum Patient herstellen, sein Vertrauen gewinnen (☞ 5.3)
- dem Patient ermöglichen, angstfrei über seine Suizidphantasien und Wünsche zu sprechen. Klärende Fragen s. u.

- Patienten, die auf der offenen Station behandelt werden, erklären, daß nicht jeder offen ausgesprochene Gedanke an Suizid zu einer Verlegung auf eine beschützte Station führt.

Gespräche mit Angehörigen und Mitpatienten
- Patient hat den Angehörigen oder Mitpatienten gegenüber Suizidabsichten geäußert
- Schreiben eines Abschiedsbriefes wurde beobachtet
- Sammeln von Tabletten wurde beobachtet.

Psychiatrische Wertung
Akuität der Krise s. u.
- Einordnen in die individuelle Krankheitsgeschichte
- gab es beim Patienten in früheren Krankheitsphasen bereits suizidale Krisen oder Suizidversuche?
- eingeschätzte Verläßlichkeit des Patienten. Im Behandlungsteam erörtern.

Fragen zur Abschätzung der Suizidalität

- Wenn Zweifel an der Suicidalität eines Patienten bestehen, soll der Arzt/Bezugspfleger den Patienten darauf ansprechen. Der Patient sollte in seinem Zimmer aufgesucht werden (Vier-Augen-Gespräch) und auf die Befürchtungen des Teams angesprochen werden.
- Haben Sie in letzter Zeit daran denken müssen, sich das Leben zu nehmen? Wie häufig? Wie konkret waren Ihre Gedanken, sich etwas anzutun? Haben Sie Vorbereitungen getroffen?
- Haben Sie auch an Selbstmord denken müssen, ohne es zu wollen? Haben sich Ihnen Selbstmordgedanken aufgedrängt?
- Halten Sie Ihre Situation für aussichts- und hoffnungslos?
- Haben Sie einmal einen Selbstmordversuch unternommen?
- Gibt es etwas, woran Sie hängen? Etwas, was Ihnen Lebensmut gibt?, Ehepartner, Kinder, Haustier?
- Können Sie versprechen, daß nichts passiert, daß sie zu uns kommen, wenn Suizidgedanken Sie quälen?

Umgang mit der Notfallsituation

- Patienten sichern
  - häufig nach Patienten sehen, Patient nicht alleine in ein Zimmer legen
  - auf Wunsch den Patienten in einen Bereich der Station legen, wo er häufig Blickkontakt mit dem Pflegepersonal haben kann, z. B. gegenüber dem Stationszimmer. Intensives Bemühen um den Patienten und besondere Vorsorge für den Patienten („Zuwendung forte'"), wenn nötig ständiger Blick- und Sichtkontakt. In den Wachbereich verlegen
  - (Teil-)Fixierung (☞ 3.7.1) kann bei hoch suizidalen Patienten notwendig werden. Geht häufig mit Einverständnis des Patienten
- psychotherapeutische Krisenintervention
  - Suizidalität offen anzusprechen, führt oft zur Entlastung des Patienten von Schuldgefühlen
  - alternative Konfliktlösungsstrategien erarbeiten: z. B. bei Aufkommen von Suizidgedanken mit dem Arzt oder Pflegepersonal sprechen.

- emotionale Anbindung des Patienten an einzelne Mitglieder des Pflegeteams: Vertauensverhältnis aufbauen
- medikamentöse Entlastung
  - Angst lösen, entspannen mit Benzodiazepinen (☞ 18.4.1), z. B. Lorazepam (Tavor®)
  - sedieren mit niederpotenten Neuroleptika (☞ 18.2), z. B. Promethazin (Atosil®), Chlorprothixen (Truxal®)
- Angehörige einbeziehen: Paar- oder Familiengespräch (☞ 5.4.10), dabei Situation offen ansprechen.

Maßnahmen nach ausgeführtem Suizid

6

☞ 1.16
- nach einem Suizid auf Station müssen möglichst alle Teammitglieder bis zum Eintreffen der Polizei auf der Station bleiben
- Auffindungsort des Suizidanten möglichst wenig verändern
- **Nachahmungseffekt vermeiden:** Suizid auf der Station und Suizide im Wochenendurlaub und Ausgang mit den Mitpatienten angemessen besprechen
- Gerontopsychiatrie (☞ 15): auf die Reaktion des Bettnachbarn achten. Diese werden häufig traurig, bekommen Angst, „man könne bald selbst drankommen"
- Angehörige des Suizidanten haben häufig ebenfalls Hilfe nötig (☞ 1.17)
- andere suizidgefährdete Patienten gut überwachen
- Bezugsperson Gespräch über Suizid anbieten
- Psychohygiene nicht vergessen. Das Auffinden eines Suizidanten ist eine starke psychische Belastung → Supervision. (☞ 1.12.7).

6.1.3 Hochgradig psychotischer Patient

Synonym: stark wahnhafter Patient. In hochgradig wahnhaften Zuständen kann es durch eine veränderte Wahrnehmung zu erheblicher Eigen- oder Fremdgefährdung kommen. Beispiel: Ein Patient denkt in wahnhafte Verkennung, daß er um 20 Uhr vom KGB exekutiert wird, schluckt Gegenstände, um die Verlegung in ein anderes Krankenhaus zu erwirken und dadurch den vermeintlichen Verfolgern entgehen zu können.

Besonders gefährdete Patienten

- akute Psychose: Erregungszustände, Verlust der Steuerungsfähigkeit, hochgradige psychotische Angst
- Einbeziehen von Personen, die im nahen sozialen Umfeld des Patienten leben, in ein Wahnsystem (☞ 4.6) → subjektiv erlebte Bedrohung
- akustische Halluzinationen (☞ 4.5): imperative (befehlende) Stimmen. Treten bisweilen raptusartig, d. h. ohne jegliche Ankündigung oder Anzeichen, auf.

! Je höher der Grad der „wahnhaften Gewißheit" desto größer die Gefahr einer psychotischen Krise.

Notfallsituation erkennen

- feindselige Grundstimmung, Beobachten von Angst, Ärger
- psychomotorische Erregung, gehetztes Auf- und Ablaufen auf der Station
- Patient wirkt angespannt, innerlich unruhig
- eingeschränkte Selbstkontrolle: hochgradig ambivalentes Verhalten, z. B. Patient möchte fixiert werden und beschwert sich anschließend über seine eingeschränkte Bewegungsfreiheit
- verbale Gewaltdrohung, Sachbeschädigungen.

Umgang mit der Notfallsituation

Arzt informieren und im Team klären, wer die „sicherste" Bezugsperson ist: Wer im Team hat die tragfähigste Beziehung zum Patienten?
Dem Patienten Vorschläge unterbreiten, wie die Krisenintervention aussehen könnte:

- in Ruhe lassen
- nicht allein lassen
- Gespräche
- medikamentöse Unterstützung, Ruhigstellen
- vor Reizüberflutung schützen, z. B. in Einzelzimmer verlegen
- Fixieren (☞ 3.7.1) und Isolieren (☞ 3.7.2) anbieten.

Dokumentation

- Grundstimmung wie Angst, Ärger
- psychomotorische Erregungszustände und deren Häufigkeit und Auslöser
- innere Unruhe
- sucht oder vermeidet er den Kontakt zur Bezugsperson
- Selbstkontrolle des Patienten. Kann er sich noch selbst beruhigen?
- Gewaltandrohung, Sachbeschädigungen.

Tips, Tricks & Fallen

- akut psychotischer Patient kann seinen Impulsen wie beispielsweise suizidalen Gedanken willenlos ausgeliefert sein
- Impulshandlungen treten dabei ohne vorherigen Anzeichen auf, wirken fremdartig und erscheinen oft „von außen" verursacht.

6.1.4 Angstattacken

☞ 11.2.2. Dem Symptom **Angst** begegnet man bei fast allen psychischen Störungen.

Angstanfälle entstehen oft in Situationen, in denen keine objektive Gefahr besteht, und sind nicht auf bekannte oder vorhersagbare Situationen begrenzt. Der einzelne Anfall dauert meistens nur Minuten. Zwischen den Attacken müssen per definiton weitgehend angstfreie Zeiträume liegen. Erwartungsangst ist jedoch häufig. **Furcht:** auf etwas Konkretes gerichtete Angst.

Panikattacken, Angstanfall: ohne erkennbare körperliche Ursache oder äußeren Anlaß und mit starken körperlichen Symptomen verbunden.

Vorkommen

- Angstneurosen und Phobien (☞ 11.2.2)
- Zwangsneurosen (☞ 11.2.3). unterdrückte Zwangsphänomene führen zu Angst oder Panik
- Depressionen (☞ 7.1.)
- Schizophrenie (☞ 8)
- posttraumatische Belastungsreaktionen (☞ 11.1): Reaktion auf außergewöhnlich schwere traumatisierende Erlebnisse
- körperliche Erkrankungen, z. B. Angst-Schmerz-Syndrome (☞ 14.3)
- hirnorganische Angstsyndrome. (☞ 9).

Notfallsituation erkennen

- plötzlicher Beginn mit Herzklopfen, Zittern, Erstickungsgefühlen, Schwindel und Entfremdungsgefühlen (Depersonalisation oder Derealisation, ☞ 4.9)
- Furcht zu sterben, Angst vor Kontrollverlust / Ohnmacht oder wahnsinnig zu werden
- Hypervigilanz: Patient fühlt sich angespannt, ist übermäßig schreckhaft und reizbar, hat Konzentrationsschwierigkeiten und Ein- oder Durchschlafstörungen
- motorische Spannung: Zittern, Muskelspannung, Ruhelosigkeit, leichte Ermüdbarkeit
- vegetative Übererregbarkeit: Atemnot mit Beklemmungsgefühl, Tachykardie, Schwitzen, Mundtrockenheit, Benommenheit, Schwindel, Übelkeit, Bauchschmerzen, Unterleibschmerzen, Hitzewallung, Kälteschauer, Kloßgefühl im Hals, Diarrhö, Harndrang.

Umgang mit der Notfallsituation

- Anwesenheit von Schutzfiguren (Bezugsperson im Pflegeteam) lindert oder beseitigt die Krise häufig
- entlastende Gespräche, über die Angst reden
- Patienten in angstfreien Phasen nach früheren Strategien fragen. Häufig werden diese vom Patient in der Krise vergessen
- medikamentöse Unterstützung mit Benzodiazepinen ☞ 18.4.1, z. B. Tavor® oder niederpotenten Neuroleptika
- langfristige Behandlung mit trizyklichen Antidepressiva (☞ 18.1).

Ziele der Krisenintervention

Angst mit ihren vegetativen Folgen reduzieren, Strategien gegen die Angstanfälle erarbeiten.

Tips, Tricks & Fallen

- einer Panikattacke folgt meist die ständige Furcht vor einer erneuten Attacke
- Patienten mit einem Paniksyndrom neigen zur Hyperventilation (☞ 11.2.2)
- Suizidgefahr bei Patienten mit häufigen Panikattacken.

6.1.5 Erregter und aggressiver Patient

Jede psychische Erkrankung kann mit Aggressivität einhergehen. Daher sind Erregung und Aggression häufige Notfallindikationen in der Psychiatrie. Im Allgemeinen sind psychisch Kranke aber nicht gewalttätiger als die Durchschnittsbevölkerung. ☞ 13.1.

Erregung: gesteigerte psychische und motorische Spannung. Erregung schlägt häufig in Aggression um und sollte deshalb nicht davon getrennt werden.

Aggression (lat. aggredi = herangehen): verbaler oder tätlicher Angriff auf Menschen oder Dinge. Aggression ist immer mit Erregung verbunden.

! Durch aufmerksame Patientenbeobachtung kann im Vorfeld bei zunehmender Spannung oder Gewaltbereitschaft reagiert werden, z. B. Gespräche, sedierende Medikamente.

Notfallsituation erkennen

Patienten beobachten

- feindselige Grundstimmung, Angst, Ärger, Mißmut
- Anspannung und innere Unruhe
- Hinweise für eingeschränkte Selbstkontrolle, z. B. rasch wechselnde Stimmungen
- verbale Gewaltandrohungen
- Signale des Patienten beachten, z. B. Patient läuft herum und provoziert andere Patienten.
- in früheren Krankheitsphasen bereits Erregungszustände oder Gewaltausbrüche
- eingeschätzte Verläßlichkeit des Patienten. Im Behandlungsteam erörtern.

Gespräche mit dem Patienten

- Wortwahl und Minenspiel im Gespräch beachten
- aggressive Signale des Patienten offen ansprechen
- den Patienten nach Gründen für seinen Mißmut fragen. Gefahr ist weniger akute in Situationen, bei denen das Ziel der Aggression des Patienten jemand außerhalb der Klinik oder eine Person aus der Vergangenheit des Patienten ist
- Gewaltandrohung ist häufig der erste Schritt zur Gewalt: „gleich passiert etwas".

Gespräche mit Angehörigen und Mitpatienten

- sind den Angehörigen Erregungszustände oder aggressive Impulsdurchbrüche in früheren Erkrankungsphasen bekannt?
- in welchen Situationen kam es dazu?
- zeigte sich der Patienten Angehörigen oder Mitpatienten gegenüber aggressiv, gewalttätig?

Psychiatrische Wertung

- welcher Erregungsgrad liegt vor: z. B. leicht gespannt, kurz vor einem Erregungssturm
- aufgrund welcher Erkrankung kommt es zu Erregungs- oder Aggressionstendenzen: z. B. schizophrene Störung (☞ 8), aktue organische psychische Störung (☞ 9.2).

! Besondere Vorsicht ist bei Patienten mit katatonen Zuständen geboten. Bei ihnen kann es innerhalb von Sekunden von einem stuporösen Bild zu einem Erregungszustand bis hin zum Erregungssturm (☞ 4.8) kommen. Katatone Schizophrenie (☞ 8.4).

Hilfe herbeiholen

Bei drohenden aggressiven Erregungszuständen, z. B. direkter Gewaltandrohung, ist es, um eine körperliche Überlegenheit sicherzustellen von besonderer Wichtigkeit, daß genügend Mitarbeiter zu Verfügung stehen. Dadurch verringert sich bei einer körperlichen Auseinandersetzung die Gefährdung für alle Beteiligten deutlich.
Häufig lassen sich gewalttätige Auseinandersetzungen umgehen, wenn der Patient merkt, daß es für ihn sinnlos ist, sich in Händel einzulassen.

6

Umgang mit der Notfallsituation

Sicherungsmaßnahmen
- darauf achten, daß der Patient keine Waffen mit sich führt. Gegenstände entfernen, die als Waffe benutzt werden können, z. B. Glasflaschen, Glasaschenbecher, Scheren
- Umfeld sichern. Schaulustige Mitpatienten zum Weggehen auffordern
- Absprache zwischen Ärzten und Pflegepersonal über die „Marschroute" beim Bewältigen der Krisensituation
- genügend Personal zur Verfügung stellen
- Sicherungsmittel wie Fixierung oder Isolierräume müssen vorbereitet und der Umgang gut eintrainiert sein. (☞ 2.10, 3.7)
- bei Fixierung (☞ 3.7.1) oder Isolierung (☞ 3.7.2) intensiv überwachen
- Medikamente bereitstellen, Zugänge und Infusionen richten.

Umgang mit Patienten
Im Gespräch mit dem Patienten sollte möglichst nur ein Mitglied des therapeutischen Teams Wortführer sein. Keine Diskussion über weitere Maßnahmen vor dem Patienten.
- Verständnis und Gesprächsbereitschaft signalisieren (good will), den Patienten nicht „in die Ecke" drängen
- offensichtlich bestehende Probleme wie Unruhe, Schlafstörungen, innere Anspannung, Ängste ansprechen
- nicht verbal provozieren, sich auch nicht provozieren lassen
- dem Patienten durchaus wiederspiegeln, daß sein Verhalten den Anwesenden auch Angst macht
- den Patient nicht erniedrigen, Wahlmöglichkeiten anbieten, z. B. orale Medikation oder intravenöse Gabe
- Konsequenzen durchsprechen, die das Verhalten des Patienten möglicherweise für ihn hat
- möglichst Ruhe, Sicherheit und Entschlossenheit zeigen. Dies beruhigt den Patienten, weil er merkt, daß sein Gegenüber Herr der Lage ist und die Sicherheit ausstrahlt, die ihm in diesem Augenblick fehlt. Übernahme der Verantwortung.

Pharmakotherapie
- bei oraler Medikation möglichst Tropfen: wirken schneller und Tabletten verschwinden häufig in der Wangentasche

- i. v.-Gabe: schneller Wirkungseintritt. Vom Patient manchmal bevorzugt, da die Gabe von Medikamenten durch den Arzt eher toleriert wird. Von anderen Patienten wird dies jedoch als belastend und verletzend erlebt
- i. m.-Gabe kann bei massiven Abwehrbemühungen des Patienten und schlechten Venenverhältnissen notwendig werden
- hochpotente Neuroleptika (☞ 18.2), z. B. Haloperidol (Haldol®), Benperidol (Glianimon®) oder Ciatyl Z Acuphase®
- niederpotente Neuroleptika (☞ 18.2), z. B. Levomepromazin (Neurocil®) oder Chloprothixen (Truxal®, Taractan®)
- Benzodiazepine, (☞ 18.3) z. B. Diazepam (Valium®, Valiquid®).

Umfeldtherapie

- im weiten Vorfeld Entlastungsmöglichkeiten bieten, z. B. Sporttherapie, Bewegungsbad, Kicker auf Station, Beschäftigungstherapie, Tanztherapie
- vermehrt Gespräche anbieten, Patienten nach innerem Erleben fragen
- gruppentypischen Normen wie „Ehrenwort" verwenden, Patient soll sich an Versprechen halten
- zu mehreren Bezugspersonen tragfähige Beziehungen aufbauen. Vor Spaltung des therapeutischen Teams aufpassen
- fühlt sich der Patient häufig durch einen bestimmten Mitpatienten beeinträchtigt → beide räumlich trennen.

! Als letzte Möglichkeit aggressive Patienten auf verschiedene Stationen verteilen.

6

Notfall besprechen

Notfälle, die mit Erregung, Aggression oder Gewalt einhergehen, rühren die Gefühle in besonderem Maße auf und dürfen nicht unbearbeitet bleiben.

- Motivation des Patienten und der Auslösesituation analysieren
- eigene Gefühle wie Angst oder eigene Aggression im Team offen ansprechen
- Verleugnungstendenzen, Bagatellisierungs- und Projektionstendenzen bearbeiten
  - habe ich schon länger gespürt, daß der Patient aggressiv ist?
  - habe ich die steigende Aggressivität vielleicht verleugnet, weil mir der Patient eigentlich recht sympathisch ist, oder weil er mir leid tut?
  - unterstelle ich aufgrund einer Antipathie gerade diesem Patienten, daß er besonders gereizt ist?
- Teamkonflikte bearbeiten. Übertragung aggressiver Gefühle im Team auf das Stationsklima beachten
- gruppentherapeutischen Techniken wie Rollenspiele einsetzen (☞ 1.12.1 Konfliktsituationen und Bewältigungsstrategien).

Tips, Tricks & Fallen

- bei psychisch Kranken hat die Erregung und die Aggression in fast allen Fällen sehr viel mit Angst und Verunsicherung aufgrund der Erkrankung, z. B. veränderter Wahrnehmung, zu tun
- Patienten entschuldigen sich häufig, nachdem Krise beendet ist
- bei Zwangsmaßnahmen gegen den Patienten, bei dem Mitpatienten dabei sind: in der Patientenbesprechung die Situation offen ansprechen und um Verständnis für die Maßnahme werben. Dabei Schweigepflicht beachten.

6.1.6 Verwirrter, deliranter Patient

Vielfach synonym gebrauchte Begriffe: akute orgaische psychische Störung (☞ 9.2), Delir, Verwirrtheitszustand (VZ), akutes hirnorganisches Psychosyndrom (HOPS), Amentia, Oneiroid (gr. oneiros = Traum). Syndrom mit schwerer Denkverworrenheit und Desorientierung, amnestischen Störungen, Wahn und vermehrte Irritierbarkeit.

Vorkommen

- Demenzen (☞ 15.1)
- Entzugssyndrom: Alkohol (☞ 12.2.2), Benzodiazepine (☞ 12.3.4.), Barbiturate (☞ 12.3.2)
- Gabe von Pharmaka, z. B. anticholinerge Wirkung (z. B. Antiparkinsonmittel), zu hohe oder zu schnelle Gabe von Antidepressiva (☞ 18.1) oder Neuroleptika (☞ 18.2)
- Stoffwechselstörungen, z. B. Hypoglykämie (☞ 9.5.10), Flüssigkeitsdefizit
- postop. durch Narkosegase oder Sauerstoffmangel im Gehirn
- Schädel-Hirn-Trauma (☞ 9.5.8).

6

Notfallsitiuation erkennen

Patienten beobachten
- Patient läuft scheinbar ziellos umher, handelt planlos, findet sein Zimmer nicht mehr, weiß nicht mehr, wo er ist
- Patient erkennt Angehörige oder Pflegepersonal nicht mehr oder verkennt sie, z. B. Nachtschwester als Nichte
- Patient wirkt fahrig, ängstlich ratlos, leicht irritier- und erregbar, psychomotorisch unruhig bis aggressiv
- Delir beginnt häufig in den Abendstunden.

Gespräche mit dem Patienten
- Testung: Patienten nach Ort, Zeit und Datum fragen (☞ 4.4)
- Patienten in ein Gespräch einbinden: Aussagen logisch, sprunghaft oder unzusammenhängend?
- Patienten nach seiner Befindlichkeit fragen: Angst, Verfolgungsideen oder Beeinträchtigungswahn?
- Patienten offen nach seinen Wahrnehmungen fragen: Halluzinationen?

Gespräche mit Angehörigen und Mitpatienten
- mögliche Ursachen erfragen: Suchtmittel, Medikamente, dementielle Entwicklung, Intoxikationen, Stürze.
- früher schon mal ein VZ, Delir gehabt?
- Verhalten bei früheren VZ, Delirien.

Psychiatrische Wertung
- Schwere der Erkrankung einschätzen: leichter, mittlerer, schwerer VZ
- Progredienz einschätzen: beginnender, gleichförmiger, rasch progredienter VZ
- wichtigste Gefährdungsmomente einschätzen: Weglauftendenzen, Erregung, Aggression.

! Frühes Therapieren ist wichtig.

! In der Regel haben die Patienten für die Zeit des Delirs eine Amnesie.

Umgang mit der Notfallsituation

Grundregel: Ursachen des Verwirrtheitszustandes behandeln.

- psychotherapeutische Krisenintervention: Patienten beruhigen. Bei Erregung und Aggression (☞ 6.1.5)
- nachts Türen schließen, ggf. auf eine beschützende Station verlegen. Rechtsgrundlage klären
- schädigende Substanz möglichst absetzen
- bei Entzugsdelirien spezielle Therapie je nach Abhängigkeitstyp (☞ 12): z. B. Alkoholentzug → Gabe von Clomethiazol (Distraneurin®, ☞ 12.2.2), Benzodiazinentzug → Valium-Schema (☞ 12.3.4).

Bei Desorientiertheit Orientierungshilfen für den Patienten geben:

- Symbol an die Zimmertür
- Namensschilder an der Kleidung aller Mitarbeiter
- Kalender mit Datum des Tages in sichtbarer Nähe.

Bei Weglauftendenzen Patienten soweit machbar z. B. in der Nachtwache zu sich nehmen.

6

6.1.7 Stuporöser Patient

Lat. stupor = Erstarrung, Betäubung, Gefühllosigkeit. Fehlen jeglicher körperlicher und bemerkbarer seelischer Aktivität trotz wachen Bewußtseins. ☞ 4.8.

Vorkommen

- katatoner Stupor bei katatone Schizophrenie (☞ 8.4)
- depressiver Stupor als Ausdruck einer schweren depressiven Episode (☞ 7.1)
- psychogener Stupor im Rahmen einer akuten Belastungsreaktion z. B. bei Kriegstrauma, Vergewaltigung, Mißhandlung (☞ 11.1.2)
- Medikamente oder Drogen
- organische Psychosen (☞ 9)
- akute Belastungsreaktion (☞ 11.1.1)
- dissoziativer Stupor bei einer dissoziativen Störung (☞ 11.2.4)
- manischer Stupor bei Mischzuständen, in denen manische und depressive Symptome nebeneinander bestehen oder ineinandergreifen, z. B. gehobene Stimmung und Antriebs- und Denklähmung (☞ 7.2).

Symptome

Leichte bis mittlere Ausprägung

- Patienten nehmen keine Flüssigkeit oder Nahrung auf
- Mimik zeigt keine gefühlsmäßigen Äußerungen mehr
- Mutismus: Patient spricht nicht
- zeitweilig geöffnete Augen, koordinierte Augenbewegung, Atmung wie im Wachzustand zeigt, daß der Patient nicht bewußtseinsgetrübt ist.

Ausgeprägter Stupor, z. B. katatoner Stupor (☞ 8.4)

- vollkommen regloser Patient
- meist keine Reaktion auf Schmerzreize
- Inkontinenz für Stuhl und Urin
- häufig Anstieg des Muskeltonus bis zum Rigor mit Zahnradphänomen DD: malignes neuroleptisches Syndrom (☞ 6.1.10) perniziöse Katatonie (☞ 4.8).

! Abruptes Umschlagen in einen Erregungszustand mit Fremd- oder Eigengefährdung möglich, besonders bei katatonem Stupor.

Umgang mit der Notfallsituation

- intensive Betreuung und Pflege des Patienten
- psychotherapeutische Krisenintervention
  - Verstehen signalisieren: „Ich weiß, daß sie nicht sprechen können"
  - 6 dem Patienten möglichst die Angst nehmen, Vertrauen aufbauen
  - zu Aktivitäten, Bewegen und Sprechen ermuntern
- Pharmakotherapie
  - angstlösende Medikamente: bei allen Formen von Stupor indiziert. Benzodiazepine (☞ 18.3), z. B. Lorazepam (Tavor®)
  - hochpotente Neuroleptika (☞ 18.2): bei schizophrenem Stupor indiziert
  - Antidepressiva (☞ 18.1): bei depressivem Stupor indiziert. Applikation meist parenteral oder intramuskulär
- Elektrokrampftherapie (EKT, ☞ 5.6.1). Stupor bei therapieresistenten Depressionen und Schizophrenien ist eine der Hauptindikation.

Tips, Tricks & Fallen

- mit dem Patienten reden, denn er hört und versteht alles
- keine gefährlichen Gegenstände auf dem Nachttisch, z. B. Glasflaschen, Scheren.

6.1.8 Bewußtseinsgestörter Patient

Jede Minderung der Wachheit des Patienten (quantitative Bewußtseinsstörung) muß als ein Alarmsignal gelten, besonders wenn die Ursache dafür unklar ist. Stadien der Bewußtseinstrübung ☞ 4.2, qualitative Bewußtseinsstörung ☞ 4.2.

Ursachen

- Störungen im ZNS: ~ 50 % der Fälle (☞ 9)
  - Läsionen, die den Hirnstamm komprimieren: z. B. epidurale Hämatome, subdurale Hämatome, intrazerebrale Hämatome, Hirninfarkte, Hirntumoren, Hirnabszesse
  - Läsionen im Hirnstamm: z. B. Hirnstamminfarkt, Hirnstammtumor, Hirnstammblutungen
- Intoxikationen (☞ 6.3.9): ~ 40 % der Fälle, meist reversibel. Beispiele: Alkoholintoxikation, Tablettenintoxikation, Vergiftung, Koma

- metabolische Ursachen
  - Hypoglykämie oder Hyperglykämie (☞ 9.5.10)
  - thyreotoxisches Koma, hypothyreotisches Koma (☞ 9.5.10)
  - Nebennierenrindeninsuffizienz, Hyponatrieämie
  - Meningitis, Enzephalitis (☞ 9.5.6)
  - endogene Intoxikationen, z. B. Urämie, hepatitisches Koma (☞ 9.5.10)
- Schock (☞ 6.4.2).

Notfallsitiuation erkennen

Patienten beobachten

- Patient ist müde, schläfrig, gleicht einem Menschen, der am Schlafen gehindert wird → Somnolenz (☞ 4.8)
- Patient schläft fest und ist nur vorübergehend durch starke Reize weckbar, gezielte Abwehrbewegungen → Sopor (☞ 4.8)
- Patient nicht mehr weckbar, zeigt nur noch auf stärkste Reize Abwehrbewegungen → Präkoma
- keine Reaktion auf Schmerzreize, keine Kontrolle über Darm und Blasenfunktion, Atmung oft gestört → Koma (☞ 6.4.3).

Gespräche mit dem Patienten

- Patient spricht langsam, unkonzentriert, verwaschen → Somnolenz (☞ 4.8)
- Patient kann nicht mehr antworten, auch nicht, wenn er geschüttelt oder laut angerufen wird, gibt nur zusammenenhanglose Laute oder Wortbrocken bei genügender Stimulation von sich → Sopor (☞ 4.8)
- Patient antwortet nicht mehr, reagiert nicht oder ungezielt auf Schmerzreize → Präkoma, Koma (☞ 6.4.3).

6

Einteilung der Bewußtseinsstörung nach der Glasgow coma scale

Neurologische Funktion	Beschreibung	Bewertung
Augen öffnen	spontan öffnen auf Ansprechen öffnen auf Schmerzreiz öffnen keine Reaktion	4 3 2 1
verbale Reaktion	orientiert verwirrt, desorientiert unzusammenhängende Worte unverständliche Laute keine verbale Reaktion	5 4 3 2 1
motorische Reaktion auf Schmerzreize	befolgt Aufforderungen gezielte Schmerzabwehr Massenbewegungen Beugesynergien Strecksynergien keine Reaktion	6 5 4 3 2 1

Die Summe ergibt den Coma score und ermöglicht eine standardisierte Einschätzung des Schweregrades:

- 6–8: leichtes Koma mit leichten vegetativen Störungen z. B. bei Puls, Atmung
- 5–6: mittelschweres Koma mit zunehmenden vegetativen Störungen, Paresen
- < 5: schweres Koma mit Pulsabfall, Atmungsstörungen, schlaffem Muskeltonus

Gespräche mit Angehörigen und Mitpatienten

- Vorerkrankungen: z. B. Diabetes mellitus, Schilddrüse?
- Hinweise für eine Intoxikation in suizidaler Absicht?
- Sturz im Vorfeld?
- Berichtete der Patient über Übelkeit, Kopfschmerz, Erbrechen?
- Wurden Tabletten oder deren Packung gefunden?

Psychiatrische Wertung

Schwere der Bewußtseinstrübung (☞ Glasgow coma scale) und zeitlicher Verlauf der Bewußtseinsstörung.

Umgang mit der Notfallsituation

- orientierende Untersuchung über die Tiefe der Bewußtseinsstörung: RR, Puls, Blutzucker (☞ 6.3.8) messen, Pupillenreaktion beurteilen
- bei schwerer Bewußtseinstrübung: (☞ 6.4.3): Vitalfunktionen nach der ABCD-Regel sichern (☞ 6.4.1)
- Arzt sofort informieren, gegebenenfalls Notfallruf auslösen
- Notfallausrüstung und Sauerstoffgerät herbeiholen
- venösen Zugang richten.

Tips, Tricks & Fallen

Bei der Prüfung der Reaktion auf Schmerzreize nicht zu zaghaft sein, den Patienten nicht nur „ein wenig kitzeln". Es geht um das Leben des Patienten. Z.B. in das Nasenseptum kneifen.

6.1.9 Akute Frühdyskinesie

Synonym: akute extrapyramidal-motorische Nebenwirkung von vielen Neuroleptika. Durch Gabe von stark antipsychotisch wirksamen Neuroleptika können diese unerwünschten Wirkungen bei der Behandlung auftreten (☞ 18.2).

Notfallsituation erkennen

- unwillkürliche Bewegungen der Gesichtsmuskulatur: Zungen-, Schlund- und Blickkrämpfe
- Verkrampfungen der Kiefermuskulatur, ähnlich dem Bild eines Tetanus und Schiefhalses
- Verkrampfungen der Extremitäten und Rückenmuskulatur bis zu bizarren Körperstellungen.

Pflege

- Arzt informieren
- Patient über die Ungefährlichkeit informieren, dennoch ernst nehmen und nicht allein lassen
- für rasche Hilfe sorgen, weil die Situation angsterregend ist
- rasche und sichere Hilfe durch i. v. Injektion von Biperiden (Akineton®) (☞ 18.7.): Medikament richten, Arzt spritzt

- Wenn der Patient noch nicht zu sehr unter Muskelkrämpfen leidet, ist die Gabe von einer Tablette Akineton® und anschließendes Ruhen meist ausreichend.

Tips, Tricks & Fallen

- Einschleichende Dosierungen bei den Neuroleptika vermeiden oft die akut auftretende Frühdyskinesien
- Frühdyskinesien können bis zu mehreren Wochen nach Absetzen der Neuroleptika noch vorkommen.

6.1.10 Malignes neuroleptisches Syndrom

Das maligne neuroleptische Syndrom (MNS) ist eine seltene aber gefährliche Reaktion auf Neuroleptika, die sich auch bei therapeutischen Dosierungen zeigen kann. Letalität des MNS liegt bei ~ 20 % (☞ 18.2).

Notfallsituation erkennen

- katatonieartige Symptome mit Fieber und vegetativen Entgleisungen
- häufig ausgeprägter Rigor und Akinese. Deshalb spricht man auch von einer maximalen Steigerung eines Parkinsonoids
- Blutdruckschwankungen
- Zur Diagnostik sind Muskelenzyme und die Beurteilung der Leberfunktion nötig: Kreatinin, Phosphokinase und Aldolase sind erhöht.

Umgang mit der Notfallsituation

- Neuroleptika sofort absetzen. Bei Verdacht auf ein MNS Infussion mit Neuroleptika erst abdrehen, dann Arzt verständigen
- hohe Körpertemperatur rasch senken durch Eispackungen oder Gabe von Dantamacrin (Dantrolen®) 0,8–1,0 mg/kg Körpergewicht alle 6 h oral oder i. v.
- Infusionen mit Biperiden (Akineton®, ☞ 18.7).

Tips, Tricks & Fallen

Verwechslung mit der perniziösen Katatonie (☞ 4.8) ist möglich.

6.2 Entweichen, Brandlegung, Zerstörung

6.2.1 Entweichen

6

Patient, der gerichtlich untergebracht ist, verläßt gegen den Willen der Ärzte die Station, oder er kommt nicht vom Ausgang zurück.
Bei bestehendem Unterbringungsbeschluß (☞ 1.15.10) wegen erheblicher Eigen- oder Fremdgefährdung wird durch den Arzt ein Fahndungsersuchen mit Aktenzeichen bei der zuständigen Polizeidienststelle über Fax eingereicht. Findet sich der Patient wieder auf der Station ein, so muß das Fahndungsersuchen schriftlich zurückgenommen werden.
Ist ein Patient als psychisch kranker Rechtsbrecher in der forensischen Psychiatrie untergebracht (§ 63, § 64 StGB) oder besteht als Grund für die Unterbringung der dringende Verdacht hierzu (§ 126 a STPO), muß zusätzlich der zuständige Staatsanwalt sowie der Träger vom Arzt informiert werden (☞ 13.5).

Pflege

- Stationsarzt sofort benachrichtigen
- beim Entweichen und Rückführen die Diensthabenden informieren: z. B. Aufnahmearzt, Hintergrunddienst, Oberpfleger, Pflegedienstleitung
- den Stationsarzt, Dienstarzt beim Ausfüllen des Fahndungsersuchens unterstützen: Das Pflegepersonal weiß am besten, welche Kleidung der Patient beim Entweichen trug, rechtsrelevante Unterlagen zusammentragen, z. B. Unterbringungsbeschluß

! Benachrichtigung der Angehörigen, Betreuer, Heim sollte vom Arzt übernommen werden.

Dokumentation

- Uhrzeit des Entweichen
- so weit bekannt, die Umstände des Entweichen schildern. Keine Schuldzuweisungen
- in die Wege geleitete Maßnahmen, z. B. wer wurde von wem informiert, wird gefahndet
- Uhrzeit und Umstände der Rückführung, z. B. freiwillig, durch die Polizei oder Krankenwagen
- in vielen Kliniken ist ein Sonderbericht erforderlich. Er hat den selben Inhalt wie der Pflegebericht und wird besonders dann erforderlich, wenn ein Personen- oder Sachschaden entsteht, z. B. Kosten für eine Fahndung.

Tips, Tricks & Fallen

- handelt es sich um eine eher hilflose- oder desorientierte Person, ist ein erstes Suchen in der näheren Umgebung der Station durch vorübergehend entbehrliches Personal sehr sinnvoll
- Nachfragen durch Herumtelefonieren, z. B. Nachbarstationen, Pförtner.
- Entweichen von geschlossenen Stationen bedürfen einer Manöverkritik, die alle auf der Station ein- und ausgehenden Personen mit Schließgewalt umfaßt.

6.2.2 Vom Ausgang nicht zurück

Ein Patient, der sich auf freiwilliger Basis in stationärer Behandlung befand, kehrt ohne Angabe von Gründen nicht zur Klinik zurück.

Pflege

Stationsarzt sofort benachrichtigen, nach längerem Wegbleiben desweiteren z. B. Aufnahmearzt, Oberpfleger, Pflegedienstleitung, Patientenbüro, Küche.

Dokumentation

Dokumentation: Wann ist der Patient in Ausgang gegangen, wie war seine Stimmung zuletzt? Auch hier ist oft ein Sonderbericht erforderlich. Er hat den gleichen Inhalt wie der Pflegebericht und wird besonders dann erforderlich, wenn ein Personen- oder Sachschaden entstanden ist.

6

Tips, Tricks & Fallen

- ist das Weglaufen von früheren Aufenthalten bekannt? Dies sollte im Team angesprochen werden
- Patienten sprechen untereinander oft vom Vorhaben, den Ausgang zu überziehen → nachfragen
- Unterlagen für den diensthabenden Arzt bereitlegen, besonders Rechtsgrundlage der Unterbringung.

6.2.3 Brandlegung auf Station

Jeder neue Mitarbeiter muß zeitnah mit dem **Alarm- und Einsatzplan** und dem **Notruf-Alarmsystem** vertraut gemacht werden. Es müssen weiterhin die **Brand- und Löscheinrichtungen** gezeigt werden und der Hinweis zur regelmäßigen Teilnahme an den Brandschutzübungen erfolgen. Im Alarm- und Einsatzplan findet man Hinweise für das Verhalten bei Notfällen, z. B. dem Evakuieren.

! Um Brand- und Rauchausbreitung zu verhindern, sind alle Brandschutztüren geschlossen zu halten. Brandschutztüren dürfen nie durch Keile oder ähnliches offengehalten werden.

! Die Kenntnisnahme vom Alarm- und Einsatzplan muß durch die Unterschrift des Mitarbeiters bestätigt werden.

Notfall-Alarmsystem

- Meldung muß enthalten: wo es brennt, was brennt und ob Personen unmittelbar in Gefahr sind
- Zentrale löst meist per Funk den Ringruf aus
- vom Ort des Geschehens telefonieren, meist an die Zentrale. Telefonnummer ist meist einprägsam.

Patienten in Sicherheit bringen

- gefährdete Personen warnen
- Hilflose mitnehmen
- Türen zum Brandraum schließen

- gekennzeichneten Fluchtwegen folgen
- keinen Aufzug benutzen
- auf Anweisungen achten.

Dokumentation

- Unfallanzeige bei Verletzungen (☞ 1.6)
- Tatbestand dokumentieren (☞ 1.3)
- ist der Brandstifter bekannt, muß eine Kopie in dessen Akte
- Meldung an die Sicherheitsfachkraft.

Tips, Tricks & Fallen

- das Zustellen von Flucht- und Rettungswege z. B. durch Schränke, Blumenkübel, Betten muß unbedingt vermieden werden
- nach einem Brand auf der Station ist eine Manöverkritik sinnvoll.

6

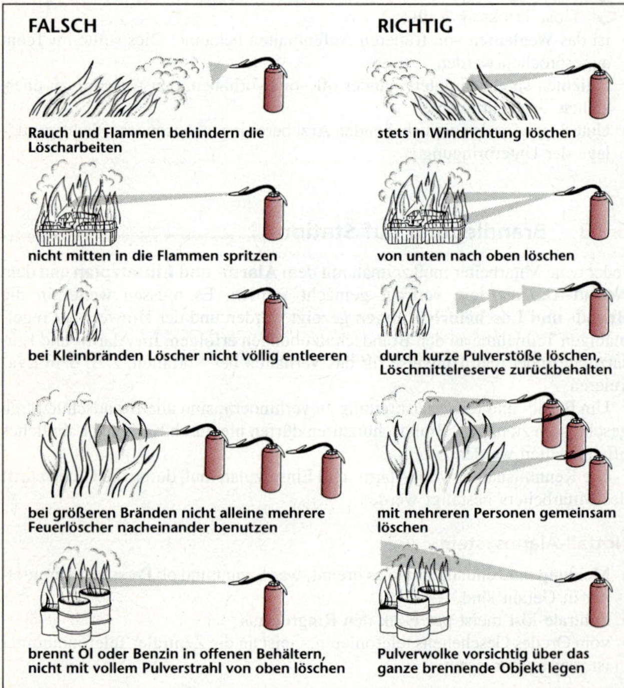

Abb. 6.1: Einsatz von Feuerlöschern [L 157]

6.2.4 Streitigkeiten zwischen Patienten, Zerstörung von Eigentum

Ursachen

Ein unruhiges Gefüge auf der Station führt häufig zu Streit zwischen Patienten.
- Zurückfordern von persönlichen Gegenständen, die von Mitpatienten weggenommen wurden
  - ein verwirrter Patient (☞ 6.1.6) hat sich, ohne sich dessen bewußt zu sein, von einem fremden Nachtschrank etwas weggenommen
  - Patienten tauschen Dinge, deren unterschiedlicher Wert in einer Krankheitskrise oder der akuten Aufnahmesituation nicht erkannt wurde
  - in einer anfänglichen „Not" verkaufen z. B. manische Patienten (☞ 7.2) eine Armbanduhr für ein Telefonat und eine Packung Zigaretten
- Patient stört in provokanter Weise z. B. eine mit Spannung verfolgte Sendung.
- konträr verlaufende Wahnsysteme, z. B. der eine Patient glaubt „göttlichen" Ursprungs zu sein, ein anderer sieht in ihm einen „Boten Satans".

6

Pflege

- Einzelgespräche mit betroffenen Patienten, z. B. die Patienten bitten, sich aus dem Weg zu gehen
- Problempatienten räumlich so gut wie möglich voneinander trennen. Nicht zur selben Therapie und zur selben Zeit. Bei einem gemeinsamen Zimmer mit einer offen ausgesprochenen Begründung trennen.

Klärende Gespräche in der Gruppe
- in Patientenbesprechungen darauf hinweisen, daß regelwidrige Geschäfte, z. B. eine Armbanduhr gegen eine Schachtel Zigaretten, rückgängig gemacht werden müssen
- Patienten bitten, Geduld mit einem unruhigen Patienten haben
- wenn den Mitpatienten die Alternativen dargelegt werden, z. B. Sedieren, Isolieren (☞ 3.7.2), Fixieren (☞ 3.7.1), solidarisieren sie sich häufig. Einige Mitpatienten nehmen eine helfende und beschützende Rolle an
- darauf hinweisen, daß das Personal gerufen werden soll, bevor es zu Auseinandersetzungen kommt.

Bei bestehender Krise
Stationsarzt hinzuziehen. Bei einem starken Konflikt trennt man die Patienten, indem man für beide mindestens eine Pflegeperson, möglichst Bezugsperson, abstellt und über die Ursache des Konfliktes spricht. Je nach Lage ist auch eine Ablenkung vom Thema angezeigt. Waren andere Patienten Zeuge des Konfliktes, sollen auch diese befragt werden. Haben sich beide Patienten beruhigt, ist zu überlegen, ob eine Aussprache zum jetzigen Zeitpunkt angezeigt ist.
Wichtigstes Ziel der Intervention: Beruhigen, deeskalieren. Keine endlose Diskussionen über die Ursache oder den Auslöser.

Dokumentation

- Verletzungen dokumentieren (☞ 1.6), Ursachen dokumentieren (☞ 1.3)
- wurde der Konflikt bereinigt, haben sich beide Parteien ausgesöhnt?
- Gefahr einer nochmaligen Eskalation einschätzen
- Krisenintervention festhalten und der nächsten Schicht übergeben.

6.3 Internistische Notfälle

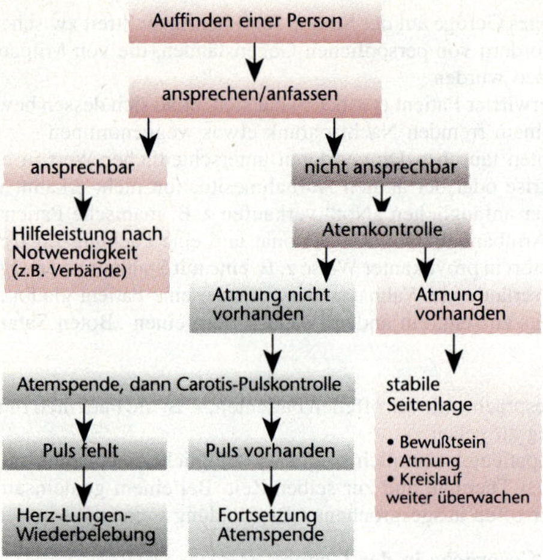

Abb. 6.2: Vorgehen beim Auffinden eines Bewußtlosen [A 169]

6

6.3.1 Leitsymptome und Leitbefunde

Leitsymptome und ihre wichtigsten Differentialdiagnosen		
Leitsymptom	**Definition**	**Differentialdiagnosen**
Bewußtlosigkeit	Patient reagiert nicht auf Ansprache, Schmerzreaktionen können erhalten sein	Trauma, Intoxikationen, Stoffwechselstörungen (z. B. Koma diab.), hirnorganische Erkrankungen, alle Schockformen
Atmung		
Atemstillstand	Atmung nicht mehr vorhanden	Fremdkörperaspiration, Herz-Kreislaufstillstand, Tod
Zyanose	blauverfärbte Akren, Lippen, evtl. Zunge	Ateminsuffizienz, Herzinsuffizienz, Intoxikation
Hyperventilation	☞ 11.2.2	☞ 11.2.2
Azetongeruch	Atemluft des Pat. riecht nach Azeton	Gastroenteritis, hyperglykämischer Schock
Kußmaulsche Atmung	regelmäßige, vertiefte Atemzüge mit meist normaler Frequenz	Kompensation einer metabolischen Azidose z. B. bei diabetischem oder urämischem Koma
Kreislauf		
Pulslosigkeit	keine tastbaren Pulse an A. carotis und femoralis	Herz-Kreislaufstillstand
Tachykardie	Pulsfrequenz > 100/Min.	Herzrhythmusstörungen, alle Schockformen, Fieber, Schmerzen, psychische Belastung
Bradykardie	Pulsfrequenz < 60/Min.	• Erregungsbildungs- oder -leitungsstörungen des Herzens • Medikamentenüberdosierung, z. B. Digitalis, β-Blocker • Hirndrucksteigerung • Stoffwechselverlangsamung z. B. durch Hypothyreose, Hypothermie
Hypotonie	systolischer Blutdruck < 90 mm/Hg	Schock z. B. durch Volumenmangel, Gravidität, Antihypertonika
Sonstige		
Krampfanfall	tonisch-klonische Krämpfe	Epilepsie, SHT, Hirntumor, Urämie, Alkoholintoxikation, Eklampsie
Anisokorie	ungleich weite Pupillen	SHT, intrazerebrale Raumforderung
Hypothermie	Temp. < 34 °C	Schock, Unterkühlung durch Wetter oder Ertrinkungsunfall
Hyperpyrexie	Temp. > 41 °C	• Narkosekomplikation maligne Hyperthermie • Infektionen v. a. bei Kleinkindern
kalter Schweiß	Schweiß ist klebrig und kalt	Herzinfarkt, Schock, Hypoglykämie

6.3.2 Diagnostik, Pflege

Patienten beobachten, Dokumentation

- regelmäßig RR, Puls, Temperatur messen
- kontinuierliches EKG-Monitoring, Alarmgrenzen einstellen
- bei vorhandenem zentralen Zugang ZVD messen
- Atmung beobachten: Frequenz, Qualität, Schmerzen
- Bewußtseinslage prüfen. Patient orientiert? Unruhe? Halluzinationen? Angst?
- Pupillenweite? Lähmungen? Gleichgewichtsstörung?
- Erbrechen? Stuhlgang? Urinausscheidung? Blutungen?
- den Körper des Patienten auf Verletzungen und Injektionsnarben (Drogenmißbrauch?) untersuchen
- Hautveränderungen, z. B. Einblutungen, Marmorierung, kalte Extremitäten z. B. als Zeichen für Zentralisierung bei Schock.

6

Ärztliche Anordnungen im Notfall

- Blutentnahme: BB, E'lyte (Na, K, Ca), CK, Krea, ggf. BGA, Gerinnungsparameter
- Sono-, Röntgenuntersuchungen: Transport des Patienten veranlassen. Bei Notfalluntersuchungen den Patienten begleiten
- Notfall-CT bei V.a. intrazerebrale Blutungen oder andere raumfordernde Prozesse, nach SHT: evtl. Patient in Reanimationsbereitschaft begleiten
- Serum, Mageninhalt, Urin, Stuhl, Sputum auf Medikamente und andere Noxen untersuchen lassen (Gerichtsmedizin): Versandröhrchen beschriften und numerieren, Untersuchungsmaterial asservieren, sofortigen Transport veranlassen.

Pflegerische Besonderheiten in der Notfallmedizin

- Inhalt der Notfalleinrichtung, z. B. Reanimationswagen, auf Vollständigkeit und Funktion regelmäßig kontrollieren
- standardisierter Reanimationsablauf muß von allen Teammitgliedern beherrscht werden. Dazu hausinterne Schulungen und Übungen regelmäßig und mit Teilnahmepflicht durchführen
- klinikeinheitlicher klinikinterner Notruf muß allen Teammitgliedern bekannt sein
- bei allen Notfällen genaue Dokumentation.

Nach der Notfallbehandlung

- Manöverkritik des gesamten teilnehmenden Teams
- Wiederherrichten und Auffüllen der kardiopulmonalen Notfalleinrichtung.

Ausstattung einer kardiopulmonalen Notfalleinrichtung

Geräte und Zubehör

- 1 EKG-Monitor mit 3 Ableitungen, 15 Klebeelektroden, 2 Tuben Elektrodenpaste, Defibrillator für Netz-, Akkubetrieb
- RR-Gerät, Stethoskop
- Sauerstoffgerät mit Flasche und Anschluß, Ambubeutel, 3 Beatmungsmasken, je 2 Sauerstoffschläuche und Nasensonden

- je 1 Guedeltubus Größe 3, 4, 5. Laryngoskop-Griff mit Batterie und Ersatz, 4 Laryngoskopspatel verschiedener Größe und Ersatzbirnen. je 1 Endotracheal-Tubus 6–8,5 Charrière
- Absaugung, je 5 Absaugkatheter verschiedener Größen
- 3 Venenkatheter, 5 Infusionsbestecke, Infusions-Transfusions-Druckmanschette
- je 10 10 ml-Spritzen, 1er Kanülen, 3 Magensonden und Spritzen, atraumatische Klemme
- Hautdesinfektion, Fingertips, Pflaster, Adapter, 3-Wegehahn, Venenverschlußstopfen.

Medikamente

- 10 Amp. Arterenol® 1 ml 0,1 % = 1 mg, 10 Amp. Suprarenin® 1 ml 0,1 % = 1 mg, 5 Amp. Dopamin 5 ml = 200 mg, 2 Amp. Dobutrex® = 250 mg
- Kurzzeitnarkotikum, z. B. Hypnomidate®
- 10 Amp. Atropin 1 ml = 0,5 mg, 2 Amp. Lidocain 2 % 50 ml, z. B. Xylocain®
- Nitro Spray, 3 × Antihypertonika z. B. Nepresol®
- 10 × NaCl 0,9 % 10 ml, 3 × Kalziumchlorid 10 ml = 20 mval, 3 × Kaliumchlorid 10 ml = 20 mval
- je 10 × Aqua injectabile 10 ml und 50 ml.

Infusionen

2 × Natriumbikarbonat 8,4 % 250 ml, Glukose 5 %ig 500 ml, freies Wasser z. B. Jonosteril® 500 ml, Plasmaexpander, z. B. Plasmasteril® 500 ml.

6

6.3.3 Medikamente in der Notfallmedizin

6

Medikamente in der Notfallmedizin

Substanzen	Wichtigste Nebenwirkungen	Pflegerische Besonderheiten
Katecholamine Dopamin, Dobutamin (z. B. Dobutrex®), Adrenalin (z. B. Suprarenin®), Noradrenalin (z. B. Arterenol®)	Hyperglykämie, eingeschränkte Mikrozirkulation (Dekubitusgefahr), Rhythmusstörungen	gute Dekubitusprophylaxe bei Dauerbehandlung, auf Rhythmusstörungen besonders achten, BZ kontrollieren
Atropin Amp. à 0,5 mg	Tachykardie, Wärmestau, Mundtrockenheit, Miktionsstörungen, Glaukom	**Achtung:** es gibt Amp. in höherer Dosierung, z. B. 100 mg als Antidot in ähnlicher Verpackung
Nitroglyzerin z. B. Nitro-Lingual®-Spray	RR-Abfall	Blutdruck 5 Min. nach Nitrogabe kontrollieren
Lidocain 2 % z. B. Xylocain®	Erbrechen, Bradykardie, Schock	regelmäßig Puls kontrollieren
weitere Antiarrhythmika z. B. Isoptin®, Cordarex®	veränderte Herzkraft, Arrhythmien in 2–20 %, zentralnervöse Störungen	genaue Monitorüberwachung; auf Tremor achten
Natriumbikarbonat 8,4 %	Hypernatriämie	Azidoseausgleichs durch BGA überwachen
Antihypertonika z. B. Nepresol®	Hypotonie	regelmäßig Blutdruck kontrollieren
Bronchospasmolytika z. B. Euphyllin® 0,72	Unruhe, Schlafstörungen, Übelkeit, Kopfschmerzen, Tachykardie	regelmäßig Puls kontrollieren
Antihistaminika z. B. Tavegil®	Sedierung, Glaukomanfall, Sehstörungen, Miktionsstörungen	Patienten auf Nebenwirkungen beobachten
Glukokortikoide z. B. Prednisolon®	in der Notfalltherapie keine	keine
Schmerzmittel z. B. Morphium	Sedierung, Obstipation, RR-Abfall, Bradykardie, Atemdepression	Atmung, Blutdruck und Puls engmaschig kontrollieren. Später an Abführmaßnahmen denken
Sedativa z. B. Diazepam	Muskelrelaxation, Atemdepression	Atemhilfsmuskulatur ist von der Relaxation besonders betroffen, daher genau auf die Atmung achten

6.3.4 Herz, Kreislauf

Angina pectoris

Koronare Herzkrankheit: Durch Einengung oder Verschluß der Herzkranzgefäße meist im Rahmen arteriosklerotischer Veränderungen, seltener durch Gefäßspasmus kommt es zum Sauerstoffmangel für den Herzmuskel. Dies führt unter Belastung zum Symptom der Angina pectoris.

Notfall erkennen

- Sekunden bis Minuten anhaltende Schmerzen
- Ausstrahlung in Achsel, Arm, Hals, Unterkiefer, Ober- und Unterbauch möglich
- Druckgefühl, Beklemmung hinter Brustbein, Dyspnoe
- Bewegungsvermeidung; Vernichtungsgefühl und Todesangst.

Auslöser: Kälte, Anstrengung, Tachykardie, schwere Mahlzeiten, Blutdruckspitzen, Anämie, Hyperthyreose.

6

Umgang mit dem Notfall

Erstmaßnahmen

- Arzt informieren
- Oberkörper hochlagern, beengende Kleidung öffnen, Frischluft
- O_2 2–6 l/Min. über Nasensonde
- Ruhe und Sicherheit ausstrahlen, keine Hektik
- 2 Hübe Nitrospray, evtl. nach 10 Min. wiederholen. Kontraindikationen: RR ≤ 100 mmHg, Schock.

Maßnahmen nach Rücksprache mit dem Arzt

- Labor abnehmen: BB, E'lyte, Triglyzeride, Cholesterin, Gesamt-CK, CK-MB, LDH, HBDH, GOT
- EKG schreiben: Ruhe-EKG noch am gleichen Tag, Belastungs- und Langzeit-EKG am nächsten Tag
- ggf. Koronarangiographie veranlassen: Patient muß evtl. nüchtern bleiben
- Medikamente zur Prophylaxe stellen: Nitrate (Ismo®, Isoket®) oder alternativ Molsidomin (Corvaton®), β-Blocker (Tenormin®), evtl. Ca^{2+}-Antagonisten (Adalat®), ASS.

Überwachen

Genaue Dokumentation des Befindens des Patienten, der Schmerzsymptomatik und des Auslösers der Angina pectoris sind wichtig.

! Verlängerung und Verstärkung der Schmerzen sowie Auftreten in Ruhe und unter niedriger Belastung (instabile Angina pectoris) können auf einen Herzinfarkt hindeuten.

Herzinfarkt

Durch Verschluß einer Koronararterie meist auf dem Boden einer Arteriosklerose wird das nachfolgende Herzmuskelareal nicht mehr mit Sauerstoff versorgt. Es kommt zur Herzmuskelnekrose.

Notfall erkennen

- anhaltende Angina pectoris, ausstrahlender Schmerz in Arm, Hals, Unterkiefer, Ober- und Unterbauch
- vegetative Symptome wie Übelkeit, Erbrechen, kalter Schweiß
- Vernichtungsgefühl und Todesangst.

Umgang mit dem Notfall

Erstmaßnahmen

- Arzt informieren, Notfallkoffer und Hilfe organisieren, ohne den Patienten zu verlassen
- Oberkörper hochlagern, v. a. bei kardiogenem Schock
- Vitalzeichen kontrollieren
- 2 Hübe Nitrospray. Bei Angina pectoris tritt Besserung ein, nicht jedoch bei Herzinfarkt. Kontraindikationen: RR $\leq$ 100mmHg, Schock
- 2–6 l/Min. O_2 über Nasensonde, Frischluft
- Ruhe und Sicherheit ausstrahlen, keine Hektik.

6

Maßnahmen nach Rücksprache mit dem Arzt

- venösen Zugang vorbereiten
- Medikamente stellen
  - zur Sedierung, z. B. Diazepam (Valium®) 5–10 mg i. v.
  - zur Schmerzlinderung, z. B. Fentanyl 1–2 ml (0,5–0,1 mg) i. v.
- EKG schreiben
- Labor abnehmen: Gesamt-CK, CK-MB, LDH, HBDH, GOT, BB, E'lyte, AP, BGA
- ggf. Patient auf Lyse vorbereiten. Kein i.m.-Injektionen
- Verlegung auf Intensivstation veranlassen. Notfallkoffer und Dokumentation nicht vergessen.

Überwachen

Vitalzeichen, Hautveränderungen (Ödeme, Blässe, Zyanose), Bettruhe, Vermeidung von jeglicher Anstrengung.
Die Betreuung eines Patienten mit akutem Infarkt muß intensivmedizinisch durchgeführt werden. Komplikationen können frühzeitig erkannt werden: z. B. Herzrhythmusstörung, Herzinsuffizienz, Reinfarkt, kardiogener Schock, Ventrikelruptur, akute Mitralinsuffizienz durch Papillarmuskelabriß, Herzwandaneurysma, Thrombembolien. Nur 70 % aller Infarkte laufen bezüglich der Enzyme und des EKGs typisch ab, deshalb ist ständige Kontrolle und Dokumentation notwendig. Bei unverändertem EKG und normaler CK 6 h nach dem Schmerzereignis ist ein Infarkt weitgehend ausgeschlossen, weitere Untersuchungen nach 12 h.

Hypertone Krise

25 % der Bevölkerung in den Industrieländern sind hyperton. Von einer hypertonen Krise spricht man bei akutem Anstieg des Blutdrucks auf $\geq$ 230/120 mmHg mit vital bedrohenden neurologischen und kardialen Symptomen. Besonderes Risiko bei Niereninsuffizienz (80 % der hypertonen Krisen) und Phäochromozytom.

Notfall erkennen

Plötzlich auftretend, evtl. nach schon bekannter Hypertonie.
- starke Kopfschmerzen
- verschwommenes Sehen, Schwindel, Übelkeit
- Bewußtseinstrübung
- Angina pectoris.

Umgang mit dem Notfall

Erstmaßnahmen
- Arzt informieren, Patient nicht alleine lassen
- Vitalzeichen, v. a. RR überwachen
- 10–20 mg Nifedipin-Kapsel (Adalat®) zerbeißen und Inhalt mit Flüssigkeit herunterschlucken lassen, evtl. nach 30 Min. wiederholen.

Maßnahmen nach Rücksprache mit dem Arzt
- venösen Zugang vorbereiten
- Medikamente stellen
  - bei Überwässerung oder drohendem Lungenödem Furosemid (Lasix®), 20–40 mg i. v.
  - Nitroperfusor vorbereiten
  - bei Tachykardie Clonidin (Catapresan®) i. v.
  - bei Bradykardie Dihydralazin (Nepresol®) i. v.
  - als Alternative frequenzneutrales Urapidil (Ebrantil®)
  - bei Phäochromozytom Phentolamin (Regitin®) i. v.
- Behandlungsziel kontrollieren: zunächst RR auf 170/100 mmHg senken.

Überwachen

Eine hypertensive Krise kann zu folgenden Komplikationen führen: Hirnmassenblutung, Grand mal-Anfall und Linksherzdekompensation. Eine zu schnelle Senkung des Blutdrucks kann eine Hirnischämie hervorrufen. Zur Vermeidung von Folgeschäden müssen deshalb RR und Puls anfänglich alle 10 Min. gemessen werden.

■ Tiefe Beinvenenthrombose

Durch Veränderung der Blutzusammensetzung, Hindernisse im Gefäßsystem kommt es zur Verlangsamung des Blutstroms und damit zur lokalisierten Gerinnung von Blutbestandteilen im Gefäß. Ein Thrombus entsteht. Tiefe Beinvenen sind vor allem nach längerer Immobilisation des Patienten betroffen. In ca. 60 % ist das li Bein betroffen, in 10 % beide.

Notfall erkennen

- Spannungs-, Schweregefühl, belastungsabhängiger Fußsohlenschmerz
- subfebrile Temperatur, Unwohlsein
- Knöchel- oder Unterschenkelödem, verstrichene Gelenkkonturen
- Differenz der Beinumfänge
- Glanzhaut, leichte Zyanose, deutlich sichtbarere Venen v. a. auf dem Schienbein (Warnvenen)
- Symptome einer Lungenembolie (s. u.).

Umgang mit dem Notfall

Erstmaßnahmen
- Bettruhe für den Patienten
- Arzt informieren
- genau überwachen, nur langsame Bewegungen mit Patienten durchführen, da bei tiefen Beinvenenthrombosen Gefahr der Lungenembolie besteht.

Maßnahmen nach Rücksprache mit dem Arzt
- Medikamente zur Schmerzlinderung und Antikoagulation stellen
- Bein in Schiene lagern und evtl. nicht betroffenes mit Kompressionsstrumpf als Prophylaxe versehen
- über venösen Zugang Heparin 5000–10000 IE als Bolus, danach Perfusor z. B. 1 Amp. à 10000 IE auf 50 ml NaCl 0,9 % mit 5–7 ml/h (1000–1400 IE/h)
- Diagnose sichern, z. B. Doppler oder Phlebographie
- Risikofaktoren wie Rauchen verringern, ggf. Kontrazeptiva absetzen
- Patient auf Lyse oder OP vorbereiten, Verlegung auf Intensivstation veranlassen
- bei geplanter Lyse i. m.-Injektionen vermeiden.

6

Überwachen

Eine genaue Kontrolle der Vitalzeichen ist notwendig, um eventuelle Veränderungen im Kreislaufsystem sofort zu erkennen. Ebenso ist auf Zeichen einer möglichen Lungenembolie zu achten (s. u.).

Lungenembolie

Lungenembolien werden oft übersehen. Bei Risikogruppen auch auf diskrete Zeichen achten.

Notfall erkennen

In der Lunge kommt es zu erhöhtem Widerstand, der eine Rechtsherzbelastung zur Folge hat.
- plötzliche Veränderung der Atmung, z. B. Dyspnoe, Husten, Tachypnoe, Hämoptyse
- Zyanose und Jugularvenenstau, ZVD-Anstieg
- Brustschmerz, Angst, Unruhe, Schweißausbruch
- Zeichen einer Phlebothrombose.

Umgang mit dem Notfall

Erstmaßnahmen
- Bettruhe, Oberkörper hochlagern, Patient beruhigen
- Arzt informieren
- Frischluft, O_2 2–4l/Min.
- auf Reanimation und Schocktherapie eingestellt sein.

Maßnahmen nach Rücksprache mit dem Arzt
- venösen Zugang vorbereiten
- Medikamente zur Schmerzlinderung stellen
- Heparin 5000 – 10000 IE i. v. als Bolus, danach Perfusor z. B. 1 Amp. à 10000 IE auf 50 ml NaCl 0,9 % mit 5 – 7 ml/h (1000 – 1400 IE/h)
- Verlegung auf Intensivstation veranlassen
- Vorbereitung für Lyse treffen. Keine i.m.-Injektion.

Überwachen

Nach Rückverlegung auf die Psychiatrie muß auf Mobilisation geachtet werden. Ebenfalls muß Thromboseprophylaxe gewährleistet sein. Therapie mit Antikoagulantien überwachen, z. B. Quick-Wert nach Anordnung.

6.3.5 Lunge

Asthmaanfall

Anfallsweise auftretende, ganz oder teilweise reversible Atemwegsobstruktion in unterschiedlicher Intensität. Durch Kontraktion der Bronchialmuskulatur, Schleimhautödem und Produktion von sehr zähem Schleim kommt es zur Bronchialeinengung und zur Atemnot.

Notfall erkennen

- starker Husten mit zähem, glasigen Auswurf;
- giemende, pfeifende, brummende Atmung; verlängerte, erschwerte Ausatmung
- Erstickungsangst durch Atemnot.
- Alarmsymptome: Tachykardie und RR ↓, Zyanose; Erschöpfung; Daueranspannung der Atemhilfsmuskulatur; paradoxer Puls.

Status asthmaticus: trotz medikamentöser Behandlung > 6 h anhaltender Asthmaanfall.

Umgang mit dem Notfall

Erstmaßnahmen
- Patient hochlagern mit Abstützen der Arme, beruhigen
- Arzt informieren
- Vitalzeichen kontrollieren
- ggf. patienteneigene Medikamente richten.

Maßnahmen nach Rücksprache mit dem Arzt
- ggf. O_2 2l/Min. per Nasensonde
- BGA veranlassen
- venösen Zugang vorbereiten
- Medikamente stellen: β-Sympathomimetika (Salbutamol, Terbutalin), Theophyllin i. v., Prednisolon i.v
- atemdepressive Psychopharmaka absetzten
- bei Status asthmaticus Verlegung auf Intensivstation veranlassen.

Überwachen

Befinden, Hautfarbe, Atmung, Vitalzeichen.
Genaue Medikamentendokumentation ist notwendig, um Überdosen zu vermeiden und nichtwirksame Medikamente von der Therapie auszuschließen. Nach eventuellen Auslösern suchen, z. B. β-Blocker, ASS, allergische Reize, Kälte, psychische Faktoren, körperliche Belastung.

■ Lungenödem

6 Meist kardial bedingt z. B. durch Linksherzinsuffizienz, Herzinfarkt, kommt es zur Flüssigkeitansammlung in den Lungen. Weitere Ursachen: Überwässerung, Pneumonie, toxisch, nach zu schneller Pleurapunktion, anaphylaktischer Schock.

Notfall erkennen

- hochgradige Atemnot, brodelnde Atemgeräusche, Husten, schaumig-rotes Sputum
- Tachykardie, Blutdruckabfall
- periphere Ödeme, Rechtsherzinsuffizienz, graue bis zyanotische Hautfarbe.

Umgang mit dem Notfall

Erstmaßnahmen
- Oberkörper hochlagern
- Vitalzeichen kontrollieren
- ggf. absaugen
- O_2 2–4l/Min. über Nasensonde
- 2 Hübe Nitrospray
- Notfallkoffer bereithalten.

Maßnahmen nach Absprache mit dem Arzt
- venösen Zugang vorbereiten
- Medikamente zur Entwässerung stellen, z. B. Furosemid (Lasix®) 20–80 mg i. v.
- Dauerkatheter anlegen
- ggf. Verlegung auf Intensivstation veranlassen.

Überwachen

Atmung, RR, Puls und BGA müssen regelmäßig kontrolliert werden. Ebenfalls wichtig ist die Bilanzierung der Ausscheidungen, z. B. stdl.

6.3.6 Magen, Darm

■ Obere Gastrointestinal-Blutung

Blutungsquelle befindet sich im Ösophagus, Magen oder Duodenum. Ursachen: Magen-Darm-Ulzera, Erosionen, Varizen, Mallory-Weiss-Syndrom, Magen-, Ösophagustumoren. Oftmals treten die Blutungen an mehreren Stellen auf. Obere Gastrointestinal-Blutungen nehmen 80–90 % aller Gastrointestinal-Blutungen ein.

Notfall erkennen

- kaffeesatzartiges Bluterbrechen (Hämatemesis), bei massiven Blutungen Bluterbrechen im Schwall. Teerstuhl (Meläna)
- Schock
- Zeichen der Anämie wie Schwindel, Luftnot und Blässe.

Umgang mit dem Notfall

Erstmaßnahmen

- Arzt informieren
- Vitalzeichen kontrollieren
- venösen Zugang für evtl. Blutkonservengabe und kreislaufstabilisierende Infusionen
- Blutgruppe feststellen
- Nahrungskarenz.

Maßnahmen nach Rücksprache mit dem Arzt

- Labor abnehmen: BB, Gerinnungsfaktoren, E'lyte, Hb und Hkt, Blutgruppe mit Kreuzprobe
- Blutkonserven und Infusionen verabreichen
- Medikamente stellen
  - zur Sedierung Diazepam (Valium®), 5 mg langsam i. v.
  - zur Rezidivvermeidung Omeprazol (Antra®)
- Lokalisationsdiagnostik veranlassen, zunächst Endoskopie
- Notwendigkeit einer endoskopischen Blutungsstillung oder OP abklären.

Überwachen

Bei gastrointestinalen Blutungen müssen das Auftreten und die Häufigkeit von Teerstuhl und Bluterbrechen genau dokumentiert werden, ebenso die etwa 4-stdl. Kontrolle von Hb und Hkt. Teerstuhl kann noch ~ 5 d nach Blutungsstillung vorhanden sein. 80 % aller Blutungen kommen spontan zum Stillstand, sind aber kontrollbedürftig.

Untere Gastrointestinal-Blutung

Blutungsquelle im Dünn- oder Dickdarm. Ursachen: Dünndarmtumoren, M. Crohn, Meckel-Divertikel, Mesenterialinfarkt, Hämorrhoiden, Nachblutungen nach Eingriffen, Proktitis, Karzinome, Polypen, Colitis ulcerosa, Angiodysplasien und Divertikulose.

Notfall erkennen

Hellrotes Blut auf den Stuhl aufgelagert spricht für eine Hämorrhoidalblutung, sonst geleeartige Blutspuren oder homogene dunkelrote Blutbeimischung. Bei Kolitiden treten oft blutige Durchfälle auf.

6

Umgang mit dem Notfall

Erstmaßnahmen

- Arzt informieren
- Utensilien zur rektalen Untersuchung bereitlegen
- venösen Zugang für evtl. Blutkonservengabe und kreislaufstabilisierenden Infusionen
- Blutgruppe feststellen.

Maßnahmen nach Rücksprache mit dem Arzt

- Labor abnehmen: BB, Hb und Hkt., Gerinnungsfaktoren, E'lyte, Blutgruppe mit Kreuzprobe
- Blutkonserven verabreichen
- Lokalisationsdiagnostik veranlassen
- Medikamente zur Sedierung stellen
- obere Endoskopie veranlassen
- OP-Indikation abklären lassen.

6

Überwachen

Nach Blutungsstillung muß weiterhin der Stuhl kontrolliert werden, auch auf okkultes Blut z. B. mit Hämoccult®. Die Dokumentation sollte bis 3 Mon. nach dem Ereignis weitergeführt werden.

Gallenkolik

Einklemmung meist eines Gallensteins im Ductus cysticus oder Ductus choledochus.

Notfall erkennen

- in Wellen auftretender, krampfartiger Schmerz im rechten Oberbauch mit Ausstrahlung in den Rücken und die rechte Schulter
- Übelkeit und Erbrechen, Temperatur bis 38,5 °C
- evtl. Ikterus durch Galleaufstau (Cholestase) bei Choledochusverschluß. Urin ist dabei dunkel, Stuhl entfärbt.

Umgang mit dem Notfall

Erstmaßnahmen

- Arzt informieren
- Bettruhe
- venösen Zugang vorbereiten
- Nulldiät.

Maßnahmen nach Rücksprache mit dem Arzt

- Medikamente stellen zur Schmerzbekämpfung: z. B. Buscopan® 20 mg i. v.; Pethidin (Dolantin®) oder Pentazocin (Fortral®) i. v. Vorsicht mit Opiaten, die spasmogen wirken
- Labor abnehmen: BB, E'lyte, Bili, Leberwerte, Lipase, Amylase, Gerinnung
- Sono und Rö veranlassen
- Indikation für ERCP oder OP abklären lassen.

Überwachen

Anamnese und laufende Dokumentation der Laborwerte sind bei Gallenkoliken wichtig. Die Überprüfung der Ausscheidungen spielt für die Diagnose eine Rolle: Bei bestehender Cholestase bleibt der Urin dunkel, der Stuhl entfärbt.

6.3.7 Urogenitaltrakt

Nierenkolik

Eine Nierenkolik entsteht durch mobilisierte Nierensteine oder Blutkoagel, welche den Harnleiter irritieren. 80 % der Steine gehen spontan ab.

Notfall erkennen

- wellenförmige, krampfartige, wiederkehrende stärkste Schmerzen im Rükken oder seitlichen Unterbauch, bei tiefsitzendem Ureterstein Ausstrahlung in Hoden bzw. Schamlippen
- Übelkeit, Erbrechen, reflektorischer Ileus
- Patient ist sehr unruhig und geht umher, wälzt sich im Bett.

Umgang mit dem Notfall

Erstmaßnahmen
- Arzt informieren
- Medikamente stellen
  - zur Schmerzlinderung z. B. Pethidin (Dolantin®), 1 Amp. (30mg) i. v. Vorsicht mit Opiaten, die spasmogen wirken
  - zur Spasmolyse z. B. Buscopan® 1 Amp. (20 mg) i. v.; Novalgin® 1 – 2 g i. v.
- venösen Zugang vorbereiten.

Maßnahmen nach Rücksprache mit dem Arzt
- Patient zu Flüssigkeitsaufnahme und Bewegung auffordern, evtl. Infusionen geben
- Urindiagnostik: Sediment, pH, Bakterien; 24-h-Sammelurin zur Analyse der steinverursachenden Stoffe
- Labor abnehmen: E'lyte, Phosphat, Harnsäure, Krea, Bikarbonat, Parathormon, alkalische Phosphatase
- Sono veranlassen
- ggf. Litholyse (Steinzertrümmerung) veranlassen.

Pflege

- Flüssigkeitsaufnahme bilanzieren
- Medikamente genau dokumentieren

Um die Rezidivhäufigkeit zu vermindern, muß die Ernährung je nach Steinart umgesetzt werden.

Harnverhalt

Postop., bei Prostataadenom, neurogen, bei Harnröhrenstriktur (-enge). Auslöser z. B. anticholinerge Medikamente.

Notfall erkennen

- starker Harndrang mit Druckschmerz im gesamten Abdomen
- unruhiger Patient
- vorausgehend: verringerte, verzögernde und verlängerte Miktion bei Prostataadenom und Harnröhrenstriktur.

Umgang mit dem Notfall

6

Erstmaßnahmen
- Arzt informieren
- Utensilien für Katheterisierung stellen. Nach Möglichkeit Einmal-Harnröhrenkatheter, ansonsten suprapubischer Katheter
- postop. 6 h keine Miktion: ggf. Gabe von Carbachol (Doryl®) 0,25 mg s.c., sonst Katheterisieren
- bei Katheterisieren: nach 500 ml 15 Min. warten, dann weiter ablassen.

Maßnahmen nach Rücksprache mit dem Arzt
- ggf. Utensilien für rektale Untersuchung stellen
- ggf. Sono veranlassen
- bilanzieren und Restharn bestimmen nach Ablassen des Urins.

6.3.8 Stoffwechsel

Thyreotoxische Krise

☞ 9.5.10. Zuviele Schilddrüsenhormone (T_3,T_4) werden produziert und ins Blut abgegeben. Spontan möglich bei Hyperthyreose; nach Jodgabe z. B. als Kontrastmittel, bei Absetzen einer thyreostatischen Behandlung, im Rahmen einer septischen Infektion, nach OP bei einer floriden Hyperthyreose.

Notfall erkennen

- Stadium I: hochgradige Tachykardie, RR und RR-Amplitude hoch. Fieber bis 41 °C, Durchfall und Erbrechen mit Dehydratation, Muskelschwäche, hochgradige Erregung
- Stadium II: Desorientierung, Halluzinationen, Somnolenz
- Stadium III: Koma.

Umgang mit dem Notfall

Erstmaßnahmen
- Arzt informieren
- Verlegung auf Intensivstation veranlassen, da 30–50 % Letalität.

Pflege

Nach Rückverlegung auf die Psychatrie müssen Medikamentengabe, z. B. Thyreostatika, und Aufnahme von jodhaltigen Nahrungsmitteln genauestens dokumentiert werden. Zudem müssen eventuell nötige OPs und Untersuchungen mit Kontrastmitteln abgesprochen werden.

Gichtanfall

Ab Harnsäurewerten > 9 mg/dl entwickeln 90 % aller Hyperurikämiepatienten einen Gichtanfall. Hyperurikämie besteht bei Männern ab 6,4 mg/dl, bei Frauen ab 6,0 mg/dl. Gehäuft tritt sie auf bei Adipositas, Fettstoffwechselstörungen, Diabetes mellitus, Hypertonie.

Notfall erkennen

- typischerweise am Großzehengrundgelenk
- Rötung, Schwellung, starker Berührungsschmerz, Überwärmung, evtl. Fieber
- oft nach Nahrungsexzess und Alkohol.

Umgang mit dem Notfall

Erstmaßnahmen
- Arzt informieren
- Medikamente stellen: z. B. Colchizin (Colchicum dispert®) 1 mg in stündlichem Abstand für 4 h, dann zweistündlich 0,5 – 1 mg, max. Tagesdosis 8 mg
- auf NW vorbereitet sein: Durchfälle, Haarausfall, Knochenmarkgepression
- lokal kühlende Umschläge auflegen, betroffenes Gelenk ruhig stellen.

Maßnahmen nach Rücksprache mit dem Arzt
- ggf. Indometacin rectal stellen, wenn Colchizin nicht verabreicht werden kann
- Diät aufstellen: kein Kaffee, keine purinhaltigen Lebensmittel
- ASS und Thiazid-Diuretika vermeiden
- Allopurinol und ggf. Benzbromaron zur weiteren Behandlung stellen.

Überwachen

Harnsäure mind. 1 × täglich kontrollieren, ansonsten genaue Dokumentation der Medikamentengabe und der Nahrungsaufnahme.

6.3.9 Intoxikationen

Notfallsituation erkennen

Bewußtsein, Psyche
- Somnolenz bis zum Koma
- Halluzinationen, Euphorie z. B. bei Opiatvergiftung
- Erregung, psychotische Zustandsbilder.

Herz-Kreislauf
Tachykardie oder Bradykardie, Hyper- oder Hypotonus, Herz-Kreislaufstillstand.

Atmung
- Atemdepression, Hyperventilation, behinderte Atmung z.B durch Hypersekretion oder Glottis-Ödem
- Lungenödem z. B. bei Säuren-, Laugen- oder Heroinvergiftung. Zyanose, Atemstillstand.

Neurologische Befunde (☞ 9.4)
- gesteigerte Schmerzreaktion z. B. bei Barbituratvergiftung, Krämpfe
- Paresen, Doppelbilder z. B. bei Botulismus
- Pupillen reaktionslos, Nystagmus.

Magen-Darm-Trakt, Stoffwechsel
- Mundtrockenheit z. B. bei Vergiftungen durch Neuroleptika (☞ 18.2), Antidepressiva (☞ 18.1.) Erbrechen, Durchfälle, Blutungen
- Hypoglykämie, Azidose.

Niere
Polyurie, Oligurie, Hämaturie, akutes Nierenversagen.

Haut
- Zyanose, Rötung, Blässe; Blasenbildung bei Barbituratvergiftung
- Injektionsnarben, Hauttemperatur (heiß/kalt)
- periphere Gefäßerweiterung, Wärmeabgabe ↑ z. B. bei Alkoholvergiftung.

Umgang mit der Notfallsituation

- Vitalfunktionen sichern
- Atmung, Puls, RR, Temperatur, BZ messen und kontrollieren
- Hinweise wie Medikamentenreste, Rückstände in Trinkgefäßen, Erbrochenes, Atemgeruch beachten
- Anamnese ggf. durch Dritte
- Blutentnahme vorbereiten, z. B. BB, Gerinnung, Blutgruppe, Kreatinin, E'lyte, BZ, CK, GOT, LDH, HBDH, Lipase, BGA, ggf. Alkoholspiegel
- Toxikologie: Serum, Mageninhalt, Urin, Sputum auf Giftstoffe untersuchen lassen
- EKG: viele Noxen verursachen Herzrhythmusstörungen
- Rö-Thorax, Schädel-CT.

Bei allen unklaren Vergiftungserscheinungen: zur Weiterbehandlung auf eine Intensivstation verlegen. Dort z. B. Magenspülung, induziertes Erbrechen, forcierte Diurese, symptomatische Behandlung, Beatmung und weitere Überwachung. Ggf. Verlegen auf Intensivstation vorbereiten. Mit Notarztwagen, nicht mit Krankenwagen, verlegen.

Tips, Tricks & Fallen

- darauf achten, daß die verordneten Medikamente vom Patienten wirklich genommen werden, um Gefahr des Sammelns von Arznei in selbstschädigender Absicht zu verringern

- keine eigenen Medikamente beim Patienten, auch nicht angeblich harmlose pflanzliche Präparate
- Alkylphosphate, z. B. E 605 forte®, Nitrostigmin®, Metasystox®, werden gut über die Haut resorbiert → bei entsprechendem Vergiftungsverdacht (starke Schleimsekretion der Atemwege, Knoblauchgeruch) an Selbstschutz denken: Handschuhe, keine Mund-zu-Mund-Beatmung
- chronische Vergiftungen können zu Wesensänderungen führen. Der Beweis einer Wesensänderung aufgrund einer chronischen Vergiftung ist in der Praxis nur schwer zu erbringen, z. B. psychische Störungen durch chronische Amalgamvergiftung.

Vergiftungszentralen: Auskünfte für Kinder und Erwachsene

Ort	Telefonnummer	Faxnummer
Berlin, Brandenburg Landesberatungsstelle	030/192 40	030/34 30 70 21
Bonn	02 28/287 32 11	02 28/287 33 14
Erfurt, Landesberatungsstelle für Mecklenburg-Vorpommern, Sachsen, Sachsen-Anhalt, Thüringen	03 61/ 73 07 30	03 61/730 73 17
Freiburg	07 61/270 43 61	07 61/270 44 57
Homburg/Saar	068 41/192 40	068 41/16 83 10
Leipzig	7–15^{30} Uhr: 03 41/972 46 66 sonst: 01 71/506 80 10	03 41/972 46 59
Mainz	061 31/192 40 061 31/23 24 66	061 31/17 66 05
München	089/192 40	089/41 40 24 67
Göttingen, Landesberatungsstelle für Hamburg, Bremen, Schleswig-Holstein, Niedersachsen	05 51/192 40 05 51/38 31 80	05 51/383 18 81
Nürnberg	09 11/398 24 51	09 11/398 22 05
Wien	8–16^{00} Uhr: 0043 71 7404 00 22 22 sonst: 00 42/1/406 43 43	00 43/1/404 00 42 25
Zürich	00 41/1/251 51 51	00 41/1/252 88 33

6

Ursachen, Symptome und Sofortmaßnahmen bei Intoxikationen

Ursache	akute Symptomatik	Sofortmaßnahmen
trizyklische Antidepressiva toxische Dosis: > 2–5 mg/kg, letale Dosis: 20 mg/kg	anticholinerge Symptomatik: Harnverhalt, Augeninnendruckerhöhung Mydriasis, Tachykardie, Agitation, Delir, Zerebrale Anfälle, Arrhythmien, Herzstillstand, Coma	Intensivüberwachung, Magenspülung, Kreislaufstabilisierung, künstliche Beatmung, evtl. Antiarrhytmika
Benzodiazepine toxische Dosis: 1–3 mg/kg	• Benommenheit, Ataxie, Schwächegefühl • schwere Intoxikation: Bewußtlosigkeit, Blutdruckabfall, Atemdepresion	Intensivüberwachung, Magenspülung, Kreislaufbehandlung, Beatmung, Gabe von Antidot (z. B. Narcanti®)
Alkohol (Ethanol) letale Dosis bei Erwachsenem etwa 300–400 g	nach der Erregungsphase: Bewußtlosigkeit, Hypoglykämie, Arreflexie, Blutdruckabfall, Atemlähmung,	Intensivüberwachung, Magenspülung, Beatmung, Schockbehandlung
Barbiturate letale Dosis bei Erwachsen: 5–10 g	• Ataxie, pathologischer Nystagmus, Areflexie oder Hyperreflexie, • Azidose, Bewußtlosigkeit • im EEG u. U. Nullinie	Intensivüberwachung, Magenspülung, Monitorüberwachung, Schockbehandlung, evtl. Beatmung
Opioide z. B. Heroin, Morphium	Bewußtlosigkeit, Miosis, „Flush", Atemdepression, Erbrechen, Sinusbradykardie, Lungenödem	Intensivüberwachung, Beatmung (O_2), Antidot, um Atemlähmung aufzuheben (Naloxon®), Magenspülung, Laxans
Neuroleptika z. B. Butyrophenone, Phenothiazide, Thioxanthene	• Sedation, Blutdruckabfall und Schock • extrapyramidale Symptome: Hypokinesen, Hyperkinesen • zerebrale Anfälle, delirante Zustände • Arrhythmien, Hypo- oder Hyperthermie	Intensivüberwachung, Magenspülung, Kreislaufbehandlung, Anticholinergika (z. B. Biperiden) Antiarrhythmika, Antikonvulsiva
Salicylsäure und ihre Derivate schwere Intoxikation ab 200–300 mg/kg	Hyperpnoe, Schwindel, Erbrechen, Tinnitus, Hypoglykämie, Azidose, Nierenversagen	Intensivüberwachung, Magenspülung, Alkalisierung des Harns, Elektrolyüberwachung, forcierte Diurese, ggf. Dialyse
Paracetamol > 8 g bei Lebergesunden bereits toxisch	• Krämpfe, Enzephalopathie • Leberschädigung nach 1 Tag Latenz bis zu Leberausfallskoma • Gerinnungsstörungen, Nierentubulusnekrosen, Hypoglyämie	Intensivüberwachung, Magenspülung, medizinische Kohle, innerhalb der ersten 10 h Gabe von Azetylzystein (ACC), ggf. Dialyse

6.4 Reanimation, Schock, Koma

6.4.1 Reanimation

Indikation: Herz-Kreislauf-Stillstand.

Ursachen des Herz-Kreislauf-Stillstands

- primär kardial
  - reflektorisch, z. B. Karotissinusreflex z. B. beim Absaugen
  - Erkrankungen des Herzmuskels, z. B. Herzinfarkt, Kardiomyopathie
  - andere Störungen der Herztätigkeit durch toxische (z. B. Glykosidüberdosierung, Hyperkaliämie), mechanische (z. B. Perikardtamponade) oder elektrische (z. B. Elektrounfall) Schädigung
- hämodynamisch: z. B. hypovolämischer Schock, Lungenarterienembolie
- primär respiratorisch: z. B. Atemwegsobstruktion, Aspiration, Atemlähmung.

Herz-Kreislauf-Stillstand erkennen

- Bewußtlosigkeit
- Pulslosigkeit (A. carotis, A. femoralis); Zyanose, Blässe
- weite, lichtstarre Pupillen
- Schnappatmung oder Atemlähmung nach 5–30 Sekunden Kreislaufstillstand
- EKG: Kammerflimmern, Kammerflattern oder Nullinie.

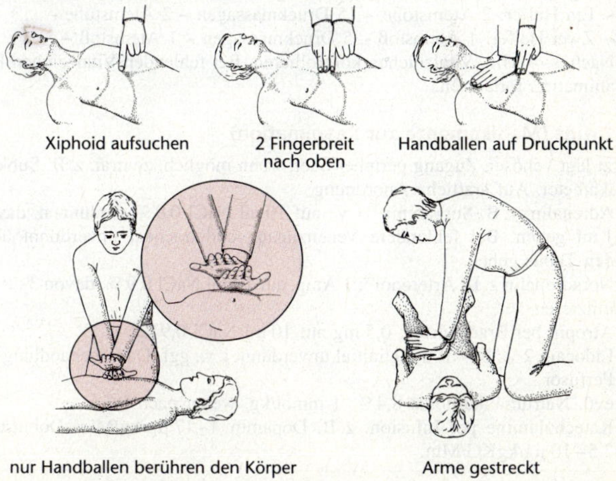

Abb. 6.3: Herzdruckmassage [L 190]

Reanimation (ABCD-Schema)

Vor dem Einleiten einer Sofortmaßnahme klinikinternen Notruf betätigen: Stichwort Reanimation, Station, Zimmer und Patientenname nennen.

Nach dem Einleiten der Reanimation: Zimmer nicht mehr verlassen. Eintreffendes Reanimationsteam bringt den Rea-Wagen (Koffer) mit. Alle nicht an der Reanimation Beteiligten aus dem Zimmer schicken.

Reanimationsleitung durch den erfahrensten Helfer (Arzt oder Pflegekraft). Intubation, medikamentöse Therapie, Venenkatheter durch Arzt, sofern anwesend.

A Atemwege freimachen

- Kopf nackenwärts überstrecken und Unterkiefer nach vorn und oben ziehen (Esmarch-Handgriff, ☞ Abb. 6.4)
- ggf. Fremdkörper entfernen.

B Beatmen

- Kopf überstrecken
- Mund-zu-Mund-Beatmung
- endotracheale Intubation durch einen Arzt
- ggf. Ambubeutelbeatmung mit 100 % Sauerstoff.

C Cirkulation

Bei Herzstillstand sofort mit der Herzdruckmassage beginnen.

- Brett oder harte Unterlage unter den Oberkörper legen
- Druckpunkt suchen: 3 Fingerbreit oberhalb der Sternumspitze
- mit gekreuzten Handballen in Richtung Wirbelsäule niederdrücken
  - Ein Helfer: 2 Atemstöße – 15 Druckmassagen – 2 Atemstöße – ...
  - Zwei Helfer: 1 Atemstoß – 5 Druckmassagen – 1 Atemstoß – ...
- Nach 3–4 Min. Vitalzeichen kontrollieren. Bei fehlenden Vitalzeichen Reanimation fortsetzen.

D Drugs (Medikamente zur Reanimation)

Arzt legt venösen Zugang peripher oder, wenn möglich, zentral, z. B. Subklaviakatheter. Auf ärztliche Anordnung:

- Adrenalin, z. B. Suprarenin® i. v.: auf 10 ml NaCl 0,9 % verdünnen, davon 1 ml geben. Bei fehlendem Venenzugang endotracheal unverdünnt über den Tubus geben
- Noradrenalin z. B. Arterenol®: 1 Amp. auf 10 ml NaCl 0,9 %, davon 3–8 ml injizieren
- Atropin bei Bradykardie: 0,5 mg auf 10 ml NaCl 0,9 %
- Lidocain 2 %: 50–100 mg initial unverdünnt i. v., ggf. Dauerbehandlung im Perfusor
- evtl. Natriumbikarbonat 8,4 %: 1 mmol/kg, weiter nach BGA
- Katecholamine per Infusion: z. B. Dopamin 4–17 µg/kg/Min, Dobutrex® 2,5–10 µg/kgKG/Min.

Defibrillation

- Elektroden mit Elektrodengel bestreichen: erhöht die Leitfähigkeit, vermeidet Verbrennungen
- Energiemenge wählen
  - Erwachsene: 200 Joule, bei Nichterfolg Wiederholung, dann steigern auf 300–400 Joule
  - Kinder: 100–200 Joule
  - Säuglinge: 50–100 Joule
- laden
- 1. Elektrode unter die rechte Klavikula, 2. Elektrode unter die linke Brustwarze
- Defibrillation ankündigen. Alle Helfer entfernen sich vom Bett!
- defibrillieren
- Erfolg kontrollieren: EKG, Puls
- ggf. Reanimation fortsetzen.

Defibrillation bei Schrittmacherpatienten
Elektroden soweit wie möglich vom Schrittmacher entfernt anlegen. **Komplikation:** Schaden im Schrittmacher, Verbrennung an der Elektrodenspitze oder in der Schrittmacherloge.

6

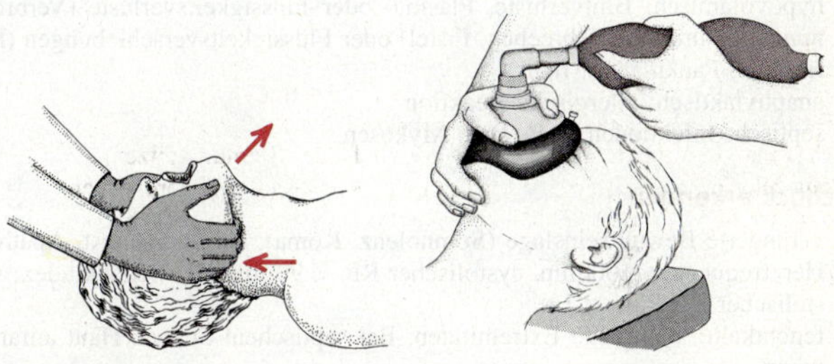

Abb. 6.4: Beatmen mit Ambu-Beutel und Esmarch-Handgriff [L 157]

Erfolgszeichen

Die Wirksamkeit der Reanimation wird in regelmäßigen Abständen überprüft.

- tastbare Pulse an A. carotis, A. femoralis
- Herzaktionen kehren wieder
- Pupillenreaktion kehren wieder
- Spontanatmung setzt ein
- Zyanose nimmt ab.

! Beenden oder Abbruch der Reanimation nur auf ärztliche Anweisung.
Nach erfolgreicher Reanimation auf Intensivstation verlegen, strenge Bettruhe. Pflege in den ersten 24 h auf das Notwendige beschränken.

Komplikationen bei Reanimation

- Kieferverletzungen, ausgebrochene Zähne
- Aufblasen des Magens, Erbrechen
- Rippenfrakturen
- Verbrennungen durch Defibrillation.

Tips, Tricks & Fallen

- Kompetenzstreitigkeiten nach der Reanimation klären. In dieser Situation für den Patienten lebensbedrohlich
- A und O bei Reanimation: keine Hektik, gezieltes, schnelles Arbeiten.

6

6.4.2 Schock

Akutes, lebensbedrohliches Kreislaufversagen mit gestörter Mikrozirkulation, kritisch verminderter Organdurchblutung, Schädigung der Zellfunktion.

Schockformen

- kardiogen: Herzinfarkt, Herzbeuteltamponade, Arrhythmien, Myokarditis, primäre Herzinsuffizienz, Lungenarterienembolie
- hypovolämisch: Blutverluste, Plasma- oder Flüssigkeitsverluste (Verbrennungen, Durchfall, Erbrechen, Fistel) oder Flüssigkeitsverschiebungen (Peritonitis, Pankreatitis, Ileus)
- anaphylaktisch: allergische Reaktion
- septisch: Infektionen, z. B. auch Mykosen.

Schock erkennen

- veränderte Bewußtseinslage (Somnolenz, Koma), Unruhe, Angst, Apathie
- Herzfrequenz $>$ 100/min, systolischer RR $<$ 90 mm/Hg. Schockindex: systolischer RR/Puls $<$ 1
- feuchtkalte, blaßgraue Extremitäten. Bei septischem Schock Haut anfangs warm
- Zyanose, bei CO-Vergiftung rosarote Haut
- Hyperventilation, Dyspnoe bei metabolischer Azidose
- Oligurie $<$ 25 ml/h.

Umgang mit der Notfallsituation

Erste Maßnahmen

- Bewußtseinszustand feststellen, Aussehen überprüfen (Blässe, Zyanose)
- Blutdruck und Puls, Atemfrequenz und Körpertemperatur prüfen
- Patienten lagern
  - Beine hochlagern. Nicht bei kardialer Insuffizienz
  - bei Blutungen an Kopf, Lunge, oberem GI-Trakt: Oberkörper hoch lagern.

Angeordnete Diagnostik

- EKG schreiben
- Blutentnahme: BB, Gerinnung, Blutgruppe und Kreuzblut, Kreatinin, E'lyte, BZ, CK, GOT, LDH, HBDH, Lipase, BGA, ggf. Alkohol
- Rö-Thorax, Rö-Abdomen, Sonographie.

Angeordnete Therapie
- Urinausscheidung messen, bilanzieren
- Sauerstoffsonde (2–4 l/min), ggf. Intubation und Beatmung
- ZVD messen; ggf. Infusionen und Transfusionen vorbereiten
- Schmerzbekämpfung, z. B. mit Dipidolor® oder Morphium
- Sedierung, z. B. mit 2–10 mg Diazepam i. v.
- bei Körpertemperatur < 35 °C langsames Erwärmen durch Decken.

! Dokumentieren nicht vergessen.

Überwachen
- Bewußtsein kontrollieren
- ggf. Körpertemperatur regulieren, z. B. durch Wadenwickel
- Atmung kontrollieren. RR und Puls in kurzen Abständen (5 Min.) messen
- Flüssigkeit bilanzieren.
- dokumentieren.

Spezielle Schockformen

Hypoglykämischer Schock ☞ 9.5.10.

Anaphylaktischer Schock

Akute allergische Reaktion z. B. auf Antibiotika, Rö-Kontrastmittel, Lokalanästhetika, Metamizol, ASS, Dextran, Gelatinepräparate, Fremdeiweiße (z. B. Gefrierplasma), Jod, Insekten- und Schlangengifte.

Symptome

Direkt nach Zufuhr des Allergens Unruhe, Juckreiz, Niesen, Schwindel, Angst. Dann
- Fieber, Schüttelfrost
- Übelkeit, Erbrechen, Durchfall
- Dyspnoe mit Bronchospasmus, Larynxödem
- Blutdruckabfall, Tachykardie, evtl. Herz-Kreislaufstillstand
- evtl. Krampfanfälle, Bewußtlosigkeit.

Umgang mit der Notfallsituation
- Allergenzufuhr sofort stoppen
- zentralvenösen Zugang schaffen falls nicht vorhanden
- Volumenzufuhr, z. B. Jonosteril®
- Adrenalin: 0,25–1 mg verdünnt in 10 ml NaCl 0,9 %, langsam i. v. Gabe ggf. nach 10 Min. wiederholen
- Glukokortikoide, z. B. Prednisolon® 100–250 mg i. v.
- Antihistaminika, z. B. Tavegil 2–4 mg i. v.
- bei Bronchospastik Theophyllin (z. B. Euphyllin®) 400 mg langsam i. v.
- bei Larynxödem Intubation oder Tracheotomie.
- EKG: Herzrhythmusstörung?

Septischer Schock

Häufige Ausgangspunkte: Harnwegs- oder Gallenwegsinfektionen, Peritonitis, Pneumonie, Katheterinfektionen, Tracheostoma. Risikofaktoren: Diabetes mellitus, große Operationen, Verbrennungen, Kachexie, Agranulozytose, Leukämie, Malignome, Behandlung mit Glukokortikoiden, Zytostatika.

Symptome
- hohes Fieber, Schüttelfrost, Bewußtseinseintrübung
- evtl. Hyperventilation
- ZVD anfangs im Normalbereich
- Thrombozytopenie, Verbrauchskoagulopathie
- anfangs warme, gut durchblutete Haut, später zyanotische, kalte Haut. Evtl. Hautblutungen.

6

Umgang mit der Notfallsituation
- hochdosiert Antibiotika
- Volumen, Azidosekorrektur
- Verbrauchskoagulopathie: prophylaktische Vollheparinisierung
- Ausgangsherd evtl. chriurgisch sanieren.

6.4.3 Koma

Zustand tiefster Bewußtlosigkeit (☞ 6.1.8), aus dem der Patient durch äußere Reize nicht mehr zu wecken ist, z. B. bei Insult, Meningitis, Hirnblutung, Subarachnoidal- oder Hirnmassenblutung, Hirntumoren, Coma diabeticum, Coma hepaticum, Coma uraemicum.

Stadien des Komas (☞ 6.1.8 Glasgow coma scale)

Stadium	Symptome
1	Bewußtseinsverlust mit gezielten Abwehrreaktionen auf Schmerzreize
2	Bewußtseinsverlust mit ungezielten Abwehrreaktionen auf Schmerzreize
3	Bewußtseinsverlust ohne Schmerzreaktion, Reflexe noch vorhanden
4	Reflexe erloschen, Spontanatmung erhalten
5	keine Reflexe, keine Spontanatmung

Symptome

Haut
- Zyanose, Gesichtsrötung, Blässe (z. B. Schock), graubräunliche Hautfarbe (z. B. Coma uraemicum), Ikterus
- Exsikkosezeichen, Schwitzen, Petechien.

Atmung
- Foetor ex ore: Alkohol-Fahne, Azetongeruch, Harngeruch, Lebergeruch, Knoblauchgeruch (Hinweis auf Alkylphosphate)
- Hypoventilation z. B. bei Intoxikation mit zentral dämpfenden Pharmaka Hyperventilation (☞ 2.3.1)
- Kußmaul-Atmung, Cheyne-Stokes-Atmung.

Neurologisch
- Halbseitenlähmung, pos. Babinskireflex
- Tonuserhöhung, Tonuserschlaffung
- Muskelfibrillieren
- Miosis, Mydriasis, Anisokorie.

6

Umgang mit der Notfallsituation

Angeordnete Diagnostik
- Atmung, Puls, Blutdruck, Temperatur, BZ kontrollieren, evtl. ZVD messen
- Blutentnahme: BB, E'lyte, Transaminasen, Krea, Urea, Kalzium, Eiweiß, BGA, Bilirubin, γ-Globulin, Laktat (Suche nach der Grunderkrankung)
- EKG, EEG, Rö.-Abdomen, Thorax, Schädel-CT
- evtl. bakteriologische und toxikologische Untersuchungen.

Angeordnete Therapie
Ggf. auf Intensivstation verlegen.
- ggf. zentralvenösen Zugang, Magensonde
- Volumensubstitution, E'lytausgleich, Azidosekorrektur
- ggf. beatmen
- Therapie der Grundkrankheit.

Überwachen
- Atmung, Puls, Blutdruck, Temperatur, BZ regelmäßig kontrollieren
- Flüssigkeit bilanzieren
- Monitorüberwachung.

6.5 Verbrennungen

Symptome

- Grad 1: Rötung, Schwellung, Schmerz
- Grad 2: Rötung, Schwellung, Schmerz, Blasen
- Grad 3: Nekrosen, ledrige Haut, keine Schmerzempfindung mehr.

Komplikationen

- Verbrennungsschock durch Flüssigkeitsverlust und Toxinfreisetzung, septischer Schock
- akutes Nierenversagen, reflektorischer Ileus; evtl. Streßulkus
- Bronchopneumonie, akutes Lungenversagen
- Herzrhythmusstörungen durch Freisetzung von intrazellulärem Kalium.

Umgang mit der Notfallsituation

Angeordnete Diagnostik

- RR, Puls, ZVD, Temperatur, EKG, Gewicht.
- Blutentnahmen: BB, Blutgruppe, Eiweiß, E'lyte, Kreatinin, Harnstoff, GOT, GPT
- Wundabstriche
- Verbrennungsbogen erstellen, Schweregrad, Ausdehnung z. B. nach Neuner Regel.

Angeordnete Therapie

- Schmerzbekämpfung
  - kaltes Wasser bis 60 Min. nach Unfallereignis
  - Morphium 10 mg i. v. in 10 ml NaCl 0,9 %
- (Zentral-)Venöser Zugang
- Sauerstoffgabe, ggf. Intubation und Beatmung
- Infusionstherapie: 3–4 ml Ringer Lactat Lsg. × kg x % verbrannter Körperfläche, pro Tag. Beispiel: 4 ml × 70 kg × 45 % Fläche = 12 600 ml
- evtl. Tranquilizer zur Beruhigung
- Wund mit Metallinefolien steril abdecken
- Tetanusprophylaxe.

Überwachen

- Patienten auf Schmerzen beobachten
- regelmäßig RR, Puls, ZVD, Temp., Gewicht kontrollieren, EKG
- Flüssigkeit bilanzieren, Dauerkatheter.

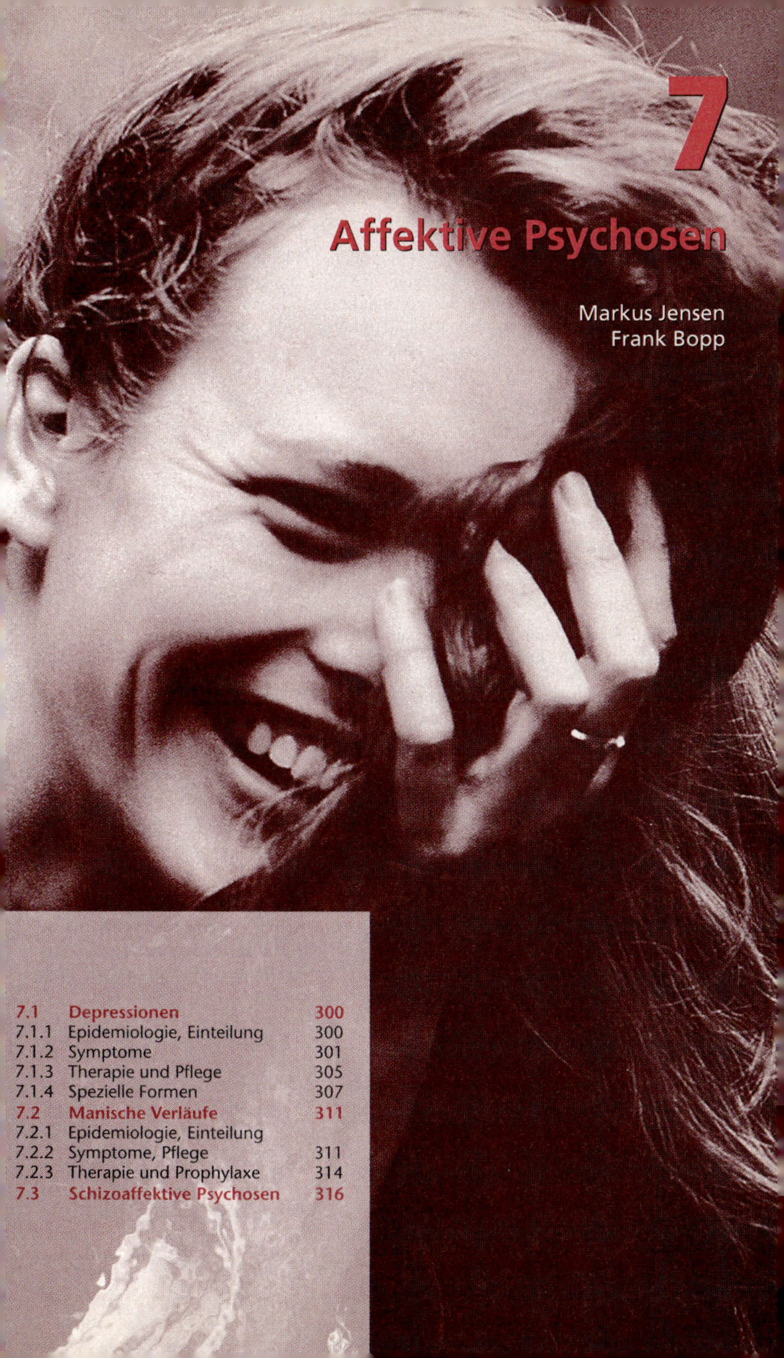

7 Affektive Psychosen

Markus Jensen
Frank Bopp

7.1 Depressionen

Prognose

Die Prognose der Depression ist in großem Maße von deren Ursachen und Auslöser abhängig. In der überwiegenden Mehrzahl der Fälle klingt das depressive Zustandsbild weitgehend bis vollständig ab. Es kann jedoch erneut auftreten: Depressionen neigen zu phasenhaften Verläufen. Dauerhafte Schäden oder Defizite sind i.d.R. nicht zu erwarten.

7.1.1 Epidemiologie, Einteilung

Lat. deprimere: herunterdrücken. Seelisch-körperlich herabgestimmtes Gemütsleiden mit unterschiedlichen Ursachen, das mit psychischen, psychomotorischen und vegetativ-somatischen Symptomen einhergeht.

Epidemiologie

Depressionen gehören zu den häufigsten seelischen Erkrankungen. Das weibliche Geschlecht überwiegt bei den depressiv Erkrankten. Unterschiede nach sozialer Schicht lassen sich nicht finden.

- Allgemeinbevölkerung: jeder 3.–10.
- Allgemeinpraxis: jeder 4.–20. Patient
- Nervenarztpraxis: jeder 2.–10. Patient
- psychiatrische Kliniken: ~ jeder 8. Patient.

Erscheinungsbilder

- gehemmt-apathisch
- gehemmt-ängstlich
- agitiert-ängstlich
- larviert: Depression, die sich hinter körperlicher Beschwerden verbirgt.

Das Einordnen der Depression in die vier typischen Erscheinungsformen ist für die Auswahl des Antidepressivums von großer Bedeutung, weil aktivierende oder dämpfende Antidepressiva eingesetzt werden können (☞ 18.1).

Einteilung

- Depression bei manisch-depressiver Erkrankung (☞ 7.1.4)
- Altersdepression (☞ 15.2)
- reaktive Depression
- saisonal abhängige Depression
- Wochenbettdepression
- larvierte Depression
- körperlich begründbare Depression (☞ 9)
- neurotische Depression (☞ 11.2.1)
- Depressionen bei schizoffektive Psychosen (☞ 7.3).

7.1.2 Symptome

Häufig haben depressive Patienten sich über Wochen oder Monate mit einer Vielzahl von Beschwerden herumgeschleppt, die z. B. mit Streß, Überforderung oder Urlaubsreife erklärt wurden. Bei derartigen Äußerungen lohnt es sich, nach depressiven Symptomen zu fragen. Bei vielen Patienten mit schwereren internistischen Erkrankungen oder mit Schmerzsyndromen werden Depressionen hinter dem Hauptleiden häufig verkannt. Dies gilt besonders für Patienten in nicht-psychiatrischen Kliniken.
Die häufigsten geäußerten vegetativ-somatischen Störungen sind:
- reduzierte Vitalität
- Schlafstörungen
- Appetitstörung
- Libidostörungen
- Leibgefühlstörungen im Sinne von Enge und Druckgefühlen.

Besteht auch nur der geringste Zweifel an der Frage, ob es sich bei den Klagen des Patienten um echte körperliche Störungen oder um larvierten Empfindungen handelt, unbedingt den Arzt informieren.

7

Patienten beobachten

- gebeugte Haltung, schwerer Gang
- verarmte Mimik, verschleierter Blick, gequälter Gesichtsausdruck
- leise und monotone Stimme
- matte, fahrige Gestik
- Patienten erscheinen oft vorgealtert
- blasse, schlaffe oder welke Haut, sprödes und glanzloses Haar
- ungepflegt, unrasiert, nachlässig gekleidet.

Bei agitierten Deressionen wirke die Patienten ruhelos getrieben, jammernd. Dabei bringen sie oft unablässig ihre depressiven Ideen vor.
Viele Patienten, die als gewissenhaft, pflichtbewußt, korrekt sowie pünktlich, ordentlich, fleißig und einsatzwillig galten, haben plötzlich Mühe, diese positiven Eigenschaften aufrecht zu erhalten.

Eigen- und Fremdanamnese

- Auslöser: z. B. Jahrestags- oder Gedenktagsreaktionen, „letztes Weihnachten lebte mein Mann noch“, „Vater ist heute seit 2 Jahren tot“
- organische oder medikamentöse Ursachen: z. B. körperlich begründbare Depression, pharmakogene Depression
- reaktive Faktoren: Gab es im Leben des Patienten Ereignisse, die ihn seelisch belasten und die ihn nicht mehr losgelassen haben, z. B. Scheidung, Tod des Ehepartners, des Kindes, der Eltern?
- Erschöpfungszustand: Dauerbelastung z. B. in Partnerschaft, Familie oder im Beruf
- Verlauf: schon einmal depressive oder manische Phase durchgemacht?
- bei Frauen nach Schwangerschaften und Wechseljahren fragen
- Vererbbarkeit, Disposition: Vorbelastung durch Eltern, Großeltern, Tanten, Onkel, Geschwister
- Suizidgefahr (☞ 6.1.2): Schon einmal ein Suizidversuch geplant oder gar unternommen?

Somatisches Erscheinungsbild

Somatische Beschwerden bei der Depression können alle Organsysteme betreffen. Sie sind Leitsyptome der larvierten Derpression. Stehen die körperlichen Beschwerden im Vordergrund, so haben die Patienten vor ihrer psychiatrischen Behandlung oft eine Ärzteodyssee hinter sich, ohne daß dabei ein adäquater organischer Befund festgestellt werden konnte.

- Schlafstörungen: trotz Müdigkeit Ein-, Durchschlafstörungen, frühes Erwachen, schwere Träume. Gelegentlich auch gesteigertes Schlafbedürfnis. Tagsüber meist Müdigkeit
- Appetitstörungen: Appetitlosigkeit mit Gewichtsverlust, gelegentlich auch Gewichtszunahme mit Heißhunger
  ! Depressiven Patienten ohne Appetitstörungen wird die Depression oft fälschlicherweise abgesprochen.
- gastrointestinale Beschwerden: Übelkeit, Brechreiz, Erbrechen, Völlegefühl, Meteorismus, Sodbrennen
- Kopfschmerzen: diffuser Kopfdruck oder Kopfschmerzen unterschiedlicher Lokalisation. Meist Druck über den Augen, Stirn oder Hinterhaupt, Spannungskopfschmerz mit Muskelverspannung
- Zahnbereich: Zahnschmerzen ohne auffälligen Befund. Die Prothese paßt nicht mehr, obwohl sie vielfach nachgestellte wurde
- HNO-Bereich: Kloßgefühl (Globusgefühl), Würgegefühl im Hals, Druckgefühl auf beiden Ohren, Ohrengeräusche wie Klingen, Sausen
- Atmung: Enge im Brustkorb bis in den Hals reichend, Atemkorsett, psychogener Hustenreiz
- Herzsensationen: Schmerzen in der Herzgegend (Stechen, Brennen, Klopfen). Tachykardie, Extrasystolen, Arrhythmie, Kreislaufstörung mit Flimmern vor den Augen, Schwindel und Kollapsneigung
- Muskulatur des Skelettsystem: muskuläre Verspannungen im Schulter- und Armbereich, im Rücken mit Nackenschmerzen, Gelenk- und Muskelschmerzen. Allgemeine Mißempfindungen wie Ziehen, Zerren, Reißen, Stechen wie mit Nadeln
- Haut- und Schleimhäute: Zungenbrennen, Foetor ex ore, Trockenheit der Vaginalschleimhaut, unklarer Juckreiz, reduzierter Turgor
- Vegetativum: Hitzewallungen, Kälteschauer, Zittern, leichtes Erröten, Blutdruckschwankungen, Versiegen der Tränensekretion
- Sexualität: Libido- und Potenzstörungen, Schmerzen beim Geschlechtsverkehr.

7

Psychische Symptome

Depressive zeigen affektive, Antriebs-, Denk- und Wahrnehmungsstörungen.

Affektive Symptome

Traurigkeit, Freudlosigkeit: verstimmt, resigniert, unglücklich, bedrückt, trostlos, deprimiert genußunfähig, überdrüssig, lustlos.
Frage: Haben Sie an schönen Dingen, wie z. B. Ihrem Hobby noch die gewohnte Freude? Könnten Sie sich freuen, wenn ich Ihnen jetzt theoretisch 10 000 DM schenken würde?

Interesselosigkeit
Frage: Gibt es noch Dinge z. B. Hobbys, denen Sie sich gerne widmen, oder die Ihnen gut von der Hand gehen?
Glaubensverlust: Nachlassen der religiösen Glaubensfähigkeit, z. B. Gebet, Kirchgang, Beichte.
Frage: Kann Ihnen der Glaube noch Trost geben?
Mutlosigkeit
Frage: Können Sie sich vorstellen, daß es Ihnen einmal besser geht?
Hilflosigkeit
Frage: Haben Sie Schwierigkeiten bei Erledigungen des Alltag, kommen Sie mit einfachen Dingen nicht mehr zurecht?
Minderwertigkeitsgefühle: allgemeine Unsicherheit, mangelndes Selbstwertgefühl, negative Selbsteinschätzung.
Frage: Trauen Sie sich immer weniger zu, fangen Sie noch neue Aufgaben an?
Angstzustände: innere Verunsicherung, Angst.
Frage: Haben Sie vermehrt Angstgefühle, kommen diese Ängste schleichend oder vielleicht überfallartigt?
Empfindlichkeit: sensibel, leicht verletzlich, kränkbar, unzufrieden, vorwurfsvoll.
Frage: Sind Sie in letzter Zeit empfindlicher, dünnhäutiger geworden?
Innere Leere: Absterben aller Gefühle, Gefühl der Gefühllosigkeit.
Frage: Haben Sie das Gefühl innerlich kalt oder leer zu sein, haben Sie überhaupt noch ein Gefühl in sich?
Lebensüberdruß, Suizidgefahr (☞ 6.1.2): schwernehmende Lebenseinstellung bis hin zur Lebensverneinung. Wunsch nach Abstand, Vergessen, Ruhe, Pause, Schlaf. Konkretere Suizidgedanken.
Frage: Wird Ihnen manchmal alles zuviel? Haben Sie das Gefühl einfach nur weg sein zu wollen, nur schlafen zu wollen? Kommt der Gedanke: „Wenn ich tot wäre, wäre es auch nicht schlimm, dann hätte ich es hinter mir"?
! Viele Depressive reden aufgrund der depressiven Symptomatik nicht über ihre Gefühle. Hier gilt es, gezielt nachzufragen, auch wenn der Patient wortkarg, einsilbig und scheinbar abwehrend erscheint. Zeit lassen im Gespräch.
! Tränen sind bei schweren depressiven Zuständen, insbesondere endogener Genese, eher selten. Die Möglichkeit zum entlastenden Weinen stellt sich häufig erst im Laufe der Behandlung ein. Tränen sind dann ein prognostisch günstiges Zeichen, auch wenn sie von Angehörigen bisweilen als Verschlechterung mißgedeutet werden.

7

Antriebs- und Denkstörungen

Energielosigkeit: passiv, schwach, kraftlos, schnell ermüdbar.
Frage: Fühlen Sie sich müde, schwunglos, abgeschlagen ohne, daß Sie einer entsprechenden Belastung ausgesetzt waren? Inwieweit sind Sie belastbar?
Aufmerksamkeit
Frage: Haben Sie Schwierigkeiten im Beruf, im Haushalt? Entgehen Ihnen häufig Dinge?
Innere Unruhe: nervös, fahrig, vibrierend, gespannt, jammerig, klagsam.
Frage: Verspüren Sie eine innere Unruhe, ein „inneres Beben", obwohl Sie äußerlich ganz ruhig sind?

Reaktionsfähigkeit
Frage: Brauchen Sie in letzter Zeit länger, um sich auf neue Situationen einzustellen?
Denkstörung: verlangsamtes, gehemmtes, umständliches, zähflüssiges, mühsames Denken, Gedankenkreisen, Grübelsucht.
Frage: Erscheint Ihnen das Tempo Ihrer Gedanken verlangsamt? Kommen die Gedanken ganz zäh?
Beziehungsstörung: Rückgang oder Verlust emotionaler Beziehungen und Gefühle zu anderen (emotionale Entleertheit), Distanz zur Umwelt.
Frage: Haben Sie das Gefühl wie in einem Loch zu sitzen, wie hinter einer Glaswand oder unter einer Glasglocke?

Wahnhafte Störungen

Nihilistischer Wahn: Gefühl, nichts wert zu sein.
Frage: Habe Sie das Gefühl nichts wert zu sein, ein Niemand zu sein, sowieso überflüssig zu sein?
7
Hypochondrischer Wahn: Gefühl, körperlich sehr krank zu sein.
Frage: Haben Sie das Gefühl sehr krank zu sein, womöglich unheilbar krank, ohne einen konkreten Anhalt dafür zu haben? Haben Sie verdächtige Beobachtungen an sich gemacht, die sie als Hinweis für eine vermeintliche Erkrankung sehen?
Verarmungswahn
Frage: Haben Sie die Befürchtung mit Ihrem Geld nicht mehr auszukommen, den Krankenhausaufenthalt nicht mehr bezahlt zu bekommen?
Schuldwahn: Überbewertung meist geringfügiger Verfehlungen, Selbstanschuldigung.
Frage: Leiden Sie unter dem Gefühl, alles falsch zu machen? Machen Sie sich wegen einer oder mehrerer Dinge Vorwürfe? Ziehen Sie sich bezüglich Schuldzuweisungen oder Schuldempfinden „jeden Schuh an"? Habe Sie Schuld auf sich geladen?

Wahrnehmungsstörungen

Akustische Halluzinationen: innere Stimme, Stimme des Gewissens, diffamierende oder anklagende Stimmen.
Frage: Hören Sie eine Stimme oder Stimmen in Ihrem Kopf, die zu Ihnen sprechen oder Schlechtes über Sie sprechen?
Körperliche Mißempfindungen: Druck- und Zuggefühle im Körperinneren oder an der Körperoberfläche.
Frage: Spüren Sie Ihre gedrückte Stimmungslage auch körperlich? Spüren Sie Druckgefühle, Mißempfindungen, Schmerzen, besonders im Bereich von Brust, Kopf oder Rücken?
Zeitdehnung
Frage: Erscheinen Ihnen die Vorgänge des täglichen Lebens als sich endlos lang hinziehend, nicht endend wollend?
Entfremdungserlebnisse: Depersonalisation, Derealisation.
Frage: Kommen Sie sich unwirklich und fremd vor? Kommt Ihnen Ihre Umwelt verändert, anders, fremd vor?

■ Psychosoziale Folgen

Die in unserem Kulturkreis am häufigsten geklagten depressiven Inhalte sind die drei klassischen Themen:
- Leistungsinsuffizienz
- Selbstvorwürfe, Selbstanklagen und Schuldbewußtsein
- Minderwertigkeits- und Kleinheitsgefühle.

Aus diesen drei Themenkreisen entwickelt sich oft ein Teufelskreis, manchmal auch eine „Spirale, die sich nach unten bewegt", der sowohl den privaten Bereich, als auch das Berufliche umfaßt. Am Ende dieser Entwicklung stehen oft suizidale Gedanken oder Handlungen.

Privat

Minderung der Kontaktfähigkeit bei vorhandenem Kontaktwunsch zu Partner, Kindern, Eltern, Freunde, Verwandte. Dadurch besteht die Gefahr der emotionalen Vereinsamung und des Rückzuges von der Umwelt. Die Depression verstärkt sich an dieser Stelle oft noch.

! Diese vom Patienten oft ängstlich registrierte Entwicklung sollte offen mit ihm besprochen werden mit dem Hinweis, daß sich die Kontakte nach Besserung der Erkrankung i.d.R. neu aufbauen lassen können.

Beruflich

Unvermögen, alltägliche Aufgaben und bisher problemlos gelöste Schwierigkeiten zu bewältigen → Angst, am Arbeitsplatz herabgesetzt, versetzt zu werden oder die Arbeitsstelle zu verlieren. Bisweilen erfolgt die Kündigung auch ohne äußeren Druck durch den Depressiven selbst: „Ich bin sowieso ein Versager".

! Patienten auf den ursächlichen Zusammenhang zwischen beruflicher Leistungsminderung und der akuten Erkrankung hinweisen.

7

7.1.3 Therapie und Pflege

■ Therapie

Grundlage für die Behandlung jeder mittelgradig bis schwer ausgeprägten Depression ist die Pharmakoptherapie. Sie ermöglicht in vielen Fällen erst die Anwendung der übrigen unten genannten ergänzenden Therapieverfahren. Stehen beispielsweise starke Konzentrationsstörungen und depressiver Wahn im Vordergrund, so werden alle psychotherapeutischen Maßnahmen oder die Beschäftigungstherapie wenig Erfolg haben, im Gegenteil: Es kann durch das Gefühl der Überforderung zu einer Verschlimmerung der depressive Symptomatik kommen.

Ist der Patient soweit gebessert, daß er mit Nutzen an den übrigen Therapien teilnehmen kann, so sind diese Verfahren als eine tragende Säule der therapeutischen Intervention anzusehen.

Wird unter der Gabe eines Antidepressivums nach 2–3 Wochen keine ausreichende Besserung erzielt, so bleiben folgende Maßnahmen: Dosiserhöhung, Wechsel des Antidepressivums oder Zusatzbehandlung wie Schlafentzug,

Kombination mit Neuroleptika oder EKT, Kombination mit Schilddrüsenhormonen. Die Kombination dieser Behandlungsmethoden bringt eine sehr hohe Erfolgsrate.
Grundsätzlich stehen folgende Therapie zu Verfügung
- Pharmakotherapie: Antidepressiva (☞ 18.1), Tranquillantien (☞ 18.3)
- Psychotherapie (☞ 5.4)
- Beschäftigungs- und Arbeitstherapie ☞ 5.5.1)
- Schlafentzug (☞ 5.6.2)
- Sporttherapie (☞ 5.5.4)
- Elektrokrampftherapie (☞ 5.6.1)
- Lichttherapie (☞ 5.6.3)
- Musiktherapie (☞ 5.5.6).

■ Pflege

7

Für die meisten Pflegemaßnahmen ist das grundsätzliche Problem zu beachten, den Mittelweg zwischen Aktivierung und Überforderung des Patienten zu finden.
Depressive Menschen sind häufig sehr sensibel und verletzbar. Sie sind durch ihre Erkrankung oft weniger wehrhaft. Sie brauchen manchmal bei Konflikten auf der Station Schwestern und Pfleger als Anwalt, da sie krankheitsbedingt ihre Interessen nicht immer wahrnehmen können.

Traurigkeit, depressive Stimmungslage

! Zum Patienten eine tragfähige Beziehung herstellen.

Den Depressiven durch Gespräch und Trost entlasten. Wichtig dabei: dem Patienten wird mit der Fürsorge nicht die Depression genommen, deshalb nicht enttäuscht sein, wenn sich nach dem engagierten Zuhören und Zureden die Depression nicht verflüchtigt hat. Die meisten Patienten beschreiben nach der Besserung, daß die Gespräche ihnen „einfach gut getan" haben.
- bei Gefühlen von Hoffnungslosigkeit den Patienten immer wieder darauf hinweisen, daß seine Erkrankung nur eine Phase ist, daß alle depressiven Patienten da wieder herauskommen, auch wenn die Erkrankten das nicht so recht glauben können
- keinen billigen Trost spenden, nach dem Motto „Das ist alles nicht so schlimm"
- spontane Heiterkeit der Mitpatienten kann auf Depressive bedrückend wirken: dem Depressiven Rückzugsmöglichkeiten bieten.

Interessenverlust

Patienten haben häufig „wenig Lust", Besuch zu bekommen oder sich mit diesem zu unterhalten. Viele depressiv Kranke leiden an einem ausgeprägtem Morgentief. In der erste Behandlungswoche kann der Patient regredieren und sich besonders morgens in sein Bett zurückziehen.
- Patienten zu leichten Aktivitäten ermuntern, z. B. mal mit in den Park zu gehen
- Besucher darauf hinweisen, daß die Ablehnung des Patienten am ehesten krankheitsbedingt ist

- Patienten ausführlich über den Stationsablauf und über die Gegebenheiten auf Station informieren, auch wenn er desinteressiert erscheint
- Patienten zu allen Stationsveranstaltungen einladen, sonst fühlt er sich schnell als Außenseiter
- nicht mit großem Druck in die Beschäftigungstherapie oder zum Sport drängen.

Antriebsarmut

Sind die Patienten gehemmt-depressiv, ist die Gefahr sehr groß, sie zu überpflegen und sie wie kleine Kinder zu behandeln. Man nimmt ihnen so die letzte Selbständigkeit.
Die Langsamkeit des depressiven Patienten ist krankheitsbedingt, deshalb nicht ungeduldig werden.

Körperpflege vernachlässigt
Zur Körperpflege anhalten und ermuntern. In Extremfällen eine Teil- oder Ganzwäche durchführen (☞ 2.2).

Verminderte Nahrungs- und Flüssigkeitsaufnahme
- Turgor kontrollieren: stehende Hautfalten (☞ 2.5)?
- Zunge kontrollieren: trocken?
- Gewicht kontrollieren
- auf wahnhaftes Gedankengut achten: häufig Gedanken wie „Ich bin doch nichts wert, bin ein Nichts, ich brauche nichts, ich darf nichts essen"
- bei progredienter Verschlechterung der Nahrungs- oder Flüssigkeitszufuhr Magensonde, Verweilkanüle legen. Nicht zu lange herauszögern. Patienten sind in vielen Fällen erleichtert, wenn ihnen jemand die Entscheidung abnimmt, ob sie essen sollen oder nicht.

Obstipation
Viele Antidepressiva wirken, besonders bei der Bewegungsarmut der Depressiven, obstipierend (anticholinerge Wirkung): Stuhlgang genau erfragen und dokumentieren.

Tips, Tricks & Fallen
- bei depressiven Patienten mit einer epileptischen Wesensänderung kann der depressive Zustand sehr schnell in Gereiztheit und Aggressivität umschlagen → Gefahr für Pflegeperonal und sonstige Umwelt
- religiös gebundene depressive Patienten finden oft Trost im Glauben → wenn gewünscht, den Kontakt zum Klinikseelsorger bahnen.

7.1.4 Spezielle Formen

Neurotische Depression ☞ 11.2.1, Depressionen bei schizoaffektive Psychosen ☞ 7.3.

Depression bei manisch-depressiver Erkrankung

Depressive Episode, rezidivierende depressive Störungen.

Phasenverteilung

- monopolare Verläufe mit ausschließlich depressiven Phasen: ~ 66 %
- bipolare Verläufe mit depressiven und manischen Phasen: ~ 28 %
- monopolare Verläufe mit ausschließlich manischen Phasen: 3–6 %.

Epidemiologie

0,4 % der Bevölkerung. 62 % Frauen, 38 % Männer. Die Depression tritt fast immer ohne adäquaten äußeren Anlaß auf.

Erkrankungsalter

- bei Frauen gibt es zwei Gipfel: im 3. und 5.-6. Lebensjahrzehnt
- bei Männer besteht ein eindeutiger Altersgipfel im 5.-6. Lebensjahrzehnt
- Involutions- oder Spätdepression: erste depressive Phase nach dem 50. LJ.

7

Ätiologie

Erbliche Komponente

Wenn ein eineiiger Zwilling manisch-depressiv erkrankt, hat der andere eine Wahrscheinlichkeit von 70 % die gleiche Erkrankung zu bekommen, auch wenn sie in verschiedenen Umgebungen aufwachsen. Findet sich in einer Familie ein manisch-depressiv Erkrankter, so steigt die Erkrankungswahrscheinlichkeit auf das 18fache im Vergleich zu einer Familie ohne diese Krankheitsbild an.

Biochemische Komponente

Sichere biochemische und psychophysiologische Parameter mit Indikatorfunktion für die therapeutische Ansprechbarkeit ließen sich bis heute nicht finden. **Serotonindefizit-Hypothese:** Bei endogen Depressiven sprechen Hinweise für einen verlangsamten Serotoninstoffwechsel. Man hat bei Suizidanten im Stammhirn einen Serotonin- und 5-Hydroxyindolessigsäure-Mangel festgestellt.
Bei der **Noradrenalinhypothese** wird bei einer Teilgruppe von zyklothymen Depressionen ein absoluter oder relativer Mangel an Noradrenalin an funktionell wichtigen Rezeptorstellen im Gehirn vermutet.

■ Altersdepression

Treten Depressionen nach dem 65. Lebensjahr auf, so bezeichnet man sie als Altersdepression. **Dauer:** mehrere Wochen bis Monate.

Therapie

Medikamentöse Therapie steht im Vordergrund. Durch Besserung des Krankheitsbildes unter Medikamenten wird es oft erst ermöglicht, daß der Patient für psychotherapeutische Gespräche offen ist. Weitere Therapie:

- Beschäftigungs- und Arbeitstherapie, Sporttherapie, Musiktherapie
- Physiotherapie: z. B. Massagen, um die Entspannung des Patienten zu fördern
- Schlafentzug, Lichttherapie.

■ Reaktive Depression

Depressive Reaktion, posttraumatische Belastungsstörung, Anpassungsstörung (kurze depressive Reaktion). Längere depressive Reaktion: abnorme Verlustreaktion (☞ 11.1).

Merkmale

- ausgelöst durch ein schmerzliches Ereignis. Sie ist vom Inhalt auf dieses Erlebnis zentriert
- Auftreten zwischen Pubertät und mittlerem Lebensalter. Beim weiblichen Geschlecht zudem häufig im Präklimakterium, beim Mann häufig in den letzten Jahren vor Abschluß der beruflichen Laufbahn
- Dauer: zwischen einigen Tagen und mehreren Wochen. Im höheren Lebensalter auch länger, was die Differentialdiagnose erschwert
- Verlauf: von der leichten depressiven Verstimmung bis zu schwersten Verläufen.

7

Ursachen

- Frauen: Enttäuschungen in Partnerschaft, Ehe- und Liebesbeziehungen, Untreue, eheliche Zerwürfnisse
- Männer: berufliche Probleme wie ausgebliebene Beförderung, unbefriedigende Arbeitslage, finanzielle Sorgen, familiäre Schwierigkeiten.

Therapie

Krisenintervention, Gesprächspsychotherapie (☞ 5.4), soziotherapeutische Maßnahmen. Bei ausgeprägter Symptomatik:
- vorsichtig dosierte antidepressive Medikation (☞ 18.1)
- bei agitierten Depressionen niederpotente Neuroleptika (☞ 18.2)
- notfalls kurzfristiger Einsatz eines Tranquilizers vom Benzodiazepin-Typ (☞ 18.3)
- viel körperliche Aktivität, nicht unter einer Stunde und möglichst bei Tageslicht.

■ Saisonal abhängige Depression (SAD)

Merkmale

- an Herbst- und Wintermonate gebunden
- vermehrtes Schlafbedürfnis
- gesteigerter Appetit
- regelmäßige Phasen.

Ätiopathologie

Gestörte Melanin-Serotoninproduktion.

Therapie

Lichttherapie (☞ 5.6.3).

■ Wochenbettdepression

Während der Schwangerschaft und in den ersten Tagen bis Wochen nach der Entbindung kommt es gehäuft zu depressiven Störungen. Das Maximum liegt am 7.-10. Tag nach der Entbindung. Dauer einige Stunden bis wenige Tage.

Symptome

- ausgeprägte Verstimmung
- schwere Schlafstörung
- Umtriebigkeit oder psychomotorische Erstarrung
- depressive Selbstvorwürfe, die sich zum Schuld- und Versündigungswahn steigern können.

Verlauf

- Übergänge zu paranoiden Symptomen sind möglich. Psychotische Wochenbettdepressionen können mit verstärkter Suizidgefahr einher gehen
- besondere Gefährdung: erweiterter Suizid mit dem Neugeborenen.

7

! Heultag: Bei einem Viertel aller Wöchnerinnen kommt es um 3. Tag post partum zu einer leichten bis mittelgradigen, kurzzeitigen depressiven Episode.

■ Larvierte Depression

Bei der larvierten Depression prägen vegetative Symptome zusammen mit leibliche Mißempfindungen das Bild. Die depressive Verstimmtheit tritt hinter den körperlichen Beschwerden ganz in den Hintergrund.

Symptome

- allgemeine Abgeschlagenheit, andauernde Müdigkeit und keine Erholung durch den Schlaf, Einschlaf-, Durchschlafstörungen
- Obstipation, selten Diarrhöe
- Druckgefühl auf der Brust oder im Bauch, zugeschnürte Kehle, Kloß im Hals
- schwerer Kopf, Gefühl des Reifens um dem Kopf
- Beklemmungsgefühl, Unruhe, Fremdheitsgefühl.

Therapie

Medikamente (☞ 18), Psychotherapie (☞ 5.4), Körperwahrnehmungsübungen (☞ 5.5.4).

■ Körperlich begründbare Depressionen (☞ 9)

Symptomatische Depression als Begleitdepression einer körperlichen Erkrankung, v. a. extrazerebral, z. B. Hypothyreose, Reizkolon. Hierzu gehören auch Depressionen unter Medikamenten (pharmakogene Depressionen) besonders durch Neuroleptika oder andere psychotrope Substanzen. Aber auch eine Vielzahl anderer Medikamente, z. B. H_2-Blocker, Betablocker, können eine Depression auslösen.

7.2 Manische Verläufe

7.2.1 Epidemiologie, Einteilung

Griech. mania: Raserei, Wut, Wahnsinn, aber auch Begeisterung. Affektive Erkrankung mit Antriebssteigerung, Größenideen und einem Hochgefühl.

Epidemiologie

Relativ häufige Erkrankung, 0,6–0,9 % der Bevölkerung bekommen im Leben eine manisch-depressive Erkrankung. Bei den bipolaren Verläufen sind bei Geschlechter gleich häufig betroffen.

Vorkommen manischer Zustände

- monopolare und bipolare endogene Manie im Rahmen einer Zyklothymie
- schizoaffektive Psychosen (☞ 7.3)
- Medikamente, z. B. anabole Steroide, Amphetamine, Antiparkinsonmedikamente, Glukokortikoide, MAO-Hemmer, Rauschgifte
- körperliche Erkrankungen, z. B. Hirntumoren, progressive Paralyse.

Zyklothymie

Rapid-cycler-Syndrom: jährlich mindestens vier Phasen, die monopolar manisch oder monopolar depressiv sein können oder zwei bipolare Krankheitszyklen.
Ultra-rapid-cycler-Syndrom: Phasenwechsel innerhalb von 48 h, meist kurze Phasendauer.
Im Anschluß an eine depressive Phase kommt es oft zu **hypomanischen Nachschwankungen** mit geringer Intensität. Umgekehrt schließt sich an eine manische Phase oft eine leicht **depressive (subdepressive) Nachschwankung** an.
! Suizidale Tendenzen werden leicht übersehen.
Je nach Schwere der Nachschwankung muß medikamentös darauf reagiert werden. Hinweise auf depressive Nachschwankungen: Patient wird deutlich stiller, er beginnt über seine Erkrankung zu grübeln.

7.2.2 Symptome, Pflege

Gehobene Stimmung

- **heitere Manie:** Patienten neigen zu grundloser Heiterkeit, Scherzhaftigkeit, sind gute Unterhalter sowie übermütig strahlend, optimistisch
- **gereizte Manie:** Patienten sind schnell reizbar, beleidigt, können aggressiv werden
- Krankheitseinsicht fehlt meist
- Patienten zeitweise enthemmt.

7

Pflege

- Patienten eine möglichst reizarme Umgebung bieten. Nicht zwei Maniker in das selbe Zimmer legen
- von gereizt manischen Patienten, die teilweise sehr witzig und treffend ironisch sein können, nicht provozieren lassen
- nicht in die manische Atmosphäre hineinziehen lassen, selbst laut werden oder selbst „Sprüche machen"
- Patienten bei fehlendem Leidensdruck und fehlender Behandlungseinsicht Verhaltensweisen und Defizite vor Augen führen, die möglicherweise auch für ihn auffällig sind. Beispiel: „Sie müssen doch zugeben, daß 3 h Schlaf sehr ungewöhnlich sind. Keine Ihrer vielen guten Idee ist bis jetzt umgesetzt worden".

Antriebssteigerung und Schlafstörungen

Unermüdliche Betriebsamkeit, oft über Tage nur wenige Stunden Schlaf.

Pflege

Patienten nicht um jeden Preis zum Schlafen bringen wollen. Patient kann sich möglicherweise auch mal nachts im Aufenthaltsraum aufhalten oder sich zu den Nachtwachen setzen, wenn die Ordnung der Station und der Schlaf der Mitpatienten gewahrt bleiben. Schlafstörungen sind bei Wiederaufflammen der Symptomatik in ihrer diagnostischen Bedeutung nicht zu unterschätzen → genau dokumentieren (☞ 14.2, 15.2).

Formales Denken gelockert, Ideenflucht

- Patienten springen von einem Thema zum anderen, bringen nichts zu Ende, sind unübertroffen im Einfallsreichtum, wechseln ständig das Denkziel (☞ 4.6)
- Patienten sind von Mitpatienten, Geräuschen und Szenen in der Umgebung vermehrt ablenkbar.

Geordnete Manie: Ideenflucht ist nicht vorhanden. Patienten schlafen wenig, unternehmen viel, sind häufig sehr effektiv im Arbeiten, z. T. sehr kreativ. Zustand wird auch als **Submanie** bezeichnet.

Verworrene Manie: Ideensprünge sind nicht mehr nachvollziehbar, aus der Ideenflucht wird Denkzerfahrenheit oder Denkinkohärenz (☞ 4.6).

Überkochenden Manie: Halluzinatorische, paranoide und katatone Symptome gesellen sich auf dem Gipfel einer manischen Phase zu den o.g. Symptomen hinzu.

Pflege

Dem Patienten Freiräume zum Reden und Erklären lassen. Zum anderen diesen Freiräumen klare Grenzen aufzeigen.

Psychomotorische Erregung

- Rede-, Bewegungs- und Betätigungsdrang
- Patienten sind ständig unterwegs, sprechen Mitpatienten und Pflegepersonal oft an
- häufig Weglauftendenzen, zielloses „Abhauen".

Gehobene Vitalgefühle

- Patient fühlt sich ungewöhnlich gesund und leistungsfähig
- Patienten haben ausdrucksstarke Mimik, schminken sich verstärkt, legen viel Schmuck an.

! Bei einem Teil der Patienten besteht eine Hypersexualität mit gesteigerter sexueller Ansprechbarkeit und mutigerem Kontaktverhalten.

Pflege

- manche Patienten streben ein Kräftemessen durch Bestätigungsdrang an → nicht darauf einlassen
- manische Patienten schließen auf Station Geschäfte ab, die sie im Nachhinein bereuen. Beispiel: Sie versetzen den Ehering für ein Hemd (☞ 1.15.5). Geschäfte durch ein aufklärendes Gespräch unter Wahrung der Schweigepflicht in der Patientenversammlung mit anderen Patienten von vornherein erschweren
- dem Patienten nach Möglichkeit kleine Aufgaben im Stationsalltag übertragen.

7

Kritikminderung

Minderung der Fähigkeit zur kritischen Selbsteinschätzung und Minderung der Distanz zum eigenen Erleben. Patienten sind nicht in der Lage, ihr Handeln und die Folgen ihres Handelns realistisch einzuschätzen. Die unrealistische Einschätzung des eigenen Handels führt nach der akuten Erkrankungsphase oft zu großen sozialen oder finanziellen Problemen.

Pflege

Ist der Patient krankheitsbedingt nicht in der Lage, bestimmte pflegerische Maßnahmen oder ärztliche Anordnungen einzusehen, sollten keine endlosen Diskussionen geführte werden. Diese reizen den Patient oft noch stärker und sind in den seltensten Fällen von Erfolg gekrönt. In dieser Krankheitsphase klare Strukturen geben.

! Anordnungen von hierarchisch höher gestellten Personen (Chefarzt, ltd. Abteilungsarzt) werden von vielen Manikern „aufgrund der Gleichrangigkeit" eher angenommen.

Ein Patient, der sich aufgrund sprunghaften Denkens und Ideenflucht schwer konzentrieren kann, ist in einer für ihn schwierigen Entscheidungssituation meist nicht in der Lage, seine Energie auf ein gegebenes Versprechen, z. B. vernünftig zu sein, zu lenken.

Größenideen, Größenwahn

- Patienten geben meist unhaltbare Versprechungen, prahlen
- Patienten leben oft über ihre finanziellen Verhältnisse
  - kaufen Unmengen ein, z. T. Dinge, die nicht gebraucht werden
  - sind spendierfreudig
  - frönen der Spielleidenschaft
  - besuchen entfernte Verwandte, aber auch Politiker und Künstler
- es kann auf dem Boden der Selbstüberschätzung zum Größenwahn kommen, z. B. Patient glaubt, problemlos auch ohne Licht nachts mit 180 km/h über die Autobahn rasen zu können.

Pflege

Ist das formale Denken sowie die Kritikfähigkeit des Patienten stark gestört, kann den Versprechungen des Patienten kein Vertrauen entgegengebracht werden, weil es dem Patienten krankheitsbedingt nicht möglich ist, Versprechungen einzuhalten. Dem Patienten vermitteln, daß man ihm keine Täuschungsabsichten unterstellt, wenn man an seinen Versprechungen, z. B. vernünftig zu sein, Zweifel hegt. Ihm die Gründe für die Zweifel mitteilen.

Tips, Tricks & Fallen

Es ist sinnvoll, sich während der ersten Behandlungswoche eines manischen Patienten auf eine störungsreiche Woche einzurichten.

7.2.3 Therapie und Prophylaxe

7

Grundregeln

- ausführliche Aufklärung des Patient über Verlauf, Frühsymptome wie Schlafstörungen, Gefahren der Erkrankung, mögliche Auslösesituationen sowie über Chancen und Risiken der Prophylaxe
- Gespräche mit Angehörigen, damit diese die auf sie zukommende krankheitsbedingte Belastungen thematisieren können. Angehörige fühlen sich häufig „in der Zwickmühle", weil sie zwischen dem Patienten und seiner aufgebrachten Umgebung vermitteln müssen. Sie belasten sich häufig mit einem schlechtem Gewissen, da sie den Patienten möglicherweise gegen seinen Willen in die Klinik gebracht haben
- die Einrichtung einer Betreuung kann sinnvoll sein. In der Manie getätigte Rechtsgeschäfte können leichter rückgängig gemacht werden (☞ 1.15.9)
- manische Patienten sollten in ihrer Krankheitsphase keine Entscheidungen mit weitreichenden Konsequenzen fällen. Dies sollte auch mit den Angehörigen besprochen werden.

■ Medikamente

Neuroleptika

☞ 18.2. Meist werden hochpotente und niederpotente Neuroleptika kombiniert.

- stehen im therapeutischen Alltag aufgrund schneller Wirksamkeit an erster Stelle
- bei hocherregten, aggressiven Patienten ist i. v. oder i.m. Gabe häufig unumgänglich
- Einnahme der Medikation gründlich kontrollieren, weil Patienten in ihrem Krankheitsbild eine Vielzahl von Tricks entwickeln, um der Medikation zu entgehen.

Neuroleptische Vollbremsung
Sowohl die stark sedierende Wirkung als auch die extrapyramidalen Nebenwirkungen bei Kombinationsbehandlung mit nieder- und hochpontenten Neuroleptika wird von vielen manischen Patienten als „neuroleptische Vollbremsung" empfunden.
Oft werden zusätzlich extrapyramidalen Störungen wie Dyskinesien und Bewegungsunruhe von manischen Patienten mit ihrer ausgeprägten Antriebssteigerung und Unruhe als besonders unangenehm empfunden. Diese unerwünschten Wirkungen können zu einer Zunahme der Agitiertheit führen → rechtzeitig Biperiden (Akineton®) geben.

Lithium

☞ 18.5. Eine der wichtigsten Behandlungsmethoden in der akuten manischen Phase und zur Rückfallprophylaxe. Lithiumtherapie kann bei leicht bis mittelstark ausgeprägten Manien ausreichen. Führt in ⅔ der Fälle zum Erfolg.
- wirkt bei ausreichender Dosierung i.d.R. nach 4–10 d
- es werden höhere Lithiumserumkonzentrationen als bei der Phasenprophylaxe angestrebt: ~ 1,0 mmol/l.

7

Carbamazepin

Gilt in Deutschland als Mittel der zweiten Wahl nach Lithium. Bei kooperativen Patienten kann eine schnelle Aufsättigung mit angestrebten Serumspiegel von 8–10 µg/ml erfolgen. Aufsättigung in der Suspensionsform hat sich in der Praxis bewährt.

Benzodiazepine

Benzodiazepine sind aufgrund ihrer angst- und erregungslösenden sedierenden Eigenschaften bei guter klinischer Verträglichkeit besonders zur initialen Sedierung und Schlafförderung geeignet. Im Gegensatz zu depressiven Neurosen und Angstneurosen konnte bei manischen Patienten keine erhöhte Benzodiazepinabhängigkeit beobachtet werden.

Prophylaxe der manisch-depressiven Erkrankung

Verhindern von erneuten Phasen ist eminent wichtig. Die Lithiumphrophylaxe ist bei guter Zusammenarbeit des Patienten sehr wirksam und nur selten mit stärkeren unerwünschten Wirkungen behaftet → Patienten motivieren.

Lithiumprophylaxe

☞ 18.5. Intoxikationssymptome ☞ 18.5.
- verringert sowohl Anzahl und Dauer der Phasen, als auch Schwere des Verlaufes
- bei nahezu 75 % aller Patienten Besserung
- Zahl der Wiedererkrankungen ist um so höher, je mehr Krankheitsphasen bereits abgelaufen sind und je kürzer der Abstand zwischen den beiden letzten Phasen ist

- da Lithium eine geringe therapeutische Breite hat, muß die richtige Dosierung anhand des Plasmaspiegels eingestellt werden → zunächst wöchentliche Lithiumserumkontrollen
- angestrebter Plasmaspiegel: 0,5–0,8 mmol/l
- unerwünschte Wirkungen: Tremor der Hände, Anorexie, Übelkeit, Diarrhöe, Schwitzen, Vergrößerung der Schilddrüse, Knöchel- und Gesichtsödeme

Tips, Tricks & Fallen

- Lithiumserumspiegelkontrollen sollten immer 12 h nach der letzten Einnahme erfolgen → darauf achten, daß der Patient zu dieser Zeit auf Station ist
- Lithiumserumspiegel wird stark durch Durchfall und Erbrechen beeinflußt → genau dokumentieren.

Carbamazepin

Carbamazepin (☞ 18.5) kommt als Phasenprophylaxe zum Einsatz, wenn sich Lithium als nicht ausreichend wirksam erwiesen hat oder wenn gravierende unerwünschte Wirkungen unter Lithium auftreten oder Kontraindikationen gegen Lithium bestehen.

7.3 Schizoaffektive Psychosen

Episodische Erkrankungen, bei denen sowohl affektive als auch schizophrene Symptome in derselben Krankheitsphase auftreten, meistens gleichzeitig oder höchstens durch einige Tage getrennt.

Formen

Man unterscheidet folgende Formen:

- **schizomanische Episode:** schizoaffektive Störung, gegenwärtig manisch
- **schizodepressive Episode:** schizoaffektive Störung, gegenwärtig depressiv.

Erkrankung verläuft in Episoden:

- **monopolare Verläufe:** Patient hat rein schizodepressive oder rein schizomanische Episoden
- **bipolare Verlaufsformen:** Patient hat sowohl schizodepressive als auch schizomanische Episoden.

Prognose

Patienten, die unter mehrfachen schizoaffektiven Episoden leiden, besonders solche, deren Symptome eher manisch als depressiv sind, zeigen gewöhnlich eine vollständige Remission und entwickeln nur selten ein Residuum. Schizomanische und bipolar schizoaffektive Patienten weisen eine fast doppelt so hohe Phasenzahl auf wie monopolare schizodepressive Psychosen.

Schizomanische Psychose

Psychose, bei der sowohl schizophrene als auch manische Symptome in derselben Krankheitsepisode auftreten. Ersterkrankung meist um das 28. Lebensjahr. Meist floride Psychosen mit akutem Beginn. Verhalten ist oft stark gestört, aber es kommt im allgemeinen innerhalb weniger Wochen zu vollständiger Rückbildung.

Symptome

Affektiver Anteil
- gehobene Stimmung
- vermehrtes Selbstbewußtsein und Größenideen
- gelegentlich Erregung und Gereiztheit mit aggressivem Verhalten und Verfolgungsideen
- Antriebssteigerung, Überaktivität, Konzentrationsstörungen und Distanzlosigkeit. Beziehungswahn, Größenwahn oder Verfolgungswahn können vorhanden sein.

7

Schizophrener Anteil
- Gedankenausbreiten („Mit meinen Gedanken werden große Erfindungen gemacht"), Gedankenabreißen
- Beeinflussungserleben: „Fremde Kräfte versuchten meine Gedanken und Gefühle zu beeinflussen oder zu kontrollieren"
- bizarre Wahnideen, die nicht nur als Größen- oder Verfolgungswahn anzusehen sind.

Akuttherapie

- hochpotente Neuroleptika als Mittel der Wahl (☞ 18.2)
- bei starker Erregung mit niederpotenten Neuroleptika kombinieren
- es gibt in der Wissenschaft Hinweise, daß die Kombination von Neuroleptika und Lithium effektiver sein soll als eine neuroleptische Monotherapie
- die Wirksamkeit von Lithium als Monotherapie ist wissenschaftlich nicht gesichert. Allenfalls zu verwenden bei leichten schizomanischen Episoden mit überwiegend affektiver Komponente. In Kombination mit Neuroleptika besonders bei Erkrankungen mit starkem manischen Pol sinnvoll.

Prophylaxe

Lithiumprophylaxe (☞ 18.5) ist dringend geboten, da besonders die bipolaren Formen der schizoaffektiven Psychosen viel häufiger rezidivieren als rein affektive und rein schizophrene Psychosen.
- bei affektdominanten schizoaffektiven Psychosen (Schwerpunkt auf dem manischen oder depressivem Pol) scheint die Lithiumprohylaxe annähernd gleich effektiv zu sein wie bei affektiven Psychosen
- bei den schizodominanten schizoaffektiven Psychosen (Schwerpunkt auf dem schizophrenen Pol) hat sich die Kombination von Lithium und Neuroleptika als Prophylaxe bewährt
- bei Lithiumunverträglichkeit und bei Patienten, die auf Lithium keine Wirkung im Krankheitsverlauf zeigen, kommt Carbamazepin als Ersatz in Frage.

Tips, Tricks & Fallen

Schizomanische Patienten, die vom schizophrenen Anteil in ihrem Erleben erzählen, wirken durch ihre manische Art oft, als würden sie scherzen oder nur eine besonders bilderreiche Sprache verwenden. Deshalb genau zuhören, nachfragen und den Patienten bezüglich möglicher Ich-Störungen, Verfolgungserleben oder Halluzinationen aufmerksam beobachten.

■ Schizodepressive Psychosen

Psychose, bei der sowohl schizophrene als auch depressive Symptome während derselben Krankheitsepisode auftreten. Ersterkrankung meist um das 38. LJ.
! Behandlung sollte wegen des **äußerst hohen Suizidrisikos** stationär erfolgen.

7

Symptome

Affektiver Anteil
- Verlangsamung, Schlaflosigkeit
- Antriebs, Appetit- oder Gewichtsverlust
- Verringerung der üblichen Interessen
- Konzentrationsstörung, Schuldgefühl
- Gefühle der Hoffnungslosigkeit und Suizidgedanken.

Schizophrener Anteil
- Gedankenausbreiten
- Gedanken werden von außen blockiert
- Verfolgungswahn, z. B. Angst ausspioniert zu werden, Befürchtung, daß ein Komplott im Gang ist
- akustische Halluzinationen, z.B Stimmen befehlen den Suizid.

Akuttherapie

Medikamente: hochpotente Neuroleptika (☞ 18.2) und Antidepressiva (☞ 18.1).

Prophylaxe

Neben der sehr hohen Rückfallgefährdung, die schizoaffektive Psychosen von sich aus schon mit sich bringen, ist wegen der sehr hohen Suizidrate bei Patienten mit schizodepressiver Erkrankung die Prophylaxe von besonderer Bedeutung.

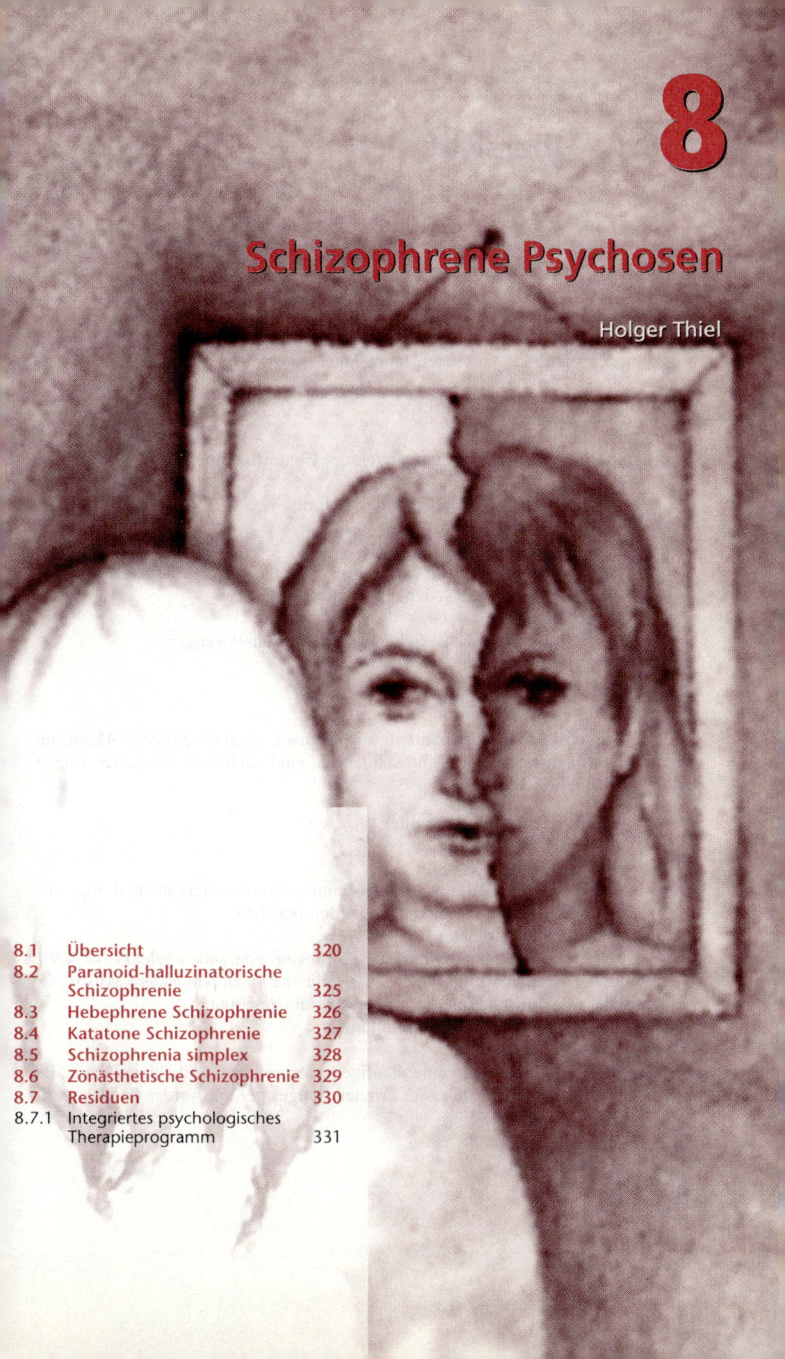

8 Schizophrene Psychosen

Holger Thiel

8.1 Übersicht

Griech. schizo: gespalten; phrein: Zwerchfell, Seele. Es ist nicht die Spaltung des Menschen in zwei Persönlichkeiten gemeint, sondern die Tatsache, daß der schizophren erkrankte Mensch zwei Wirklichkeiten kennt. Man könnte sie als reale und private Wirklichkeit bezeichnen.
Die Häufigkeit der schizophrenen Psychosen beträgt ~ 0,4 – 1 % der Bevölkerung. Es gibt keinen Unterschied zwischen den verschiedenen Völkern und keine Zunahme in den letzten Jahrzehnten.

Mögliche Entstehungsfaktoren

- genetische Faktoren
- körperlich bedingte Veränderungen der Gehirnfunktion
  - Drogen
  - Vergiftungen, Entzündungen des Gehirns
  - schwere Epilepsien
  - Hirnverletzungen
  - Durchblutungsstörungen des Gehirns, Mangel- und Fehlernährung
  - Gehirnschwund, z. B. Alzheimersche Krankheit
  - Gehirntumoren
  - Hormonstörungen, z. B. Schilddrüsenfunktionsstörungen
- psychosoziale Faktoren.

Diagnostik

Die Diagnostik der Schizophrenie erfolgt nach unterschiedlichen Manualen und Lehrmeinungen. Die Gebräuchlichsten sind nach Kurt Schneider, Eugen Bleuler und der ICD 10.

Diagnostik nach Kurt Schneider
Symptome **ersten Ranges:**

- Wahnwahrnehmung (☞ 4.6)
- akustische Halluzinationen; dialogisierende, kommentierende und imperative Stimmen, sowie Gedankenlautwerden (☞ 4.5)
- leibliche Halluzinationen (☞ 4.5)
- Störungen der Meinhaftigkeit, Ich-Störungen: von außen gelenkt (☞ 4.9).

Symptome **zweiten Ranges:** Sonstige Halluzinationen wie andere akustische, optische, olfaktorische und gustatorische Halluzinationen:

- Zönästhesien, vitale Leibempfindungen
- Wahneinfall (☞ 4.6).

Abnorme Ausdruckssymptome: häufige Symptome bei der Schizophrenie, die nicht zu Symptomen ersten oder zweiten Ranges gezählt werden können, z. B. Manieriertheit (☞ 4.7).

Diagnostik nach Eugen Bleuler
Grundsymptome:
- Denkstörungen (☞ 4.6); zerfahrenes Denken, inkohärentes Denken, Sperrung des Denkens, Begriffszerfall des Denkens, Vorbeireden, gestörtes Abstraktionsvermögen, Symboldenken, Gedankenabreißen
- Affektstörungen (☞ 4.7)
- Antriebsstörungen (☞ 4.8); Autismus, Stupor, Mutismus, Katalepsie, Haltungsstereotypien, Negativismus
- Ambivalenz und Ambitendenz (☞ 4.7).

Akzesorische Symptome: Sinnestäuschungen, Verfolgungswahn, Vergiftungswahn (☞ 4.6).

ICD-10 Diagnostik
Kern-Symptome (I):
- Gedankenlautwerden, Gedankeneingebung oder Gedankenlautwerden, Gedankenausbreitung, Meinhaftigkeit (☞ 4.9)
- Kontrollwahn, Beeinflussungswahn mit dem Gefühl des Gemachtwerden, Wahnwahrnehmung (☞ 4.6)
- kommentierende oder dialogische Stimmen (☞ 4.5)
- anhaltender, kulturell unangemessener oder unrealistischer bizarrer Wahn.

Kern-Symptome (II): anhaltende Halluzinationen jeder Sinnesmodalität
- Denkstörungen (☞ 4.6); Gedankenabreißen, Zerfahrenheit, Danebenreden oder Neologismen
- katatone Symptome (☞ 4.8)
- „Negativ"-Symptome wie auffällige Apathie, Sprachverarmung, verflachte oder inadäquate Affekte, zumeist mit sozialem Rückzug und verminderter sozialer Leistungsfähigkeit.

Erforderlich für die Diagnose Schizophrenie ist mindestens ein eindeutiges Symptom, wenn weniger eindeutig zwei oder mehr der Kern-Symptome (I) oder mindestens zwei Kern-Symptome (II). Diese Symptome müssen fast ständig während eines Monats oder länger deutlich vorhanden gewesen sein.

8

Symptome

Es wird zwischen Plus- und Minus-Symptomen unterschieden.

Plus-Symptome
Hinzukommende Symptome bei psychischen Störungen.
- Denkstörungen (☞ 4.6)
- Erregung und Anspannung (☞ 4.7)
- Wahnerlebnisse, Wahnstimmung (☞ 4.6)
- Halluzinationen (☞ 4.5)
- Ich-Störungen (☞ 4.9).

Minus-Symptome
Wegfall früher vorhandener seelischer Eigenschaften.
- verarmtes Gefühlslebens, innere Leere
- Niedergeschlagenheit
- Mut- und Hoffnungslosigkeit
- Minderwertigkeitsgefühle
- Antriebslosigkeit, fehlende Spontaneität
- Rückzugsverhalten und Kontaktverarmung.

Verlaufstypen

Die unterschiedlichen Verlaufsformen werden nach der im Vordergrund stehenden Symptomatik unterteilt.

- paranoid-halluzinatorische Schizophrenie (☞ 8.2)
- hebephrene Schizophrenie (☞ 8.3)
- katatone Schizophrenie (☞ 8.4)
- Schizophrenia simplex (☞ 8.5)
- zoenästhetische Schizophrenie (☞ 8.6)
- Residuen (☞ 8.7).

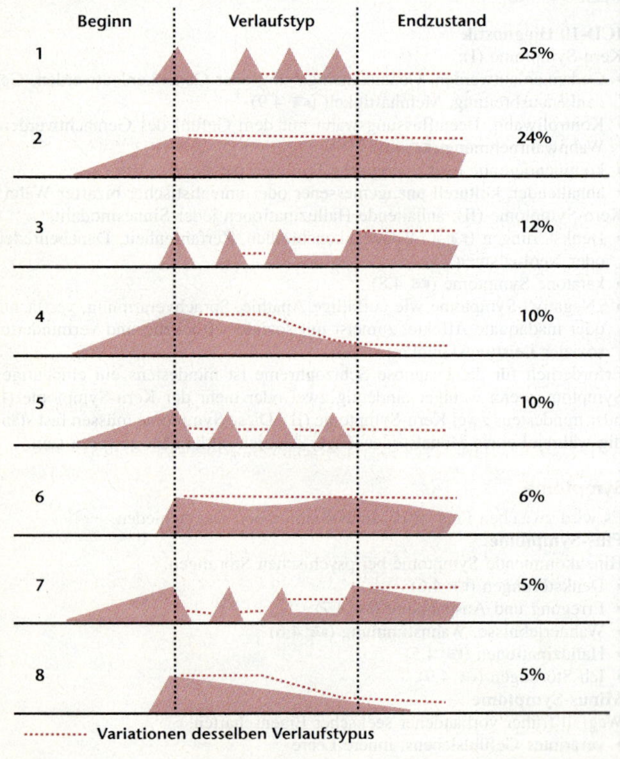

Abb. 8.1: Verlaufsformen schizophrener Psychosen [L 157]

Untersuchungsmethoden

- psychiatrische Untersuchung
- Eigen-, Fremdanamnese (☞ 5.1.1)
- psychologische Testverfahren (☞ 5.1.2).

Zum Ausschluß einer organischen Ursache:

- körperliche Untersuchung
- Labor
- EEG, CCT, NMR, Liquorpunktion
- EKG, Rö-Thorax.

Behandlungsverfahren

Elektrokrampftherapie ☞ 5.6.1.

Medikamente

- Neuroleptika vorwiegend gegen Plussymptome (☞ 18.2)
- Antidepressiva gegen Depressionen und bei Minussymptomatik (☞ 18.1)
- Benzodiazepine gegen Angst, Schlafstörungen, Unruhezustände (☞ 18.4.1)
- Antiparkinson-Mittel gegen unerwünschte Wirkungen von hochpotenten Neuroleptika (☞ 18.7).

Psychotherapie

- Entspannungsverfahren (☞ 5.4.7)
- stützende Psychotherapie (☞ 5.4)
- Verhaltenstherapeutische Verfahren (☞ 5.4.3), Familientherapie (☞ 5.4.10).

Psychoedukative Verfahren (☞ 5.4.8): sind für den Langzeitverlauf der Erkrankung enorm wichtig:

- patientengerechte Information über die Erkrankung, erforderliche Behandlungsmaßnahmen, Prophylaxen
- seelische Unterstützung durch Gespräche und persönlichen Beistand
- Krankheitskonzept-Bildung mit Compliance-Förderung
- Hilfestellung, die Erlebnisse während der akuten Erkrankung zu verstehen
- Unterstützung in der längerfristigen Auseinandersetzung mit der Erkrankung.

Soziotherapie

- Ergotherapie (☞ 5.5.1), Kunsttherapie (☞ 5.5.2)
- Sporttherapie (☞ 5.5.4), Musik (☞ 5.5.6) und Tanztherapie (☞ 5.5.5)
- Physiotherapie.

Allgemeine Pflege

- Ängste und Spannungen des Patienten wahrnehmen und Hilfestellung bei der Teilnahme am Stationsleben geben, z. B. bei Ängsten vor einem bestimmten Patienten ein Dreiergespräch durchführen
- durch Festlegen einer Bezugsperson den Rückzugstendenzen entgegenwirken
- Hilfe bei der Kontaktaufnahme, z. B. Begleitung zu externen Therapien wie Sport- und Beschäftigungstherapie, bei Begleitung in die Gemeinschaftsräume den Patient nicht sofort allein lassen
- bei den Anforderungen des täglichen Lebens unterstützen (☞ 2), hilft die gesunden Persönlichkeitsanteile zu stärken
- körperliches Wohlbefinden durch sportliche Aktivitäten steigern. Wirkt den Störungen der Körperwahrnehmung entgegen
- Gespräche über sachliche Themen führen, die nicht den Wahninhalt des Patienten berühren. Bei Patienten mit religiösem Wahninhalt ist es nicht sinnvoll, über persönliche Beweggründe des Austritts aus der Kirche zu diskutieren (☞ 4.6)
- Regeln, die gemeinsam mit dem Patient aufgestellt wurden, müssen von Patient und Personal eingehalten werden

8

- bei Auseinandersetzungen den Kontakt zum Patienten nicht abbrechen: Mögliche wahnhafte oder paranoide Verarbeitung einer Auseinandersetzung werden nicht erkannt oder falsch beurteilt. Beobachten und dokumentieren
- klare Absprachen über die Wünsche des Patienten nach Abgrenzung, z. B. welche Angehörige über den Aufenthalt und dem allgemeinen Befinden des Patienten Auskunft erhalten dürfen
- dem Patient einen detaillierten Tagesplan an die Hand geben. Allgemeiner Plan gut sichtbar im Stationsbereich, individueller Plan dem Patient in die Hand geben, z. B. eine Therapiekarte. Im späteren Verlauf einen Wochenplan. Hieraus sollte der Patient die Anforderungen an ihn, z. B. Kontakte und Regeln, erkennen können.

Tips, Tricks & Fallen

Im Team auf häufige Fragen von Patient und Angehörigen vorbereiten:

- „Hat mein Sohn, Tochter, Mann oder Frau noch eine Chance mit der Krankheit?“ Eine schöne Antwort ist: „Die Schizophrenie ist eine ernst zu nehmende, aber gut behandelbare Krankheit.“
- „Wie lange muß mein Sohn, Tochter, Mann oder Frau noch Medikamente nehmen?“

8.2 Paranoid-halluzinatorische Schizophrenie

In nahezu allen Ländern ist die paranoid-halluzinatorische Schizophrenie die häufigste Form der Schizophrenie. Schubförmiger Verlauf. Häufigster Krankheitsbeginn bei Männern um das 22. LJ, bei Frauen um das 29. LJ. Nach dem 40. LJ spricht man von einer Spätschizophrenie, ab dem 60. von einer Altersschizophrenie.

Prognose: Bei etwa 30 % besteht eine vollständige Rückbildung. Je früher der Beginn, desto ungünstiger der Verlauf. Ein akuter Beginn spricht für eine günstigere Prognose. Persönlichkeit und Intelligenz bleiben oft unberührt.

Symptome

- Wahnwahrnehmung, Verfolgungswahn, gel. systematisierter Wahn (☞ 4.6)
- Ich-Störungen: Gefühl des von außen Gemachten (☞ 4.9)
- akustische Halluzinationen: Stimmen hören, z. B. imperativ, Dialog, kommentierend (☞ 4.9)
- gestörte Affektivität (☞ 4.7).

Bei abklingenden Schub distanziert sich der Patient ganz allmählich von seinen Wahninhalten, häufig besteht jedoch eine Ambivalenz.

8

Pflege

- Wahn und Wahninhalte ernst nehmen
- dem Patient bei akuter halluzinatorischer Wahrnehmung nicht die eigene Sichtweise aufzwingen. Nicht versuchen, dem Patient seinen Wahn auszureden
- im Gespräch vom Wahnthema weglenken. Andere unverfängliche Themen wie Hobbys, Sport und Spiele sind unverfänglicher
- haftet der Patient am Wahnthema oder will er häufig Streitgespräche über sein Wahnthema führen, soll Patient und Personal ein Abkommen treffen, bei dem die Realität des Patienten vom Personal zunächst einmal akzeptiert wird. Man ist sich darüber einig, daß man sich in diesem Punkt nicht einig ist (Konsens im Dissens)
- bei exotischen Wahnthemen den Patient fragen, was für ihn hilfreich wäre. Beispiel: Ein Patient kann nicht im Freien spazieren gehen, er glaubt, sich durch das Zertreten von „Kleinlebewesen" zu versündigen. Ein Geistlicher kann für den Patienten Argumente haben, die ihm einen Ausflug in die Cafeteria erlauben
- hat der Patient das Bedürfnis, über seinen Wahn zu sprechen, soll ihm zugehört werden. Im Gespräch aber nicht zum Weitererzählen animieren
- den eigenen Standpunkt sachlich vertreten, den Wahn des Patienten nicht übernehmen, jedoch zunächst einmal akzeptieren: Bei Abklingen des Wahns merkt der Patient sonst, daß man „Theater" gespielt hat, und man wird unglaubwürdig
- wird die Bezugsperson in das Wahnsystem des Patienten mit eingebunden: dokumentieren, Bezugsperson wechseln und dies mit Begründung dem Patienten mitteilen.

Tips, Tricks & Fallen

- viele Wahnthemen führen das Pflegepersonal dazu, in der Akutphase zu improvisieren: Ein Patient glaubt sein Essen vergiftet und will nichts mehr zu sich nehmen. Eine Flasche Sondenkost vor den Augen des Patienten geöffnet, könnte diesem vielleicht die Angst vor einer Vergiftung nehmen, Obst ist oft möglich
- Sprechen über das Erleben in der akuten Phase einer schizophrenen Psychose ist nicht grundsätzlich schlecht: Es muß in einem geschützen und professionellen Rahmen stattfinden (Psychoedukative Verfahren ☞ 5.4.8). Schafft der offene Umgang mit dem Erleben Erleichterung für den Patienten, ist das Gespräch jeder Zeit sinnvoll.

8

8.3 Hebephrene Schizophrenie

Früher Krankheitsbeginn zwischen 15.-25. LJ. Halluzination und Wahnvorstellungen sind nur selten vorhanden und dürfen nicht das Krankheitsbild prägen. **Prognose:** eher ungünstig, durch meist schnelle Entwicklung der Minussymptomatik, besonders Affektverflachung und Antriebsverlust.

Symptome

- affektive Veränderungen (☞ 4.7)
- Verhalten: läppisch, verantwortungslos, unvorhersehbar, manieriert, unangepaßt
- formale Denkstörung: oft weitschweifig, auch paralogisch (☞ 4.6)
- Stimmung flach, den Situationen nicht immer entsprechend, oft von Kichern begleitet
- grimassieren, Manirismen (☞ 4.7)
- ziel- und planloses Verhalten, frühere Lebensziele und Vorstellungen gehen verloren.

Pflege

- selbstzufriedene, in sich versunkene Patient in den Stationsablauf einbinden, z.B. Mithilfe bei Stationsarbeiten und andere Therapieangebote (☞ 5.2.3, 5.2.4)
- enthemmtes oder läppisch und albernes Verhalten des Patienten nicht durch ähnliches Verhalten der Pflegenden verstärken
- unangepaßte, läppisch-distanzlose Patienten vor aggressionsbereiten Patienten abschirmen, z.B. Extraspaziergang, unterschiedliche Therapieangebote geben
- bei weitschweifigen und zerfahrenen Patienten im Gespräch Zeit und Thema vorgeben

- den von vielen Patienten bevorzugten abstrakten Themen wie Religion, Philosophie ausweichen.
- bei fehlenden Zielvorstellungen und Zukunftsperspektive den Sozialdienst einbinden.

Tips, Tricks & Fallen

Der stets lächelnde und Faxen machende Patient kann eine Bereicherung für die Station sein, weil er depressiv verstimmten Patienten mitreißen kann.

8.4 Katatone Schizophrenie

Krankheitsbeginn liegt um das 25. LJ. Aus unklaren Gründen kommt die Katatonie in den Industrieländern z. Z. seltener vor.

Prognose: Die Rate der vollständigen Rückbildung ist doppelt so hoch wie bei den übrigen Schizophrenien, jedoch ist die Prognose für jugendliche Patienten eher ungünstig.

Symptome

- Stupor: Verminderung der Reaktionen auf die Umgebung sowie Verminderung spontaner Bewegungen und Aktivitäten
- episodenhafte Erregungszustände: anscheinend sinnlose motorische Aktivitäten, die nicht durch äußere Reize hervorgerufen und beeinflußbar sind
- Haltungsstereotypien: freiwilliges Einnehmen und Beibehalten unsinniger und bizarrer Haltungen
- Negativismus (☞ 4.8): anscheinend unmotivierter Widerstand gegenüber allen Aufforderungen oder Versuchen, bewegt zu werden, oder Bewegung in die entgegengesetzte Richtung
- Rigidität: starre Haltung wird bei Versuchen, bewegt zu werden, beibehalten
- Biegsamkeit, Verharren der Glieder oder des Körpers in Haltungen, die von außen auferlegt sind. Flexibiltas cerea = Wächsernheit
- Wechsel zwischen Erregung und Stupor, zwischen Befehlsautomatismus und Negativismus
- Patienten berichten nach katatonen Zuständen von traumähnlichen, lebhaften szenischen Halluzinationen.

Pflege

Leitsatz ist das gemeinsame Vergegenwärtigen des Krankheitsbildes.

- bleibt der Patient auch ohne Reaktion, so ist er dennoch bei wachem Bewußtsein. Patienten berichten in der Genesungsphase von Gesprächen, die an seinem Bett über ihn gemacht wurden
- Schülern und neuen Mitarbeitern die Symptome des negativistischen Patienten erklären. Es kommt häufig zu Fehleinschätzungen, da der Patient störrisch erscheint. Hilfestellungen werden oft scheinbar abgelehnt

- Zwangsmittel soweit wie möglich vermeiden: verstärken Angstsymptomatik
- langanhaltende bizarre Haltungen dem Arzt mitteilen, Organschäden können die Folge sein
- Kontrolle und Hilfestellung bei der Körperpflege, Nahrungsaufnahme und Medikamenteneinnahme
- Fremdantrieb wie Bechäftigungstherapie und Krankengymnastik bedeuten für den Patienten ersten Kontakt zur Außenwelt
- bei bevorstehender Bedrohung durch einen starken Erregungszustand für die Sicherheit von Patienten und Pflegeteam sorgen, es werden häufig starke Kräfte entwickelt (☞ 6.1.5).

! Keine gefährlichen Gegenstände wie Glasflaschen, Glasaschenbecher, Scheren in Reichweite des Patienten.

Tips, Tricks & Fallen

- katatone Symptome rechtfertigen noch keine Schizophreniediagnose. Ursache können auch Gehirnerkrankungen, Stoffwechselstörungen, Alkohol und Drogen sein
- vorübergehende, isolierte katatone Symptome können bei jeder anderen Schizophrenieunterform auftreten
- die Unberechenbarkeit des Patienten mit überschießendem Bewegungsdrang führt zu pflegerisch schwierigen Situation (☞ 6.1.5). In Krisenzeiten ist die enge Anbindung im Ramen einer Bezugspflege nötig. Der sich i.d.R. anbahnende überschießende Bewegungsdrang kann früh erkannt und Gegenmaßnahmen vorbereitet werden.

8.5 Schizophrenia simplex

Im ICD 10 wird die Stellung dieser Diagnose nicht empfohlen. Zu erklären ist dies durch das Fehlen von Plus-Symptomen (☞ 8.1) wie Halluzinationen, Wahnvorstellungen oder andere frühere psychotische Episoden.
Prognose: durch den langsamen und progredienten Krankheitsverlauf eher ungünstig. Es kommt häufig zu Defektzuständen.

Symptome

Angehörige wissen oft nur von einem merkwürdigem Verhalten zu berichten. Durch Antriebsminderung und Affektverflachung sind solche Patienten häufig unter Nichtseßhaften zu finden.

- Minus-Symptome wie beim Residuum (☞ 8.7)
- progrediente Verschlechterung der allgemeinen Leistungsfähigkeit
- Unfähigkeit, soziale Anforderungen zu erfüllen.

Pflege

Da die Einweisung meist wegen Verwahrlosungs- und Rückzugstendenzen erfolgt und der Patient freiwillig nur bei Hinzukommen von depressiven Symptomen zur Aufnahme kommt, wird in der Therapie der Schwerpunkt auf Psychotherapie (☞ 5.4) und Soziotherapie (☞ 5.5.3) gelegt. Bei entsprechender Compliance ist das Durchlaufen eines IPT-Programms (☞ 8.7.1) in einer Reha-Abteillung angezeigt.

8.6 Zönästhetische Schizophrenie

Der durchschnittliche Krankheitsbeginn liegt um das 30. LJ, ist häufig schleichend. Eigenartige Leibgefühlsstörungen (☞ 4.5) sind die primären Symptome, andere schizophrene Symptome fehlen weitgehendst.

Prognose: angesichts einer selten Entwicklung zu einem Residuum recht günstig, jedoch kommt es nur in ~ 15 % der Fälle zu einer vollständigen Rückbildung der Symptome.

Symptome

Eigenartige Leibesmißempfindungen (☞ 4.5)

In ⅔ der Fälle ohne das Gefühl des von außen Gemachten.

- Taubheits-, Steifigkeits- und Fremdheitsgefühl
- umschriebene Schmerzsensationen: langsam an- und abschwellende, bohrende, reißende oder brennende Schmerzen
- Elektrisierungsgefühle, Hitze- und Kälteempfindung
- Bewegungs-, Zug- und Druckempfindungen
- Erlebnisse abnormer Schwere oder Leichtigkeit
- Erlebnisse von Verkleinerung und Schrumpfung. Patient glaubt z. B., daß seine Lunge schrumpft und er deshalb ersticken würde
- kinästhetische Sensationen: Gefühl, ein Gliedmaß bewegt sich
- Gleichgewichtsstörung.

Vegetative Symptome

- Tachykardie, Bradykardie
- Schweißausbruch, Hautrötung
- Schwindel
- Brechreiz und Erbrechen.

Subjektiv empfundenene Symptome

Herzrasen, Herzaussetzen, Herzstillstand.

Pflege

- bei Sterbeangst (☞ 6.1.4): Bezugsperson als Schutzfigur, entlastende Gespräche, über die Angst reden, Angst mit all ihren vegetativen Folgen reduzieren. Mit Benzodiazepinen (z. B. Tavor®) unterstützen

- Suizidalität erfragen (☞ 6.1.2)
- auf nichtsprachliche Hinweise des Patienten achten, weil empfundene Schmerzen oft in der Mimik ausgedrückt werden
- Patienten haben oft große Schwierigkeiten, ihre Mißempfindungen zu beschreiben: dem Patient im Gespräch Zeit lassen, geduldig zuhören.

Tips, Tricks & Fallen

- Zönästhesien nicht mit neurotisch-hypochondrischen Fehleinstellungen (☞ 11.2.5) oder einem hypochondrischen Wahn (☞ 4.6) verwechseln
- Qualvolle, unerträgliche Schmerzen können den Patient zum Suizid treiben
- Zönästhesien, die die Herzregion betreffen, werden häufig mit neurotischen herzphobischen (☞ 11.2.2, 11.2.5) Störungen verwechselt.

8

8.7 Residuen

Nach vielen Schüben ist bei einem Teil der Patienten ein Zustand erreicht, der mit den unten aufgeführten Symptomen beschrieben werden kann. Der Patient findet sich nur schwer allein zurecht. Eine akute Symptomatik kommt selten vor. **Prognose:** Das Residuum ist ein bleibender Zustand.

Symptome

- kognitive Störungen: z. B. Konzentrations- und Denkstörung
- körperliche und geistige Erschöpfbarkeit
- Störungen des Allgemeinbefindens
- Einbußen an Spannkraft, Energie, Ausdauer und Geduld
- Verlust von Selbstvertrauen
- Zönästhesien (☞ 8.6)
- erhöhte Erregbarkeit
- Intoleranz gegen Streß
- Schlafstörungen, vegetative Störungen.

Allgemeine Pflege

Den größten Raum der pflegerischen Maßnahmen nimmt die kontinuierlichen Aktivierung der Patienten ein. Das Absinken der körperlichen und geistigen Fähigkeiten wird in einer Gradwanderung zwischen Unter- und Überforderung verhindert.

- Patient bei einer möglichen Eigenständigkeit und Selbstverantwortung z. B. bei der Körperpflege unterstützen
- möglichst gleichmäßiges und freundliches Verhalten
- emotionale Übererregung vermeiden
- überbeschützendes Verhalten vermeiden
- hohes Maß an Freizeitbeschäftigung anbieten (☞ 5.2.3, 5.2.4), z. B. Ausflüge, Spaziergänge, Arbeits- und Beschäftigungstherapie.

8.7.1 Integriertes psychologisches Therapieprogramm

Die Grundlage des integrierten psychologischen Therapieprogrammes (IPT) ist ein multimodales Behandlungskonzept: mehrdimensionale psychotherapeutische Maßnahmen, Milieu- und Soziotherapie, Angehörigenarbeit und optimale Versorgung mit Psychopharmaka. Es ist als zusätzliches therapeutisches Angebot zu den allgemein üblichen Rehabilitationsmaßnahmen zu verstehen.

Indikation

- ausgeprägte kognitive Störungen
- Sozialängste
- Minussymptomatik
- fehlende Therapiemotivation
- „Drehtür-Patienten" nach akuter Phase.

Kontraindikation: Akutpatienten und starke Minderbegabung.

Unterprogramme des IPT

Spezifische Defizite im Sozialverhalten werden in fünf Unterprogrammen behandelt:

- kognitive Differenzierung
- soziale Wahrnehmung
- verbale Kommunikation
- soziale Fertigkeiten
- interpersonelles Problemlösen.

Vorgehen

Als erstes werden kognitive Grundfunktionen wie Konzentration, Konzeptbildung, Abstraktionsfähigkeit und Merkfähigkeit trainiert. Auf kognitive Grundfunktionen aufbauend werden komplexere soziale Fertigkeiten eingeübt. Übungen einzelner Unterprogramme können im Einzelfall weggelassen werden. Innerhalb jedes Unterprogramms wachsen die Anforderungen an den Patienten:

- vom Einfachen und Überschaubaren zum Schwierigen und Komplexen
- von hoher Strukturiertheit und Aufgabenorientiertheit zu einer größeren Betonung spontaner Gruppeninteraktionen
- von einem stark direktiven Therapeutenverhalten zu einem weniger direktiven, sich zurücknehmenden Leitungsstil
- von sachlichen zu emotional belastenden Inhalten.

Rahmenbedingungen

- Therapiesitzungen mindestens 2 x/Wo. mit 4–8 Patienten
- Dauer einzelner Therapiesitzungen 30–60 Min.

Für ein gesamtes Therapieprogramm können ca. 1,5–3 Jahre veranschlagt werden.

8

Unterprogramme

Kognitive Differenzierung

Kärtchenübung
10–16 Karten (etwa Memorie) sollen von den Gruppenteilnehmern bezüglich gemeinsamer Merkmale aussortiert werden.

Verbale Begriffssysteme
- zu einem vorgegebenen Wort, z. B. Malen, sollen ~ 30 Wörter genannt werden. Diese werden klassifiziert und im Sinne von Über- und Unterbegriffen zugeordnet (Begriffshierarchien). Anschließend werden weitere Über- und Unterbegriffe gesucht
- zu vorgegebenen Worten sollen solche mit gleicher Bedeutung (Synonyme) gefunden werden. Gemeinsamkeiten und Unterschiede werden herausgearbeitet und Beispielsätze gebildet
- die Gruppe erklärt dem Therapeuten Worte, z. B. Auto: Kategorie, Materialien, Funktion werden erarbeitet (Wortdefintionen)
- auf einer Wortkarte stehen zwei Worte, von denen eines unterstrichen ist, z. B. „Füller Bleistift". Ein Teilnehmer soll mit Hilfsworten das unterstrichene Wort erklären, so daß die anderen Teilnehmer das Wort erkennen können
- Begriffe mit unterschiedlicher Bedeutung anhand verschiedener Kategorien herausgearbeiten: z. B. kann der Begriff „Raum" als Zimmer oder Weltall gemeint sein.

8

Suchstrategien
Ähnlich dem Kinderspiel „Ich sehe etwas, was Du nicht siehst". Die Suchstrategie soll durch Kategorisierung entwickelt werden, z. B. Abfrage unterschiedlicher Materialien. Der Suchbereich kann erweitert werden z. B. auf Gruppenraum, Station, Klinik, Ort, Region.

Soziale Wahrnehmung

Eine Diaserie mit 30 Dias und steigendem Schwierigkeitsgrad bezüglich der Reizmenge und der emotionalen Belastung. Die Dias werden nach drei Stufen bearbeitet: Informationssammlung, Interpretation, Titelfindung.

Verbale Kommunikation

- ein Teilnehmer liest einen Satz vor, ein anderer wiederholt diesen wortwörtlich und die anderen kontrollieren die Wiederholung
- aus einem Wort muß ein Teilnehmer einen Satz formen, ein anderer wiederholt diesen sinngemäß und die anderen kontrollieren die Wiederholung.

Bei der freien Kommunikation ist die Vorgabe z. B. ein Zeitungsartikel. Die Bewertung des Kommunikationsprozesses geschieht durch den Therapeuten oder vorher bestimmten Teilnehmer.
- **inhaltliche Kriterien:** Verstehen von Beiträgen, Eingehen auf Beiträge, inwieweit wird ein Thema oberflächlich oder vertieft diskutiert, wird der rote Faden verloren
- **formale Kriterien:** Blickkontakt, flüssiges Reden, Lautstärke, Tonfall.

Soziale Fertigkeiten

Kognitive Aufarbeitung (Stufe 1)
Vorgabe der zu übenden Situation, Zieldefinition, Dialogerarbeitung, finden einer Überschrift, Antizipation der Schwierigkeiten, Vergabe von Beobachterfunktion und Einschätzung der Schwierigkeit.

Durchführung (Stufe 2)
Demonstration der Modelle mit zwei Co-Therapeuten → Rückmeldung durch Beobachter, Co-Therapeuten und Therapeut. Rollenspiel der Gruppenmitglieder → Rückmeldung durch Beobachter, Co-Therapeuten und Therapeut.

Interpersonelles Problemlösen

- Problem identifizieren und analysieren
- Problem kognitiv aufbereiten
- Lösungsalternativen erarbeiten
- für eine Lösungsalternative entscheiden
- in die Praxis umsetzen
- Feedback über Erfolg und Mißerfolg in der nächsten Therapiesitzung.

Kreativ-Therapie

Diese künstlerische Gestaltungstherapie findet im Rahmen von Psychotherapie Verwendung und kann wie folgt zusammengefaßt werden:
- keine Zwänge und Vorschriften bei der Gestaltung
- den Patienten Fähigkeiten erleben lassen, von denen er nichts gewußt hat
- an eine nonverbale Möglichkeit der Kommunikation heranführen
- kreative Persönlichkeitsanteile im Rahmen gruppenweiser Therapie stärken
- künstlerisches Gestalten regt an, auch das weitere Leben gestalterisch zu planen.

Tips, Tricks & Fallen

- Balint-Gruppen, Supervison: Besonders junge Pflegende erleben die Tragik einer Station mit chronisch kranken Patienten als sehr tiefgreifend
- forcierte Rehabilitation führt oft zu einem Rückfall mit produktiver Symptomatik
- Emotionen und Affekte führen zu vermehrten Störungen
- nur realistische Lebens- und Arbeitsbedingungen können wirksam sein
- bei der Ausführung rehabilitativer Maßnahmen haben sich einige Sonderformen psychiatrischer Einrichtungen gebildet (☞ 17).

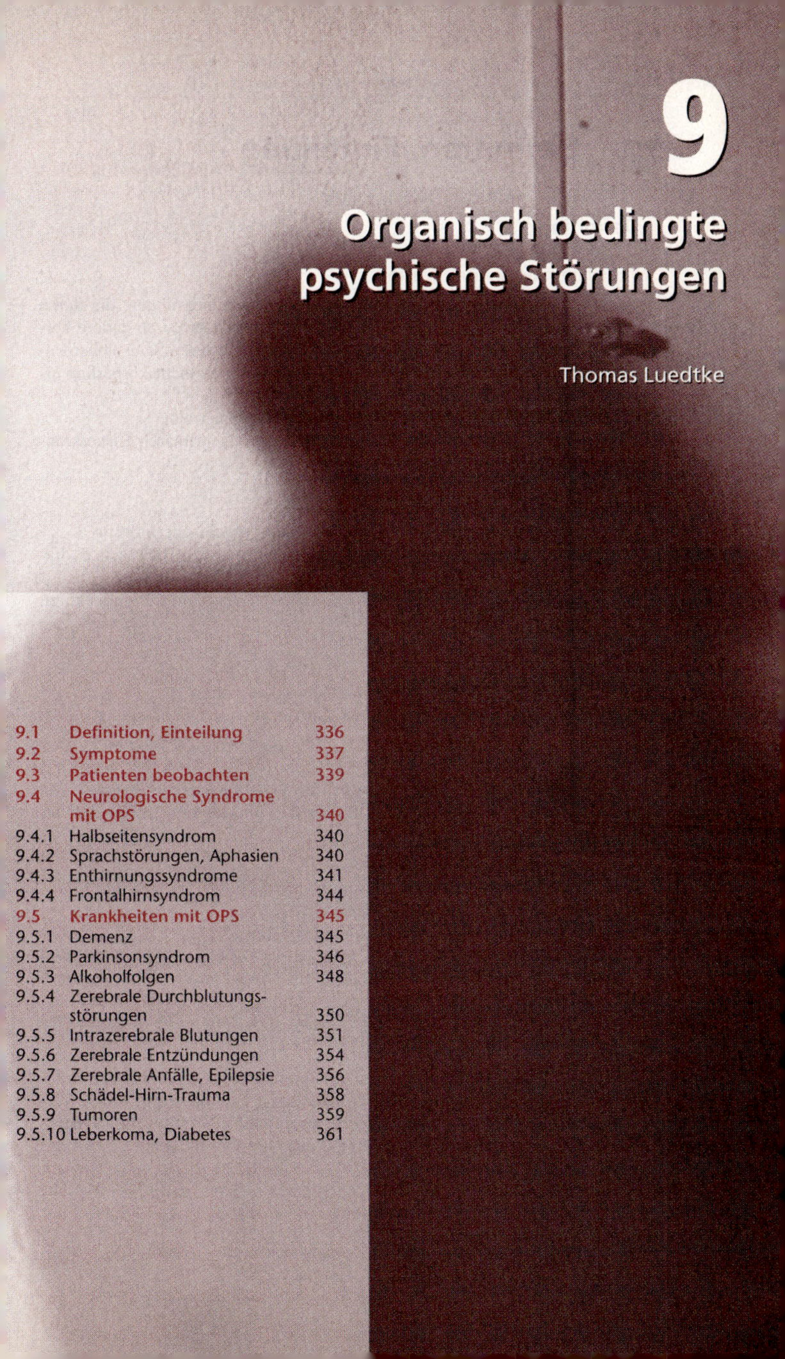

9 Organisch bedingte psychische Störungen

Thomas Luedtke

9.1 Definition, Einteilung

Definition

Organische psychische Störung

Organische psychische Störungen sind psychische Veränderungen, die durch eine Krankheit des Gehirns oder eine Hirnschädigung oder durch andere körperliche Krankheiten erklärt werden können. Auf der anderen Seite stehen endogene Psychosen wie die Schizophrenie, die heute noch nicht körperlich erklärt werden können.

Die organische psychische Störung wird auch bezeichnet als
- hirnorganisches Psychosyndrom (HOPS), meist bei primärer Hirnerkrankung
- körperlich begründbare oder somatische Psychose
- exogene Psychose
- symptomatische Psychose oder symptomatische psychische Störung
- sekundäre Hirnschädigung durch Krankheit außerhalb des Gehirns, z. B. diabetisches Koma.

Organische psychische Störungen werden in diesem Buch mit **OPS** abgekürzt.

Einteilung

Kriterien sind Schweregrad, Verlauf und Lokalisation der Schädigung.

Schweregrad

Der Schweregrad der OPS sagt nichts über die Verlaufsform aus. Beispiel: Die Vollnarkose führt zu einer schweren OPS mit Bewußtlosigkeit, ist aber folgenlos rückbildungsfähig.

Verlauf

Akut: wahrscheinlich rückbildungsfähig.
Chronisch: wahrscheinlich nicht rückbildungsfähig.

Lokalisation

Nach Ort der Hirnschädigung, diffus oder herdförmig (☞ 9.3).
Diffuse Hirnschädigung: betrifft das ganze Gehirn: bei Vergiftung, Stoffwechselentgleisung, Exsikkose, Schock.
Herdförmige Hirnschädigung: An einer oder mehreren Stellen im Gehirn lokalisiert: Hirninfarkt, Blutung, Tumor, Entzündung, Trauma. Herdförmige Veränderungen führen je nach Lokalisation zu bestimmten neurologischen Syndromen (☞ 9.4). Man kann vom Syndrom auf den Ort, aber nicht auf die Art des Herdes schließen.

9.2 Symptome

Jedes psychiatrische Symptom kann Ausdruck einer körperlichen Krankheit sein und kann im Rahmen der OPS in jeder Ausprägung vorkommen.

Hinweise auf akute OPS

- Bewußtseinsstörung
- Verlangsamung
- Gedächtnistörungen: Kurzzeitgedächtnis 10 Min, Merkfähigkeit ~ 10 Sek.

! Unruhe und Rededrang können Ausdruck einer leichten OPS sein. Wenn diese Symptome langsam verschwinden, kann das eine Verschlechterung bedeuten, z. B. Bewußtseinsstörung → den Patienten trotz scheinbarer Besserung weiter beobachten, Arzt informieren.

Hinweise auf chronische OPS

Abbau der Persönlichkeit.

Körperliche Begleitsymptome

Die körperlichen Symptome sind je nach Grunderkrankung sehr unterschiedlich und können fast jedes Organsystem betreffen.

Atmung
- beschleunigt z. B. bei Fieber, verminderter Herzleistung
- Hyperventilation z. B. bei Angst, Aufregung. Evtl. Hyperventilationstetanie
- verlangsamt, flacht bei Hirndrucksteigerung, Vergiftung, Stoffwechselentgleisung
- Kussmaulsche Atmung: sehr tief, regelmäßig bei diabetischem oder urämischem Koma
- Biotsche Atmung: Gruppen regelmäßiger gleich tiefer Atemzüge durch Pausen unterbrochen, bei Hirndrucksteigerung oder Mittelhirneinklemmung
- Cheyne-Stokes-Atmung: flach, immer tiefer werdend – Atempause – wieder tiefer werdend, z. B. bei Enzephalitis.

Herz, Kreislauf
- Pulsfrequenz, -rhythmus, -tiefe: z. B. flacher, schneller Puls im Schock
- Blutdruck erniedrigt, erhöht.

Haut
- hyperämisch, gerötet z. B. bei Fieber, Entzündungen
- hypoämisch, blaß z. B. bei Blutung, Schock
- ikterisch, gelblich z. B. bei Hepatitis, Hämolyse
- zyanotisch, bläulich bei mangelhafter Sauerstoffsättigung des Blutes z. B. beim epileptischen Anfall
- marmoriert im Schock
- trocken bei Exsikkose
- feucht z. B. im Schock
- evtl. Blutungen oder Verletzungen.

Einteilung Symptome der akuten OPS

Einteilung	Symptome
leichte akute OPS, leichtes Durchgangssyndrom	• Wachheit erhalten • Distanzlosigkeit, Selbstüberschätzung • Verlangsamung, Unruhe (☞ 4.8) • Stimmung depressiv, unpassend, eingeengt (☞ 4.7) • Ausdauer und Konzentration nehmen ab (☞ 4.3) • Merkfähigkeit und Frischgedächtnis nehmen ab (☞ 4.3) • Schlaf-Wach-Störungen, nicht verwechseln mit Bewußtseinsstörungen
mittelschwere akute OPS, schweres **Delir, Durchgangssyndrom**	Alle Störungen nehmen zu. • Benommenheit • schwere Merkfähigkeitsstörung • Plus-Symptome (☞ 8.1) : Wahnideen wie Verfolgung, seltener Größenwahn, optische, akustische, sensible Halluzinationen • Konfabulieren: unbewußtes Ersetzen fehlender Gedächtnisinhalte
mittelschwere bis schwere akute OPS	• schwere Merkfähigkeitsstörung, als Folge zeitlich orientierungslos • einfache Aufgaben führt der Patient nicht mehr aus • Dämmerzustand (☞ 9.5.7.) • Bewußtseinsstörung: Unruhe kann zurückgehen. Nicht mit Rückbildung einer leichten OPS verwechseln
schwere akute OPS	Bewußtlosigkeit: • seelisch-geistige Aktivität erloschen • keine Reaktion auf äußere Reize. Hirnstammsyndrome ☞ 9.4.3

9

Enteilung und Symptome der chronischen OPS

Einteilung	Symptome
leichte chronische OPS	• Hirnleistungsschwäche • „reizbare Schwäche": veränderte affektive Reaktion, u. a. gesteigerte Erregbarkeit • Asthenie: Konzentrationsschwäche, abnormes Ermüden
Organische Persönlichkeitsveränderung	• Persönlichkeitszuspitzung: Sparsamkeit wird zu Geiz, Genauigkeit zu Pedanterie • differenzierte Charaktermerkmale schwächen sich ab • Antriebsverlangsamung, „Haften" am Thema oder Wort Typen (☞ 4.8): • apathisch-antriebsarm • euphorisch-umständlich • reizbar-unbeherrscht-enthemmt
schwere chronische OPS	• Demenz (☞ 9.5.1, 15.1) • Merkfähigkeit und Kurzzeitgedächtnis gestört Intellektueller Abbau betrifft Logik, Kombinationsfähigkeit, Auffassung, Kritik

Neurologisch

- Lähmungen: Gangbild, symmetrische Reaktion der Extremitäten auf Schmerzreize?
- Augenstellung bei herdförmigen Funktionsausfällen des Gehirns verändert (☞ 9.3)
- Zuckungen bei zerebralen Anfällen (☞ 9.5.7.)
- Muskeltonus erhöht z. B. bei Mittelhirneinklemmung, Streckspasmen (☞ 9.4.3)
- Kopfschmerz, z. B. bei Hirnhautentzündung, intrakraniale Blutung.

Sonstige

- Mundgeruch, z. B. bei Alkoholvergiftung, Azeton bei diabetischem Koma
- Fieber bei Infektionen, allergisches Fieber, zentrales Fieber z. B. bei Schädel-Hirn-Trauma
- Fieber bei Flüssigkeitsmangel und Wärmestau
- Erbrechen, z. B. bei Vergiftungen.

9.3 Patienten beobachten

Wichtig ist, daß bei der Beobachtung des psychiatrischen Patienten Veränderungen schnell auffallen, die auf eine nicht-psychiatrische Krankheit hindeuten. Diese Krankheit kann im Extremfall lebensgefährlich sein.

Grundregeln

- man kann niemals vom psychopathologischen Bild auf eine bestimmte Grundkrankheit schließen → beobachten, aber keine Diagnose stellen
- ein psychiatrischer Patient mit einer bekannten endogenen Psychose kann wie jeder andere Mensch auch eine OPS als Ausdruck einer körperlichen Störung bekommen: „einmal endogen – nicht immer endogen"
- bekannte Patienten ebenso beobachten wie Neuaufnahmen
- oft genügt ein kurzes Gespräch und ein kleiner Gedächtnistest mit dem Patienten, um den Verdacht auf eine OPS auszuräumen oder zu bestätigen.

Akute OPS

Die neu auftretende, akute OPS ist ein Notfall:

- genau bobachten Bewußtsein (☞ 4.3), Reaktion auf äußere Reize, körperliche Veränderungen. z. B. Lähmung
- dem Arzt Beobachtungen mitteilen, der klinisch untersucht und weitere diagnostische Schritte veranlaßt.

Tips, Tricks & Fallen

- die chronische OPS ist zumeist bekannt und vordiagnostiziert. Sie stellt in erster Linie eine pflegerische Aufgabe dar
- bei der leichten OPS kann der Patient seine Veränderung noch bemerken und darunter leiden → dem Patienten jetzt beistehen, mit ihm sprechen, ihn nicht überfordern.

9.4 Neurologische Syndrome mit OPS

9.4.1 Halbseitensyndrom

Ursachen

- transitorische ischämische Attacke (TIA): Durchblutungsstörung ohne Gewebeuntergang (☞ 9.5.4)
- Hirninfarkt: Durchblutungsstörung mit Gewebsuntergang (☞ 9.5.4)
- Tumor in einer Hirnhälfte (☞ 9.5.9)
- Blutung innerhalb der Hirnsubstanz (☞ 9.5.5)
- intrakraniale Blutung außerhalb der Hirnsubstanz (☞ 9.5.5)
- Entzündung in einer Hirnhälfte, z. B. Herpesenzephalitis.

Symptome

9

Hemiparese: Halbseitenlähmung auf der dem Herd entgegengesetzten Seite.
Aphasie: Störung des Sprachverständnisses oder der Sprachproduktion bei Herd auf sprachdominanter Hirnhälfte. Nicht mit Dysarthrie (Störung der Lautbildung) verwechseln.
Hemianopsie z. B. bei großen Herden in der hinteren Hirnhälfte: gleichsinnige Gesichtsfeldstörung beider Augen nach der dem Herd entgegengesetzten Seite.

Orientierende Diagnostik

- Oberlid hochheben: sinkt auf der gelähmten Seite langsamer herab
- Lidspalte bleibt in Ruhe etwas geöffnet
- Mundwinkel hängt, Wange schlaff, Ausblasen von Speichelbläschen durch Mundwinkel beim Ausatmen
- schlaff gelähmte Gliedmaßen liegen breit, „wie hingegossen" auf der Unterlage
- Gliedmaße hochheben, loslassen: sinkt schneller herab als auf der gesunden Seite
- Schmerzreize setzen: Wegziehen der Gliedmaße schwächer als auf der gesunden Seite.

9.4.2 Sprachstörungen, Aphasien

Bei mehr als 95 % der Menschen, auch bei den meisten Linkshändern, ist die linke Hirnhälfte sprachdominant d. h. für Sprache zuständig → bei Aphasie liegt der Herd zu 95 % in der linken Hemisphäre.
Globalaphasie: motorische und sensorische Aphasie. Patient versteht nichts und sagt nichts.
Dysarthrie: keine Aphasie, sondern Störung der Lautbildung. Patient spricht verwaschen, ist schwer zu verstehen, er versteht selbst alles, baut normale Sätze und Wörter, kann normal schreiben, wenn motorisch möglich.

Differentialdiagnose Sprachstörungen			
	motorische Aphasie	**sensorische Aphasie**	**OPS**
gestört	Sprachproduktion, geringer Sprachverständnis	Sprachverständnis, Sprachentwurf, Wortfindung	Merkfähigkeit, formales Denken, inhaltliche Fehler
Sprachproduktion	wenig bis keine, Telegrammstil	viel, flüssig	verschieden, je nach Antriebslage
Sprachmelodie	zerstört	unauffällig	unauffällig
Gegenstand benennen	Patient versucht, das richtige Wort herauszubringen	Patient bringt ohne Probleme ein falsches Wort heraus	unauffällig
Satzbau	einfache Sätze, Telegrammstil	Verdrehen und Verdoppeln von Satzteilen, erfundene Wörter	unauffällig
Schreiben	Telegrammstil, verdrehte Silben	Sätze und Silben bis zur Unverständlichkeit verdreht	Schreiben nach Diktat unauffällig
Leidensdruck	Patient leidet unter der Störung, versucht, sich zu verbessern	Patient scheint Störung nicht zu bemerken, verbessert sich nicht	Patient bemerkt Störung je nach Schweregrad der organischen Psychose

Pflege

Patienten mit Aphasie erscheinen auf den ersten Blick verwirrt: Aphasie und Psychosyndrom nicht verwechseln. Beides kann gleichzeitig auftreten.

- zur Orientierung kurzes Gespräch führen, Gegenstände benennen lassen, Sätze nachsprechen lassen
- Geduld. Dem Aphasiker Zeit lassen, zu sagen, was er zu sagen hat, denn er wird sich auf das Wesentliche beschränken, gerade weil das Sprechen für ihn so mühsam ist. Unter Zeitdruck geht es noch schwerer.

9.4.3 Enthirnungssyndrome

Enthirnung ist eine funktionelle Abkoppelung des Hirnstammes vom Hirnmantel.

Ursachen

- schweres Schädel-Hirn-Trauma (☞ 9.5.8)
- Enzephalitis (☞ 9.5.6)
- Intoxikation (☞ 6.3.9)

9

- Hypoxie: vorübergehender Herzstillstand, Strangulationsversuch, Narkosezwischenfall, Thrombose der Arteria basilaris (hinterer Hirnkreislauf)
- Einklemmen des Hirnstammes: bei Tumoren der hinteren Schädelgrube. Fortschreitende Drucksteigerung im Schädel durch Liquor-Abflußstörung. Beginnt mit Mittelhirnsyndrom, endet mit Bulbärhirnsyndrom, führt unbehandelt zum Tode.

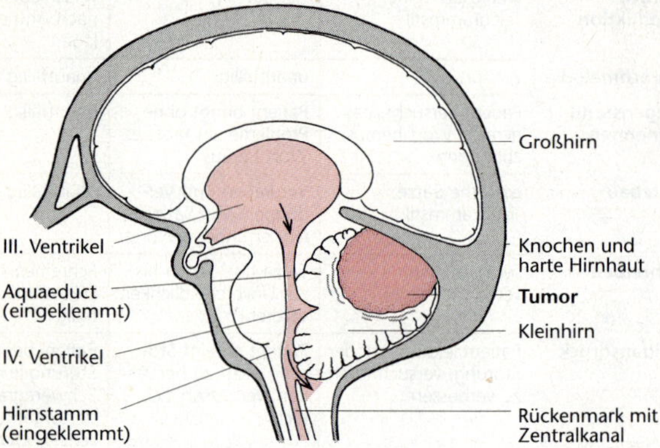

Abb. 9.1: Hirnstammeinklemmung durch Tumor [L 157]

9

Begriffe

- Koma: unerweckbare Bewußtlosigkeit
- Muskeltonus: Spannung der Muskulatur, z. B. schlaff, normal, spastisch
- Hornhautreflex = Kornealreflex: Berühren des Außenrandes der Hornhaut des Auges mit einem weichen Gegenstand (sauberes Tuch, Watte) führt normalerweise zum Zukneifen des Auges
- Maschinenatmung: krankhaft regelmäßige Atmung ohne Reaktion auf äußere Reize.

Tips, Tricks & Fallen

Bei Vorliegen eines Tumors der hinteren Schädelgrube darf keine Lumbalpunktion vorgenommen werden. Wird der Tumor übersehen und die LP durchgeführt, kann es durch die Druckentlastung von unten zu einem plötzlichen Kollaps des Nervenwasserkanals zwischen der III. und IV. Hirnkammer kommen:
- Druck im Schädelinneren steigt und verschließt das „Ventil" immer fester
- Hirnstamm wird in das Foramen magnum (großes Loch an der Schädelbasis) gepreßt, vegetative Funktionen wie Atmung kommen zum Erliegen
- unbehandelt führt die Einklemmung zum Tode.

Systematik der fortschreitenden Hirnstammschädigung

	leichtes Mittelhirnsyndrom	schweres Mittelhirnsyndrom	Bulbärhirnsyndrom
Bewußtsein	getrübt	Koma (☞ unten)	Koma
Reaktion auf Reize	verzögert, Drohbewegung → Blinzelreflex	fehlt	fehlt
spontane Motorik	Massenbewegung, Wälzbewegung	erst Arme gebeugt, Beine gestreckt, später Arme und Beine gestreckt. „Enthirnungsstarre"	fehlt
Muskeltonus	normal	erhöht, Streckspasmus	schlaff
Reaktion auf Schmerzreize	gezielte Abwehr	Zunahme des Streckspasmus	fehlt
Pupillenweite	erst normal, dann immer enger	erst eng, dann immer weiter	maximal weit
Pupillenreaktion auf Licht	verzögert	träge	fehlt
Hornhautreflex (s. u.)	normal	schwach	fehlt
Augenbewegung	Augen pendeln, zeigen in verschiedene Richtungen	Augen zeigen nach außen, bewegen sich nicht	Augen zeigen nach außen, bewegen sich nicht
Atmung	normal bis beschleunigt	Maschinenatmung (siehe unten)	Atemstillstand
Temperatur	normal	Fieber	leicht erhöht, sinkt
Pulsfrequenz	normal, leicht erhöht	um 150/Min.	sinkt
Blutdruck	normal	hoch	sehr niedrig

9

9.4.4 Frontalhirnsyndrom

Ursachen

Tumor oder Infarkt in einem oder beiden Frontallappen.

Symptome

- psychomotorische Antriebsverminderung (☞ 4.8)
- verflachte Gefühle oder Affektlabilität (Stimmung wechselt unangemessen schnell zwischen den Extremen, ☞ 4.7)
- Affektinkontinenz: Gefühle dringen unkontrolliert nach außen (☞ 4.7)
- Kritiklosigkeit, das Urteilsvermögen geht verloren. Patienten haben z. B. völlig unrealistische Berufswünsche. Krankheitseinsicht fehlt
- Kritik von außen führt zu Aggression (☞ 6.1.5)
- Witzelsucht, distanzloser Umgang mit anderen Menschen
- unpassendes pathologisches Lachen und Weinen, das der Patient nicht unterdrücken kann. Auslösen z.B durch Ansprache, Essen reichen
- Harninkontinenz.

Gestörte Fähigkeiten

- Gedächtnis: Merkfähigkeit, Kurzzeitgedächtnis
- vorausschauend organisieren und planen
- Regeln erkennen und befolgen → den Patienten für „richtiges" Verhalten belohnen, Pflegekraft wird zur Bezugsperson, daher häufige Wechsel in der Pflege vermeiden. Nur verlegen, wenn medizinisch notwendig
- abstrahieren und Konzepte bilden, z. B. Wichtiges von Unwichtigem unterscheiden
- Aufmerksamkeit zuwenden.

Instinktbewegungen

Bei schwerer, ausgedehnter Hirnschädigung.

- Handgreifreflexe: Gegenstand ins Blickfeld des Patienten halten, er greift danach und läßt nicht mehr los
- orales Greifen: Holzspatel ins Blickfeld des Patienten halten, Mund öffnet sich. Bei schweren Schäden Schnappen des Mundes nach dem Spatel
- bei Berühren der Lippen: Ansaugen des Gegenstandes, draufbeißen, festhalten.

Tips, Tricks & Fallen

Das Frontalhirnsyndrom ist nur schwer von einer diffusen Hirnschädigung z. B. bei Vergiftungen und einer nicht-organischen psychischen Störung (endogene Psychose) zu unterscheiden.

- immer auf Antriebsminderung und Gedächtnisstörung achten
- kurzes Gespräch mit dem Patienten führen: „Merken Sie sich Baum, Fahne, Haus", dann 15 Sek. reden oder rechnen lassen, dann Wörter abfragen.

9.5 Krankheiten mit OPS

9.5.1 Demenz

Verlust von vorher vorhandenen geistigen Fähigkeiten. Keine Bewußtseinsstörung. Veränderungen sind über mindestens sechs Monate zu beobachten. Therapie und Pflege ☞ 15.1 Gerontopsychiatrie.

Symptome

Eingeschränkt sind
- Kurz – und Langzeitgedächtnis, Merkfähigkeit, Orientierung
- abstraktes Denken, Urteilsvermögen
- Persönlichkeit
- sprechen, erkennen
- einfache Handlungen ausführen
- Sachverstand: beruflich und im sozialen Leben.

Wichtige Ursachen der Demenz

Ursache	Beispiele
degenerative Demenzen mit Rückbildung von Hirnsubstanz	• Alzheimersche Krankheit, ca. 60 % • Picksche Krankheit
andere Systemdegenerationen mit Rückbildung von Funktionssystemen des ZNS	• Parkinson-Syndrome • spino-zerebelläre Degenerationen, (Rückenmark-Kleinhirn betreffend)
vaskuläre Demenzen durch Erkrankungen des Hirnkreislaufsystems	• subkortikale arteriosklerotische Enzephalopathie (SAE), ca. 15 % • Arteriosklerose, kardiale Embolien • Durchblutungsstörungen durch Herzschwäche • entzündete Hirngefäße • zähflüssiges Blut bei Exsikkose oder krankhafte Vermehrung der Blutzellen • CADASIV: cerebrale Autosomal Dominante Arteriopathie mit Subkortikalen Infarkten und Leukenzephalopahtie
gestörter Liquorabfluß	Hydrozephalus malresorptivus
Stoffwechselstörung	• Leberschaden • Vitaminmangel bei Alkoholikern (☞ 9.5.3)
infektiöse und entzündliche Krankheiten (☞ 9.5.6)	• AIDS-Demenz-Komplex • Creutzfeldt-Jakob-Krankheit • Multiple Sklerose

Demenz vom Alzheimer-Typ

60 % der Demenzen, F > M, ab 45. LJ. Ätiologie unbekannt. Im CCT gleichmäßige Atrophie der Hirnrinde.

Symptome
- schleichernder Beginn, Dauer bis zum Tode durchschnittlich nur 8 J.
- Frühsymptome: Schwindel, Vergeßlichkeit
- Wortfindungsstörungen, Schwierigkeiten beim Scheiben, Rechnen, Lesen
- gefühlsmäßiges Erleben, Persönlichkeit und Fassade bleiben lange erhalten
- Endstadium: schwere Demenz mit automatisierten unsinnigen Handlungen wie Zupfen, Wischen, Reiben.

Demenz vom vaskulären Typ

15 %, M > F, ab 70. LJ.

Ätiologie
z. B. Subkortikale arteriosklerotische Enzephalopathie, beiderseitige Thalamusinfarkte.
Subkortikale arteriosklerotische Enzephalopathie (SAE): Ursache meist langjährig bestehende arterielle Hypertonie. Durchblutungsstörung des Hirnmarkes mit Entmarkung und mehreren kleinen Hirninfarkten. Häufigste vaskuläre Demenz, bei der die Demenz auf der Entmarkung, also auf der Unterbrechung von Leitungsbahnen mit Störung der Informationsverarbeitung beruht.

9

Symptome
- Beginn variabel, langer schubweiser Verlauf, plötzliche sichtbare Verschlechterungen, aber auch vorübergehende Besserung
- Frühsymptome: Merkfähigkeitsstörung, Zuspitzen von Persönlichkeitsmerkmalen
- Verflachen des gefühlsmäßigen Erlebens, negative Affektdurchbrüche (Aggression, mürrische Verstimmung), nächtliche Unruhe, Delirien
- Endstadium: schwere Demenz, neurologische Ausfälle als Folge kleiner Hirninfarkte.

9.5.2 Parkinsonsyndrom

Ursachen

Zumeist unbekannt. Bekannte Ursachen:
- Nebenwirkungen der Neuroleptika: extrapyramidal motorische Störung
- akinetisches Parkinson-Syndrom nach längerer Gabe von niederpotenten Neuroleptika.

Pathophysiologie

Untergang von Zellen im motorischen Steuerungssystem (extrapyramidal motorisches System), relativer Mangel des Überträgerstoffes Dopamin.

Symptome

Die Symptome können unterschiedlich ausgeprägt sein, je nach dem, wo das motorische Steuerungssystem geschädigt ist.

- **Rigor:** anhaltende gleichzeitige Anspannung von Streck- und Beugemuskeln, was in einer sehr zähen Beweglichkeit resultiert, kleinschrittiges Gehen, kleine Schrift
- **Ruhetremor:** Zittern, besonders der Hände mit einer Frequenz von 4–7/ Sek., das in Ruhe besonders ausgeprägt ist und bei aktiven Bewegungen nachläßt
- **Akinese:** Bewegung gebunden, große und oft unüberwindliche Schwierigkeiten, eine Bewegung in Gang zu bringen und zu Ende zu führen. Schon eine Türschwelle kann ein Hindernis darstellen, der Patient steht wie angewachsen davor. Auch Freezing genannt
- **Hypomimie:** unbewegliche Gesichtszüge, Maskengesicht, Akinese der Gesichtsmuskeln
- oft reaktive Depression
- kann mit Demenz verbunden sein: Parkinson-Demenz-Komplex.

Pflege

- Grundpflege: viel Zeit geben für Waschen, Ankleiden (☞ 2.2). Den Patienten möglichst viel selbst machen lassen
- geduldiges Trainieren der Bewegungsabläufe (☞ 2.1). Krankengymnastik ist nur auf eine kurze Zeit des Tages beschränkt, mit den Krankengymnasten zusammenarbeiten
- Beweglichkeit regelmäßig beobachten und erfragen (Beobachtungsbogen). Auch überschießende Beweglichkeit (Hyperkinese) kann für den Patienten quälend sein.
- auf Flüssigkeitszufuhr achten: 2 l/d, wenn keine Herz- oder Niereninsuffizienz dagegenspricht
- wenn Patient bettlägerig: Dekubitusprophylaxe
- Nahrungsaufnahme: während des Essens Pausen einlegen lassen, dann darauf achten, daß keine Speisen im Mund liegen bleiben. Darauf achten, daß das Essen nicht kalt wird. Nach der Mahlzeit Mundpflege (☞ 2.5)
- Medikamente nach Rücksprache mit dem Arzt vor oder zur Mahlzeit geben.

Tips, Tricks & Fallen

Vermeiden, den Patienten für dement zu halten, obwohl Denken und Urteilskraft völlig unbeeinträchtigt sind. Er bekommt dies mit und wird noch depressiver → dem Patienten Zeit lassen zu antworten oder Aufforderungen nachzukommen. Daran denken, daß Demenz beim Parkinsonsyndrom selten ist.

9.5.3 Alkoholfolgen

Pathologischer Rausch

Plötzlich auftretende Psychose mit persönlichkeitsfremden Handlungen. Entsteht durch Alkoholunverträglichkeit. Dauert ~ 1 h. Danach depressives Erschöpfungsstadium, Schlaf, Gedächtnislücke für das Ereignis. Therapie: Benzodiazepine ☞ 18.4.1.

Alkohol-Halluzinose

- vorwiegend akustische Halluzinationen (☞ 4.5): Stimmen in Rede und Gegenrede, kommentierende Stimmen, sehr oft abwertender Inhalt, der mit der Abhängigkeit zu tun hat, z. B. „Schau da geht der besoffene Sack"
- ängstlicher Verfolgungswahn (☞ 4.6)
- keine Bewußtseins- oder Orientierungsstörungen
- 1–2 Wo. nach Alkoholexzess
- klingt innerhalb von 6 Monaten ab.

Therapie: Chlordiazepoxid (Librium®), alternativ Haloperidol (Haldol®, ☞ 18.2). Auf Flüssigkeitszufuhr und ausgewogene Ernährung achten.

9

■ Alkoholentzug

Prädelir

Setzt 10 h-7 d, i.d.R. 2 d nach dem letzten Alkoholkonsum ein.

- Angst
- Schlafstörung
- vegetative Übererregbarkeit mit Schwitzen und Tremor (Händezittern): 6–8/Sek.
- kurze, ungeformte halluzinatorische Phasen
- illusionäre Verkennungen,
- Mydriasis (erweiterte Pupillen), vegetative Überaktivität, gesteigerte Reflexe.

Pflege

- Information „Prädelir" an alle weitergeben
- eine Pflegekraft muß den Patienten beobachten
- kein Ausgang, keine Entlassung
- großzügig Bedarfsarznei geben, solange der Patient sie noch freiwillig nimmt.

Therapie: Clomethiazol, Carbamazepin oder Tranquilizer (☞ 12.2.2).

Entzugsdelir (Delirium tremens)

10 % der Patienten, die ein Prädelir haben, rutschen ins Delir. Das voll ausgeprägte Alkoholentzugsdelir ist ein lebensbedrohlicher Zustand, der ohne Therapie in bis zu 20 % der Fälle zum Tode führt.

Symptome
- Bewußtseinsstörung von Aufmerksamkeitsstörung bis Koma
- optische Halluzinationen, illusionäre Verkennung
- beeinträchtigtes logisches Denken, flüchtige Wahnideen
- gestörtes Kurzzeitgedächtnis, Langzeitgedächtnis erhalten. Meist Gedächtnislücke für die Zeit des Delirs
- zeitlich desorientiert
- erhöhte Suggestibilität (Patient läßt sich leicht Dinge einreden)
- gestörte Psychomotorik: Wechsel zwischen Unter- und Überaktivität, verstärkte Schreckreaktion, verlängerte Reaktionszeit
- Schlaf-Wach-Rhythmus gestört, Alpträume, die sich mit Wahnideen vermischen
- Depression, Euphorie, Angst, Reizbarkeit, staunende Ratlosigkeit
- häufig große epileptische Anfälle
- erhöhte Temperatur, Herz-Kreislauf-Versagen, Schwitzen, Atemstörungen
- akute Degeneration quergestreifter Muskulatur (Rhabdomyolyse).

Therapie
- kardiopulmonale Vorerkrankungen → Diazepam, z. B. Valium®
- keine kardiopulmonalen Vorerkrankungen → Clomethiazol (Distraneurin®)
- auch Carbamazepin möglich, z. B. Timonil®, Tegretal®
- Clonidin (Catapresan®): wird in der maßgeblichen Literatur nicht mehr empfohlen.

Umgang mit Distraneurin ☞ 18.6.1.

9

Wernickeenzephalopathie

Schweres Krankheitsbild mit hoher Mortalität. Vitamin-B_1-Mangel durch langdauernde Fehlernährung → Glykolysestörung (Zucker, der Brennstoff des Gehirns, kann vom Organismus nicht mehr verwertet werden).

Symptome

- Augenmuskel – und Blicklähmung, enge Pupillen, Nystagmus (Augenzittern)
- Kleinhirnataxie mit torkelndem Gang und unsicherem Stand
- zerebrale Anfälle
- Absinken von Körpertemperatur und Blutdruck
- psychisch: Auffassung, Orientierung, Psychomotorik gestört
- Bewußtseinsstörung bis Koma.

Therapie

Therapie: Vit. B_1 50–300 mg i.m. oder langsam i. v. täglich über 4 Wochen, dann 50–200 mg i.m. wöchentlich über Monate.

Korsakow-Syndrom

Sowohl als Durchgangssyndrom als auch als Defektzustand.
Vitamin-B_1-Mangel durch langdauernde Fehlernährung.

Symptome

- Verlust von Kurz- und Langzeitgedächtnis
- kompensatorische Konfabulation: fehlende Gedächtnisinhalte werden durch freie Erfindung ersetzt, z. B. den Patienten fragen, ob er „den Unfall draußen auf der Kreuzung" auch gesehen habe. Er kann dann über Einzelheiten berichten.

Therapie

Vit.-B-Komplex initial 2 × 1 Amp. i.m. oder langsam i. v. Oral 3 × 1 Kps. über Monate bis Jahre, Hirnleistungstraining.

9.5.4 Zerebrale Durchblutungsstörungen

9

Abhängig von Lokalisation und Ausdehnung können Hirninfarkte und intrazerebrale Blutungen besonders im akuten Stadium neben anderen neurologischen Ausfällen zu Bewußtseinsstörung oder zu deliranter Symptomatik führen. Es stellt sich oft eine reaktive Depression (☞ 7.1) ein.

Ursachen

85 % der Fälle zerebrale Ischämie (Hirninfarkt):
- thrombotischer oder thromboembolischer Verschluß bei Arteriosklerose
- kardiale Embolie, meist aus dem linken Vorhof bei absoluter Arrhythmie
- selten Arteriitis (entzündliche Veränderung der Hirnarterien).

15 % der Fälle intrazerebrale Blutung:
- Massenblutung durch Gefäßeinriß bei chronischer Hypertonie
- geplatzte Aneurysmen (Gefäßwandaussackungen), Angiome (Gefäßwucherungen).

Vorgehen bei akuten Durchblutungsstörungen

Transitorische Ischämische Attacke (TIA)
Symptomatik bildet sich innerhalb von 24 h zurück, ggf. minimale Restsymptomatik.
- RR nicht < 150mmHg systolisch senken
- keine oder nicht relevante Gefäßstenose: ASS, Tiklyd®
- Stenose zwischen 50 % und 80 %: bei wiederholten TIA Gefäßoperation, bei Emboliequelle oder Arrhythmie Marcumar über 1 J. dann weiter ASS
- Stenose > 80 %: Gefäßoperation außer bei multiplen Plaques und kombinierten extra- und intrakraniellen Stenosen.

Voranschreitender Infarkt (Progressive stroke)
Vollheparinisierung 25 000 I.E./d, nach 10 Tagen auf Marcumar umstellen.

Kompletter Hirninfarkt

Abklären, ob nottfallmäßig eine interventionelle, z. B. mit Katheter, oder operative Gefäßeröffnung möglich ist. Innerhalb 6 h nach Infarkt möglich.

- Hämodilution: Blut mit Infusionen und Medikamenten verdünnen. Nutzen ist umstritten
- kardiopulmonale Parameter überwachen
- erhöhten RR um maximal 20 % senken
- Blutzucker senken, wenn > 200 mg/dl
- ASS, Tiklyd® zur Rezidivprophyllaxe
- Vollheparinisierung nur bei Infarkten im hinteren Stromgebiet.

9.5.5 Intrazerebrale Blutungen

Prinzipiell können alle Blutungen innerhalb des Hirnschädels mit einer OPS einher gehen. Es gibt je nach Alter und Entstehungsmechanismus unterschiedliche typische Blutungen, die sehr verschiedene und verschieden schnelle Therapie von Beobachtung bis zu notfallmäßiger Operation erfordern.

Diagnostik

Anamnese, Untersuchung, zügig CCT. LP wenn CCT normal → Blut im Liquor? Angiographie.

Pflege

- Transport organisieren, Scheine vorbereiten
- Verlegungsbericht, CCT-, Kernspin-, Röntgenbilder bereithalten
- Patienten beruhigen, ihm die Angst nehmen
- vor dem Transport Blase und Darm entleeren lassen
- Patienten beim Transport begleiten
- ggf. Vitalparameter während des Transportes überwachen.

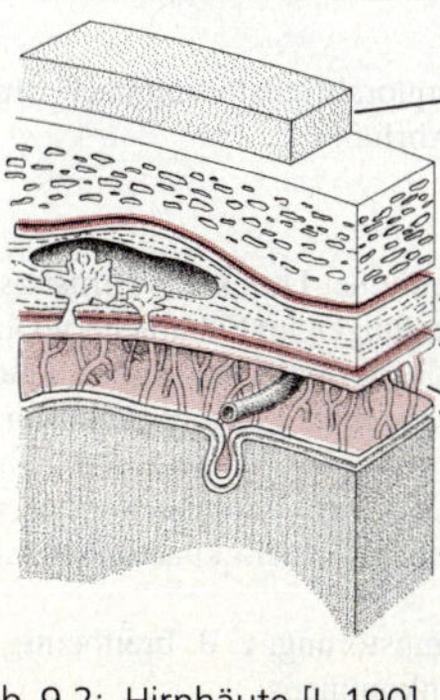

Abb. 9.2: Hirnhäute [L 190]

Subarachnoidalblutung

12/100.000 Einwohner/Jahr. Blutung in den Subarachnoidalraum. Ursache in 80 % Zerreißen eines meist angeborenen arteriellen Aneurysmas.

Symptome

Plötzlicher stärkster Kopfschmerz, Erbrechen, Nackensteifigkeit, neurologische Herdausfälle, Bewußtseinstrübung bis Koma (☞ 6.1.8).

Therapie

- intensive Überwachung, Schmerzbehandlung. Blutdruck einstellen
- leichte Bewußtseinstrübung (☞ 6.1.8), leichte neurlogische Ausfälle → Frühoperation nach Angiographie
- Bewußtlosigkeit, schwere Ausfälle → Intensivstation, Beatmung, Hirndruck behandeln, nach Besserung (2–3 Wo.) OP nach Angiographie.

Prognose

Die SAB ist lebensgefährlich. Unbehandelt sterben 75 %, davon 25 % in der 1. Woche. 15 % sterben vor Einlieferung ins Krankenhaus (Neurochirurgie). Im Krankenhaus sterben ohne OP 26 %, nach Frühoperation 10–17 %, nach Spätoperation 8 %.

9

Rezidivblutung, Nachblutung

Wahrscheinlichkeit am größten in den ersten 2 Wochen. Sterblichkeit 50 %. Die 3. Blutung wird selten überlebt.

Vasospasmus

Reflektorisches Zusammenziehen des Gefäßes mit funktionellem Engpaß ab 4.–14. Tag nach Blutung, Maximum 10. Tag. Führt über Durchblutungsstörung zu neurologischen Ausfällen. Führt in 14 % zum Tode.

- diagnostische Überwachung mit transkraniellem Doppler
- Spätoperation erst nach Abklingen der Gefäßspasmen.

Akuter Hydrozephalus

Durch Verschluß des Ventrikelsystems und Liquorabflußstörung nach Blutung ins Ventrikelsystem. **Therapie:** künstlicher Abfluß.

Hydrozephalus malresorptivus

Gestörter Liquorabfluß → verbreiterte Liquorräume, Druck auf Hirnsubstanz. Spätkomplikation nach Blutungen oder Entzündungen im Subarachnoidalraum (äußerer Liquorraum): Strukturen verkleben, die normalerweise den Liquor resorbieren und die Flüssigkeit in die Blutbahn abgeben. Liquorproduktion läuft weiter → Liquormenge nimmt zu.

! Gestörter Liquorabfluß muß immer mit CCT ausgeschlossen werden, wenn eine Demenz vorliegt, weil man dem Patienten mit einem künstlichen Liquorabfluß helfen kann.

Leitsymptome: Demenz (☞ 9.5.1, 15.1), Gangstörung, z. B. breitbeinig oder kleinschrittig, Füße kleben am Boden, Harninkontinenz.

Therapie: künstlicher Abfluß (Shunt-Operation).

Epidurale Blutung

Akute arterielle Blutung zwischen Kalotte und Dura durch Zerreißen einer Hirnhaut-Arterie durch Trauma mit und ohne Schädelbruch.

Symptome
Kurzer Bewußtseinsverlust → Aufklaren → nach Stunden wieder Eintrüben, Halbseitensymptomatik, Hirndruckzeichen (☞ 9.4.3).

Vorgehen
In Neurochirurgie, notfalls Unfallchirurgie verlegen. Dort notfallmäßig Trepanation (Schädeleröffnung), Blutung absaugen. Hirndruck behandeln.

Subdurale Blutung

Venöse Sickerblutung zwischen Dura und Arachnoidea nach oft nur geringem Trauma → nachfragen. Alte Menschen, Alkoholiker.

Symptome
Erst nach Wochen (Trauma oft nicht bekannt) Kopfschmerz, Persönlichkeitsveränderung, Halbseitensymptomatik, Eintrüben, Hirndruckzeichen.

Vorgehen
CCT und Kurzbericht in Neurochirurgie vorstellen: Operation empfohlen → Neurochirurgie mit operativer Ausräumung der Blutung, Operation nicht empfohlen → Neurologie. Rehabilitation z. B. mit Krankengymnastik, Sprachtherapie.

9

Blutung in die Hirnsubstanz

Nachweis sofort im CCT. Blutung:
- in einen Hirninfarkt
- durch Gefäßeinriß
- bei Bluthochdruck, bei Gefäßveränderung
- traumatisch durch Hirnquetschung (Contusio)
- als Komplikation bei Gerinnungsstörung, Marcumarisierung, Heparinisierung.

Symptome
- neurologischer Herdausfall, z. B. zentrale Lähmungen, Aphasie
- Bewußtseinstrübung, Bewußtlosigkeit, Orientierungsstörung.

Therapie
- Verlegen in die Neurologie, wenn die OPS es zuläßt, d. h. wenn der Patient keine Entweichungstendenz zeigt
- Kreislaufparameter, Temperatur, Atmung, Labor überwachen
- Gefäßrisikofaktoren behandeln, z. B. Bluthochdruck, Rauchen
- Begleitkrankheiten vermeiden, z. B. Pneumonieprophylaxe, Thromboseprophylaxe
- wenn nötig Intensivüberwachung
- Krankengymnastik, Sprachtherapie, ATL-Training
- medizinische, später berufliche Rehabilitation.

9.5.6 Zerebrale Entzündungen

Akute Entzündungen

Enzephalitis: Entzündung der Hirnsubstanz.
Meningitis: Entzündung der Hirnhäute.
Erkrankungen können schnell zu Delir oder Bewußtseinsstörungen führen, lebensbedrohlich sein und unzureichend behandelt chronisch werden → in Neurologie oder auf Intensivstation verlegen.

Häufige Ursachen

Viren, Bakterien (eitrig), oft ungeklärt.

Diagnostik

- Anamnese, klinische Untersuchung, CCT oder Kernspin
- Lumbalpunktion: bei akuter erregerbedingter Entzündung meist starke Zellvermehrung. Zahl und Art der Zellen geben Hinweis auf Art der Erreger (Viren oder Bakterien). Eiweiße und Zucker im Liquor
- Erregernachweis
  - Liquor sofort ins Labor zur Bebrütung bringen. Erregernachweis im Liquor gelingt selten
  - Blutkulturen (aerob mit Lufteinlaß, anaerob luftdicht) sofort in den Brutschrank
  - für Kulturen immer richtige Scheine (meistens für auswärtige Labors) mitgeben
- EEG: z. B. typische Veränderungen über den Schläfenlappen bei Herpesenzephalitis, sonst Allgemeinveränderung → Ausmaß der Schädigung
- CCT.

9

Symptome

Enzephalitis
- Kopfschmerz, Erbrechen, Fieber
- Bewußtseinsstörung (☞ 6.1.8), akutes OPS (☞ 9.2)
- neurologische Herdausfälle, Hirndruckzeichen (☞ 9.4.3).

Meningitis
- Meningismus (Nackensteifigkeit)
- heftiger Kopfschmerz, Lichtempfindlichkeit
- Fieber.

Therapie

- Vitalfunktionen sichern, ggf. auf Intensivstation verlegen
- Verdacht auf bakterielle Ursache: Antibiose
- Verdacht auf virale Ursache (weitaus häufigster Fall): sicherheitshalber Antibiose. Verdacht auf Herpes simplex → Aciclovir (Zovirax®) i. v.
- Schmerz bekämpfen
- wenn nötig Hirndruck senken: Oberkörper um 30° hochlagern, Infusionen mit osmotisch wirksamen Substanzen, z. B. Glycerol, Mannit, Sorbit. Evtl. Intubation → Hyperventilation

- bei epileptischen Anfällen antiepileptische Therapie (☞ 9.5.7)
- Patienten mit akuter Enzephalitis oder Meningitis isolieren
  - keine feste Regel, abhängig von Art und Schwere der vermuteten Infektion
  - bei unklaren Fällen mind. 4 Tage Einzelzimmer, kein Besuch von Kindern < 14 J., den Patienten bitten, im Zimmer zu bleiben. Gespräch mit Angehörigen: wenig Besuche.

Chronische Entzündungen

Führen nach längerer Krankheitsdauer zu Wesensänderung oder Demenz.
- Multiple Sklerose (MS, Enzephalomyelitis disseminata, ED): u. a. gefühlsmäßige Verflachung und unpassend gehobene Stimmung
- HIV → Demenz (☞ 9.5.1, 15.1)
- Syphilis → Demenz
- Creutzfeldt-Jakob-Erkrankung → Demenz.

Pflege

- immungeschwächten Patienten nicht in ein Zimmer mit infektiösen Patienten legen, vor zusätzlichen Infektionen schützten
- Handschuhe beim Kontakt mit Köperflüssigkeiten tragen
- Bettwäsche als infektiös kennzeichnen
- medizinische Geräte patientenbezogen verwenden, Einwegmaterial verwenden
- Nadelstichverletztungen dem Betriebsarzt melden: Vorgehen nach Richtlinien (☞ 1.6.2).

Lues III

Synonyma: Neuro-Lues, Neurosyphylis. Spätes Stadium der unbehandelten Lues.

Progressive Paralyse: tritt 8–10 J. nach Infekt auf, schleichender Beginn.

Symptome
- Enzephalitis des Stirnhirnes
- schleichender Beginn, führt zu Demenz (☞ 9.5.1, 15.1)
- motorische Entdifferenzierung, Dysarthrie
- Robertson-Phänomen: kleine, entrundete, lichtstarre Pupillen
- Rigor.

Therapie: Versuch mit Penizillin oder Erythromycin über zwei Wochen.

Creutzfeldt-Jakob-Erkrankung (Kuru)

Ursache: Slow-virus-Infektion, mit dem Erreger der Rinderseuche BSE eng verwandt oder identisch. Inkubationszeit mehrere Jahrzehnte.

Symptome
- beginnt mit Aphasie, Lesestörung, Dysarthrie
- vertikale Blickparese, zentrale Paresen der Extremitäten, ataktische Gangstörung, Muskelzuckungen, choreatische Hyperkinesen (überschießende Bewegungen)

- Demenz im mittleren Lebensalter (☞ 9.5.1, 15.1)
- im EEG typische periodische, triphasische, synchrone Wellen
- Liquor: Eiweißvermehrung.

Therapie: keine ursächliche. Pflege.

Tips, Tricks & Fallen

Aufgrund der jahrzehntelangen Inkubationszeit ist die Infektiösität der Krankheit nicht bekannt: Patienten isolieren, Vorsicht im Kontakt mit Körperflüssigkeiten.

9.5.7 Zerebrale Anfälle, Epilepsie

9

Systematik der zerebralen Anfälle

Anfallsart	Erklärung
generalisiert	epileptische Aktivität betrifft das ganze Gehirn, im EEG sichtbar
Petit mal	kleine, primär generalisierte zerebrale Anfälle des Kindes oder des Jugendlichen, verschiedene Anfallsarten (mit und ohne Bewußtseinsstörung), typisch für verschiedene Altersgruppen
Grand mal	„großer Anfall" des Erwachsenen, zumeist plötzlich, manchmal mit Vorboten, z. B. Initialschrei. Kann sich aus einem fokalen Anfall entwickeln • Patient stürzt bewußtlos zu Boden: Verletzungsgefahr • Augen offen und oft verdreht, keine Pupillenreaktion • blaue Lippen durch Atemstörung • Krampfen, zuerst angespannt, dann zuckend über 1–2 Min. • seitlicher Zungenbiß, Einnässen • anschließend meist Schlaf
fokal	epileptische Aktivität bleibt auf Teil des Gehirnes beschränkt, beruht zumeist auf lokalisierter Hirnschädigung
einfacher fokaler Anfall	keine Bewußtseinsstörung, Symptomatik je nach Lokalisation: motorisch, sensibel, halluzinatorisch, vegetativ, psychisch
komplexfokaler Anfall	fokaler Anfall mit Bewußtseinsstörung. Typisches Beispiel Temporallappen-Anfall: • beginnt mit einer Aura: Wahrnehmungen, die für den einzelnen Patienten so typisch sind, daß er weiß, daß ein Anfall kommt • Bewußtseinstrübung mit begrenzt erhaltener Reaktionsfähigkeit, Dauer ½–2 Min., kein Hinstürzen, stereotype Handlungen, Automatismen wie Schmatzen, Zupfen • Reorientierungsphase. Für den Anfall Gedächtnislücke
Status epilepticus	Mindestens 2 Anfälle in einer Stunde, zwischen denen das Bewußtsein nicht wieder erlangt wird. Verdacht, wenn Anfall länger als 15 Min. dauert. Grand mal-Status: Lebensgefahr → Notruf auslösen.
Psychogener Anfall	nicht-epileptisch, kommen oft auch bei „echten" Epileptikern vor. Zukneifen der Augen, Abstützen beim Sturz. Keine Blaufärbung, kein Einnässen, Zungenbiß vorn oder fehlt

Epilepsien sind Anfallskrankheiten mit spontaner unkontrollierter elektrischer Aktivität von Nervenzellen des Gehirns.

Vorkommen

0,5 % aller Menschen leiden an wiederholten epileptischen Anfällen: „Anfallsleiden". 4–5 % aller Menschen bekommen im Leben einen oder mehrere epileptische Anfälle.

OPS bei zerebralen Anfällen

Bewußtseinsstörung im Anfall selbst.

Dämmerzustand

Oft im Anschluß an zerebrale Anfälle (**postiktaler Dämmerzustand**). Manchmal auch ohne vorangegangenen Anfall, dann selbständiger komplexfokaler Anfall.

- Bewußtsein getrübt (☞ 6.1.8)
- Denken verlangsamt
- Patient verkennt Situation und Gegenstände, reagiert überschießend, z. B. auf Berührung und andere grobe Reize, auf Ansprache oft gar nicht, versteht den Aufforderungscharakter nicht
- Ratlosigkeit, Ruhelosigkeit, ängstliche Flucht oder aggressive Abwehr
- Dauer: Stunden bis Wochen, für die später keine Erinnerung besteht.

Veränderung genau dokumentieren, damit der Dämmerzustand als solcher erkannt und richtig behandelt wird, nötigenfalls fixieren.

! Der Patient im Dämmerzustand kann eigen- und fremdgefährdend werden, z. B. Amoklauf.

! Zwischen Dämmerzustand und Eintrüben nach traumatischer Hirnblutung im Anfall unterscheiden.

! Dämmerzustände kommen auch bei Intoxikationen vor.

Epileptische Wesensänderung

Ursachen sind z. B.

- Hirnschaden durch Anfälle → durch Medikation Anfälle möglichst verhindern
- Überdosierung der antiepileptischen Medikamente → reduzieren.

Symptome sind

- Denken und Handeln langsam und umständlich
- im Gespräch weitschweifig, an unwichtigen Dingen haften, „klebrig"
- reizbar, selbstgerecht, pedantisch
- später Übergang in Demenz → Medikamenteneinnahme beaufsichtigen.

Pflege während des Anfalls

- notfallmäßig Arzt rufen, Notfallkoffer bereitstellen, venösen Zugang vorbereiten
- Uhrzeit, Anfallsverlauf und Medikation dokumentieren
- Patienten nicht allein lassen
- Vitalfunktionen aufrechterhalten: Luftwege freihalten, Mund ausräumen, stabile Seitenlage, evtl. Guedel-Tubus einlegen, aber nicht mit Gewalt Tubus reinbohren

  ! Mundkeil nicht verwenden.

9

- wenn nötig 4–6l/Min Sauerstoff geben
- Kreislauf überwachen
- Verletzungsgefahr herabsetzen, Polster zwischen harte Gegenstände und Patienten.

Pflege nach Krampfanfall

- bei häufigen Anfällen Verletzungsgefahr herabsetzen: Bettgitter abpolstern, den Patienten ins Bad begleiten, im Extremfall Helm
- den Patienten zum Führen des Anfallskalenders anleiten
- Angehörige zum genauen Beobachten weiterer Anfälle anhalten
- ggf. Medikation überwachen.

Tips, Tricks & Fallen

- erster epileptischer Anfall beim Erwachsenen wahrscheinlich durch Entzug, Hirntumor oder Herpes-Enzephalitis → immer abklären
- 1–2 epileptische Anfälle pro Jahr, EEG unauffällig → i.d.R. keine antiepileptische Therapie.

9

9.5.8 Schädel-Hirn-Trauma

Merkmale

- SHT geht mit Bewußtseinsstörung (☞ 6.1.8) und vegetativen Begleitsymptomen wie Erbrechen und mit heftigem Kopfschmerz einher
- dauert die Bewußtlosigkeit > 30 Min., ist i.d.R. mit bleibenden Funktionsstörungen des Gehirns zu rechen
- je nachdem, ob eine Verbindung zwischen Liquorraum und Außenwelt besteht, unterscheidet man zwischen offenem oder geschlossenem SHT.

Klassifikation des SHT

Einteilung	Kriterien
leicht	Bewußtlosigkeit und Bewußtseinstrübung bis zu 1 h mit anschließender vollständiger Wiederherstellung, z. B. bei Gehirnerschütterung mit vorübergehender Gedächtnisstörung für Zeit vor und nach Trauma, nachfolgend Kopfschmerz, Erbrechen. Keine strukturelle Schädigung, CCT normal
mittelschwer	Bewußtlosigkeit und Bewußtseinstrübung bis zu 24 h, z. B. bei Contusio cerebri (Substanzschädigung), Bewußtseinsstörung > 1 h, Herdsymptome, Anfall. Einblutungen in Hirnsubstanz im CCT
schwer	Bewußtlosigkeit und Bewußtseinstrübung von > 24 h, aber ohne Zeichen der Hirnstammfunktionsstörung oder Zeichen der Hirnstammfunktionsstörung bereits bei einer Bewußtlosigkeit < 24 h

Sofortmaßnahmen

- RR, Puls, Atmung kontrollieren. Wenn nötig auf Intensivstation verlegen
- Bewußtseinslage, Pupillen kontrollieren: Weite, Reaktion, Symmetrie
- Oberkörper um 30° hochgestellt lagern
- Schmerz bekämpfen, nicht sedieren.

Pflege

- Transport zum CCT vorbereiten, Scheine ausfüllen
- Verlegung auf die Intensivstation, Neurologie oder Neurochirurgie vorbereiten, Kurve kopieren, ggf. Transport bestellen
- wenn bei leichtem SHT keine Verlegung erfolgt, dann regelmäßig.Patienten beobachten
  - beobachten der Bewußtseinslage ist am wichtigsten → dafür die Patienten auch nachts regelmäßig wecken. Sekundäres Eintrüben spricht für Hirnstammeinklemmung
  - Pupillen untersuchen: Reaktion auf Licht, Weite, Symmetrie
  - Zeichen für Schädelfraktur, z. B. Liquorfluß aus Nase oder Ohr?
  - RR, Puls, Atmung, Temperatur (zentrales Fieber) kontrollieren.

Tips, Tricks & Fallen

- Schmerzbekämpfung: Vorsicht mit sedierenden Mitteln → Bewußtseinslage nicht mehr zu beurteilen
- auch bei einer „simplen“ Gehirnerschütterung kann es durch Erbrechen und Bewußtseinsstörung zur Aspiration mit Aspirationspneumonie oder Erstikken kommen.

9

9.5.9 Tumoren

Alle Hirntumoren können je nach Lokalisation eine OPS verursachen. Frontale Tumoren führen zum Frontalhirnsyndrom mit Wesensänderung. Tumoren der hinteren Hirnanteile können zur Einklemmungssymptomatik (☞ 9.4.3) mit Bewußtseinsstörung oder Koma führen. Die Symptomatik wird vom perifokalen Ödem (Flüssigkeit um den Tumor herum) verstärkt.

Übersicht über die häufigsten Hirntumoren

Tumorart (Anteil %)	Alter	Merkmale Lokalisation	Symptomatik Verlauf	Therapie Prognose
Astrozytom Grad I-III 25 %	30–40 J.	wächst verdrängend u. a. im Stirnhirn, gutartig. 10 % entarten zum Glioblastom	früh zerebrale Anfälle, Frontalhirnsyndrom (☞ 9.4.4)	OP und Bestrahlung I+II: Prognose gut III: rezidiviert
Glioblastom = Astrozytom Grad IV 15 %	um die 50 J.	wächst infiltrierend in allen Hirnanteilen außer im Kleinhirn, bösartig, Einblutungen	Herdsymptomatik, oft plötzlich, zerebrale Anfälle, Kopfschmerz oft erst sehr spät oder gar nicht	Überlebenszeit bis zu 1 J., keine Therapie möglich
Meningeom 23 %	zweite Lebenshälfte	wächst langsam, die Hirnrinde verdrängend, geht von Arachnoidea aus, gutartig	Herdausfälle entsprechend der Lokalisation, zerebrale Anfälle	OP. gute Prognose, selten Rezidiv
Neurinom 7,3 %	Mitte des Lebens	geht meistens vom Nervus vestibularis (Teil des VIII. Hirnnerven) aus, wächst langsam über viele Jahre im inneren Gehörgang	einseitige Hörminderung. Fallneigung zur Seite des Tu., Ausfall anderer Hirnnerven: Gesichtssensibilität u. -motorik, Ataxie	OP. Prognose gut, manchmal einseitige Gesichtslähmung
Hypophysen-Adenome 6,6 %	20–40 J.	von verschiedenen Teilen des Hypophysenvorderlappens ausgehend	beiderseitiger schläfenwärts gerichteter Gesichtsfeldausfall, multiple Hormonstörungen	OP durch Mund oder Nase, Medikamente. Hormone ersetzten.
Metastasen 5–10 %	zweite Lebenshälfte	häufig von Bronchial-, Mamma-, Genital-Ca ausgehend	Herdsymtomatik je nach Lokalisation, zerebrale Anfälle	OP und Bestrahlung. Prognose sehr unterschiedlich

9

Vorgehen

Tumor oder Raumforderung mit Begleitödem im CCT ohne und mit KM nachgewiesen:
- mit Dexamethason beginnen (Fortecortin®) 1 mg/kg langsam i. v. Wenn Fortecortin® zu schnell gespritzt wird, kann das zu extremem Juckreiz führen
- Operationsindikation abklären
- Patienten zur Verlegung auf Neurologie, Neurochirurgie oder Intensivstation vorbereiten: Kopie vom Krankenblatt, Röntgen- und CT-Bilder, Bericht zusammenstellen, Transport organisieren.

Wenn der Patient nicht sofort verlegt wird:
- antiödematöse orale Dexamethason-Therapie mit 3 × 4 mg–4 × 8 mg weiterführen
- evtl. Hirndrucktherapie mit Glyzerin- oder Mannit-Infusion
- Kopf hochlagern.

Tips, Tricks & Fallen

- Kopfschmerz ist als erstes Symptom für Hirntumoren nicht typisch, eher zerebrale Anfälle oder neurologische Herdsymptomatik
- Hirnmetastasen machen oft früher Beschwerden als ihr Primärtumor z. B. in Lunge, Mamma, Urogenitalsystem, Schilddrüse, Magen → Primärtumor suchen.

9

9.5.10 Leberkoma, Diabetes

Leberkoma

Durch Leberfunktionsstörung oder über Umgehungskreisläufe gelangen toxische Substanzen ohne Lebermetabolismus (Entgiftung) zum Gehirn. Dabei spielt das Eiweißabbauprodukt **Ammoniak** eine wichtige Rolle.

Ursachen

- Leberzerfallskoma: Hepatitis, Vergiftung mit Knollenblätterpilz, Alkoholexzess, Medikamentenvergiftung
- Leberausfallskoma mit mangelhafter Entgiftung z. B. von Ammoniak bei Magen-Darm-Blutung, eiweißreicher Ernährung: Umgehungskreisläufe bei Zirrhose, Lebertumoren, Operationen.

Symptome

- Ikterus (Gelbfärbung der Haut)
- akutes Erbrechen
- grobschlägiger Tremor, bei Alkohol feinschlägig
- typischer Mundgeruch: süßlich, wie feuchte Erde
- Hirnleistungsstörung, Bewußtseinsstörung bis Koma (☞ 6.1.8), selten Delir (☞ 9.2.) durch Hirnschädigung (hepatische Enzephalopathie).

Diagnostik

Bilirubin und Amoniak im Blut bestimmen, Serum- und EDTA-Röhrchen.

Therapie

- Ursache beseitigen
- Eiweißzufuhr beschränken
- in schweren Fällen eiweißfreie parenterale Ernährung mit Ersatz bestimmter Aminosäuren.

Diabetisches Koma

Beim Diabetiker meist durch erhöhten Insulinbedarf, z. B. bei Infekt, oder Dosierungsfehler des Insulins ausgelöste Stoffwechsel- und Kreislaufentgleisung. Man unterscheidet das **ketoazidotische Koma** vom **hyperosmolaren Koma** (☞ Tab.).

9

Vergleich ketoazidotisches und hyperosmolares Koma

	Ketoazidotisches Koma	Hyperosmolares Koma
Ursache	osmotisch (wasseranziehend) wirkende Substanzen vermehrt im Blut. Ansäuerung des Blutes, meist Typ I-Diabetes	exzessive Blutzuckererhöhung → Zuckerausscheidung über Niere → Zucker nimmt Flüssigkeit mit → Exsikkose, meist Typ II-Diabetes
Symptomatik	• Entwicklung über Stunden bis Tage • BZ >300 mg/dl • Übersäuerung (Azidose) mit Azetongeruch, Übelkeit, Erbrechen, Schwäche, Durst, vertiefte Atmung	• Entwicklung in Tagen bis Wochen • BZ >700 mg/dl • vermehrte Harnausscheidung → starker Durst, Austrocknen, trockene, heiße Haut, RR-Abfall.
	→ Schock mit verminderter oder fehlender Ausscheidung, Fieber, Reflexe abgeschwächt, Bewußtseinsstörung bis Koma	
Labor	BZ, Blutgase, Elektrolyte, Serumosmolarität, Azeton im Urin	

Therapie

- Volumengabe
- Altinsulin über Perfusor. BZ soll um max. 100 mg/dl sinken, sonst Hirnödem
- Kaliumsubstitution, sonst Herzrhythmusstörung
- Azidose durch Bikarbonat korrigieren
- gleichzeitig Glucose 5–10 % in Bereitschaft halten, um notfalls gegenzusteuern
- Thromboseprophylaxe.

Pflege

- Krankenbeobachtung
  - mindestens stündlich BZ, Elektrolyten kontrollieren
  - BGA kontrollieren
  - RR, Puls, Temperatur, Atmung, Bewußtsein kontrollieren
  - Flüssigkeit bilanzieren
- Aspiration vermeiden: bei Erbrechen Magensonde
- Dekubitusprophylaxe.

Hypoglykämie

Unterzuckerung (< 50 mg/dl). Akute Hypoglykämie → hypoglykämischer Schock → Koma. Chronische Hypoglykämie → leichte bis mittelschwere OPS, Anfälle.

Ursachen

- beginnender Diabetes
- beim Diabetiker Zwischenmalzeit vergessen
- Therapie mit Diabetes-Medikamenten
- Insulinproduzierende Tumoren
- Alkoholmißbrauch.

Symptome

- Entwicklung innerhalb von Minuten
- Heißhunger
- blasse, feuchtkalte, schwitzende Haut
- erhöhter Puls, RR-Abfall → Schock
- Unruhe, Tremor, Apathie, Halluzinationen, Erregungszustände
- Hirnfunktionsstörungen durch Glukosemangel bis zu Krampfanfällen und Koma.

! Bei unklarem Koma Glukose i. v. geben und Wirkung beobachten. Glukose bei Hyperglykämie schadet nicht, Insulin bei Hypoglykämie kann tödlich sein.

Therapie

- leichte Hypoglykämie: orale Kohlehydrate, z. B. Traubenzucker, Zuckerwürfel, süßer Saft
- schwere Hypoglykämie: Flüssigkeit infundieren, 40 %ige Glukose im Schuß (mind. 20–50 ml), 10 %ige Glukose infundieren mit 20–40ml/h bei Überdosierung oraler Antidiabetika wegen länger andauernder Wirkung.

Tips, Tricks & Fallen

- unter Acarbose-Therapie (Glukobay®) wirkt nur reine Glukose (Traubenzucker), kein Würfelzucker
- um BZ-Entgleisungen zu vermeiden, Selbsttherapie und Umgang mit Spritze und Pen mit dem Patienten und Angehörigen üben.

10 Geistige Behinderung

Gisela Stoll

10.1 Begriffe, Epidemiologie

„Niemand ist ausschließlich behindert oder nichtbehindert, wie auch niemand nur krank oder völlig gesund ist. So gesehen kann die Bezeichnung „geistig behindert" nie dem eigentlichen Wesen eines Menschen gerecht werden. [...] Bei geistig behinderten Menschen bleibt i.d.R. die Verarbeitung von Wahrnehmungen zu Erfahrungen und Begriffen wie auch die Lösung von Problemen stark an Konkret-Anschauliches, an die jeweils unmittelbar erlebte Situation gebunden" [Grundsatzprogramm der Lebenshilfe].

Definitionen von Behinderung

- bleibende oder über lange Zeit anhaltende Beeinträchtigung
- Beeinträchtigung, die ein gewisses Ausmaß hat und Folgen haben kann, die alle Bereiche des Menschseins betreffen.

Nach der WHO (Weltgesundheitsorganisation) werden bei der Behinderung drei Komponenten unterschieden, welche die Folgen der Behinderung näher kennzeichnen: Schädigung, Behinderung und Benachteiligung.

Schädigung (impairment): jede Abweichung von der Norm, die sich in einer fehlerhaften Funktion, Struktur, Organisation oder Entwicklung des Ganzen oder einer, mehrerer seiner Organe, Glieder, Teile auswirkt.

10

Behinderung (disability): Einschränkungen und Verlust im Funktions- und Aktivitätsbereich, die eine Person infolge einer Schädigung erfährt, gemessen an den „normalen" Möglichkeiten einer nicht geschädigten Person.

Benachteiligung (handicap): Beeinträchtigung im sozialen Bereich infolge einer Schädigung oder Behinderung gemessen an den „normalen" Möglichkeiten von Personen gleichen Alters, Geschlechts und soziokulturellen Hintergrunds.

Nur 10 % der schwerst geistig Behinderten haben keine Zusatzbehinderung; 75 % zeigen eine zusätzliche Sprachbehinderung, 66 % eine Sehbehinderung. Durch diese Werkzeug- und Wahrnehmungsstörungen wird dem geistig behinderten Menschen das Kommunizieren und der Kontakt zur Umwelt zusätzlich erschwert.

! Begabung ist eine angeborene, über das übliche Maß hinausgehende, spezielle Fähigkeit, z. B. künstlerisches oder musikalisches Talent. Auch Menschen mit einer geistigen Behinderung besitzen oft besondere Begabungen.

Intelligenz

Der Grad der gemessenen Intelligenz, ausgedrückt im Intelligenzquotienten (IQ, ☞ 4.10), jahrzehntelang ausschlaggebendes Kriterium für die Feststellung von „Schwachsinn", kann nur grob verallgemeinern. Im pflegerischen Umgang interessieren die individuellen Unterschiede mehr als zahlenmäßige Generalisierungen. Eine Abgrenzung von leichten gegenüber schweren Hirnschädigungen ist nur quantitativer und nicht qualitativer Natur.

Es gibt neben den Intelligenztests spezifische Testmethoden und Verhaltensskalen für geistig Behinderte (☞ 5.1.2). Jede testpsychologische Untersuchung muß durch Gespräche und durch intensive Verhaltensbeobachtungen ergänzt werden.

- die schematische IQ-Klassifizierung ist aus der Heilerziehungspflege wegen der Gefahr diagnostischer Festschreibung und Typologisierung, bei der Menschen nur auf ihre Intelligenz reduziert werden, nahezu vollständig verschwunden. Stattdessen wird die für die Entwicklung so entscheidende Umwelt mehr berücksichtigt. Bei rechtzeitiger Beachtung und Verbesserung könnten sich viele Kinder weitgehend „normal" oder zumindest besser entwickeln
- Maud Mannoni (1964) bestätigt die Erfahrung, daß es „dumme" und „intelligente" geistig behinderte Kinder gibt. Im Gegensatz zu den „intelligenten" hatten die „dummen" Kinder nicht die Lern-Chance, innerhalb ihrer Grenzen mit der Behinderung umzugehen, z. B. sich in kritischen Situationen Hilfe zu suchen
- bei vielen begrenzt schulbaren Menschen hat sich Jahre, nachdem ihre geistige Entwicklung als abgeschlossen galt, der IQ verbessert.

Lebensalter – Entwicklungsalter

Um die Reife eines geistig behinderten Menschen richtig einzuschätzen, muß man seine emotionale, kognitive und soziale Entwicklung kennen. Bei Menschen mit einer geistigen Behinderung entspricht das Entwicklungsalter niemals dem kalendarischen Alter. Es bleibt, bezogen auf die einzelnen Entwicklungsbereiche, oft sehr unterschiedlich, weit hinter dem Lebensalter zurück. Beispiel: Frau S. ist 29 Jahre alt, hat aber die lebenspraktischen Kenntnisse einer Achtjährigen, die geistigen Fähigkeiten einer Fünfjährigen und die Verhaltensweisen einer Dreijährigen. Dennoch ist sie eine Erwachsene mit dem Wunsch nach einem selbstbestimmten und sinnerfüllten Leben. 10

An die Betreuer stellt diese Kluft zwischen Lebensalter und Entwicklungsstand große Anforderungen; denn sie müssen ständig erfassen, welche Ebene der Begegnung gerade angemessen ist. Die dem Entwicklungsstand gerechte Kommunikation schützt den behinderten Menschen vor Überforderung, mitunter auch vor Unterforderung und verbessert seine Kontaktfähigkeit. In jedem Fall müssen Respekt und Würde gewahrt bleiben, die erwachsenen Anteile der Persönlichkeit betont werden, d. h. auch, den behinderten Menschen nicht wie ein Kind zu behandeln.

Epidemiologie

Geistige Behinderung bei etwa 3 % der Gesamtbevölkerung. Dabei $\sim$ 0,25 % schwere, $\sim$ 0,5 % mittelgradige und $>$ 2 % leichte geistige Behinderungen, z. B. Lernbehinderungen. Lernbehinderungen ohne körperlichen Befund finden sich vermehrt in den unteren sozialen Schichten. Ursachen sind, neben genetischen, die unterschiedlichen Erziehungsweisen und Werteordnungen, aber auch die medizinische, pädagogische, soziale und materielle Benachteiligung der Unterschicht.

10.2 Medizinische Aspekte

10.2.1 Ursachen

Die Medizin klassifiziert geistige Behinderungen nach ihren Ursachen (ätiologisch). Die Möglichkeiten morphologischer Untersuchungsmethoden sind zur Zeit noch begrenzt. Es sind bisher nur Vermutungen über einen festen Zusammenhang zwischen Hirnschädigung einerseits und daraus erfolgenden Funktionsstörungen möglich.
In der Praxis gibt es kein einheitliches Bild geistiger Behinderung, sondern bestenfalls Ähnlichkeiten. Es überwiegen individuelle Unterschiede von Schädigungen, Funktionsstörungen und daraus resultierenden Formen der Behinderung.

Exogene Schäden

Vor der Geburt (pränatal)
- ZNS-Schäden durch Infektionen, am häufigsten Zytomegalie-Virus, aber auch Röteln, Toxoplasmose, Listeriose, Herpes, Lues
- ZNS-Schäden durch Schwangerschaftstoxikose der Mutter, Hypothyreose, Blutungen, Strahlenschäden, übermäßigen Alkoholkonsum in der Schwangerschaft, Abtreibungsversuche, Blutgruppenunverträglichkeit, z. B. Antikörperbildung bei Rhesusunverträglichkeit.

10

Während der Geburt (perinatal)
- mechanische Geburtstraumen mit Blutungen
- Hirnmangelversorgung durch verlängerte Asphyxie, Azidose, Hypoglykämie, Hyponatriämie, Unterkühlung und kalorische Mängel.

Weitere Risikofaktoren: leichte Zerreißbarkeit des Gewebes bei Frühgeborenen, rasche Druckschwankungen bei Sturzgeburt oder Kaiserschnitt, verformende Gewalteinwirkungen und Gerinnungsstörungen.

Nach der Geburt (postnatal)
Hirnschäden durch frühkindliche Infektionen wie Masern, Zytomegalie, Mengingitis, Enzephalitis, Hirntumor, Unfälle, Impfungen, schwere sonstige Krankheiten und Ernährungsstörungen sowie durch Bilirubin-Enzephalopathie (Kernikterus) mit Bilirubinablagerungen im Gehirn.

Chromosomen-Störungen

Down-Syndrom (Trisomie 21)
- 1 Kind mit Down-Syndrom auf 600–800 Neugeborenen
- ~ jedes 7. Kind der Gruppe geistig Behinderter
- bei Müttern im 45. LJ auf 30 Geburten ein Down-Kind
- bei Frauen mit 20–30 Jahren ist das genetische Risiko 50mal geringer als > 40 J.
- bei Vätern > 55 ebenfalls erhöhtes Risiko
- auch unter Lernbehinderten sind Kinder mit Down-Syndrom.

Symptome: weit auseinander stehende Augen, Lidspalten schräg nach außen gezogen; Epikanthusfalte, breite Nasenwurzel, Mund leicht geöffnet, Zunge dick, Hände und Füße plump, Vierfingerfurche, Wachstum und geistige Entwicklung retardiert. Häufig Mißbildungen an inneren Organen, v. a. am Herz. Kinder und Erwachsene mit Down-Syndrom verfügen im allgemeinen über hochentwickelte Fähigkeiten, offen und direkt auf andere Menschen zuzugehen und Kontakte zu knüpfen.

Abweichende Geschlechtschromosomenanomalien

- Klinefelter-Syndrom (XXY-Muster): angeborene Fehlanlage der Geschlechtsorgane, meist leichte geistige Behinderung. ~ 1 : 590 lebendgeborene Knaben
- Turner-Syndrom (X0-Muster): seelische Entwicklung der Mädchen oder Frauen häufiger als geistige retardiert. ~ 1 : 2600 Geburten.

Stoffwechselbedingte Störungen

Genetisch bedingte Enzymdefekte, meist rezessiv vererbt, überwiegend zu schwerer geistiger Behinderung führend. Kinder bringen nur den Enzymdefekt mit und sind bei der Geburt noch ohne Symptome. Diese entwickeln sich erst in verschiedenen Zeiträumen und durch die Nahrung, deren normale Umsetzung gestört ist. ~ 50 solcher Störungen bekannt, ein Teil von ihnen durch früh einsetzende Stoffwechsel-Kompensation therapierbar.

- Phenylketonurie (PKU): Aminosäurestoffwechselstörung, bei 1 % aller geistig Behinderten. Eiweiß wird nicht verarbeitet und kann zu Vergiftung führen. Ab 1.LJ. strenge phenylalaninarme Diät für mindestens die ersten 10 J. Guthrietest = Bestimmung des Phenylalanin im Blut
- Ahornsirupkrankheit: Hartnupkrankheit
- Kohlehydratstoffwechsel: z. B. Galaktosämie, Gargolysmus (Pfaundler-Hurler)
- Fettstoffwechsel: z. B. M. Gaucher, M. Niemann-Pick, M. Tay-Sachs
- TSH-Mangel mit schwerer Hypothyreose
- Diabetes der Mutter: häufig mit vermindertem Blutzuckerspiegel oder einer Vermehrung des Bilirubins im Blut, kann hirnorganische Schäden auslösen
- renaler Diabetes insipidus.

Hirn- und Schädelmißbildungen

- angeborener Hydrozephalus
- verschiedene Formen des mangelhaften Abschlußes des embryonalen Neuralrohres
- Makro- und Mikrozephalie
- Phakomatosen (Gewebsmißbildungen): Fehlbildungen, die sich außer am ZNS auch an anderen Organen, z. B. Haut, Augen, manifestieren
- Tuberöse Hirnsklerose (M. Bourneville-Pringle).

Tips, Tricks & Fallen

- es kann nicht auf medizinische Bezeichnungen verzichtet werden, aber in der täglichen Praxis stehen andere Kriterien wie der Blick auf die Gesamtpersönlichkeit im Vordergrund
- eine prinzipielle Abgrenzung der schweren geistigen Behinderungen birgt die große Gefahr der endgültigen Ausgliederung aus Förderbemühungen und die Abstempelung als Pflegefall in sich.

10.2.2 Symptome

Psychiatrische Symptome

- räumliche und zeitliche Orientierung unter einfachen Bedingungen meist gut
- situative und personelle Orientierung, Selbsteinschätzung weniger gut: oft Überschätzen, dann wieder zu wenig Selbstvertrauen
- Wahrnehmung, Auffassung, Verständnis- und Lernfähigkeit verlangsamt und eingeschränkt
- Kurz-, Langzeitgedächtnis gestört. Dinge, die man nicht versteht, kann man sich schlechter merken
- teilweise sehr gutes partielles Gedächtnis, z. B. für Zahlen
- unausgeglichene Anlage der Intelligenz: z.B einerseits ausgeprägte Intelligenzlücken, andererseits besondere Fähigkeiten in der Musik
- Konzentrationsstörungen, z. B. leicht durch Geräusche abzulenken
- Denken gestört: an Sinneseindrücken haftendes, verlangsamtes Denken, z. B. von Christus nur das wissen, was von Bildern her bekannt ist
- Schwierigkeiten, Vorstellungen aus dem früheren Zusammenhang zu lösen und für neue Gedanken und Situationen zu nutzen
- mangelhafte Abstraktionsfähigkeit im Denken: z. B. „Religion ist, wenn man in die Kirche geht."
- Störungen des Affekts: z. B. Apathie, Erregbarkeit, Stimmungslabilität
- Überschwang, z. B. zwei spontane Reaktionen: entweder totale Hinwendung oder völlige Ablehnung, stark abhängig von Äußerlichkeiten wie Frisuren, Uniformen. Vorlieben oder Ablehnen entstehen oft durch intensives Training der Eltern.

Häufige soziale Verhaltensweisen

Die Entwicklung von Selbstwertgefühl und Persönlichkeit ist auch bei Menschen mit geistiger Behinderung abhängig von den Aktionsmöglichkeiten, die die soziale Umwelt ihnen einräumt.

- mangelnde Fähigkeit, sich in Gesellschaftsmuster und -zwänge einzuordnen
- Neigung zu spontanen Sozialkontakten, auch mit Personen, von denen Ablehnung kommt
- niedrige Frustrationstoleranz, z. B. ein verlorenes Spiel, ein abgesagter Termin
- Sympathien und Freundschaften können häufig wechseln. Gründe sind oft Nichtigkeiten, wie z. B. ein unbedachtes Wort.

Störungen der sozialen Interaktion sind nicht unbedingt die logische Folge einer Hirnschädigung, sondern oft das Ergebnis von Sinnes- und Wahrnehmungseinschränkungen, evtl. schon in der frühen Kindheit. Massive Verhaltensauffälligkeiten sollten daher nicht der geistigen Behinderung zugeschoben, sondern rechtzeitig als solche erkannt und therapiert werden.

Geistig Behinderte sind nicht „Problemmenschen", sondern versuchen wegen fehlender oder reduzierter sprachlicher Kommunikationsfähigkeit durch nichtsprachliche Signale wie Gebärden, Gesten, Motorik und körperliche Krankheitszeichen auf ihre seelische Befindlichkeit und ihre Ängste, Probleme und Sorgen aufmerksam zu machen.

! Psychische Störungen bei Kindern werden immer noch – auch bei geistig behinderten Kindern – zu spät erkannt und zu spät oder gar nicht behandelt.

Krankheiten und Behinderungen mit ähnlicher Symptomatik

Demenz: Hirnleistungsstörung, die vor allem im höheren Lebensalter auftritt. Oft fortschreitend mit Orientierungsstörungen, Verwirrtheit u. a. Meist Reste der früheren Intelligenz, des Wissens und Zeichen früherer Differenzierung vorhanden (☞ 9.5.1).
Autismus: extreme Isolierungstendenz und ängstlich-zwanghaftes Bedürfnis nach Gleicherhaltung der Umwelt, ausgeprägte Objektfixierung. Zusätzlich u. U. gestörte Intelligenz- und Sprachentwicklung, stereotype Bewegungen oder autoaggressive Verhaltensweisen. Immer noch viele Fragen offen zu Ursache und Therapie.
Pseudodemenz (☞ 11.2.4, Ganser-Syndrom): durch schwere neurotische Störungen Vortäuschen einer geistigen Behinderung.
Teilleistungsschwäche, z. B. Legasthenie, eine Störung der Entwicklung der Lesefähigkeit.
Schizophrene Psychosen: kommen bei geistig Behinderten nicht häufiger vor als bei anderen Menschen. Begriff der sogenannten „Propf-Psychose" ist überholt.

10.2.3 Diagnostik, Therapie

10

Diagnostik

- somatisch-neurologische Untersuchungen
- internistische Untersuchungen. Apparative Diagnostik, sofern nötig
- Pflegediagnostik s. u.
- psychologische Untersuchungen einschließlich Intelligenz- und Persönlichkeitstests (☞ 5.1.2).

Therapie

Therapien bei geistiger Behinderung sind i.d.R. heilpädagogische Fördermaßnahmen (☞ 10.4).

- erbliche Enzymdefekte durch Screening-Methoden schon bei Neugeborenen erkennen und ggf. mit einer vorbeugenden Diät behandeln, z. B. phenylalaninarme Diät bei Phenylketonurie oder zuckerfreie Diät bei Galaktosämie
- bei frühkindlichen Hirnschädigungen durch Hirnnarben Kausalbehandlung nicht möglich
- bei Liquorzirkulationsstörungen mit Hydrozephalus neurochirurgische Ventrikeldrainage
- bei Epilepsie mit lokalisiertem Herd (z. B. Schläffenlappen) u. U. Entfernen des betroffenen Gehirngewebes nach gründlichen Voruntersuchungen.

Medikamente
Psychopharmaka sind keine spezifisch wirkenden Heilmittel für geistig Behinderte. Sie können keine Nachentwicklung fehlender Intelligenz bewirken. Richtig ausgewählt und dosiert können sie schwere Verhaltensstörungen, verminderten Antrieb, Erregungszustände oder psychotische Symptome beeinflussen.

- immer zwischen Nutzen und Risiko abwägen
- bei Neuroleptika, z. B. Haldol, Truxal, Melleril, bei Tranquilizern, z. B. Valium, und bei Antidepressiva, z. B. Aponal, an evtl. von der Norm abweichende Empfindlichkeit gegenüber Psychopharmaka denken
- etwa ein Viertel der geistig Behinderten sind anfallskrank (Epilepsie). Wenn Krampfanfälle erstmals auftreten, sind ärztliche oder klinische Kontrolle und ggf. medikamentöse Einstellung notwendig.

! Fast alle Antidepressiva und Neuroleptika erhöhen die Bereitschaft für epileptische Anfälle.

10.3 Pflege, Pflegeplanung

10.3.1 Umgang mit geistig Behinderten

10

Geistig behinderte Menschen brauchen vielfältige Hilfen. Ihre Behinderung allein ist aber kein Grund für eine stationäre Behandlung. Bei einer dringend notwendigen, stationären Behandlung auf eine baldige Wiedereingliederung in das gewohnte Umfeld hinarbeiten.

Heilerziehungspflege

Heilerziehungspflege (HEP) ist ganzheitliche Hilfe für Menschen mit einer Behinderung oder psychischen Erkrankung. Sie umfaßt sowohl pflegerische als auch erzieherische und sinngebende Tätigkeiten und Inhalte. Im Mittelpunkt steht die pädagogische Beziehung zum behinderten Menschen, für den der Heilerziehungspfleger Lebensbegleiter ist, und dem er Nähe und Verbindlichkeit vermittelt.
Bei dieser Berufsgruppe sind die Gegensätze zwischen Medizin und Pädagogik, zwischen Theorie und Praxis weitgehend überwunden. HeilerziehungspflegerInnen arbeiten eng mit anderen Fachkräften zusammen. Ihr Aufgabenbereich ist sehr komplex: Pflege, Alltagsbewältigung, Zeitmanagement, Bildung, Förderung, Hilfen in allen Lebensbereichen u. a. Dabei sollten sie eine positive Erwartungshaltung und eine zukunftsorientierte Sicht haben:
- Was kann dieser Mensch ? Was kann er machen?
- Was kann er werden? Was kann ich dazu beitragen?

Aufnahme

Mögliche Reaktionen des Patienten auf die Krankenhausaufnahme bedenken:
- Angst vor Untersuchungen, vor fremden Menschen, Apparaten, unverständlichen Erklärungen
- Gefühle des Überfordertseins durch neue Beziehungen und damit neue Unsicherheit und neue Abhängigkeit
- Angst vor Langzeitaufenthalt, geschlossener Station, Verlegung in eine noch unbekannte Einrichtung

- Wut und Ärger wegen „Nicht-für-voll-genommen-werden", wegen nicht nachvollziehbarer Verbote und Anordnungen, wegen Ausgelachtwerden oder übertriebenem Mitleid und Überfürsorglichkeit
- Langeweile, aufgestauter Bewegungsdrang, Streß wegen ungewohntem Tagesrhythmus, gestörter Nachtruhe.

Pflege

- Geborgenheit, Ruhe und Struktur vermitteln
- gewohnte Hilfestellung von den Angehörigen oder der überweisenden Einrichtung übernehmen
- durch geduldigen und verständnisvollen Umgang behutsam eine Beziehung aufbauen, warten können
- den Patienten nicht überfordern; realistische Therapieziele. Diese mit den Angehörigen oder zukünftig betreuenden Personen besprechen und an der jeweiligen Lebenssituation orientieren
- klare Regeln und Absprachen
- bei den ATL anleiten und unterstützen
- ggf. Freizeitangebote, Ergotherapie organisieren.

Kommunizieren (☞ 5.3.1)

- dem Patienten offen gegenübertreten und auf seine Beschwerden eingehen; ihn sprechen und ausreden lassen
- geduldig führen, ermuntern, loben, Zeit und Raum geben
- auch nichtsprachliche Kommunikationsformen pflegen, z. B. Körperkontakt, Gesten, Gebärden, Lächeln, Summen, Bilder, wenn sprachliche Kommunikation erschwert oder nicht möglich ist
- Gefühle: wichtiger Faktor bei Lernprozessen, sie motivieren und geben Antrieb beim Aufnehmen, Verarbeiten und Speichern von Informationen
- ernst nehmen, mitentscheiden lassen, z.B. rote oder blaue Hose?
- Menschen mit Behinderungen hören es i.d.R. nicht gern, wenn man sie als „Behinderte" bezeichnet
- auf medizinische Etikettierungen zugunsten anderer Bezeichnungen verzichten: z. B. Bewohner, Kinder, Besucher, Klienten, Betreute, Menschen mit einer Lernbehinderung oder Menschen mit einer geistigen Behinderung.

Nähe – Distanz (☞ 5.3.5)

- bei körperlicher Nähe Sachlichkeit, Schamgefühl und Intimgrenzen von Patienten und Pflegepersonal wahren. Die eigene Schamgrenze teilweise stellvertretend für den Patienten einsetzen
- neben sexuellen Bedürfnissen ist der Wunsch nach Zärtlichkeit, Geborgenheit, Angenommensein und körperlicher Nähe gerade bei geistig Behinderten sehr groß. Es ist nicht immer „untherapeutisch", einen geistig Behinderten in den Arm zu nehmen oder zu streicheln, wenn er das möchte
- keine „Lieblinge" bevorzugen, keine unberechtigten Hoffnungen machen; Nähe bei nötiger Distanz.

Beobachten

Den Patienten gut beobachten, wahrnehmen, was er mag und was nicht.

! Beobachtungsfehler können durch Konflikte in der Gruppe entstehen, durch Müdigkeit, Nervosität, Unwohlsein u. a. Negative Verhaltensweisen werden stärker beachtet als positive, weil sie den Betreuer mehr zum Reagieren zwingen als angepaßtes Verhalten.

Umfeld gestalten

- feste Tages- und Wochenstruktur, feste Rituale
- wenig oder seltene Veränderungen in den Räumlichkeiten, z. B. bei Sitzordnung, Möbeln
- für Anwesenheit vertrauter Personen sorgen; möglichst reizarme aber freundliche Umgebung mit vertrauten Gegenständen herstellen; eventuell Licht abdämpfen. Nicht mit zuviel Neuem konfrontieren
- Bezugspersonen möglichst wenig wechseln. Lieblingsperson, Talismann, Maskottchen oder Lieblingsspielzeug beachten
- individuelle Gestaltung des Wohnraums nach persönlichem Geschmack gehört zu den wichtigen Schritten auf dem Weg zur Selbständigkeit.

Sexualität

10

Langzeitpatienten, chronisch Kranke und behinderte Menschen werden zu Unrecht oft als geschlechtslose Wesen angesehen.

- geistig Behinderte sind oft ungenügend oder gar nicht aufgeklärt, unkritisch und leicht zu beeinflussen: Gefahr, sexuell ausgenutzt zu werden
- Selbstbefriedigung ist oft die einzige Möglichkeit, Sexualität zu erleben und sich dadurch wenigstens körperliche Entspannung zu gönnen. Das oft nur schwach ausgebildete Ich-Bewußtsein beeinflußt auch das Schamgefühl und die Fähigkeit, den Geschlechtstrieb zu steuern. Problematisch wird es dann, wenn ein Bewohner in Gegenwart Dritter onaniert, z. B. in gemeinsamen Aufenthaltsräumen. Besucher oder Kollegen, die daran Anstoß nehmen, über diese Zusammenhänge aufklären. Evtl. den Bewohner möglichst diskret, ruhig aber bestimmt in einen separaten Raum bitten
- Sehnsucht nach Liebe, Zärtlichkeit und Geborgenheit ist oft besonders ausgeprägt, häufig verbunden mit dem Wunsch nach einem Lebenspartner und nach eigenen Kindern
- viele geistige oder körperliche Behinderungen sind nicht erblich bedingt, d. h. diese Menschen können gesunden Nachwuchs bekommen. Problematisch, wenn beide Ehepartner nicht alleine und selbständig für Kinder sorgen können. Im Vorfeld ist genau abzuwägen, wer sich mitverantwortlich fühlt, z. B. die Familie oder eine therapeutische Dorfgemeinschaft. Frühzeitig aufklären, beraten, begleiten
- ggf. Angebot an geeigneten Verhütungsmöglichkeiten bereithalten.

Sinn vermitteln

- geistig Behinderte sind auf Sinnvermittlung durch andere angewiesen
- religiöse Bildung gibt geistig behinderten Kindern und Erwachsenen oft eine sinnvolle Orientierung in der Welt, z. B. Vertrauen, innere Geborgenheit, Hoffnung, Heimat. Voraussetzung dafür sind glaubwürdige, verläßliche Personen. Eine nicht zu große Lebensgemeinschaft mit persönlicher Nähe kann eine stabile Basis sein, auf der Vertrauen wachsen kann
- geistige Behinderung stellt auch die Pflegenden immer wieder vor existentielle Fragen: Was ist machbar?

Belohnen und Strafen

Auch Menschen mit geistigen Behinderungen versuchen immer wieder, ihre Grenzen auszutesten, z. B. „Wie weit kann ich gehen? Was muß ich alles tun oder unterlassen, bis der Erzieher reagiert?" Hier sind klare Regeln, Grenzen, Absprachen und konsequentes Verhalten hilfreich, die für das ganze Team gelten müssen.

- Verstärker in Form von Belohnung sind besser als Strafen, z. B. positives Verhalten loben und belohnen und negativem Verhalten keine Beachtung schenken
- körperliche Strafe ist kein Erziehungsmittel, auch in der Heilerziehung. Wiederholte körperliche Strafen sind als Mißhandlung zu betrachten
- das Risiko einer notwendig werdenden Bestrafung sollte weitgehend vermindert werden, z. B. durch Herabsetzen kritischer Auslösesituationen
- wenn Kritik und Rügen unumgänglich sind, sollten sie unmittelbar ausgesprochen werden, damit möglichst bald wieder zur Tagesordnung übergegangen werden kann. Eine Rüge zu einem späteren Zeitpunkt ist oft sinnlos, da die auslösende Situation dem Betroffenen nicht mehr zugegen ist. Er kann die Rüge nicht mit dem Problem in Zusammenhang bringen
- der Betreuer sollte möglichst natürlich und spontan reagieren und dabei seine Gefühle, z. B. Ärger, Enttäuschung oder Traurigkeit, nicht unterdrücken.

10.3.2 Pflege planen

Pflegeprozeß (☞ 1.2). Die Aktivitäten des Lebens (☞ 2) können auch im Umgang mit geistig Behinderten als Orientierungspunkte dienen. Anhand der Aktivitäten des Lebens werden Fähigkeiten (Ressourcen) und Einschränkungen (Behinderungen) ermittelt:

- was kann der Bewohner selbständig?
- was kann er mit Hilfsmitteln selbständig?
- was kann er mit pflegerischer, sozial-pädagogischer Unterstützung?

In allen Bereichen des täglichen Lebens muß auf eine vielleicht schon jahrelange Abhängigkeit, und inwieweit diese kultiviert wurde, geachtet werden, z. B. wenn jemand nicht mehr selbständig essen kann, obwohl er es früher beherrscht hat.

Pflegeprobleme erkennen

Pflegeprobleme sind oft dieselben wie in der allgemeinen Krankenpflege, z. B. Lähmung, Bewegungsstörungen, Inkontinenz, Schmerzen, Schlafstörungen. Außer nach dem vermuteten Problem auch nach möglichen Ursachen und ausschlaggebenden Anzeichen oder Symptomen fragen.

Anamnese

- Beschreibung des Entwicklungsverlaufs, des Entwicklungsstandes, Ergebnis einer Intelligenzuntersuchung, Sprachheilbefund des Logopäden
- Angaben über Förderversuche, evtl. durchgeführte Therapien
- soziale Verhältnisse in Familie, Heim, Kindertagesstätte, Werkstatt
- Gewohnheiten, Vorlieben, Hobbies, Koseworte, Schmusetiere
- Fähigkeiten, Stärken, Ressourcen
- Einschränkungen, weitere Behinderungen, evtl. Begleiterkrankungen und -symptome, z. B. Anfallserkrankung.

Ursachen erfragen

Die Verhaltensweisen von geistig Behinderten sind für deren Umwelt oft nur schwer verständlich. Besonders erschwerend für das Zusammenleben sind die vielfältigen Formen des sogenannten „Problemverhaltens", wie z. B. Verweigerung, Inaktivität und Aggressivität. Nicht immer sind die Ursachen unmittelbar erkennbar. Ursachen können z. B. sein:

- allgemeines Unwohl- oder Unzufriedensein
- Reaktionen auf Veränderungen, z. B. Umzug, Neuaufnahme ins Krankenhaus, Verlust der Bezugsperson u. a.
- nichtbeachtete Bedürfnisse des Bewohners.

10

Ziele benennen

Ein heilpädagogisches und pflegerisches Ziel ist es, das vorgefundene Leben zu bereichern und zu fördern, so daß der behinderte Mensch selbst weiter will. Ziele sind Aussagen, die den angestrebten Zustand beschreiben und meist auf die Förderung, Erhaltung oder Wiederherstellung einer bestimmten Funktion bezogen werden. Nach den Zielen werden die Zielvorgaben, d. h. meßbare Verhaltensweisen, bestimmt. Sie zeigen an, ob die gesteckten Ziele erreicht werden konnten, oder wie weit sich die betroffene Person diesen Zielen angenähert hat.

Globale Ziele

- eigenen Körper und nächste Umwelt wahrnehmen und begreifen
- verbesserte Kommunikation, auch nonverbal
- Kontaktfähigkeit und gegenseitige Rücksichtsnahme
- individuell optimale Selbstversorgung
- größtmögliche Selbständigkeit
- besseres Selbstbewußtsein
- soweit möglich, sinnvoll bewältigte Arbeit und Freizeit.

Konkrete Zielvorgaben

- baut aus mehreren Holzklötzen einen Turm
- wäscht unaufgefordert seine Hände vor jeder Mahlzeit
- geht selbständig ohne Begleitung zum Bäcker, Brötchen kaufen.

Intervention

Interdisziplinäre Zusammenarbeit unterschiedlicher Berufsgruppen (☞ 1.13):
- gemeinsames Konzept, gemeinsame Ziele
- regelmäßige Absprachen, Erfahrungsaustausch, alle ziehen an einem Strang. Regelmäßige Pflegeprozeß-Auswertung
- ergotherapeutische, logopädische u. a. Elemente, Körper- und Bewegungstherapien, basale Stimulation in die tägliche Arbeit miteinbauen (☞ 10.4).

Physische Pflegeprobleme beseitigen, z. B. Hunger, Durst, nasse Hose, Schmerz. Psychische Probleme wie Angst, Verlassenheitsgefühl, Antriebslosigkeit, Langeweile, Ärger beseitigen:
- persönliche Zuwendung und Nähe bei gemeinsamer Tätigkeit, z. B. Tischdecken, Spielen
- Einzelbetreuung, vorübergehend aus der Gruppe herausnehmen
- Entspannungsangebote: Spaziergang, Schaumbad, Musik, Massage
- Gefühle ausagieren lassen: Bewegung, Sport, Schimpfen lassen
- Situation verändern, z. B. in ein anderes Zimmer verlegen, Umzug in eine kleinere Gruppe.

Auswertung

Die Zielvorgaben der Pflegeplanung werden mit dem tatsächlichen Zustand des Betreuten verglichen (☞ 1.2).

10.3.3 Spezielle Pflegeprobleme

Angst

Bei Geistigbehinderten ist häufig Angst der Grund für Problemverhalten. Oft sind es frühe Beziehungs- und Ich-Ängste, Verlassenheits- und Trennungsangst, Angst vor Ausgeschlossensein und Autonomieverlust.
Wenn der Betreuer eigene Ängste und Schwächen zugeben kann, wird er zum „unvollkommnenen“ Vorbild, das aber trotzdem in der Welt zurechtkommt. Dieses Wissen gibt dem behinderten Menschen Zuversicht und Mut, es ebenfalls zu schaffen.

Bewegungsstereotypien

Jede Lebensform hat einen Wert in sich selbst und ist dazu da, bereichert zu werden. Bewegungen und Betätigungen von Behinderten sind oft nicht produktiv, zielgerichtet und gestaltend, dienen aber der Unterhaltung und sind für sich selbst gut.
- ein Mensch, der sich in der Disco stereotyp bewegt, unterscheidet sich von einem behinderten Menschen, der stereotyp den Kopf hin und herbewegt, nur durch den Bildungsgrad
- wer bei längerem Sitzen und Warten ohne eine Beschäftigung zum Schweigen gezwungen ist, rutscht irgendwann unruhig auf dem Stuhl hin und her, spielt mit dem Bleistift, der Kleidung oder den Haaren. Er kann sich auch „ausklinken“, in Tagträume fliehen, abschalten oder einnicken.

Autoaggression

Das selbstzerstörerische Verhalten kann Ausdruck dafür sein, daß
- er wach und nicht beschäftigt ist
- seine Bewegungs- und Betätigungsmöglichkeiten aufgrund eingeschränkter individueller Bildung beschränkt sind
- vorhandene Bewegungs- und Betätigungsgewohnheiten nicht genügend ausgelebt werden können
- er keine Ziele und Zwecke verfolgt.

Hier wird die sanfte Form der Unterhaltung wie Springen, Klatschen, Hin- und Herwiegen für den Betrofffenen langweilig. Er steigert sie z. B. in heftigeres Schaukeln, findet aber dennoch keine Befriedigung darin. Die Unzufriedenheit sorgt für weitere Steigerung, ein Mechanismus wie bei der Sucht. Leben wird zur Last.

Betreuungsangebote

Beobachtungen in der Praxis haben gezeigt, daß bei einem umfangreichen Angebot an Sinnesreizen, Kommunikation und Beschäftigung mit Dingen, die Freude machen, Bewegungsstereotypien und autoaggressives Verhalten wesentlich zurückgehen.
- Unterstützung und Anregung geben, unterschiedliche Bewegungsmöglichkeiten zu leben
- zu vielfältigen Formen der Betätigung anleiten
- spielerischen Umgang mit Personen eröffnen

10

- Umgebung schaffen, die anregend für die Sinneswahrnehmungen ist, z. B. Bilder statt weiße Wände. Musik und interessante Geräusche vorsichtig anbieten, nicht als Dauerberieselung aus dem Radio.

Schutzmaßnahmen
- sofern nötig, Maßnahmen zum Schutz des Patienten und des Pflegepersonals ergreifen
- nur im Ausnahmefall sedierende Medikamente einsetzen, wenn sich ein Patient durch nichts beruhigen läßt und dabei sich und andere gefährdet
- im äußersten Notfall, wenn eine Person sich selbst oder andere gefährdet, vorübergehend fixieren (☞ 3.7). Oft läßt es sich aber durch andere Maßnahmen vermeiden, z. B. engmaschige Betreuung durch eine vertraute Betreuungsperson und Schaffung einer übersichtlichen, den geistig Behinderten nicht überfordernden Umgebung, eventuell Gabe einer leichten, sedierenden Medikation. (☞ 1.15, 1.15.9 Betreuungsgesetz).

Tips, Tricks & Fallen
- auf Hinweise für psychomotorische Erregbarkeit (☞ 6.1.3) achten, eventuell medikamentöse Behandlung
- es ist leider noch immer ein verbreitetes Vorurteil, daß geistig Behinderte aggressiver seien und vermehrt zur Kriminalität neigen.

10.4 Therapieformen in der Heilpädagogik

Verhaltenstherapeutische Verfahren ☞ 5.4.3, ergänzende Therapieverfahren ☞ 5.5.

Die Fachbereiche und Therapien in der Arbeit mit geistig Behinderten überschneiden sich ständig. Sinnvoll ist nur eine interdisziplinäre Zusammenarbeit aller Berufsgruppen.

Die unterschiedlichen Therapieformen sollten nicht nur losgelöst vom Stations-, Wohngruppenalltag in speziellen Räumen für einen kurzen Zeitraum praktiziert, sondern von den Pflegekräften im täglichen Umgang mitberücksichtigt und eingebaut werden: z. B. sinnvolle Beschäftigung, Musik, Spiel, Bewegung, Hobbies, basale Stimulation, Ergotherapie, verhaltenstherapeutische Strategien.

Beispiel: Beim Kuchenbacken kann man tasten, riechen, hören, sehen und schmecken. Es bietet also neben dem Lebenspraktischen auch Möglichkeiten für sinnliche Erfahrungen und ästhetische Erlebnisse.

! Immer die unterschiedlichen Fähigkeiten und Bedürfnisse von psychisch Kranken und Geistigbehinderten berücksichtigen.

10

Ziele

Ein beträchtlicher Teil unseres Verhaltens ist das Ergebnis von Lernprozessen. Durch Belohnungen und „Lernen am Erfolg" werden Verhaltensweisen gefördert. Positives Verhalten kann verstärkt werden, wenn es durch Aufmerksamkeit und ausgesprochene Anerkennung belohnt wird. Verhalten ist andererseits auch „löschbar" durch Nichtverstärkung, d. h. Nichtbeachten.

- unerwünschtes Verhalten soll durch Nichtbeachten verlernt werden
- erwünschtes Verhalten soll durch Belohnen erlernt werden
- Selbstverwirklichung bei sozialer Eingliederung
- Normalisierungsprinzip, d. h. der geistig behinderte Mensch soll als vollwertige Persönlichkeit anerkannt werden
- helfen, ein Leben zu führen, das so normal wie möglich ist.

Basale Stimulation

Basale Stimulation gehört in ein Konzept für die Früh- und Wahrnehmungsförderung von geistig und körperlich Behinderten. Entwickelt wurde es von Prof. Dr. Andreas Fröhlich und in die Pflege akut und chronisch erkrankter Erwachsener übertragen von Frau Christel Bienstein. Basale Stimulation kann in die gegebene Pflegezeit sinnvoll miteingebaut werden, z. B. beim Waschen, Einreiben, Lagern. Sie wird aber auch bei der Krankengymnastik, Ergotherapie, Kunsttherapie, Pädagogik und anderen Fachbereichen mitberücksichtigt.

Viele Menschen mit schweren Behinderungen leiden unter dem Verlust an sensorischen Reizen und sind darauf angewiesen, daß andere ihnen Körpererfahrungen vermitteln. Sie müssen das Spüren lernen und merken, daß sie etwas spüren können. Berührung hat Signalwirkung: „Ich fühle etwas". Die basale Stimulation baut deshalb auf nonverbaler Kommunikation, Wahrnehmung und Bewegung auf.

Wichtige Bereiche

- Kommunikation als intensive Beziehung zu möglichst konstanten Bezugspersonen
- Wahrnehmung, um alle Sinne anzuregen
- Bewegung, um das verlorene Körperschema neu zu erarbeiten.

Möglichkeiten

- Entspannung, z. B. durch Wärme, Musik, Berührung
- Hören und sich nach der Geräuschquelle orientieren: z. B. Musik, Flüstern, Summen, Pfeifen
- Sehen: z. B. Farben, Bilderwechsel, Mobiles. Lage, Blickwinkel wechseln
- Riechen als Orientierungshilfe: z. B. mit Aromastoffen getränkte Tücher an die Nase halten, unterschiedliche Gerüche als Kontrast, Blumen, Seife, Gewürze, Lieblingsdüfte, Aromalampen
- taktile (haptische) Reize: z. B. Waschen gezielt und bewußt als Therapie einsetzen
- mit Ölen einreiben, Auflagen und Wickel, ggf. zusätzlicher Duftreiz
- Kontakt mit verschiedenen Materialien, z. B. Streicheln mit einem Stück Schaffell; den Patienten mit den Händen unterschiedliche Gegenstände ertasten lassen, z. B. Schwamm, Ball, Kissen
- Schaukeln, hin- und herwiegen, z. B. in Wasserbett, Hängematte, fördert das Gleichgewichtsgefühl
- Vibration, d. h. Schwingungen und intensive Empfindungen, an sonst wenig bewegten Körperpartien erleben lassen, z. B. mit Spezialgeräten, die vibrieren, evtl. Rasierapparat.

10

Ziele

- Entspannen, z. B. durch Wärme, Vibration und Musik
- eigenes, neues Körperschema herausbilden und aufbauen. Verhindert stereotype und pathologische Bewegungsmuster und hohe Muskelspannung
- verbesserter Muskeltonus, verbesserte Bewegungskoordination
- sensorische Anregung, Gleichgewichtsgefühl anregen
- Partnerschaft erleben lassen durch Kommunikation, d. h. gemeinsam mit dem Patienten arbeiten, jeder wartet auf das, was der andere macht
- Nähe signalisieren, Sicherheit geben, Angst nehmen
- Neugierde wecken, Aufmerksamkeit und Konzentrationsfähigkeit fördern
- körperlich, geistig und seelisch reaktivieren
- Sinn finden: „Es lohnt sich zu leben."

! Bei hastigem Arbeiten werden unklare Informationen weitergegeben, die den Betreuten verwirren.

! Nach akuten Schädigungen des Gehirns, z. B. Unfällen, so früh wie möglich mit der gezielten Stimulation beginnen. Je genauer das Wissen und Fühlen noch vorhanden ist, um so besser kann die Wahrnehmung zurückgewonnen und verbessert werden. Ungenutzt verstrichene Zeit bedeutet spätere Mehrarbeit und weniger oder verzögerte Erfolge.

Snoezelen

Sprich „snuselen“. Zusammensetzung aus den Worten snuffelen und doezelen (Schnüffeln, tun und lassen, was man will, und Dösen, d. h. Entspannung, emotionale Sinneserfahrung, Geborgenheit). Snoezelen wurde in Holland für geistig Schwerst- und Mehrfachbehinderte entwickelt. Die Ausstattung und Einrichtung sollte sich individuell nach den Bedürfnissen der Besucher richten, es gibt kein Standardmodell.

- durch Musik, Lichteffekte, leichte Vibration, taktile Stimulationen, bequeme und angenehme Polster zum Liegen und Sitzen und angenehme Gerüche werden die primären Sinne angesprochen
- Snoezelen fordert keine intellektuellen und verbalen Fähigkeiten. Es bietet die Gelegenheit zur Entspannung und Freude in einer Umgebung mit sanften Farben und Formen, frei von Leistungsdruck, bedrohlichen Aktivitäten und Angst vor Mißerfolgen
- wichtig ist die Interaktion zwischen dem Betreuten und seinem Betreuer. Das gemeinsame Erleben und Genießen wirken sich zusätzlich positiv auf die Beziehung aus und bieten auch der Pflegeperson Möglichkeiten zum Entspannen und „Auftanken“.

11

Belastungsreaktionen, Anpassungsstörungen, Neurosen, Persönlichkeitsstörungen

Susanne Smolenski

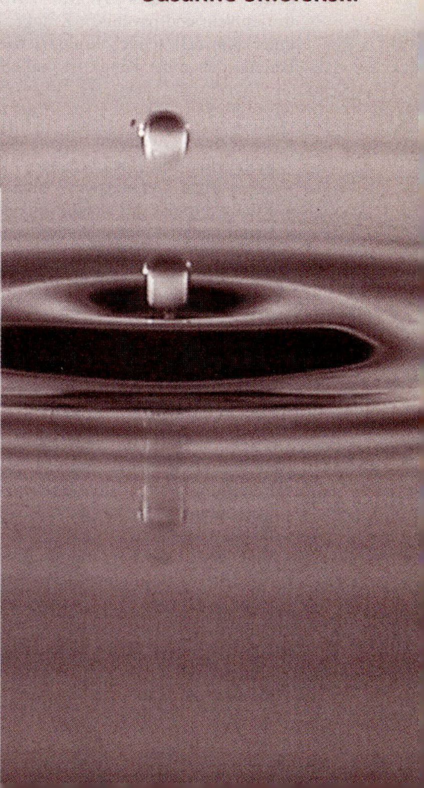

11.1 Belastungsreaktionen und Anpassungsstörungen

Merkmale

- Reaktionen werden durch ein belastendes Ereignis hervorgerufen
- Auftreten, Art und Ausmaß der Störung sind durch das belastende Ereignis direkt erklärbar
- Störungen klingen meistens wieder vollständig ab. In einigen Fällen chronifizieren die Störungen.

11.1.1 Akute Belastungsreaktion

Wird durch ein physisch oder psychisch außergewöhnlich belastendes Ereignis ausgelöst. Es können psychisch zuvor nicht manifest erkrankten Menschen betroffen sein und psychisch Kranke, die zeitweise symptomfrei sind und dann unter dem belastenden Ereignis wieder dekompensieren, z. B. schizophrener Patient, der in der Klinik ist und erfährt, daß seine Mutter gestorben ist.

Mögliche auslösende Ereignisse

11

- Tod eines Verwandten
- plötzlicher Tod eines Freundes
- unerwartete Trennungsabsichten des Partners
- Kündigung des Arbeitsplatzes oder der Wohnung
- Beteiligung an einem Verkehrsunfall, Zeuge eines Verbrechens oder Hausbrandes
- bei Patienten, die sich in der Klinik befinden
  - Zeuge eines psychotischen Erregungszustandes oder einer Zwangseinweisung eines anderen Patienten
  - Suizid eines Mitpatienten, Patient findet einen Patienten, der sich suizidiert hat (☞ 1.17)
  - Belastendes wird mitgeteilt.

Symptome

Psychischer Schockzustand

- Erstarrung: Patient steht oder sitzt bewegungslos da, weit aufgerissene Augen, antwortet nicht, läßt sich willenlos herumführen
- Panik, Todesangst
- vegetativ übererregt: Blutdruckanstieg, Herzrasen, Engegefühl
- dissoziative Bewegungsstörungen: z. B. unfähig, Hände zu bewegen, in die Hand gegebenes Wasserglas fällt aus der Hand, Beine versagen
- Aphonie: Stimme versagt
- Dysarthrie und Ataxie: Patient lallt, geht wie betrunken
  ! gegen Alkohol- oder Tablettenintoxikation abgrenzen (☞ 6.3.9)
- dissoziative Krampfanfälle

! gegen zerebrale Anfälle abgrenzen (☞ 9.5.7)
- dissoziative Sensibilitätsstörungen wie Taubheitsgefühle, dissoziative Blindheit, dissoziative Taubheit

! gegen Halluzinationen bei schizophrenen Patienten abgrenzen (☞ 4.5, 8)
- dissoziative Amnesie: Patient erinnert sich später nicht mehr an die Situation.

Körperlicher Schockzustand

- Bewegungssturm: Patient ist unruhig, läuft ziellos herum, wehrt sich, wenn er angefaßt wird, schlägt mit dem Kopf gegen die Wand → Selbstverletzungsgefahr (☞ 6.1.5)
- Blutdruckabfall, Pulsbeschleunigung, Zittern, Schwitzen, kühle Extremitäten, Blässe.

Pflege

Notfallmäßige Einlieferung

Aufnahme

- sofort abschirmen: Patient evtl. mit einer Begleitperson seines Vertrauens in ein ruhiges, vor Blicken von Mitpatienten geschütztes Zimmer führen. Weitere Begleitpersonen oder z. B. Zeitungsreporter freundlich aber bestimmt anweisen, vor der Türe zu warten. Auch Polizei muß warten, bis akute Notfallsituation behoben ist
- sich dem Patienten vorstellen: „Herr Müller, ich bin Schwester Marianne. Ich bleibe bei Ihnen, bis der Arzt kommt"
- Personalien evtl. durch Begleitpersonen aufnehmen lassen. Patient ist in der Notfallsituation dazu nicht fähig.

! Patient nicht allein lassen. Auch wenn Begleitperson dabei ist: beim Patienten bleiben, bis der Arzt da ist.

11

Kontakt aufnehmen

- in beruhigendem Ton zu dem Patienten sprechen: „Hier sind Sie in Sicherheit", „Wir tun alles, was jetzt für Sie notwendig ist"
- keine plumpen Beschwichtigungsversuche. Lieber vorerst nichts zu dem belastenden Ereignis sagen als es zu banalisieren
- vorsichtig Körperkontakt mit dem Patienten aufnehmen, z. B. seine Hand halten. Oft nimmt der Patient gar nicht wahr, was man sagt, spürt aber durch die Berührung, daß jemand da ist
- wenn Patient vor Körperkontakt zurückschreckt: seine Grenzen respektieren, nicht aufdringlich sein, aber sich auch nicht beleidigt zurückziehen
- dem Patienten immer erklären, was man macht, auch wenn er nicht wahrzunehmen scheint, was man sagt.

Erste Maßnahmen

- bei körperlichen Schocksymptomen: Beine hochlagern, zudecken (☞ 6.3.4)
- wenn Patient zittert: Decke anbieten. Das Einhüllen in eine Decke vermittelt Geborgenheit
- Trinken und Essen anbieten. Wird meistens zunächst abgelehnt. Nicht insistieren
- fragen, ob Patient zur Toilette möchte und ihn ggf. begleiten. Patienten im seelischen Schock können schlecht für sich selber sorgen und nehmen manchmal die eigenen Bedürfnisse nicht wahr.

Klinikpatient

- abschirmen. Wenn Patient in einem Mehrbettzimmer ist, in ein Zimmer führen, wo er abgeschirmt ist, z. B. Stationszimmer, Arztzimmer
- vermeiden, daß Mitpatienten sich in der Akutsituation allein um ihn kümmern: Sie sind meistens selber instabil und mit dieser Aufgabe überfordert
- bei Suizid eines Mitpatienten nicht versuchen, dem Patienten einzureden, der Mitpatient sei gar nicht tot. Aber auch nicht im Detail auf die Art des Suizides eingehen (☞ 1.17)
- bei Unsicherheit den Arzt oder Psychologen bitten, mit dem Patienten zu sprechen
- ist Patient Zeuge einer Zwangseinweisung: mit Patienten darüber sprechen, welche Erinnerungen an eigene Gewalterfahrungen bei ihm wachgerufen wurden.

Tips, Tricks & Fallen

Wenn Pflegedienst als erster erfährt, daß z. B. ein Angehöriger eines Patienten gestorben ist, ein Partner sich trennen will, der Rentenantrag abgelehnt wurde: den Patienten möglichst zusammen mit dem Stationsarzt schonend aufklären. Aber Tatsachen nicht beschönigen, keine Notlügen.

11.1.2 Posttraumatische Belastungsstörung

11

Störungen, die als eine verzögerte Reaktion Wochen bis zu 6 Monaten nach einem belastendes Ereignis außergewöhnlichen Ausmaßes entstehen. Störung kann abklingen. In einigen Fällen chronischer Verlauf. Dann besteht eine andauernde Persönlichkeitsänderung nach Extrembelastung.

Mögliche auslösende Ereignisse

- Naturkatastrophen
- Kriegserlebnisse, Terrorismus
- Folter, Vergewaltigungen
- körperliche Mißhandlungen, z. B. grausame Strafrituale in der Kindheit, Gewalt in der Partnerschaft
- sexueller Mißbrauch in der Kindheit.

Symptome

- Flash backs: Erinnerungen an das Trauma drängen sich ungewollt auf
- Erinnerungen an das Trauma werden z. B. durch ähnliche Situationen, Stichwörter, Gerüche oder Geräusche wachgerufen (getriggert)
- Situationen, die entfernt Ähnlichkeiten mit dem Trauma haben, werden gemieden. Z.B. weigert sich eine Patientin, in ein bestimmtes Zimmer zu gehen, weil da ein Sessel steht, der ähnlich aussieht wie der im Arbeitszimmer ihres Vaters, der sie sexuell mißbraucht hat
- plötzliche dramatische Ausbrüche von Panik oder Aggressionen. Oft im Zusammenhang mit plötzlicher Überflutung von Erinnerungen, ausgelöst durch Triggersituation

- Schlaflosigkeit, Alpträume, wie erstarrt im Bett liegen. Patienten sind in diesem Zustand oft nicht in der Lage, zu rufen oder Klingel zu bedienen
- hypnagoge Halluzinationen: Patienten sehen kurz vor dem Einschlafen z. B. fratzenhafte Gesichter oder Monster vor sich und werden dadurch wieder aus dem Schlaf gerissen
- Zustände von vegetativer Übererregtheit, vermehrte Wachsamkeit, vermehrte Schreckhaftigkeit. Patient muß immer alle Anwesenden im Blick haben, kontrollieren, registriert subtilste Reaktionen der anderen
- chronische Depressionen, latent oder manifest suizidal (☞ 7.1)
- Gefühl, wie betäubt, emotional stumpf, anderen gegenüber gleichgültig zu sein
- Neigung zu Sucht: Alkohol, Medikamente, Drogen, Eßtörungen wie Bulimie oder Anorexie, Beziehungssucht, Arbeitssucht
- Neigung zu Selbstverletzungen: Ritzen, d. h. sich schneiden, um Spannung abzubauen, primär nicht in suizidaler Absicht, sich Brandwunden mit Zigaretten zufügen, Verletzungen zufügen mit ätzenden Flüssigkeiten.

  ! Auch nicht offen sichtbare Körperstellen beachten, z. B. Gehörgang, Vagina, After.

Pflege

Im Umgang mit den Patienten immer bedenken, daß sie große Mühe haben, Vertrauen zu finden zu ihrer Umwelt, weil ihre äußere und oder innere Welt zusammengebrochen ist.

- Geduld haben und mit langen Behandlungszeiträumen rechnen. Einmal gefundenes Vertrauen kann durch Kleinigkeiten immer wieder zusammenbrechen. Sich nicht entmutigen und Patienten nicht fallen lassen, wenn er sich immer wieder gekränkt zurückzieht
- Patienten können nicht gut Grenzen wahrnehmen und einhalten. Darauf achten, selber immer klare Grenzen zu setzen und einzuhalten
- sich eher distanziert als zu entgegenkommend verhalten. Patienten erleben Entgegenkommen oft als gefährliche Nähe
- Konstanz und Loyalität in der Beziehung ist für diese Patienten sehr wichtig. Gefährlich und retraumatisierend ist eine zunächst zu enge Beziehung und dann ein Zurückgestoßenwerden, z. B. weil die Bezugsperson sich zu viel zugemutet und die eigenen Grenzen nicht geschützt hat
- keine Ausnahmen machen, z. B. diese Patienten anderen gegenüber bevorzugen, weil sie ein so schweres Schicksal haben
- sich nicht verführen lassen, die Grenzen zwischen professioneller Beziehung und privater Beziehung zu verwischen: z. B. Patienten nicht nach Hause einladen, sich nicht mit ihnen duzen, wenn das sonst auf Station nicht üblich ist.

! Häufige Supervision, um immer wieder die richtige Distanz zum Patienten zu finden.

Regeln festlegen

- mit den Patienten in Zusammenarbeit mit Stationsarzt oder Psychologen klare Regeln aushandeln, was das Zusammenleben auf Station betrifft. Darauf achten, daß sie eingehalten werden

- klare Regeln aushandeln, was Selbstverletzungen und Suizidalität betrifft: z. B. alle Selbstverletzungen müssen dem Stationsarzt gemeldet werden, ebenso alle Suizidäußerungen, auch wenn dies eine Verlegung auf die geschützte Station zur Folge hat
  ! Gefahr, daß Patienten mit Selbstverletzungen und Suizidäußerungen versuchen, Macht auszuüben, wenn sie erleben, daß dies keine klaren Konsequenzen nach sich zieht, sondern nur eine diffuse Verunsicherung im Team oder Streit zwischen den Teammitgliedern.
- nicht versuchen, Patienten aus falschem Mitleid zu schützen, indem Regelverletzungen nicht gemeldet werden
- immer bedenken: Für diese Patienten gibt es oft nur entweder rohe Gewalt oder absolutes Chaos ohne Grenzen. Wenn das Pflegepersonal auf das Einhalten sinnvoller Regeln besteht, wird dies von den Patienten als gewalttätig erlebt: Das ist eine Projektion. Sich nicht dadurch irritieren lassen und die Projektion annehmen. Wenn nötig in der Supervision immer wieder ansprechen, um sich von der Projektion zu lösen.

Angstattacken (☞ 6.1.4)

Wenn Patienten sich in panischer Angst an das Pflegepersonal wenden, weil sie von Erinnerungen überflutet werden:
- Verständnis für die Gefühle des Patienten zeigen
- helfen, zwischen Vergangenheit und Gegenwart zu unterscheiden: Patienten fühlen sich so, als ob sie wieder in der Vergangenheit wären, z. B: „Ich kann mir vorstellen, wie quälend diese Bilder sind. Gibt es etwas, das Ihnen hilft, sich zu vergewissern, daß Sie hier und jetzt in Sicherheit sind? Etwas, das Sie daran erinnert, daß Sie heute erwachsen und nicht mehr hilflos ausgeliefert sind wie damals in der Kindheit?"

Tips, Tricks & Fallen

In der Therapie werden mit den Patienten Bewältigunsstrategien besprochen, die helfen, sich in der Gegenwart zu verankern und sicher zu fühlen. Es ist hilfreich, wenn das Pflegepersonal über diese Strategien informiert ist, um den Patienten im konkreten Fall jeweils daran zu erinnern. Die Patienten berichten, daß sie diese Strategien im Ernstfall oft vergessen und froh sind, wenn jemand sie daran erinnert. Der Therapeut ist dann meistens nicht da, aber das Pflegepersonal.

11.1.3 Anpassungsstörungen

Kurze und längerdauernde depressive Reaktionen. Zustandsbilder, die während des Anpassungs- und Bewältigungsprozesses nach belastenden Lebensereignissen oder Lebensveränderungen auftreten. Dauer: kürzerdauernde depressive Reaktion 2 Wo. – 6 Mon., längerdauernde depressive Reaktion bis 2 J.

Mögliche Auslöser

- Trennung von wichtigen Bezugspersonen: Ehescheidung, Auszug der Kinder aus dem Elternhaus (Empty-nest-Syndrom)

- schwere Erkrankung oder Tod wichtiger Bezugspersonen
- Verlassen des gewohnten sozialen Umfeldes: Umzug, Auswanderung, Flucht, Entwurzelungssyndrom
- schwere Erkrankung, Konfrontation mit dauernder Behinderung oder nahendem Tod.

Anpassungsprozeß

Der Anpassungs- und Bewältigungsprozeß (Trauerprozeß) läuft nach E. Kübler-Ross in 5 Phasen ab.

1. Schock, Verleugnung

Unmittelbar nach Konfrontation. Verleugnung soll überwältigende Bedrohung verhindern und vor dem totalen Zusammenbruch schützen.
- emotionale Erstarrung, Angst, Unruhezustände
- Einschränkung kognitiver Funktionen: hört und sieht nicht, was um ihn geschieht, unaufmerksam und unkonzentriert
- Ungläubigkeit: „Das kann doch gar nicht sein – ich doch nicht".

Pflege
- sich beim Arzt genau über die Tatsachen informieren, bevor man mit dem Patienten spricht oder seine Fragen beantwortet
- sich genau informieren, ob und in welchem Ausmaß der Patient z. B. über die Diagnose aufgeklärt werden soll. Je nach Copingstil, d. h. Art, mit Bewältigung umzugehen, und persönlichen Ressourcen ist es manchmal sinnvoll, genaue Informationen zu geben oder eher zurückhaltend zu sein. Alle Teammitglieder sollten dasselbe sagen und Patient nicht durch unterschiedliche Aussagen verwirren
- Vorsicht: Patient möglichst begleiten oder für Begleitung sorgen, z. B. wenn er vom Arzt gerade aufgeklärt worden ist, daß er ein Karzinom hat, ihn nicht mit dem Auto fahren lassen. Fragen, ob man z. B. einen Angehörigen anrufen soll, der ihn abholt
- bei Verleugnung in dieser Phase: Patienten nicht mit der Realität bedrängen („Sie müssen der Wahrheit ins Auge sehen.") aber auch nicht an der Verleugnung teilnehmen („Sie haben recht, die Diagnose ist noch nicht sicher."), sondern dem Patienten zur Verfügung stehen, ohne sich aufzudrängen
- bei der Wahrheit bleiben, ohne zu dramatisieren
- geduldig immer wieder dieselben Fragen beantworten. Patient fragt z. B. jeden Tag erneut, ob es stimmt, daß er nie wieder gehen kann, obschon er vom Arzt ausführlich aufgeklärt wurde.

2. Wut, Depression

Wut löst Erstarrung der Schockphase auf, sie ist Reaktion auf die Bedrohung des körperlichen Gleichgewichtes und lenkt von eigener Verletzlichkeit ab. Depression: Wut ist gegen eigene Person gerichtet, Selbstwertgefühl angegriffen.
- Patient ist offen aggressiv oder verlagert Wut auf Nebenschauplätze, meckert z. B. über das Essen. Aggressionen richten sich eher gegen Pflegepersonal als gegen Arzt, von dem der Patient sich am meisten abhängig fühlt

- Patient ist verdeckt aggressiv, wenn er sich so abhängig fühlt, daß er sich nicht leisten kann, Wut offen zu zeigen: feindseliger Rückzug, verweigert Hilfe, ist gereizt.

Pflege

- eigene Betroffenheit, Ärger, Ungeduld sind Indikatoren für das, was im Patienten vor sich geht: „So wütend, angegriffen, bedroht wie ich mich fühle, muß er sich fühlen"
- trotz Kränkung in Kommunikation bleiben
- sich fragen: Wie schätzt der Patient seine Lage ein? Was befürchtet er? Was hofft er?
- dem Patienten Gelegenheit geben, Wut zu äußern: schimpfen lassen, nicht bremsen, ihn nicht hindern, Kraftausdrücke zu gebrauchen. Das entlastet
- wenn Patient eher depressiv ist: sich nicht von ihm zurückziehen, wenn er selber sich zurückzieht und Hilfe ablehnt.

3. Feilschen und Handeln

Patient hat in dieser Phase seine Situation erkannt, versucht jedoch, Aufschub auszuhandeln, Möglichkeiten zu suchen, Trennung doch noch rückgängig zu machen.

Pflege

- erneute Fragen nach weiteren Behandlungsmöglichkeiten: nicht ungeduldig werden, sich nicht verunsichern lassen
- Patienten suchen oft andere Ratgeber, Heiler auf: nicht gekränkt reagieren, sondern dies als Versuch sehen, Autonomie zu bewahren.

11

4. Trauer

Patient kann jetzt Situation annehmen und darüber trauern.

Pflege

- zur Verfügung stehen wenn Patient weint, einfach da sein, ihn nicht am Weinen hindern
- Gespräche sehr wichtig, da es dem Patienten jetzt erst möglich ist, Tatsachen anzusprechen
- sortieren helfen: Was ist endgültig verloren? Welche Möglichkeiten bestehen trotzdem? Welche neuen Möglichkeiten gibt es?

5. Neuorientierung

Der Trauerprozeß ist abgeschlossen, Anpassung an die neue Situation kann jetzt erfolgen.

Pflege

- beim Pläneschmieden ermutigen, Anteil nehmen
- nichts abnehmen, was Patient selber kann: Autonomie ist wichtig

! Bei Sterbenden: In dieser Phase wissen die Patienten, daß der Tod unvermeidlich ist.

- wenn sie darüber sprechen wollen, zur Verfügung stehen. Wenn nicht, präsent sein, u. U. ohne zu reden. Hilft gegen Angst und Isolation
- Kontakt nicht vermeiden, nicht ausweichen, so schwer es auch fällt

- Überindentifikation vermeiden
- Patienten nicht infantilisieren, ihnen so viel Autonomie wie möglich lassen
- Resignation („Therapie hat doch keinen Sinn mehr") und Rückzug („Er merkt ohnehin nicht, ob jemand bei ihm ist.") vermeiden.

Tips, Tricks & Fallen
Angehörige nicht ausgrenzen, sondern so viel wie möglich einbeziehen.

11.2 Neurosen

Merkmale

- gestörte Erlebnis- und Konfliktverarbeitung
- Ursprung meistens in der Kindheit, längerdauernde Entwicklung vor dem Hintergrund schädigender Umwelteinflüße: familiäre Belastung (Ursprungsfamilie), soziale Belastung z. B. in Freundeskreis, Schule, Beruf
- psychoanalytische Auffassung: Unbewußte Konflikte, die in der Kindheit entstanden sind, werden im Erwachsenenalter durch bestimmte Ereignisse reaktiviert
- verhaltenstherapeutische Auffassung: Neurosen entstehen durch Konditionierung (Entwicklung eines bedingten Reflexes, Lernen an den Konsequenzen).

11

Therapie

- Psychotherapie (☞ 5.4): Einzeltherapie oder Gruppentherapie psychoanalytisch, verhaltenstherapeutisch, körperorientiert, Kunst- und Gestaltungstherapie, Entspannungstraining wie autogenes Training oder progressive Muskelentspannung nach Jakobson
- medikamentöse Therapie: Thymoleptika (☞ 18.1) oder niederpotente Neuroleptika (☞ 18.2) in geringer Dosierung.

11.2.1 Neurotische Depression

Merkmale

- affektive Störung mit depressiver Symptomatik
- tritt meist im frühen Erwachsenenalter auf
- dauert Wochen bis Jahre, manchmal das ganze Leben lang. Gelegentlich krisenhafte Zuspitzungen, dazwischen auch Tage bis Wochen des Wohlbefindens
- Symptomatik gleich wie bei depressiven Episoden oder rezidivierenden depressiven Störungen (☞ 7.1), meist nicht so stark ausgeprägt

- Ursache: gestörte orale Phase mit Versagungen oder, seltener, Verwöhnungen → Übergang von der passiven, abhängigen Phase in die aktive Phase erschwert. Später Regression in die passiv abhängige Haltung, wenn Patient sich überfordert fühlt.

Symptome

Stimmung, Affekt
- depressive Stimmung: bedrückt, unzufrieden, pessimistisch, hoffnungslos, verzweifelt. „Es hat alles keinen Sinn", „Es wird sich nie mehr ändern"
- verminderte affektive Reaktivität. „Ich kann nicht lachen und nicht weinen"
- ausgeprägte Ängste: Angst, verlassen zu werden, vor Krankheit und Tod, vor anderen Menschen, vor Kritik.

Wahrnehmung, Denken
- Denkabläufe verlangsamt: Patienten sind umständlich und träge, erregen Ungeduld
- ausgeprägte Kränkbarkeit. Reaktionen der Umwelt, die den Depressiven annehmen lassen, er sei unbeliebt, minderwertig, schwach, nicht liebenswert, führen zur Dekompensation
- Ausbildung von unbewußten Größenphantasien, um sich gegen Verlust zu schützen. „Wenn ich mächtig bin, sind die anderen von mir abhängig, nicht ich von ihnen" oder „Einen schlechteren, kränkeren, verabscheuungswürdigeren Menschen als mich gibt es nicht"
- überstrenges Gewissen: Aggressive Regungen werden nicht toleriert. Die Patienten bemühen sich, „gnadenlos gut" zu sein und lösen bei anderen dadurch Aggressionen aus. Überstarke Schuldgefühle, fühlt sich für alles, was schief läuft, schuldig

11

- Wendung der Aggression gegen eigene Person: Selbstverletzungstendenz, Suizidalität (☞ 6.1.2)
- starke Anklammerungstendenz, Versuch, Abhängigkeitsbeziehungen herzustellen: „Ohne Sie bin ich verloren", „Wenn Sie mir mehr Zuwendung geben würden, könnte ich endlich glücklich sein".

Ich-erleben
- vermindertes Selbstvertrauen. „Das schaffe ich nie"
- vermindertes Selbstwertgefühl. „Ich bin ein Versager", „Mich kann keiner lieben"
- unfähig, sich selber zu achten und zu lieben.

Aufmerksamkeit, Gedächtnis
Verminderte Konzentration und Aufmerksamkeit.

Äußeres
- starre, ernste, unzufriedene Mimik. Ungeschickte, wenig schwungvolle Körperbewegungen. Zusammengesunkene Körperhaltung
- Kleidung sauber, aber wenig phantasievoll, lieblos. Dunkle Farben werden bevorzugt. Frauen tragen keinen Schmuck, kein Make up, gehen nicht zum Friseur.

Vegetative Symptome
Schlafstörungen. Appetitstörungen: zu wenig oder zu viel essen.

Pflege

- freundliches, aber gut abgegrenztes Verhalten dem Patienten gegenüber
- Verständnis für seine Not zeigen. Vermeiden, daß er immer wieder dieselben Klagen vorbringt, indem man versucht, mit ihm nicht über **Defizite,** sondern über **Lösungen** zu sprechen: „Heute bin ich schon wieder so deprimiert." „Was würde Ihnen jetzt gut tun? Ein Spaziergang, ein gut duftendes Bad, eine Zeitschrift lesen (oft ist es für die Patienten noch zu anstrengend, ein Buch zu lesen), Musik hören?"
- dem Patienten behilflich sein und gleichzeitig darauf achten, ihm nichts abzunehmen, was er selber tun könnte. Entwicklung von Autonomie wichtig
- keine billigen Ratschläge wie „Das wird wieder", „Andern geht es noch schlechter", sondern „Es ist für Sie im Moment sicher ein schwer zu ertragender Zustand. Ich bin sicher, daß Sie ihre Problem mit Hilfe der Therapie lösen werden"
- auf Veränderungen achten
  - ist die Mimik lebhafter geworden? Haltung aufrechter? Kleidet sich der Patient farbiger? Hat er sich neue Kleider gekauft?
  - zieht er sich vermehrt zurück auf sein Zimmer? Spricht er nicht mehr mit Pflegepersonal und Mitpatienten? Verschenkt er plötzlich ihm wichtige, persönliche Gegenstände?

! Zunahme der Suizidalität beachten (☞ 6.1.2).

Übertragungsprobleme

Diese Patienten lösen bei Pflegenden und Therapeuten oft folgende Reaktionen aus:

- Überforderung durch Anklammern und Idealisierung → Grenzen setzen, bevor man Gefahr läuft, auszubrennen
- Ungeduld durch Langsamkeit, Umständlichkeit → nicht verführen lassen, „es lieber schnell selber zu machen". Das verstärkt Hilflosigkeit und Unselbständigkeit
- Gereiztheit und Wut durch abgewehrte Wut des Patienten. Bedenken: So wütend wie Sie sich fühlen, fühlt sich der Patient, zeigt es aber nicht → ihn auf eventuellen Ärger ansprechen und ermuntern, den Ärger auszudrücken. Aber den Patienten nicht bedrängen („Schreien Sie doch mal ihre Wut heraus und zeigen Sie den Haß gegen Ihren Vater."): könnte den Patienten überfordern und Schuldgefühle verstärken

  ! Das Wort Wut ängstigt Patienten oft → besser das Wort Ärger benutzen.
- Patienten wirken manchmal stumpf und abweisend wie Muffel, erwecken oft Antipathie auf den ersten Blick. Gefahr: Offenere, freundlicher wirkende Patienten werden unbewußt vorgezogen.

11

11.2.2 Angstneurose und Phobien

Bei beiden Angststörungen beeinträchtigen verschiedene Erscheinungsformen der Angst den Patienten in einem nicht mehr angemessenen Ausmaß. Die Angst zeigt sich in psychischen und körperlich-vegetativen Symptomen. Bei der **Angstneurose** ist die Angst generalisiert, frei flottierend, teilweise anfallsartig

(Panikattacken) , nicht objekt- oder situationsgebunden. Bei **Phobien** ist die Angst objekt- oder situationsgebunden:
- Agoraphobie (Platzangst): Angst, das Haus zu verlassen, auf freie Plätze zu gehen, allein zu reisen, in Menschenansammlungen zu gehen
- soziale Phobie: Angst, unter Leute zu gehen, öffentlich aufzutreten und zu sprechen
- Angst vor Tieren, z. B. Schlangen, Spinnen
- Höhenphobie. Klaustrophobie: Angst, sich in engen Räumen aufzuhalten
- Examensangst. Krankheitsphobie: Angst vor Krebserkrankungen, Infektionskrankheiten, Aids, Herzinfarkt. Herzangstneurose (☞ 11.2.5, somatoforme Störungen).

Zugrunde liegen verbotene Wünsche. Meist sexuelle oder aggressive Impulse werden verdrängt → innerer Konflikt, der Spannung erzeugt → Angst entsteht, die auf Gegenstand oder Situation in der Außenwelt verschoben wird → Vermeiden des Gegenstandes oder der Situation, um Angst zu bewältigen.

Symptome

- Herzrasen, Atembeschwerden, Hyperventilation, Beklemmungsgefühle, Engegefühl in der Brust
- Schweißsausbrüche, Zittern, Mundtrockenheit, Übelkeit, Erbrechen, Mißempfindungen im Bauch, Hitzewallungen, Kälteschauer, Gefühllosigkeit, Kribbeln
- Schwäche, Benommenheit, Unsicherheit, Schwindelgefühl, das gegen organisch bedingten Schwindel abzugrenzen ist
- Unruhe, Unfähigkeit, sich zu entspannen
- Depersonalisation, Derealisation (Gefühl der Unwirklichkeit)
- Angst vor Kontrollverlust, Angst verrückt zu werden, Angst, zu sterben.

Panikattacken
☞ 6.1.4. Angstsymptome treten anfallsartig auf, steigern sich bis zur Todesangst. Patienten wirken auf Umgebung „ansteckend“: Umgebende Menschen fühlen sich äußerst ohnmächtig und hilflos, beängstigt. Sie sehen Patienten in Lebensgefahr, holen Notarztwagen. Durch ihre Angst verstärken sie die Angst des Patienten.

Pflege

Patienten neigen dazu, sich ähnlich wie depressive Patienten anzuklammern, und kommen oft unter irgend einem Vorwand ins Stationszimmer, weil sie nicht allein sein können. Die Patienten suchen beim Pflegepersonal Schutz vor Ängsten. Das Pflegepersonal wirkt durch bloßes präsent-sein angstmindernd. Andererseits gehört es zum Therapieprogramm, daß Patienten Angstbewältigungsstrategien einüben, Frustrationstoleranz steigern und Alleinsein aushalten lernen.
- mit Patientem genau besprechen, wann man Zeit für sie hat und wann nicht
- Vorschläge machen, was Patient tun könnte, wenn er allein ist, wie er Zeit strukturieren lernt
- im Team mit Arzt und Psychologen absprechen, inwieweit Pflegepersonal sich z. B. am verhaltenstherapeutisch orientierten Therapieprogramm beteiligen könnte

- dem Patienten beim Führen eines Angsttagebuches helfen, falls dies in der Therapie eingesetzt wird. Sich vom Therapeuten darüber genau informieren lassen
- bei Konfrontation mit ängstigenden Situationen begleiten, z. B. Fahrstuhlfahren, über Straße oder Brücke gehen.

Nächtliche Angst

Patienten haben nachts oft besonders häufig Angst: Mit ihnen ganz konkret und Schritt für Schritt besprechen, wie sie vorgehen müssen, um Hilfe zu holen.

- welches ist der nächste Lichtschalter vom Bett aus? Wo ist die Klingel?
- wo sitzt die Nachtschwester üblicherweise? Wo könnte sie sein, wenn sie dort nicht anzutreffen ist?
- für Patienten auf einer offenen Station, die nachts nicht besetzt ist, ist es oft eine große Beruhigung, wenn sie wissen, daß sie nach Absprache auf die geschützte Station, die nachts besetzt ist, kommen dürfen, eine gewisse Zeit dort sitzen und sich mit dem Pflegepersonal unterhalten können. Oft genügt schon das Wissen, daß dies im Ernstfall möglich wäre, ohne daß das Angebot dann tatsächlich in Anspruch genommen wird.

Positive Verstärkung

Selbständiges Verhalten anerkennend rückmelden, unselbständiges Verhalten möglichst wenig beachten. Individuell auf Patienten bezogen überlegen, was verstärkt und was nicht beachtet werden soll.
Beispiel: Patient mit Krebsphobie und Agoraphobie fragt wie jeden Tag, ob er Laborwerte nochmals sehen darf und ob nicht neue Untersuchungen gemacht werden müßten. Wie beiläufig erwähnt er, daß er allein mit dem Bus in die Stadt gefahren ist → Pfleger erfreut: „Wie schön! Sie waren in der Stadt? Wie war's, erzählen Sie!" Die Frage nach dem Labor wird einfach übergangen. 11

Alkohol-, Benzodiazepinmißbrauch

☞ 12.2, 12.3. Bei Patienten mit Angststörungen besteht oft, ohne daß es bekannt ist, ein Alkohol- oder Benzodiazepinmißbrauch.

- auf entsprechende Symptome oder Verhaltensweisen achten: z. B. Foetor aethylicus, zeitweise lallende Sprache, Benommenheit, Mühe, morgens aus dem Bett zu kommen, leere Flaschen in Tüten, Benzodiazepinvorräte im Schrank
- Beobachtungen unbedingt dem Arzt melden. Nicht aus falsch verstandener Loyalität zum Patienten verschweigen. Dadurch kann Therapie unnötig kompliziert werden

  ! Patienten gelingt es oft besser, Suchtverhalten vor den Ärzten als vor dem Pflegepersonal zu verbergen: seltenere, zeitlich begrenzte Kontakte zu Ärzten.
- Patienten versuchen manchmal, trotz Kontraindikation Pflegepersonal zu überreden oder manipulativ dazu zu bringen, ihnen Benzodiazepine zu geben. Sie können sehr starken Druck ausüben. Auf keinen Fall darauf einlassen.

Panikattacke (☞ 6.1.4)

- Ruhe bewahren: eigene Unsicherheit steigert Panik des Patienten
- bis der Arzt kommt, beim Patienten bleiben
- Hyperventilationstetanie durch wiederholte Anweisung vorbeugen, ruhig zu atmen mit Betonung der Ausatmungsphase. Evtl. Tüte vor Mund und Nase halten und Patienten hinein atmen lassen

! vorher unbedingt erklären, was man macht und warum: Patient bekommt sonst zusätzlich Erstickungsängste
- aufgeregte Mitpatienten möglichst wegschicken
- sich über genauen Ablauf der Panikattacken bei den einzelnen Patienten informieren, um zu helfen, Panikattacke abzufangen: „Sie wissen ja, Kribbeln in den Händen ist bei Ihnen erstes Anzeichen der Angst. Nichts Bedrohliches. Ruhig und tief atmen. Sehen Sie, der Puls ist schon wieder unter 100."

Tips, Tricks & Fallen

Wenn bei einem Patienten zum ersten Mal Angst- und Panikstörungen auftreten, an organische Ursachen denken: Hyperthyreose, Hypoglykämie, Herzerkrankung, Intoxikation (Koffein, Amphetamin) Entzugserscheinungen (Alkohol, Benzodiazepine).

11.2.3 Zwangsneurose

Merkmale

- zwanghaft sich aufdrängende Gedanken oder Handlungen, die vom Patienten als unsinnig und quälend empfunden werden, gegen die er sich erfolglos wehrt
- Gedanken und Handlungen werden eindeutig als von ihm ausgehend und nicht fremdbeeinflußt wie bei der schizophrenen Psychose erlebt
- Zwangssymptome haben angstabwehrende Funktion: ängstigende sexuelle
11 oder aggressive Triebimpulse werden unbewußt abgewehrt
- Patienten mit Zwangsneurose wurden oft übertrieben streng, rigide und leistungsorientiert erzogen, Spontaneität, Lebhaftigkeit und Aggressivität wurden unterdrückt
- Zwangsneurosen treten oft schon in Kindheit oder Pubertät auf.

Symptome

- Zwangsdenken: zwanghafte Gedanken oder Vorstellungen, Zwangsgrübeln. „Mir geht nicht aus dem Kopf, daß mein Vater tot sein könnte"
- Zwangsimpulse: zwanghafte Impulse, bestimmte Handlungen auszuführen. „Wenn ich ein Messer sehe, habe ich Angst, ich könnte mein Kind erstechen"
- Zwangshandlungen: z. B. Waschzwang, Zwangsrituale wie Betzwang, Beichtzwang, Putzzwang, Zählzwang, Kontrollzwang, z. B. immer wieder kontrollieren, ob Türe geschlossen, Herd abgestellt ist. Zwänge können dazu führen, daß Alltag nicht mehr bewältigt werden kann, weil nur noch Zwangshandlung ausgeführt wird
- Stimmung gemessen an der Schwere der Beeinträchtigung oft erstaunlich gelassen. Wenn aber der Zwang z. B. durch die Therapie wegfällt: Depression bis zur Suizidalität.
  Beispiel: Ein Patient mit einem ausgeprägten Zwangsritual – ständiges Auf- und Abgehen – wird durch einmalige Gabe eines Neuroleptikums stark beruhigt. Der Zwang ist weg, der Patient jedoch ganz plötzlich schwer depressiv und hat den Impuls, aus dem Fenster zu springen
- starke Skrupel: „kann niemals fünf gerade sein lassen".

Pflege

Zwangsverhalten der Patienten ist von der Umgebung oft schwer auszuhalten und stellt das Pflegepersonal vor große Probleme, was den Stationsalltag anbetrifft. Deshalb gute Absprache im Gesamtteam.

- inwieweit kann das Zwangsverhalten des Patienten ins Stationsleben integriert und mitgetragen werden?
- inwieweit sind Mitpatienten in Mitleidenschaft gezogen, z. B. sollte Patient mit Waschzwang Tag und Nacht möglichst in Einbettzimmer untergebracht werden. Wo sind Grenzen erreicht?
- inwieweit kann sich der Patient an Grenzen und Regeln halten?
- inwieweit ist er kompromißfähig? Wenn Patienten befürchten, sie müßten in der Klinik sofort auf Zwangsrituale verzichten, verstärkt sich die Angst und somit das Zwangsverhalten. Wenn sie erleben, daß sie Zwang in Grenzen, z. B. Waschritual morgens auf bestimmte Zeit begrenzt, ausüben dürfen, wirkt sich dies beruhigend aus. Zwangshandlungen nehmen paradoxerweise ab.

Therapie unterstützen

- guter Informationsaustausch mit Therapeuten wichtig: Stationsalltag wird in das therapeutische Programm, meistens verhaltenstherapeutisch orientiert, einbezogen
- genaue Information einholen bei den Therapeuten, auf welche Weise Pflegepersonal mit einbezogen werden soll, worauf geachtet werden soll
- präzise Rückmeldungen an die Therapeuten über Veränderungen im Zwangsverhalten
- nicht zwanghafte Anteile des Patienten positiv verstärken.

11.2.4 Hysterische Neurose, Konversionsstörungen

Dissoziative Störungen

Teilweiser oder vollständiger Verlust der Integration zwischen Erinnerung an die Vergangenheit, Identitätsbewußtsein und unmittelbarer Wahrnehmung und Kontrolle von Körperbewegungen. Die Fähigkeit zur bewußten und selektiven Kontrolle dieser Funktionen ist beeinträchtigt. Im Sinne eines Abwehrmechanismus werden z. B. konflikthafte Impulse aus einem vorgegebenen situativen Zusammenhang herausgelöst und die integrative Funktion des Ichs vorübergehend ausgeschaltet: „Die rechte Hand weiß nicht, was die linke tut."

Beispiel: „Vater brachte mich zu Bett und erzählte mir eine Gutenachtgeschichte. Dann kam ein schwarzes Monster und tat mir weh." Ein Mädchen, das sexuell mißbraucht worden ist, spaltet den mißbrauchender Vater in den guten Gute-Nachtgeschichten-Vater und das böse schwarze Monster. Auch im Erwachsenenalter bleibt diese Spaltung bestehen.

- es treten psychogene motorische und sensible Körperstörungen auf, ohne daß ein organischer Befund vorliegt → Konversionssymptome: Ein psychischer Konflikt wird in körperliche Symptome konvertiert
- oft besteht in der Krankheitsanamnese ein organisches Leiden, auf das später in der psychogenen Neugestaltung zurückgegriffen wird. Frühere Blind-

darmerkrankunung und OP mit entsprechenden Schmerzen → später Schmerzen an derselben Stelle ohne organischen Befund.

Symptomatik

☞ 11.1.1, akute Belastungsstörungen.

- Hyperventilationstetanie: vertiefte Atmung → CO_2 ↓, Alkalose → Kribbeln in den Extremitäten, tetaniforme Krämpfe mit Pfötchenstellung der Hände. Patienten anweisen, ruhig zu atmen mit Betonung des Ausatmens. Mit Mund und Nase in Plastiktüte atmen lassen
- dissoziative Bewegungsstörungen: Lähmungen, Sprachstörungen, Ataxien
- dissoziative Sensibilitätsstörungen und sensorische Störungen: Mißempfindungen, Schmerzen, Blindheit, Taubheit
- Bewußtseinsstörungen: Amnesie, dissoziativer Stupor (☞ 4.8), der von depressivem Stupor und Katatonie (☞ 4.8) abzugrenzen ist, hysterische Dämmerzustände, Depersonalisation, Derealisation.

Hysterische Anfälle

- Arc de cercle: Patient bäumt sich im Liegen nach hinten, Rumpf wird überstreckt wie ein Bogen
- Anfälle, die wie epileptische Anfälle (☞ 9.5.7) aussehen: Sturz, Verkrampfungen, Zuckungen. Aber Pupillenreaktion ist erhalten, Hautfarbe blaß, meist nicht zyanotisch, meist kein Zungenbiß, kein Einnässen. Patient ist meist durch energisches Ansprechen weckbar. Wenn Langzeit-EEG abgeleitet wird: während Anfall keine Krampfpotentiale
- Anfälle, die wie Absencen anmuten, tranceartige Zustände.

11

Ganser-Syndrom

Störung, die nach dem Dresdner Psychiatrer Sigbert Ganser benannt ist (1853–1931). Sogenannter Scheinblödsinn. Verhalten, das als Reaktion auf eine unerträgliche Situation bei eigener Hilflosigkeit entsteht. Vorbeireden, falsches Handeln sowie scheinbares Nichtwissen (Pseudodemenz) können unter diesen Umständen wirken wie eine echte psychiatrische Erkrankung. Dabei handelt es sich um eine dicht an der Bewußtseinsschwelle ablaufende Wunsch- und Zweckreaktion. Früher wurde eine solches Störungsbild nur bei Häftlingen beschrieben, die den uneingestanden Wunsch hatten, für verrückt gehalten und entlassen zu werden. Bei posttraumatischen und postikalen Dämmerzuständen, bei Hintumoren, Hirnverletzungen und progressiver Paralyse kann dieser Zustand ebenfalls beobachtet werden.
Im Gespräch Vorbeireden und Vorbeiantworten (Abgrenzen gegen schizophrene Psychose).

Multiple Persönlichkeit

Vorhandensein von zwei oder mehreren Persönlichkeiten in einer Person, von denen jeweils nur eine nachweisbar ist.

Pflege

Die Patienten sind labil, unklar, eher unzuverlässig, suggestibel. Dies hängt damit zusammen, daß sie eine ausgeprägte Neigung haben, sich mit anderen zu identifizieren, sich nicht festzulegen. Es ergibt sich ein schillerndes Bild dieser Menschen. Das ist einerseits faszinierend, die Patienten sind interessanter als Depressive, andererseits mühsam, wenn es um Einhalten von Regeln geht.

Die Patienten sind hyperemotional und neigen zum Dramatisieren, Inszenieren. Demonstrieren der Umgebung: „Seht her, wie hilflos ich bin, wie verführerisch, wie unwissend und naiv. Was wollt Ihr denn von mir?“ Unbewußtes Motiv: Umgebung soll nachsichtig, rücksichtsvoll, begeistert sein. Ergebnis: Umgebung ist genervt, fühlt sich an der Nase herumgeführt, mißbraucht.

- immer bedenken: Patient tut dies nicht aus Bösartigkeit. Er erzählt durch die Szenen eine Geschichte, die er vorerst anders nicht erzählen kann
- Verständnis für die Dynamik erleichtert Umgang mit Patienten. Trotzdem gute Abgrenzung äußerst wichtig
- individuell so gut wie möglich beurteilen, wie Ich-stark und belastbar ein Patient wirklich ist. Schwierig, weil Patienten mit hysterischer Neurose sich meistens schwach und hilflos zeigen
- Umgebung von Patienten mit hysterischer Neurose reagiert meistens ebenfalls hyperemotional: Angehörige agieren mit, mischen sich überdurchschnittlich oft ein, sind fordernd, üben Druck aus. Gute Abgrenzung wichtig, sich nicht anstecken lassen.

Nicht mitagieren

- Patienten in der Supervision besprechen, um sich bewußt zu werden, wo man bereits mitagiert, ohne es zu merken
- Patienten neigen in hohem Masse zum Agieren. Unbewußtes Motiv: Die anderen sollen für eigene Zwecke eingesetzt werden, Macht ausüben zur Abwehr eigener Gefühle der Hilflosigkeit. Intrigiert der Patient z. B. unter dem Pflegepersonal: Wenn Team schließlich zerstritten ist, fühlt sich Patient mächtiger, weniger ausgeliefert, als wenn sich alle einig sind

  ! kleinste Zeichen von Agieren erkennen und Mitagieren vermeiden z. B. durch gute Teamsupervision
- Patientinnen mit hysterischer Neurose neigen dazu, den ödipalen Konflikt zu reinszenieren und verhalten sich männlichen Ärzten und Pflegepersonen gegenüber verführerisch. Auch hier: Mitagieren vermeiden
- bei Patientinnen mit dissoziativen Störungen liegt häufig sexueller Mißbrauch in der Kindheit vor. Auch hier Gefahr der Reinszenierung von Grenzüberschreitungen. Bei Unsicherheit unbedingt im Team und in der Supervision ansprechen, auch wenn es schon zu intimem Kontakt gekommen sein sollte. Besser sofort reagieren und mit der Patientin auch in der Therapie ansprechen als geheimhalten. Dies wirkt sich erneut traumatisierend aus
- Patienten mit „hysterischer Neurose“ nicht gleichsetzen mit Patienten mit „histrionischer Persönlichkeit“. Eine hysterische Neurose kann sich bei jeder Persönlichkeitsstruktur bilden, während ein Patient mit histrionischer Persönlichkeit nicht unbedingt Symptome einer hysterischen Neurose haben muß (☞ 11.3).

11.2.5 Hypochondrische Neurose, funktionelle Störungen

Es liegen körperliche Symptome vor, die nicht organisch begründbar sind: somatoforme Störungen. Trotz zahlreicher medizinischer Untersuchungen, die alle unauffällig sind, fordern die Patienten hartnäckig weitere Untersuchungen.

11

Hypochondrische Neurose

Anhaltende Überzeugung vom Vorhandensein einer oder mehrerer schwerer körperlicher Erkrankungen (☞ 11.2.2, Krankheitsphobie).

Symptome

- ausgeprägte Selbstbeobachtung
- gestörtes Körperbild: magische, abstruse Vorstellungen über den Körper und seine Funktionen
- starke Angst vor Krankheiten
- übersteigertes Interesse am Thema Gesundheit
- um Gesundheit, Körperpflege, Arztbesuche wird ein Kult betrieben
- Tendenz, aus Krankheiten Gewinn zu ziehen
- Beeinträchtigung durch ständige Besorgnis um seine Gesundheit, jedoch keine anfallsartige Angstüberflutung wie beim Patienten mit Angstneurose und Phobie (☞ 11.2.2)
- Beziehungsstörungen: Körper mit seine Funktionen tritt an Stelle der Beziehungen zu Mitmenschen.

Pflege

Patienten mit hypochondrischer Neurose beanspruchen das Pflegepersonal meistens sehr stark, indem sie immer wieder kommen und auf ihre Beobachtungen hinweisen: normale Pickel werden zu Hautkrebs, Stuhlunregelmäßigkeiten werden vollkommen überbewertet, „Ich war schon 2 Tage nicht mehr auf der Toilette". Hypochondrische Symptome können auch bei einem organischen Psychosyndrom auftreten: z. B. demente alte Menschen, die sich ängstlich um ihren Stuhlgang sorgen, besonders in Verbindung mit einer Depression (☞ 15.2).

! Auch bei Patienten mit hypochondrischer Neurose kann mal ein pathologischer Befund auftreten: z. B. Patient, der sich übertrieben um kleine Pickel sorgt und plötzlich doch ein Melanom hat.

- es nützt nichts, den Patienten über die Harmlosigkeit der Phänomene aufklären zu wollen. Er hält hartnäckig an seinen eigenen Interpretationen fest
- versuchen, zu verstehen, welcher Sinn hinter dem Symptom steckt: Fühlt der Patient sich z. B. einsam? Hat er keine andere Möglichkeit, als über das Symptom zu kommunizieren?
- die hypochondrische Neurose gehört wie die Borderlinestörung (☞ 11.3) zu den frühen Störungen → Patienten mit hypochondrischer Neurose haben ausgeprägte Beziehungsstörungen, Angst vor Nähe, sind verletzbar: viel Geduld, obschon die Patienten mit ihrer Fixierung auf den Körper nerven.

Tips, Tricks & Fallen

Hypochondrische Symptome können gewählt werden, um den Ausbruch einer Psychose zu verhindern: Die Symptome können plötzlich verschwinden und statt dessen kann eine schizophrene Psychose (☞ 8) oder schwere Depression (☞ 7.1) ausbrechen.

Funktionelle Störungen

Synonyme: somatoforme autonome Funktionsstörungen, vegetative Dystonie, vegetative Labilität, psychovegetative Störung, psychogenes Syndrom, Neurasthenie.

Merkmale

- körperliche Beschwerden ohne organischen Befund
- bestimmten Organen zugeordnet: Kopf, Herz, Atmung, Verdauungstrakt
- diffus: Spannung, Druck, Unwohlsein, Abgeschlagenheit, Müdigkeit
- schwer abgrenzbar gegen Konversionssymptome (☞ 11.2.4)
- beruhen auf vegetativen Reaktionen oder betreffen Organe, die vom vegetativen Nervensystem versorgt werden
- häufig: 50 % aller Patienten in Arztpraxen und Kliniken sind betroffen. Bei einer Befragung gaben 65 % aller gesunden Menschen mindestens ein Symptom an
- nehmen mit zunehmendem Lebensalter ab. Organische Krankheiten und degenerative Leiden überlagern die funktionellen Störungen
- verlaufen relativ kurz dauernd oder chronisch
- sind wie die Konversionssymptome (☞ 11.2.4) körperlicher Ausdruck eines psychischen Konflikts.

Symptome

Die Tabelle zeigt einige Symptome bei funktionellen Störungen. Die Aufzählung ist unvollständig: Es gibt praktisch kein Organ und Funktionssystem, das nicht funktionelle Störungen zeigen kann. Alle diese Störungen können aber auch organische Ursachen haben: sorgfältig abklären, bevor Diagnose „Funktionelle Störung" gestellt wird.

11

Pflege

Patient lehnt psychische Ursache ab

Patienten mit funktionellen Störungen sind wie alle psychosomatischen Patienten überzeugt, daß sie eine körperliche Krankheit haben. Sie lehnen zunächst eine psychische Ursache vehement und beleidigt ab: „Was fällt Ihnen ein, ich spinne doch nicht."

Nicht durch Ärger des Patienten abschrecken lassen: ruhig und sachlich dabei bleiben, daß Ursache nicht körperlich, sondern psychisch ist. Dabei aber betonen, daß man den Patienten trotzdem als krank und therapiebedürftig einschätzt. Patienten befürchten, als Simulanten beurteilt zu werden, wenn sie die psychogene Ursache akzeptieren.

Beispiel: „Es ist eindeutig erwiesen, daß ihr Schwindel nicht durch einen Hirntumor bedingt ist, aber Sie leiden sehr darunter und es ist notwendig, die zugrunde liegenden Ursachen, vielleicht Ängste, zu behandeln."

Patient fordert Untersuchungen

Die Patienten versuchen immer wieder zu erreichen, daß erneut Untersuchungen gemacht werden, und spannen dafür auch das Pflegepersonal ein: „Können Sie nicht dem Arzt sagen, daß dringend nochmals ein EKG gemacht werden muß. Ich habe heute schon wieder Extrasystolen", „Wenn Sie den Laborzettel

Übersicht über Symptome bei funktionellen Störungen

Organ	mögliche Störung
Verdauungstrakt	• Globusgefühl (Kloßgefühl) v. a. beim Schlucken, Schluckstörungen • Luftschlucken (Aerophagie), Erbrechen, nervöser Reizmagen • Stuhlverstopfung, Durchfall, Colon irritabile
Atmung	Hyperventilation, Beklemmungsgefühl beim Atmen, erschwertes Atmen, Atemnot
Herz, Kreislauf	• paroxysmale Tachykardie, Extrasystolen, Herzjagen • Stechen auf der Brust, Beklemmung im Brustbereich • Herzangstneurose
Kopf	vasomotorischer Kopfschmerz, Migräne
Rücken	Zervikalsyndrom, Lumboischialgien
Urogenitalorgane	• Reizblase, Pollakisurie, Harninkontinenz, Harnverhalt • Zyklusstörungen, Sexualstörungen • psychogener Ausfluß, psychogener Juckreiz
Haut	• Juckreiz, Urtikaria, ekzemartige Affektionen • Erröten, vermehrtes Schwitzen
Hals-Nasen-Ohrenbereich	Ohrschmerz, Tinnitus, Taubheit, Hörsturz, Schwindel, nervöser Schnupfen, psychogener Gesichtsschmerz Mundtrockenheit
Auge	Augenflimmern, Doppelbilder, Verschwommensehen, vorübergehende Blindheit, Lidflattern
diffuse Symptome	vermehrte Erschöpfbarkeit, chronische Müdigkeit (Chronic fatigue syndrome), diffuses Unwohlsein

11

fürs Blutbild ausfüllen, schreiben Sie doch einfach noch die Leberenzyme dazu. Ich bin überzeugt, daß meine Bauchschmerzen mit der Leber zu tun haben". Nicht nachgeben: Wenn Die Diagnose „funktionelle Störung" feststeht, dürfen keine weiteren körperlichen Untersuchungen gemacht werden. Dies führt zur Fixierung des Krankheitsbildes: iatrogene Chronifizierung.

Patient fordert Medikamente

Patienten versuchen Medikamente zu bekommen, die zur Behandlung des vermeintlich kranken Organs eingesetzt werden, z. B. Antiarrhythmika, Digitalispräparate, Nitro-Spray bei funktionellen Herzbeschwerden. „Zu Hause nehme ich immer den Nitro-Spray, wenn ich Druck auf der Brust habe. Können Sie mir nicht eins geben, ich habe ihn vergessen?"

Nicht nachgeben: Wenn Patient entsprechende Medikamente bekommt, verstärkt sich sein Eindruck, Ärzte und Pflegepersonal glaubten auch an die organische Ursache.

Patient will Behandlung abbrechen

Patienten, die in psychosomatische Kliniken kommen, sind oft enttäuscht, wenn sie nicht somatisch behandelt werden und wollen die Behandlung abbrechen.

- nicht bedrängen, sonst nimmt die Angst zu und der ohnehin skeptische Patient wendet sich fürs erste von dem ganzen „Psychokram" wieder ab

- ermutigen, zu bleiben und sich das Ganze einfach mal anzuschauen, quasi unverbindlich: wie ein „Gast" im Gegensatz zum „Kunden", der mit der Motivation kommt, Psychotherapie zu machen
- es gibt Patienten, die die Behandlung zunächst mal abbrechen, „Ich gehöre nicht hier hin, nicht zu den Verrückten": nicht gekränkt reagieren, wenn Patient sich entschließt, Behandlung abzubrechen. Wenn Ärzte und Pflegepersonal die Entscheidung des Patienten respektvoll akzeptieren, steigt die Chance, daß der Patient in einem zweiten Anlauf wiederkommt und sich jetzt auf die Therapie einläßt
- immer bedenken: Hinter dem überheblichen Gehabe („Ich habe eine echte Krankheit, nicht so wie diese Bekloppten! Die Ärzte hier sind gar keine richtigen Ärzte, nur Psychiater.") steht große Angst.

Tips, Tricks & Fallen

Der Patient mit funktionellen und anderen psychosomatischen Störungen hat keinen Zugang zu seiner Angst. Das lernt er erst in der Therapie.

11.3 Persönlichkeitsstörungen

11

Merkmale

- tiefverwurzelte, langanhaltenden Verhaltensmuster, die sich in starren und unangepaßten Reaktionen in verschiedenen Lebenssituationen zeigen
- „unangepaßt" bezieht sich auf die Durchschnittsnorm, die von der Mehrheit der betreffenden Bevölkerung oder kulturellen Gruppe gebildet wird
- Abweichungen zeigen sich im Wahrnehmen, Denken, Fühlen und in den Beziehungen zu anderen Menschen.

Die **Häufigkeit** ist schwer zu bestimmen, da Definitionen differieren: ~ 5–10 % der Gesamtbevölkerung, 50 % der psychiatrischen Patienten, 70–90 % der Patienten der forensischen Psychiatrie. Vielschichtige **Ursachen:** genetische, hirnorganische (minimale zerebrale Läsionen, Soft signs) und entwicklungspsychologische Faktoren.

Die Persönlichkeitsstörungen bilden die Basis, auf der sich die psychischen Störungen, z. B. hirnorganische, psychotische, neurotische, aufbauen. Die Patienten kommen außer bei der Borderline-Persönlichkeitsstörung nicht wegen der Persönlichkeitsstörung in stationäre Behandlung, sondern wegen eines bestimmten Symptoms. Die **Therapie** richtet sich in erster Linie nach dem Symptom, nicht nach der Persönlichkeitsstörung.

Pflege

Im Umgang mit dem Patienten kann es wichtig sein, seine Persönlichkeitsstruktur zu kennen, um ihn besser zu verstehen und sich entsprechend zu verhalten.

- Patienten sind durch ihr manipulatives Verhalten auch für erfahrene Therapeuten eine schwere Belastung. Es ist hilfreich, sich dies immer wieder be-

wußt zu machen, weil die Gefahr besteht, es eigenem Versagen zuzuschreiben, wenn es Schwierigkeiten in den Beziehungen zu den Patienten gibt
- da die Störung schon lange, seit Kindheit, besteht, ist Verhaltensänderung innerhalb kurzer Zeit nicht zu erwarten. Nicht enttäuscht sein, wenn Patient bei Entlassung immer noch dieselben Verhaltensweisen zeigt
- Patienten sind meistens zur Verhaltensänderung und somit auch zur Psychotherapie nicht motiviert. Sie kommen in stationäre Behandlung wegen eines Symptoms, z. B. depressive Reaktion, Alkoholentzug, das im Vordergrund der Behandlung steht und auf das sich der Behandlungsauftrag bezieht. Nicht den Anspruch an sich selbst erheben, man müsse sie auch noch umerziehen und eine andere Person aus ihnen machen
- besonders gut auf Distanz achten
- klare Grenzen und Regeln setzen und auf deren Einhaltung achten
- klare Absprache über Konsequenzen, wenn Regeln nicht eingehalten werden, z. B. Verlegung auf geschützte Station bei Selbstverletzung, Entlassung bei Regelverletzungen wie unerlaubter Alkoholgenuß, unerlaubtes Wegbleiben über Nacht.

Paranoide Persönlichkeitsstörung

Symptome

- permanentes Mißtrauen anderen Menschen gegenüber
- Feindseligkeit und Groll
- Vermutung, alle hätten sich gegen sie verschworen
- Patienten wittern in harmlosen Äußerungen und Reaktionen der Umwelt gegen sie gerichtete Aktionen
- Streitsucht, Neigung, um jeden Preis recht zu bekommen, Prozessiersucht
- pathologische Eifersucht
- querulatorisches Verhalten.

11

Pflege

Es hilft nicht viel, sich bei Verdächtigungen zu rechtfertigen und seine Unschuld zu beweisen: ruhig bleiben, sich nicht auf Streit einlassen, sich „den Schuh nicht anziehen".

Schizoide Persönlichkeitsstörung

Symptome

- emotional kühl, distanziert
- kann sich nicht freuen (Anhedonie)
- wenig Reaktion auf Lob und Kritik. Man hat den Eindruck, alles sei ihm gleichgültig
- Einzelgänger, wenig Interesse an Beziehungen, auch an sexuellen
- kümmert sich wenig um gesellschaftliche Regeln.

Pflege

Nicht versuchen, Mauer um jeden Preis zu durchbrechen und endlich an den Patienten heranzukommen. Sein Bedürfnis nach Distanz respektieren, nicht persönlich nehmen, nicht Vorwürfe wegen seiner Verschlossenheit machen.

Dissoziale Persönlichkeit

Symptome

- unbeteiligt und ungerührt gegenüber den Gefühlen anderer Menschen, Mangel an Empathie
- Mißachtung sozialer Normen, Regeln und Verpflichtungen, Verantwortungslosigkeit
- Patienten leiden offenbar nicht unter Bestrafungen. „Dann geht ich eben für Jahre in den Knast."
- häufig delinquentes, kriminelles Verhalten. Patienten in der forensischen Psychiatrie (☞ 13) haben häufig diese Persönlichkeitsstruktur
- geringe Frustrationstoleranz, reizbar
- Neigung, gewalttätig zu reagieren
- Neigung, andere für eigene Fehler verantwortlich zu machen. „Die Gesellschaft ist Schuld, daß ich ins Gefängnis gekommen bin."
- unfähig, Schuldbewußtsein zu erleben und aus Erfahrung zu lernen
- unfähig zu längerfristigen Beziehungen
- Neigung zu Alkohol, Drogenmißbrauch oder Sucht.

Pflege

- im Umgang mit dem Patienten ist es wichtig, sich selber gut zu schützen. Möglichst nicht allein mit dem Patienten zusammensein, wenn man Angst vor ihm hat. Eigene Angst ernst nehmen: Sie ist berechtigt. Hilfe organisieren: Kollegen, wenn nötig Polizei
- wenn der Patient merkt, daß man seiner Gewalttätigkeit ohne Schutz begegnet, kann das auf ihn wirken, als ob man ihn nicht ernst nimmt: Diese Kränkung kann ihn zu weiterer Gewalt provozieren
- scheinbar angepaßtes, gefühlsbetontes Verhalten wird oft bewußt eingesetzt, um Vorteile zu erreichen, z. B. um Flucht vorzubereiten: wachsam sein, nicht in die Falle tappen. bedenken, daß der Patient Achtung und Rücksichtnahme anderen gegenüber nicht oder kaum kennt.

11

Emotional instabile Persönlichkeit

Merkmale

- Tendenz, Impulse ohne Berücksichtigung von Konsequenzen auszuagieren
- wechselnde Stimmung: schnelles Kippen von ausgeglichener oder freudiger Stimmung in tief depressive oder feindselige Stimmung
- Wutausbrüche, oft mit Gewalt gegen Gegenstände, andere Menschen oder sich selber
- Empfindlichkeit gegenüber Kritik. Führt oft zu Wutausbrüchen.

Impulsiver Typ

Symptome

- instabile Stimmung und mangelnde Impulskontrolle stehen im Vordergrund
- Neigung zu Gewalttätigkeit.

Pflege

Provokation möglichst vermeiden. Sachlich bleiben, direkte Angriffe vermeiden, trotzdem auf Einhalten der Regeln bestehen. Beispiel: nicht „Sie kommen nie pünktlich zum Essen. Das ist rücksichtslos.", sondern „Ich verlange, daß Sie sich an die Essenszeiten halten. Diese Regel gilt für alle hier auf Station".

Borderline-Typ

Symptome

Gleiche Merkmale wie beim impulsiven Typ. Zusätzlich:

- innere Leere
- diffuse Ängste
- Neigung zu Depersonalisations- und Derealisationserlebnissen (☞ 4.9)
- sexuelle Störungen
- Beziehungsstörungen
  - Spaltung der Menschen in ihrer Umgebung in absolut gute und absolut böse
  - Neigung, Menschen zu idealisieren und sie bei kleinen Enttäuschungen abgrundtief abzuwerten, „vom Thron zu stoßen"
  - Angst vor Nähe bei gleichzeitigem intensivem Wunsch danach
  - Abwehr von Nähe durch aggressives Verhalten: „Er beißt die Hand, die ihn füttern will."
- typische Abwehrmechanismen: Spaltung, primitive Idealisierung, projektive Identifikation. Die „bösen" Selbstanteile werden durch Projektion nach außen verlagert, dadurch entstehen „böse Objekte", gegen die der Patient in der Überzeugung kämpfen kann, selber angegriffen worden zu sein. Er braucht das böse Objekt, um seine Aggressionen unterbringen zu können
- Neigung zu Selbstverletzungen und Suizid
- Neigung zu Sucht: Alkohol (☞ 12.2), Medikamente (☞ 12.3), Eßstörungen (☞ 14.1).

Pflege

Patienten mit Borderline-Persönlichkeitsstörungen werden oft über längere Zeit stationär psychotherapeutisch behandelt. Wegen ihren spezifischen Abwehrmechanismen entstehen oft typische Probleme im Team:

- Patienten spalten Team in gute und böse Teammitglieder
- Teammitglieder selber haben extrem unterschiedliche Wahrnehmungen und Sympathien und Antipathien gegenüber den Patienten
- durch projektive Identifikation übertragen die Patienten ihre innere Zerrissenheit auf das Team: Das Team streitet sich oft unangemessen heftig, und der Patient ist entlastet
- Stationen, auf denen mehrere Borderlinepatienten behandelt werden, brauchen regelmäßige Teambesprechungen und Supervision, um die Übertragungsvorgänge frühzeitig erkennen zu können und dem Burn-out entgegenzuwirken.

Histrionische Persönlichkeit

Symptome

- Neigung die Wahrheit zu verfälschen, zu lügen oder erfundene Geschichten zu erzählen. Die Patienten sind wenigstens teilweise von der Realität der erzählten Begebenheit überzeugt. Es handelt sich hierbei psychoanalytisch gesehen um einen Abwehrmechanismus
- dramatisierendes theatralisches Verhalten, übertriebener Ausdruck von Gefühlen
- eigene Person wird so oft wie möglich in den Vordergrund gespielt
- leicht durch andere beeinflußbar
- oberflächlich
- selbstbezogen, wenig Bezug auf andere, vermehrt kränkbar
- übertriebenes Verlangen nach Anerkennung
- oft aufreizendes, verführerisches Verhalten
- manipulatives Verhalten, um eigene Bedürfnisse zu befriedigen
- häufig künstlerisch kreativ.

Pflege

Patienten faszinieren zunächst, bringen „Leben in die Bude". Das kann bald zuviel werden: Patienten bringen Unruhe und „Drama" auf Station durch ihr Agieren. Mitpatienten und Pflegepersonal reagieren nach anfänglicher Begeisterung verärgert auf Manipulation, Intrigen und Lügen. Das ständige im Mittelpunkt stehen wollen löst Ungeduld und Neid aus.

- möglichst sachlich und eher distanziert bleiben
- sich nicht gegen Kollegen aufhetzen lassen. Ständiger Informationsaustausch mit Kollegen. Kleinste Informationslücken können von den Patienten zum Agieren ausgenutzt werden.

11

Anankastische Persönlichkeitsstörung

Symptome

- übermäßige Zweifel und Vorsicht
- starkes Kontroll- und Ordnungsbedürfnis, Pedanterie
- Perfektionismus, starke Leistungsorientierung
- Skrupelhaftigkeit – wenig Sinn für Spontaneität, Genießen, Spiel und Vergnügen
- wenig Sinn für Humor
- Eigensinn, Neigung zu Geiz
- Neigung zu Zwangsgedanken- und -impulsen. Oft besteht gleichzeitig eine Zwangsneurose.

Pflege

Diese Patienten sind auf Station einerseits beliebt, weil sie sich gut an Regeln halten. Andererseits können sie wegen Perfektionismus und übertriebener Ordnungsliebe Ärger und Ungeduld auslösen: kritisieren z. B., wenn das Bett nicht akkurat genug gemacht ist, wenn Pflegepersonal nicht auf die Minute genau die Medikamente bringt.

Nicht auf Clinch einlassen. Es besteht die Gefahr, an der Rigidität des Patienten abzuprallen und sich selber unnötigerweise zu ärgern. Lieber Kompromisse machen, als sich auf Machtkampf einlassen.

Ängstliche, vermeidende Persönlichkeitsstörung

Symptome

- selbstunsicher, dauernd besorgt
- halten sich für hilflos, unattraktiv, minderwertig
- Angst vor Ablehnung
- großes Sicherheitsbedürfnis
- schränken sich selber aus Angst vor Kritik, Mißerfolg, Risiko stark ein
- großes Bedürfnis nach Anerkennung.

Pflege

Patienten lösen zunächst Beschützerinstinkt aus. Später werden sie als überfordernd empfunden, da man ständig aufpassen muß, daß man sie nicht kränkt oder ihre Besorgtheit auslöst.

Abhängige, asthenische Persönlichkeit

Symptome

11

- hilflos, leicht überfordert
- apellieren an die Hilfe anderer Menschen, andere sollen für sie Verantwortung übernehmen
- große Angst vor Verlassenwerden
- aus Angst vor Liebesverlust unfähig, eigene Bedürfnisse auszusprechen und durchzusetzen.

Pflege

Patienten werden in ihrer Anklammerungstendenz leicht als überfordernd empfunden. Sie lösen Impulse aus wie: „Er soll doch endlich erwachsen werden", „Er ist doch kein kleines Kind mehr". Diejenigen, die zum Helfersyndrom neigen, sollten aufpassen, daß dieses durch diese Patienten nicht reaktiviert wird. Sich nicht verführen lassen, ihnen Dinge abzunehmen, die sie selber erledigen können.

Narzißtische Persönlichkeitsstörung

Symptome

- Großartigkeit in Phantasie und Verhalten, Selbstüberschätzung
- erwarten, von anderen privilegiert behandelt zu werden
- großes Bedürfnis nach Bewunderung
- Tendenz, Beziehungen zu eigenen Zwecken auszunutzen
- wenig Empathie

- Tendenz, zu rivalisieren
- vermehrte Kränkbarkeit, Neigung zu Neid
- innere Leere, die mit äußerem Glanz kompensiert werden muß. Statussymbole wichtig
- Neigung zu Arroganz und Hochmut.

Pflege

Patienten lösen wegen arrogantem, herablassendem Verhalten oft sehr schnell Ablehnung aus.

- beachten, daß dahinter Selbstunsicherheit steckt: Je abhängiger sie sich fühlen, desto mehr müssen sie durch Entwertung ihr Revier abstecken
- besonders bei Männern besteht Gefahr, daß männliches Pflegepersonal in Rivalitätskampf verwickelt wird
- sich nicht verunsichern lassen. Eigene Gefühle der Unterlegenheit sind meistens Gegenübertragungsreaktionen: Der Patient selber fühlt sich unterlegen
- aufpassen, daß man nicht auf Sonderwünsche und Sonderrechte eingeht. Die Patienten können oft großen Druck ausüben: „Wenn Sie mich nicht sofort in ein größeres Zimmer verlegen, gehe ich zum Chefarzt und beschwere mich über Sie!" In solchen Fällen sich umgehend mit dem Vorgesetzten absprechen und bestätigen lassen, daß übliche Regeln auch für diesen Patienten gelten.

12

Sucht

Frank Vilsmeier
Stefan Kief

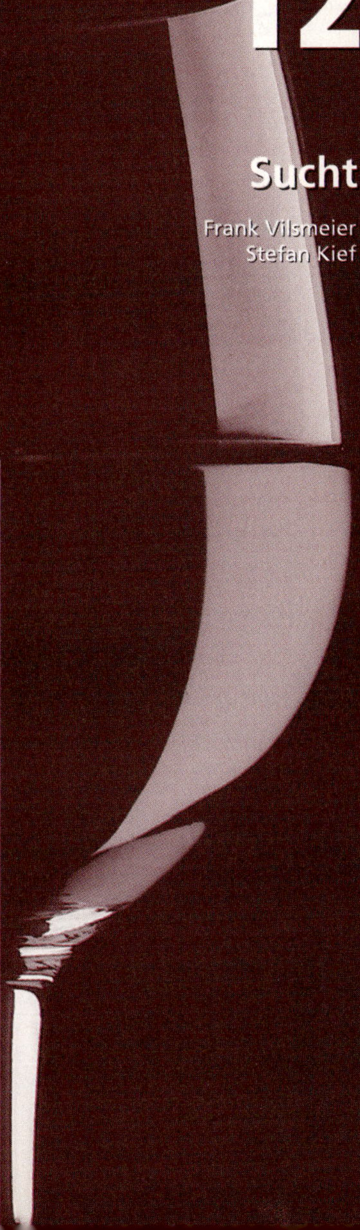

12.1 Übersicht

12.1.1 Symptome, Einteilung

Definitionen

Abhängigkeit: substanzbezogene Sucht verbunden mit körperlichen und/oder psychischen Entzugserscheinungen.
Entwöhnung: psychische Behandlung der Abhängigkeit im Rahmen von stationären oder ambulanten Entwöhnungstherapien. Dauert 3 Monate bis 2 Jahre.
Entzug: körperliche Entgiftung von Substanzen mit spezifischen körperlichen und/oder psychischen Entzugssymptomen. Dauer 1–6 Wo.
Gewöhnung: verminderte Reaktion auf wiederholte Reize, Ausbildung von Gewohnheiten u. a. als Ritual.
Schädlicher Gebrauch, früher Mißbrauch genannt: der über das normale Maß oder eine medizinische Indikation hinausgehende, körperlich und/oder psychisch schädliche Konsum von Suchtmitteln.
Sucht: unwiderstehliches Verlangen, den Gebrauch einer Sache oder die Ausführung einer Tätigkeit fortzuführen oder zu wiederholen, auf alle Lebenbereiche bezogen, z. B. Spielen, Arbeiten, Stehlen, Essen, Fernsehen. Differentialdiagnose: Zwang (☞ 4.6).

12

Abhängigkeitstypen

Suchttyp	Beispiele für Substanzen	Abhängigkeit
Opiate	Opium, Morphium (MSR-/MST-Mundipharm®), Hydromorphon (Dilaudid®), Diamorphin (Heroin), Codeine (codeinhaltige Antitussiva), Methadon, Levomethadon (L-Polamidon®)	körperlich und psychisch
Barbiturate, inkl. Alkohol und Benzodiazepine	Vinylbital (Speda®), Phenobarbital (Luminal®), Secobarbital (Vesparax®), Diazepam (Valium®), Flunitrazepam (Rohypnol®), Bromazepam (Lexotanil®), Oxazepam (Adumbran®)	körperlich und psychisch
Kokain	Kokain, Kokain mit Backpulver (Crack)	stark psychisch
Cannabis	Tetrahydrocannabinol (Wirkstoff aus der Hanfpflanze), gepresstes Harz (Hasch), getrocknete Blätter (Marihuana)	psychisch
Amphetamine	Pervitin®, Captagon®, Designer-Drogen, Speed, Gülle	psychisch
Khat	arabische Pflanze, in Europa kaum gebräuchlich	psychisch
Halluzinogene	Lysergsäurediäthylamid (LSD), Meskalin (mexikanischer Kaktus), Psylocybin (kleiner Wiesenpilz), XTC (MDMA=Ecstasy)	psychisch

Toleranz: Schwelle, die überschritten werden muß, damit eine Reaktion auf Reize erfolgt. Erhöht sich bei fortgesetztem Suchtmittelkonsum (Toleranzsteigerung). Herabgesetzte Toleranz führt bei gleicher Dosis zu Wirkungssteigerung.
Polytoxikomanie: Mehrfachabhängigkeit von Substanzen, die wahllos oder gezielt in Kombination oder nacheinander genommen werden.

Abhängigkeitssymptome

- häufige oder lange Einnahme von großen Mengen des Mittels entgegen der ursprünglichen Absicht des Konsumenten
- Einschränkungen oder Kontrolle des Konsums sind erfolglos geblieben
- hoher Zeitaufwand für die Beschaffung und den Konsum oder zur Erholung von den Wirkungen des Mittels
- Rauscherleben oder Entzugserscheinungen während der Alltagsbeschäftigungen, z. B. Beruf, Schule, Haushalt, Verkehrsteilnehmer
- berufliche, soziale oder Freizeitaktivitäten werden wegen des Mittelgebrauchs reduziert oder aufgegeben
- Fortsetzung des Mittelgebrauchs trotz besseren Wissens um die sozialen, psychischen und körperlichen Folgeerscheinungen
- Toleranzsteigerung: Verbrauchssteigerung um mindestens 50 %, um die gewünschte Wirkung zu erzielen
- Entzugserscheinungen
- Einnahme des Mittels, um Entzugserscheinungen zu bekämpfen.

Die Diagnose Abhängigkeit kann gestellt werden, wenn mindestens drei der Symptome vorhanden sind und diese sich häufiger wiederholen oder mindestens einen Monat bestehen.
Designer-Drogen bedienen sich aus dem breiten Feld der Substanzen, v. a. Amphetamine, Halluzinogene, Kokain und Opiate. Der Vielfalt sind damit kaum Grenzen gesetzt und die Wirkungsweisen oftmals nicht absehbar. 12

Co-Abhängigkeit

Das Verhalten des Abhängigen wirkt sich immer auf das Befinden oder die gesellschaftliche Stellung der Angehörigen oder der Helfer aus. Typisch für eine Co-Abhängigkeit ist, daß der Helfer versucht, negative Konsequenzen für den Abhängigen zu vermeiden, z. B. wird der noch betrunkene Ehemann von der Ehefrau mit einer Magenverstimmung krank gemeldet.
Das Umfeld der Abhängigen muß unterstützt, beraten und aufgeklärt werden durch Hilfsangebote, Entlastung von eigenen Schuldvorwürfen.
! Die Angehörigen sind immer Mit-Betroffene, können als solche auch in die Therapie mit einbezogen werden, z. B. Familientherapie, Paartherapie, Selbsthilfegruppen.

Suchtgefahr

Ist über alle Bevölkerungsschichten verteilt, besonders in medizinischen Berufen. Zu den Suchtgefahren zählen:
- psychische Belastungen wie Streß, verminderte Leistungsfähigkeit
- Neugier, Interesse, Wunsch nach Veränderung des subjektiven Erlebens
- Steigerung von Lustempfinden oder Verminderung von Unlustgefühlen
- mangelnde Konfliktbewältigungsstrategien
- befindlichkeitsverändernde Stoffe sind verfügbar.

Tips, Tricks & Fallen

Suchtgefahren offen ansprechen. Verfügbarkeit von Suchtstoffen einschränken. Geregelte und schriftlich dokumentierte Übergabe des Schlüssels vom Medikamentenschrank auf Station (☞ 1.3).

12.1.2 Umgang mit Suchtpatienten

! Vertrauen ist gut, Kontrolle ist sinnvoller. Alcotest ☞ 12.1.3, Drogenscreen ☞ 12.1.3, Filzen ☞ 12.1.3.

Ziel ist, dem Patienten deutlich zu machen, daß der Verlust des Suchtmittels die Möglichkeit bietet, andere Wege der Lebensgestaltung zu entdecken oder wieder zu erlangen. Die helfende Beziehung dient dem Aufzeigen und Einüben von Denk- und Verhaltensweisen, die an die Stelle des süchtigen Verhaltens treten können. Dabei bedenken:

- Abhängigkeit ist eine chronisch rezidivierende Erkrankung: die Sucht besteht immer
- das Suchtmittel hat für die Patienten einen Zweck erfüllt: die körperliche und psychische Befindlichkeitssteuerung. Ohne Suchtmittel benötigt der Patient Alternativstrategien
- Veränderungen sind nur mit dem Willen des Abhängigen möglich.

Grundhaltungen

- keinen Kampf um das Suchtmittel und das Verhalten des Abhängigen führen
- keine Moralpredigt halten und keine Schuldvorwürfe machen: Der Abhängige erlebt sich wie fremdgesteuert und ist nicht grundsätzlich als Schuldiger für seine Erkrankung zu sehen. Mögliche Folgen negativ bewertender Auseinandersetzungen:
  - es wird bei dem Suchtmittel Trost gesucht
  - Abwehr der Vorwürfe verringert die Beschäftigung mit sich selbst
- die Bereitschaft oder Notwendigkeit, alles für den Erhalt des Suchtmittels zu tun, führt zu Verhaltensweisen wie Beschaffungskriminalität, Ausnutzen des sozialen Systems und Umfelds: darf nicht zur Abwertung der Person des Patienten führen
- dem Patienten das Gefühl vermitteln, daß er angenommen wird. Entgiftungsakzeptanz herstellen
- klare, offene und konsequente Kommunikation. Ankündigungen werden durchgeführt. Nichts androhen, das nicht eingehalten werden kann.

12

Rückfall

- möglichen Rückfall einbeziehen
- wertfrei und nicht prophezeiend mit dem Patienten umgehen, keine Vorhaltungen machen
- Rückfall als einen Hinweis sehen, daß eine weitere Bearbeitung des Problems notwendig ist.

Häufige Störungen bei Abhängigen

Verantwortung ablehnen

Die Hilfe in der Beziehung zu Abhängigen besteht im wesentlichen in der Nichthilfe und **Rückgabe der Verantwortung** an den Abhängigen:

- dem Patienten die Verantwortung für sein Verhalten immer wieder zurückgeben
- keine Übernahme von Telefonaten, Erledigungen oder anderen Tätigkeiten, die von dem Abhängigen selbst durchgeführt werden können, auch wenn sie unangenehm für ihn sind.

Patient: trägt die Verantwortung für die Annahme der Behandlung und der jeweiligen Rahmenbedingungen. Die Verantwortung für den Erfolg der Behandlung kann dem Patienten nicht abgenommen werden.

Pflegekräfte: tragen die Mitverantwortung für eine angemessene, akzeptierende und menschliche sowie zeitgemäße, an den neuesten Erkenntnissen orientierte Pflege und Behandlung.

Gegenwartsdenken und geringe Frustrationstoleranz

Der Patient denkt vorwiegend im Hier, Heute und Jetzt. Das momentane Befinden und Empfinden ist wichtiger, als das Vergangene oder Zukünftige. Je länger die Abhängigkeit besteht, desto stärker ist das Gegenwartsdenken ausgeprägt.

- Rückfall und Behandlungsabbruch in den ersten Tagen am häufigsten
- **zunächst** dem Patienten im Hier und Heute begegnen: Wünsche und Bedürfnisse nach Möglichkeit rasch befriedigen, z. B. Gesprächswünsche, Hilfestellungen, Essen, Trinken, Bedarfsmedikation
- erst **im Verlauf** der Behandlung frustrieren und mit Konflikten konfrontieren, z. B. warten lassen, Pflichtteilnahme am Stations- und Therapieprogramm, den eigenen und allgemeinen Bereich aufräumen und reinigen.

Sozialisationsdefizit

Je jünger der Patient mit dem schädlichen Gebrauch begonnen hat, desto mehr entwicklungspsychologische Störungen sind zu vermuten. Ein mangelhaftes Durchlaufen der Adoleszenz kann dazu führen, daß sich 30jährige wie Kinder benehmen.

- Alter des Patienten nicht als Maßstab für zu erwartendes Verhalten nehmen
- dem Verhalten des Patienten innerhalb seiner Biographie und seinem sozialen Umfeld den angemessenen Stellenwert einräumen: Wie kann er anders sein, wenn er es nie gelernt hat?

Konfliktverhalten

Mit dem Suchtmittel gab es meist einen Ausweg aus Situationen, die als unangenehm empfunden wurden. Konfliktbewältigungsstrategien müssen erst wieder antrainiert werden.

- Konflikte und Frustrationen gezielt einsetzen, z. B. Hilfe langsam zurücknehmen. Dem Patienten aufzeigen, daß sie überstanden werden können
- Auseinandersetzungen mit dem Patienten sachlich, ruhig und sinnvoll erklärend führen: Warum was wie gemacht wird oder so ist.

Beziehungsstörungen

Menschen im unmittelbaren Umfeld dienen häufig der Aufrechterhaltung des Suchtmittelkonsums oder des persönlichen Wohlbefindens (☞ 12.1.1). Ein Abhängiger versteht es, sein Umfeld für seine Zwecke zu nutzen. Unehrlichkeit sich selbst und anderen gegenüber behindern eine Beziehungsaufnahme oder zerstören sie.

- in der Beziehungspflege auf ein ausgewogenes Nähe-Distanz-Verhältnis achten und gleichermaßen Anforderungen an den Patienten stellen: „Ich bin bereit, etwas zu geben, wenn Sie bereit sind etwas dafür zu tun"
- Jemanden fallenlassen oder zu betrügen, gehört zum Krankheitsbild und ist dem Patienten nicht nachtragend anzulasten, muß jedoch thematisiert werden
- grundsätzlich vertrauensvolle Beziehungsgestaltung anstreben, notfalls wiederholt.

Selbstwertgefühl gestört

Erfahrungen aus der Unfähigkeit, sich selbst zu steuern, beeinträchtigen das Selbstwertgefühl besonders durch Scham- und Schuldgefühle. Die Bereitschaft, einer Vereinbarung zuzustimmen, ist zunächst hoch, wird später aber wieder fallengelassen.

- Vereinbarungen mit Wahlmöglichkeiten haben größere Aussicht auf Annahme und Aufrechterhaltung seitens des Patienten: ihm das Gefühl geben, selbstbestimmt zu handeln
- den Patienten als Menschen achten, seine Würde wahren und ihn in kleinen Schritten (Step by step) seine Selbstachtung gewinnen lassen.

12

12.1.3 Entgiftung

Ziele der Behandlung

In dieser Reihenfolge:

1. Überleben sichern
2. möglichst gesundes Überleben sichern
3. Suchtmittelkonsum und Kontrollverluste reduzieren
4. suchtmittelfreie Perioden verlängern
5. dauerhafte Abstinenz
6. zufriedenstellende Lebensgestaltung und -bewältigung.

Rahmenbedingungen

Suchtmittelfreier Raum

- Eingangskontrolle auf mitgebrachte Substanzen (☞ 12.1.3)
- Patienten auf Suchtmittelgebrauch kontrollieren (☞ 12.1.3)
- geschlossene Station während des Entzugs. Ausgangsregelungen erst nach der akuten Entzugsphase.

! Konsequenzen bei Einnahme von Substanzen während der Behandlung müssen geklärt sein.

Entgiftungsformen	
Form	**Beschreibung**
„kalt“	es werden keine Medikamente verabreicht
selektiv	Entzug von Beikonsum, bei Levomethadon (L-Polamidon®) oder Methadon-Substitution. Nur der Beikonsum wird entgiftet
fraktioniert	Suchtmittel wird in absteigender Dosierung weiter verabreicht
substituiert	Ersatzstoff zur Linderung der Entzugssymptome wird eingesetzt
symptomatisch	gegen die Symptome der Entzugsbeschwerden werden spezifische Medikamente eingesetzt

Regeln

Eine beiderseitig verbindliche Darstellung der Behandlungsbedingungen (Hausordnung).

Ausreichende Personalbemessung

☞ 1.4.1. Benutzer illegaler Suchtmittel sind ausschließlich in S2 einzugruppieren.

Qualifizierte Entgiftung

- multiprofessionelles Team (☞ 1.13)
- fachbezogene Qualifizierung des Personals
- getrennte Entgiftung von Alkoholikern und Drogenabhängigen
- fraktionierter oder substituierter Entzug
- strukturierte Tages- und Wochengestaltung (☞ 2.9)
- Patienten werden in die Gestaltung der Programmteile einbezogen
- Therapeutische Angebote, z. B. Ergotherapie (☞ 5.5.1), Entspannungsübungen (☞ 5.4.7) Gruppengespräche (☞ 5.4.10), Bewegungstherapie (☞ 5.4.9) sind fester Bestandteil der Entgiftungsbehandlung
- Zusammenarbeit mit ambulanten und stationären Einrichtungen der Suchthilfe (☞ 17.2).

12

Aufnahme

☞ 1.1. Der erste Eindruck prägt die Einstellung des Patienten zur Behandlung.

- keinen verniedlichenden oder herabsetzenden Umgangston benutzen
- freundlich und ruhig auftreten, geduldig sein
- Sicherheit und Kompetenz vermitteln
- Nähe und Distanz beachten
- relevante Fremdinformationen einholen: Angehörige, Sanitäter, Begleitung
- notwendige Maßnahmen aufgrund des Intoxikationsgrades abschätzen und veranlassen
- Patienten über die Station, Bezugspersonen, Tages- und Wochenstrukturen aufklären.

Patient wünscht Sonderbehandlungen

- keine Zusagen machen, die vom Team nicht mitgetragen werden können
- Patienten darauf hinweisen, daß er zunächst den Rahmenbedingungen zustimmen muß und individuelle Entscheidungen im Team besprochen werden.

Atemalkoholkonzentration prüfen (Alco-Test)

Die Angaben der Alco-Test Geräte beziehen sich auf die Blutalkoholkonzentration und enstprechen einer vom Gerät durchgeführten Umrechnung der gemessenen Atemalkoholkonzentration.
Nach Alkoholkonsum ist evtl. keine Alkoholfahne zu bemerken, z. B. wenn

- starker, hochprozentiger Alkohol getrunken wurde
- der Alkohol wenig oder keine Aromastoffe enthielt, z. B. Wodka
- Patient oberflächlich atmet
- Riechvermögen der Pflegekraft beeinträchtigt ist, z. B. bei Erkältung.

Sicherheit bieten Meßgeräte zur Feststellung der Atemalkoholkonzentration. Dabei ist zu beachten:

- Patient darf nicht rauchen
- kurze, hechelnde Atemzüge unterbinden
- keine Nahrungs- und Flüssigkeitszufuhr seit mind. 10 Min., um falsch positive Ergebnisse zu vermeiden
- gleichmäßiges Ausatmen ist wichtiger als ein besonders druckvolles Pusten.

Patient gibt zu hohe Dosierungen an

12

Gründe, warum Patienten höhere Dosierungen angeben, als tatsächlich eingenommen wurden:

- Patient war bei Aufnahme intoxikiert. Nach der Detoxikation Befragung wiederholen
- Abhängige neigen gelegentlich zu Übertreibungen: nicht überbewerten
- es wird versucht, höhere Dosierungen einer Entzugsmedikation zu erhalten.

Im Team über die in Einzelgesprächen erfragten Mengenangaben austauschen. Konzentrationen messen.

Drogenscreening

Die Messung einer Einnahme von Substanzen wie Amphetamine, Benzodiazepine, Barbiturate, Cannabinoide, Opiate, Kokain und Methadon erfolgt i.d.R. über eine Urinprobe.

Durchführen
Es bedarf keiner besonderen Vorbereitung des Patienten, der Urin kann jederzeit in Empfang genommen werden.

- Urinabgabe erfolgt nur unter Aufsicht und Ausschluß jeglicher Manipulationsmöglichkeiten
  - Urinprobe könnte z. B. mit Tee, Wasser, Apfelsaft verdünnt werden
  - es wird ein Fremdurin abgegeben, z. B. aufgezogen in einer Spritze, um bei der Abgabe das Strahlgeräusch zu imitieren
  - Urin enhält Zusätze, die zu einem falsch negativen Ergebnis führen können, abhängig von der Meßmethode z. B. flüssiger Süßstoff, Augentropfen

- bei Unsicherheiten, z. B. sitzendes Urinieren, Temperatur des Urins messen
  – Temperatur muß 32–36,5 °C betragen
  – rasche Abkühlung kann nach kurzer Zeit Werte um 31 °C ergeben: sofort nach Abgabe messen
  – Urinproben < 30 °C nicht akzeptieren. Bei > 37,0 °C Körpertemperatur messen
- bei 4 °C im Kühlschrank aufbewahren
- auf Hygiene achten. Handschuhe bei Entgegennahme und Verarbeiten des Urins.

Bewerten
Schwankungsmöglichkeiten berücksichtien, z. B.
- Metabolisierung und Abbau der Substanz, z. B. Cannabinoide, Benzodiazepine, Amphetamine
- Konzentrationsschwankungen der Urinproben: je höher die Konzentration, desto höher das Meßergebnis
- pH-Wert.

! Opiatwerte für Heroin, Codein, Morphin müssen immer absteigend sein.

Sowohl falsch positive als auch falsch negative Ergebnisse sind möglich: bei Unsicherheiten immer eine Zweitprobe analysieren lassen.

Filzen

Die genaue Durchsuchung des Patienten und der für den Behandlungszeitraum notwendigen Sachen erhält v. a. im Drogenentzug einen besonderen Stellenwert: Versuchung des Patienten ist groß, auftretende Entzugsbeschwerden selbst behandeln zu können. Es muß im Team vereinbart sein, welche Sachen der Patient zur Entgiftung mitbringen darf.
- Substanzen haben ein geringes Volumen, sie können praktisch überall versteckt werden. Sie können als Pulver (weiß bis bräunlich), gepreßt (Tbl., Drg.) oder als Flüssigkeit eingeschmuggelt werden
- Werkzeuge, Waffen, Messer, Suchtstoffe oder andere zu mißbrauchende Substanzen, z. B. Rasierwasser, Klebstoff einbehalten.

! Umsichtig vorgehen: Verletzungsgefahr durch offene Kanülen.

12

Gepäck
- sämtliche Kleidungsstücke kontrollieren, besonders Säume, Nähte, offene und versteckte Taschen
- alle mitgebrachten Papiere auseinanderfalten, Bücher durchblättern
- Hygieneartikel auf Unversehrtheit prüfen, z. B. Tubenfalz bei der Zahnpasta oder den Inhalt durchsuchen, z. B. mit einem Spatel umrühren
- Hohlräume in Verschlußdeckeln beachten
- Bodenabdeckungen von Koffern und Sporttaschen anheben
- Schuhe genau kontrollieren, z. B. lose Einlagen, kleine Taschen in Sportschuhen
- mitgebrachte Getränke und Nahrungsmittel auf Originalverschlüsse untersuchen
- offene Waren einschließlich Zigarretten und Tabak einziehen und bis zur Entlassung aufbewahren
- Schreibgeräte öffnen.

Patient

- Patienten bitten, sich zu entkleiden. Strümpfe umdrehen lassen, Kleidung filzen, Körper äußerlich betrachten
- große Fingerringe auf Hohlräume untersuchen
- bei langen Haaren vorhandene Zöpfe öffnen lassen.

! Kontrolle der Körperöffnungen, z. B. Analuntersuchung, abwägen. Ist ärztliche Aufgabe.

Ablenkungsmanöver

Der Abhängige weist auf die Unsinnigkeit des Filzens hin und zeigt Unverständnis oder erlebt es als persönlich abwertend: Dem Patienten mitteilen, daß die Mitpatienten, besonders die labilen, vor dem Angebot von Drogen auf Station geschützt werden müssen. Es gehe nicht darum, ihn davor zu bewahren, dafür sei er schließlich selbst verantwortlich.
Beim Filzen läuft Patient im Raum umher und versucht zu helfen: Patienten zum Sitzenbleiben auffordern, dabei mit ihm ins Gespräch kommen.

Illegale Stoffe vernichten

Illegale Stoffe können vernichtet werden, verkehrsfähige Stoffe wie Alkohol, Medikamente dürfen nur mit Zustimmung des Patienten vernichtet werden. Sollte der Patient damit nicht einverstanden sein, ist die Entgiftungsmotivation anzusprechen. Die Vernichtung sollte im Beisein des Patienten stattfinden und muß dokumentiert werden.

12

12.2 Alkohol

Alkoholismus ist der gewohnheitsmäßige Gebrauch von Alkohol, der zu deutlichen körperlichen, seelischen oder sozialen Schäden geführt hat. Alkoholabhängigkeit ist in Europa neben neurotischen Erkrankungen die häufigste psychische Störung. Man geht von ~ 3 Millionen Alkoholabhängigen und ebensoviel -gefährdeten in der Bundesrepublik (alte und neue Länder) aus. Die Zahl hat in den letzten Jahrzehnten ständig zugenommen, ebenso der relative Frauenanteil. Die mittlere schädliche Menge beträgt 60 g/d bei Männern und 40 g/d bei Frauen.
Die Alkoholtoleranz kann erniedrigt sein, abhängig von

- gesundheitlichen Faktoren, z. B. hirnorganischen Erkrankungen (☞ 9), Hepatopathie
- situativen Faktoren, z. B. Übermüdung, Streß
- Medikamenten, besonders Neuroleptika (☞ 18.2), Antidepressiva (☞ 18.1), Tranquilizer (☞ 18.3).

Alkoholwirkungen

Die Alkoholwirkungen sind immer abhängig von der körperlichen Konstitution und den Trinkgewohnheiten und können daher erheblich schwanken.

Alkoholwirkungen		
‰ im Blut	Trunkenheit	Symptome
0–0,5	nicht	lediglich bei Intoleranz Auffälligkeiten
0,5–1,5	leicht	subeuphorisch, kritikgemindert, Konzentration und Aufmerksamkeit geschwächt, Antrieb gesteigert, Rededrang, leichte Gleichgewichtsstörungen
1,5–2,5	mittel	Sehstörungen, Gangstörungen, Distanzlosigkeit, verminderte Einsichtsfähigkeit
2,5–3,5	schwer	starke Gang- und Sprachstörungen, psychische Störungen wie Verwirrung, Orientierungs-, Erinnerungsstörung
> 3,5	sehr schwer	lebensbedrohlicher Zustand. Bewußtseinstrübung bis zum Koma (☞ 6.1.8), Aspirations- und Erstickungsgefahr, Unterkühlung, Atemlähmung

Langfristige Therapie

Ziel: Frustrationstoleranz erhöhen und Autonomiebestrebungen fördern.

- Gruppenpsychotherapie, Entwöhnung: verhaltenstherapeutisch, analytisch
- Einzel- oder Paartherapie bei zugrundeliegenden psychischen Erkrankungen oder Beziehungsproblemen
- Dauer: 3–6 Mon.
- Abstinenzförderung durch Teilnahme an Selbsthilfegruppen, z. B. Anonyme Alkoholiker, Guttempler, Blaukreuz
- Angehörige als Mitbetroffene und Mitreagierende einbeziehen
- psychopharmakologische Behandlung von Grundkrankheiten
- medikamentöse Rückfallprophylaxe mit Acamprosat (Campral®, ☞ 18.6..3) oder Disulfiram (z. B. Antabus®, ☞ 18.6.2).

12.2.1 Abhängigkeitsentwicklung

Die Entstehung des Alkoholismus ist multikausal, u. a. genetische Disposition, Persönlichkeitsstruktur, soziales Umfeld. Die soziale Bewertung des Trinkverhaltens ist abhängig von der Gesellschaft und der Gesellschaftsschicht.

Abhängigkeitsphasen nach Jellinek

- präalkoholische Phase: Alkohol gelegentlich, zielgerichtet z. B. zum Einschlafen oder zur Beruhigung, „Gewohnheit"
- Prodromalphase: Zunahme der Alkoholtoleranz, heimliches Trinken, Erinnerungslücken, gedankliche Einengung auf Alkohol, Alkohol als Thema wird vermieden
- kritische Phase: Kontrollverluste, soziale Konflikte durch Trinken, Verlust z. B. von Familie, Arbeit oder Wohnung, beginnende Wesensveränderung
- chronische Phase: Abnahme der Alkoholtoleranz, morgendliches Zittern, verlängerter Rausch, allgemeiner psychischer und körperlicher Abbau.

Abhängigkeitstypen nach Jellinek

- α = Problem- und Konflikttrinker: Mißbrauch, keine ständige Abhängigkeit
- β = Gelegenheitstrinker ohne Kontrollverlust: nur Mißbrauch
- γ = psychische und physische Abhängigkeit, Kontrollverluste, Abstinenzphasen
- δ = Dauerpegeltrinker: physische Abhängigkeit, keine Kontrollverluste, keine Abstinenzphasen
- ε = Quartalssäufer mit mehrtägigen Alkoholexzessen: episodischer Trinker mit psychischer Abhängigkeit, Kontrollverlusten und Abstinenzphasen.

Nicht jeder Patient läßt sich eindeutig einem Typen zuordnen. Es gibt immer individuelle Besonderheiten und auch im Verlauf der Abhängigkeitskarriere Veränderungen. Die Typeneinteilung ist daher nicht mehr überall in Gebrauch, war aber die erste verbreitete pragmatische, beschreibende Einteilung.

12.2.2 Entzug

Synonym: Entzugsdelir, Delirium tremens; gehört zu den akuten organischen psychischen Störungen (☞ 9.2). Die Entzugssymptomatik ist die versuchte Gegenregulation des Organismus auf das Absetzen einer gewohnten, sedierenden Noxe. Bei Alkoholismus Entwicklung in 2–3 Tagen.
Diagnostisch sind EEG (Herd, AV?) und CCT (subdurales Hämatom?) wichtig. Sofort bei protrahiertem Verlauf, nach einer Woche oder zunehmender Verschlechterung, sonst einmalig im Verlauf und nach klinischem Zustand.

Symptome

Gastrointestinale Beschwerden: Erbrechen, Diarrhoe.
Symptomatische zerebrale Anfälle: meist Grand mal-Anfälle (☞ 9.5.7).

12

Vegetativ
- Pulsfrequenz: Tachykardie, Rhythmusstörungen
- RR: systolisch > 160, diastolisch > 95
- erhöhte Temperatur, leichte bis profuse Transpiration
- Atmung: Tachypnoe > 24/Min., geringe Atemtiefe
- Tremor: leicht bei gestrecktem Arm, deutlich an Gliedmaßen, massiv am gesamten Körper.

Psychisch
- psychomotorische Unruhe: Nesteln, Wälzen, innere Unruhe, Schlafstörungen, Bewegungsdrang
- Orientierung: zeitlich, örtlich, situativ, zur Person gestört (☞ 4.4)
- Angst: leicht bis deutlich
- ablenkbar, sprunghaft, verworren, suggestibel (☞ 4.6)
- Halluzinationen: optisch, akustisch, taktil, szenisch mit Handlung, in die der Patient integriert ist.

! Nicht bei jedem Patienten treten alle Entzugssymptome auf. Entzugsdelirien können auch ohne vegetative Symptomatik vorkommen.

! Das Delirium tremens beginnt oft in der Nacht: Info bei der Übergabe, stündliche Schlafkontrollen.

! Ratlosigkeit und zielloses Handeln ist ein Hinweis auf eine beginnende prädelirante Phase.

Entgiftung

Akute Entgiftung mit Distraneurin, Carbamazepin oder Tranquilizern.
Elektrolytverschiebungen sollten ausgeglichen werden. Kaliummangel kann die Entwicklung deliranter Syndrome begünstigen.
Distraneurin (☞ 18.6.1): 4–6 × 2 Kps. (= 10 ml) täglich über maximal 10 Tage. Ausschleichen erforderlich, Pneumonieprophylaxe.
Carbamazepin (☞ 18.5): 1. Tag 600 mg, 2. Tag 1200 mg, dann konstant über 2 Wochen fortführen. Allmähliches Ausschleichen erforderlich.
Tranquilizer (☞ 18.3): bis zu 4 × 10 mg Diazepam oral oder langsam i. v., begrenzter Behandlungszeitraum. Ausschleichen.

Intensive pflegerische Überwachung

Ziele
- frühzeitig Entzugssymptome erkennen
- entzugsbedingte gesundheitliche Risiken vermeiden
- Sicherheit vermitteln.

Maßnahmen
- Patienten, die nüchtern zur Entgiftung kommen, besonders genau beobachten: Höhepunkt des Entzugs zwischen 3. und 5. Tag nach der letzten Einnahme von Alkohol
- mindestens alle 2 h Vitalzeichen und Befindlichkeit kontrollieren
- vor jeder sedierenden Medikamentengabe Kreislauffunktionen prüfen. Kein Distraneurin (☞ 18.6.1) bei hypotonen Werten
- Kontrollzeiträume bei deliranter Entwicklung verringern. Ggf. Sitzwache bis zum Eintritt einer ausreichenden Sedierung
- Fixieren (☞ 3.7.1) nur, wenn die psychomotorische Unruhe des Patienten nicht anders behandelt werden kann. Medikamentöse Sedierung ausreizen
- so lange wie möglich vor Reizen abschirmen: Einzelzimmer, Verdunkeln, keine Leuchtstofflampen, besser Glühbirnen (Nachttischlampe), Mitpatienten eventuell wegschicken
- Flüssigkeitszufuhr (☞ 3.3) von mindestens 2500 ml sicherstellen. Einfuhr bilanzieren
- keine anregenden Getränke wie Kaffee, schwarzer Tee
- Orientierung prüfen (☞ 4.4)
- Kontaktverhalten beobachten: Konstanz, Ablenkbarkeit
- Hautzustand, -farbe, Farbe der Skleren: Ikterus?
- Nahrungsaufnahme den Erfordernissen anpassen, ggf. Karenz, Diät (☞ 2.5)
- freundliche und ruhige Zuwendung, die auch bestimmend sein kann. Im Delir Suggestibilität nutzen
- erst nach dem dritten Tag und abklingender Entzugssymptomatik die Patientenüberwachung schrittweise reduzieren.

Tips, Tricks & Fallen

Frühzeitig Rechtssicherheit schaffen: wann und wie muß auch gegen den Willen des Patienten gehandelt werden (☞ 1.15.10).

12.2.3 Komplikationen

Halluzinose ☞ 9.5.3, Delir ☞ 12.2.2, Korsakow-Psychose ☞ 9.5.3, Wernicke-Enzephalopathie ☞ 9.5.3.

Einfacher Rausch

- Enthemmung, Affektstörung: Euphorie oder Depressivität
- Kritikminderung, Störung von Auffassung, Konzentration und Mnestik
- Kleinhirnsymptomatik: Ataxie, Koordinationsstörung, Nystagmus
- vegetative Entgleisung: weite Augen, weite Gefäße, hoher Puls.

Keine spezifische Therapie nötig.

Komplizierter Rausch

Gesteigerter einfacher Rausch mit Bewußtseinsstörung und Erregung, gelegentlich Amnesie. Begünstigt durch vorliegende hirnorganische Veränderung (☞ 9).

Therapie: neuroleptische Sedierung.

Pathologischer Rausch

Bewußtseinsstörung (☞ 4.2) mit Desorientiertheit (☞ 4.4), Situationsverkennung, psychomotorischer Erregung, Terminalschlaf und Amnesie (☞ 4.3). Kann bei sehr geringen Alkoholmengen auftreten, z. B. bei verminderter Alkoholtoleranz.

Therapie: neuroleptische Sedierung (☞ 18.2).

Eifersuchtswahn

Spezifische Wahnentwicklung, durch Kritikminderung, beginnende Impotenz und Ablehnung durch den Ehepartner begünstigt.

12

Therapie: Einzel- oder Paartherapie.

Prädelir

Setzt 2 d (10 h-7 d) nach dem letzten Alkoholkonsum ein.

- Angst
- Tremor (Händezittern): 6–8/Sek.
- Mydriasis (erweiterte Pupillen), vegetative Überaktivität, gesteigerte Reflexe
- kurze, ungeformte halluzinatorische Phasen.

Pflege

- Information „Prädelir" an alle weitergeben
- eine Pflegekraft muß den Patienten beobachten
- kein Ausgang, keine Entlassung
- großzügig Bedarfsarznei geben, solange der Patient sie noch freiwillig nimmt.

Zerebrale Krampfanfälle

I.d.R. symptomatische Grand mal-Anfälle mit tonisch-klonischen Krämpfen, Bewußtseinsverlust und Terminalschlaf. Können sowohl durch direkte Alkoholeinwirkung als auch im relativen Entzug auftreten.

Therapie ☞ 9.5.7.

Polyneuropathie

Schädigung der Nervenzellen v. a. der langen, dünnen Nerven an Extremitäten: Sensibilitätsstörungen, Paresen. Auch vegetative Nerven betroffen: feuchte Haut, trophische Störungen, starre Herzfrequenz.
Therapie: α-Liponsäure 600 mg i. v. über 3 Wochen, dann oral; Vit.-B-Komplex.

Rückenmarks- und Kleinhirnschädigung

Atrophie und Degeneration der Bahnsysteme. Vorwiegend Tiefensensibilität und Gleichgewicht betroffen. Bei Kleinhirnschädigung auch Koordination gestört.
Therapie: Vit.-B-Komplex 3 × 1 Tbl. über Monate bis Jahre.

Weitere körperliche Komplikationen

- Herzmuskelschwäche, Gastritis
- Pankreatitis, Leberzirrhose. Durch Pfortaderhochdruck Ösophagusvarizen und -blutungen
- Anämie, Gerinnungsstörungen, Schädigung der Immunabwehr.

12.3 Medikamentenabhängigkeit

12

Medikamentenmißbrauch ist in vielen Fällen unauffälliger als Alkoholmißbrauch: Das Suchtmittel ist klein und gut zu verbergen, Nebenwirkungen stehen nicht „im Gesicht geschrieben". Die Einnahme erfolgt nicht in der Öffentlichkeit, sondern heimlich, so daß selbst die engsten Familienangehörigen oft nichts davon bemerken.
Wie bei Alkohol dient auch chronische Medikamenteneinnahme in erster Linie der Besserung der Befindlichkeit. Störende Wahrnehmungen, Ängste, Depressionen oder Schwunglosigkeit sollen bekämpft werden. Ein reibungsloses Funktionieren in der Gesellschaft ist ebenso Ziel wie ein ständiges Gutdrauf-sein. Durch diese Problemmaskierung gerät der Konsument in zunehmende körperliche und psychische Abhängigkeit.

12.3.1 Stimulantien

☞ 18.8

Substanzen

Methylxanthine, Amphetamine, Nicht-Amphetamine wie Speed. Enthalten u. a. in Asthmamitteln, Belebungsmitteln, Stärkungsmitteln, Schnupfenmitteln, Appetitzüglern, Entfettungs-, Schlankheits- und Abführmitteln. Bei Verdacht auf Mißbrauch Nachweis im Urin.

Wirkung

Rein psychische Abhängigkeit; schnelle Gewöhnung.
- steigern Konzentration, Leistungsfähigkeit, allgemeines Wohlgefühl bis zur Euphorie, unterdrücken Müdigkeit und Abgeschlagenheit
- häufig Mißbrauch als Appetitzügler
- Kritikminderung und Toleranzentwicklung führen zu rascher Dosissteigerung
- Hauptnebenwirkungen: Tachykardie, Tremor und Schlaflosigkeit.

Komplikationen bei hohen Dosierungen

- Angstzustände (☞ 4.7), psychomotorische Unruhe (☞ 4.8) und Schlaflosigkeit → Therapie mit niederpotenten Neuroleptika (☞ 18.2)
- optische und akustische Halluzinationen → Therapie mit hochpotenten Neuroleptika (☞ 18.2)
- Hirnblutung (☞ 9.5.5), Kollaps (☞ 6.3.4), Herzversagen (☞ 6.4.1) → Intensivüberwachung.

Komplikationen nach Absetzen

Vermehrte Müdigkeit, depressive Verstimmungen, Energielosigkeit bis Apathie, Kreislaufstörungen. Die Entzugssymptomatik ist i.d.R. gering, z. B. eingeengte Aufmerksamkeit.

Pflege

- Wachheit und Bewußtsein kontrollieren
- Senkung des Sympathotonus mit Bradykardie und Hypotonie: RR und Puls kontrollieren
- bei Intoxikation Reize abschirmen.

12

12.3.2 Barbiturate

☞ 18.4.2. Gehören zum Barbiturat-Alkohol-Typ der Abhängigkeit nach WHO (☞ 12.1.1).

Substanzen

Cyclobarbital, Pentobarbital, Phenobarbital u. a. Nachweis in Serum und Urin.

Wirkung

- schlafinduzierender Effekt mit schneller Toleranzentwicklung
- euphorisierend, beruhigend
- Nebenwirkungen sind Müdigkeit, Antriebs- und Interesseverlust, Gleichgewichtsstörungen, allergische Hautreaktionen. Morgendlicher Hang-over nach Einnahme langwirksamer Barbiturate.

Komplikationen bei hohen Dosierungen

- akute Überdosierung: Bewußtseinstörung, später auch Atem- und Herzstillstand → Intensivüberwachung mit Monitoring (Atmung, RR, Puls). Magen-

spülung nach Intubation. Alkalisierung des Harns fördert die Ausscheidung. In schwerwiegenden Fällen Hämodialyse nötig
- chronische Intoxikation: kognitive und mnestische Defizite, Verlangsamung, Affektstörung, Wesensänderung, Tremor, Ataxie und Nystagmus.

Komplikationen nach Absetzen

- Entzugserscheinungen: Übererregbarkeit, Tremor, Schwäche und Angst
- bei Entzug nach langem hochdosiertem Mißbrauch: zerebrale Krampfanfälle und akute organische psychische Störungen (☞ 9.2) . Die Entzugssymptomatik gleicht der von Alkohol und Benzodiazepinen. Kreuztoleranz: parallele Toleranzentwicklung auch für Substanzen aus anderen Stoffgruppen.

Therapie: erneut Barbiturat ansetzen und langsam ausschleichen. Symptomatisch Antikonvulsiva oder Distraneurin.

Pflege

- v. a. auf psychische Entzugssymptomatik achten (☞ 12.2.2)
- mindestens 14 Tage 3 x/d RR und Puls kontrollieren.

! Auftreten der Entzugserscheinungen oft erst nach einigen Tagen.

12.3.3 Analgetika

☞ 18.13. Als Suchtmittel werden vor allem stärkere und peripher wirksame Analgetika eingesetzt, zumeist aber Substanzen, die rezeptfrei erworben werden können.

Wirkung

Psychische und physische Abhängigkeit.
- neben der analgetischen Wirkung, die oft nur eine indirekte ist, treten zentral stimulierende, euphorisierende und z. T. auch sedierende Effekte ein. Oft Kombination mit Barbiturat oder Koffein
- Dosissteigerung wegen Wirkungslosigkeit oder Wirkungsverlust (Gewöhnung) sowie zusätzlich zentraler Effekte
- bei chronischer Einnahme kann es zu einer Schmerzverstärkung kommen
- Nebenwirkungen sind substanzabhängig:
  - Acetylsalicylsäure: Gastritis, Spasmen, Allergien, hämorrhagische Diathese
  - Pyrazolone: Agranulozytose, epileptische Anfälle und Schlaflosigkeit
  - Phenazetine und Paracetamol: Nephritis, Urämie, Agranulozytose.

Komplikationen nach Absetzen

Entzugssymptomatik: Kopfschmerz, Unruhe, Angstzustände.
Therapie: Einsatz zentral wirksamer Substanzen wie Carbamazepin (☞ 18.5), Antidepressiva (☞ 18.1), Neuroleptika (☞ 18.2), Psychotherapie (☞ 5.4).

12.3.4 Benzodiazepine

☞ 18.4.1. Gehören zum Barbiturat-Alkohol-Typ der Abhängigkeit nach WHO. Häufig gleichzeitige Alkohol- und Benzodiazepin-Abhängigkeit. Benzodiazepinmetaboliten sind im Urin nachweisbar.

Wirkung

Psychische Abhängigkeit sehr schnell, selten körperliche Abhängigkeit.
- beruhigend, angstlösend, entspannend
- Hauptnebenwirkungen: Müdigkeit, Konzentrations- und Vigilanzstörungen
- Zeichen der akuten Vergiftung: u. a. Schläfrigkeit, Atemdepression, Schwäche und Amnesie.

Komplikationen nach Absetzen

Das Absetzen muß schrittweise über mehrere Wochen erfolgen.
- Entzugssymptomatik gleicht der bei Alkohol (Kreuztoleranz): Angst, Unruhe, Schlaflosigkeit, Tremor, akute orgnanische psychische Störungen, Anfälle, Verstimmungszustände sowie exogene Psychosen. Auch hier sind Wahrnehmungsstörungen typisch
- symptomatische Therapie mit Neuroleptika (☞ 18.2), Distraneurin (☞ 18.6.1) oder β-Blockern (☞ 18.3).

Pflege

- mindestens 14 Tage auf vegetative und psychische Symptome achten (☞ 12.2.2)
- 3 × tägl. RR und Puls kontrollieren.

! Delir ohne besondere vegetative Begleitsymptomatik möglich („trockenes Delir“)

! Entzug beginnt oft erst nach 5–7 Tagen.

12

12.4 Drogen

12.4.1 Therapie

Die Therapie des Drogenabhängigen erfolgt auf verschiedenen Ebenen (ambulant, stationär, Nachsorgeeinrichtungen) und mit einem unterschiedlich langen Zeitaufwand (3–24 Monate). Ziele der Therapie sind Nachreifen der Persönlichkeit, die Fähigkeiten im Umgang mit sich selbst und anderen zu erweitern sowie die soziale Integration (Wohnung, Ausbildung, Arbeit, Freizeitgestaltung) vorzubereiten. Nicht jede Therapie ist für den Süchtigen geeignet oder wird von ihm angenommen. Bis zu 30 % Abbrüche sind üblich.
Drogenabhängige glauben noch ausreichend selbststeuerungsfähig zu sein, häufig ergibt sich daraus ein Entscheidungsprozeß, der nach Rückfällen früher oder später zur Therapie führt.

- „Ich schaffe das auch alleine"
- „Ich gehe zur Drogenberatung oder nehme eine ambulante Therapie in Anspruch"
- „Eine Clean-WG oder Kurzzeittherapie reicht mir"
- „Ich muß mich wohl oder übel doch auf eine Therapie einlassen".

Die Pflegekraft muß diese Entscheidungsprozesse bei der Motivationsarbeit berücksichtigen.

- keine Enttäuschung bei Wiederaufnahme zeigen
- Patienten über Therapie informieren: z. B. Therapiekonzepte bereitstellen, Videos zeigen, Informationsgruppen durch Therapieeinrichtungen veranstalten, Besichtigungsfahrten organisieren.

12.4.2 Opiate

Die Anzahl der Opiatabhängigen (User) steigt seit Jahren. Hohe Dunkelziffer. Häufigste Todesursache im Drogenmilieu ist Atemlähmung bei Überdosierung mit Opiaten. Zur Beschaffung der täglich notwendigen Menge von 1–5 g müssen erhebliche Summen ausgegeben werden: 1 g = 30–120,– DM je nach Reinheitsgrad und Marktlage. Daher starke soziale und körperliche Verelendung. Opium wird aus dem Milchsaft der Kapseln des asiatischen Schlafmohns gewonnen. In Fermentierungs- und chemischen Verfahren werden Derivate wie Heroin und Morphium hergestellt. Einnahme: injiziert, geraucht, gegessen, inhaliert. Tbl. meist geschluckt, selten injiziert.

Substanzen

- Morphin (Morphin Merck®), Diamorphin (Heroin), Methadon, Levomethadon (L-Polamidon®), Hydromorphon (Dilaudid®) 12
- Codein (z. B. Codicaps®), Dihydrocodein (DHC®, Remedacen® = „Remis")
- Synonyme: Schorre, Blech, Dope, O, M, H (engl. „H"), Hard stuff, Horse.

Wirkung

- reduziert unangenehme Wahrnehmungen, affektiv ausgleichend
- euphorisierend
- atemdepressiv. Führt bei Überdosierung zum Tod
- schmerzstillend
- reduziert Magen-Darmperistaltik, äußere Sekretion und Kreislauf. Obstipaton
- setzt Muskeltonus herab
- Miosis: stecknadelkopfgroße Pupillenverengung, sogenannte „Steckies".

Entzugssyndrom bei Opiatabhängigen

- Entzugsbeschwerden summieren sich, die vorhergehenden bleiben bestehen
- Nicht jedes Entzugssymptom muß zu beobachten sein
- Entzugsschwere ist im wesentlichen von der Substanz, Dosis und den Empfindlichkeiten des Patienten abhängig
- Maximum des Syndroms nach 60–72 h

- Rückgang der Symptome vom 3.-10. Tag nach der letzten Einnahme
- symptomatische Medikamente bei Bedarf verabreichen, auf klinikübliche Schemata achten.

Opiatgestützte Entgiftung

- Entgiftung wird i.d.R. mit L-Polamidon® oder Methadon unterstützt, z. B.
  - 4 ml L-Polamidon® oder 8 ml Methadon verteilt auf zwei Gaben morgens und zur Nacht
  - nach anfänglicher Stabilisierung in max. 2 Tagen innerhalb von 8–10 Tagen reduzieren
  - die wesentlichen Entzugssymptome werden damit gut gedämpft
- individuell unterschiedliche Entzugsverläufe ergeben sich aus der zuvor konsumierten Menge an Opiaten: Bei durchschnittlicher Einnahme von mehr als 4 g Heroin ist mit einem erschwerten Entzug zu rechnen

Verlauf des Entzugssyndroms nach der letzten Einnahme bei Opiatabhängigen

Beginn [h]	Symptome	Einteilung	Therapie und Pflege
6–8	Verlangen nach Drogen, motorische Unruhe, Angst, Nervosität, Ratlosigkeit	leicht	• niederpotente Neuroleptika (Atosil®, Truxal®, Neurocil®, ☞ 18.2) als Bedarfsmedikation • Zuwendung „forte“, ablenken
12–16	Gähnen, Rinorrhoe, Tränenfluß, Schweißigkeit	mäßig	individuelle Wünsche berücksichtigen
~ 24	Gänsehaut, Muskelschmerzen, Schüttelfrost, Hitzewallungen, Appetitmangel, Mydriasis (Pupillenerweiterung)	deutlich	• Magnesium Verla® 3 × 2 Drg., Obst anbieten • Rückzugsmöglichkeiten schaffen • symptomatische Pflege und Behandlung • Vollbad mit Zusatz, z. B. Pinimenthol® • Paracetamol 500–1500 mg/Tag
30–48	Hypertonie, Tachykardie, Tachypnoe, Temperaturanstieg, Übelkeit, Schlafstörungen	schwer	• Catapressan® • Metoclopramid (Paspertin®) 20–25 Tropfen • niederpotente Neuroleptika zur Nacht (Truxal®, Neurocil®, ☞ 18.2) • Doxepin (Aponal®, ☞ 18.1) zur Nacht 25–75 mg
48–60	Gesichtsrötung, Erbrechen, Diarrhoe, Gewichtsverlust	sehr schwer	• Metoclopramid (Paspertin®) 1 Supp oder 1 Amp i.m. • Immodium® 2 Kps. bis zur ausreichenden Stuhlformung • Flüssigkeitszufuhr sicherstellen

12

- Teilnahme an einem therapeutischem Programm häufig bereits am ersten Behandlungstag möglich
- Entgiftungsakzeptanz ist höher bei substituiertem Entzug.

Pflege

- Patienten verallgemeinern gerne Entzugsbeschwerden („Ich bin affig"). Genaue Aussagen zur Befindlichkeit fordern: „Woran merken Sie, daß Sie sich affig fühlen?"
- Entgiftungsmotivation thematisieren, besonders wenn Nebenkriegsschauplätze eröffnet werden, z. B. Streit um Sinn und Zweck der Hausordnung, Teilnahme verweigern an Stations- oder Therapieaktivitäten: „Wer oder was hindert sie an der Teilnahme?"
- auf Medikamenteneinahme achten. Medikamente werden gerne gesammelt
- für Ablenkung sorgen: Spaziergänge, Gesellschaftsspiele, Therapieprogramm
- Patienten vor Reizüberflutungen abschirmen: z. B. keine laute Musik oder große Gruppen
- Rückzugsmöglichkeiten bieten
- ruhig, wohlwollend, aber bestimmt und mit offener, sachlicher Argumentation dem Patienten begegnen
- die ersten 5 Tage 3 × tägl. Vitalzeichen kontrollieren.

! An der Weite der Pupillen läßt sich die Intoxikation (Miosis) und der Entzug (Mydriasis) feststellen.

! Heroin enthält i.d.R. Streckmittel (Reinheitsgrad 10–30 %), z. B. Chinin, Strychninhydrochlorid, Koffein, Benzodiazepin. Wenn Patienten behaupten, keine Benzodiazepine benutzt zu haben, kann es aufgrund eines Zusatzes im Heroin zu einem positiven Befund im Drogenscreen kommen.

! Bei Behandlungsabbruch den entzogenen Patienten auf Gefahr der Überdosierung hinweisen: Er muß die Droge handhaben wie ein Anfänger.

12

Komplikationen

Heroin wird überwiegend injiziert. Abhängig von der Reinheit des Stoffes und besonders der Beimengungen sowie der Sauberkeit des Spritzbestecks ergeben sich körperliche Begleiterkrankungen.

Abszeß
Abgekapselte, eitrig gefüllte Gewebshöhle an Armen, Beinen oder der Leiste. Spontanrückbildung möglich. Bei Überwärmung, Rötung und Schmerzen mit Rivanol®-Umschlägen kühlen oder chirurgisch spalten, Wunde versorgen.
Thrombophlebitis: Salbenverbände, ggf. Antiphlogistika.

Hepatitis
Hepatitis A, B und C möglich, weit verbreitet.

- Hepatitis-Serologie bei jeder Neuaufnahme, Leberwerte allein sind nicht ausreichend. Nur akuter Status
- Hautfarbe und Skleren beachten
- hygienische Maßnahmen einhalten
- Patienten aufklären und unterrichten.

Opiat-Überdosierung
Gefahr der Atemlähmung mit Herz-Kreislaufversagen. Antidot Naltrexon (Naloxon®) langsam i. v. injizieren. Sofortiger Beginn des akuten Entzugssyndroms möglich.

HIV
Die Anzahl der an HIV-infizierten und AIDS Erkrankten schwankt regional erheblich. Aufklärung (Safer use), Spritzentausch (alt gegen neu), Substitutionsprogramme und intensivere psychosoziale Begleitung (Streetworker, akzeptierende Drogenarbeit, Anlaufstellen) haben allgemein zu einem Rückgang der Neuerkrankungen geführt.
! HIV-Test bei jeder Neuaufnahme. Einverständnis des Patienten muß vorher immer schriftlich vorliegen.

12.4.3 Cannabinoide

Cannabis wird aus der Hanfpflanze gewonnen, der wirksamste Inhaltsstoff ist das Tetrahydrocannabinol (THC). Einnahme: geraucht, gegessen, inhaliert, getrunken.

Substanzen

Marihuana (getrocknete Blätter, Blüten und Stengel), Haschisch (getrocknetes und gemahlenes Harz), meist in Platten gepreßt. Synonyme: Gras, Pot, Tea, Shit, Sortenbezeichnungen wie Afghane, Libanese, Türke.

Wirkung

12

- euphorische Stimmung: sich belustigt fühlen, kichern
- räumliche und zeitliche Desorientierung (☞ 4.4)
- Angstgefühle, Angst-, Panikattacken (☞ 6.1.4)
- sedierend, fokussiert Aufmerksamkeit und Wahrnehmung
- Bedeutungserleben mit Halluzinationen (☞ 4.5) möglich: Wahnvorstellungen (☞ 4.6)
- Konzentrationsstörungen (☞ 4.3), Koordinationsstörungen
- Dauergebrauch führt zu Persönlichkeitveränderungen.

! Bei entsprechender Disposition kann Cannabis wie andere Drogen auch eine schizophrene Psychose auslösen.

Entzug

Cannabinoide lagern sich im Fettgewebe ab und verbleiben einen langen Zeitraum im Körper (Kumulation). Keine spezifische körperliche Entzugssymptomatik zu erwarten. Es kommt zu Reizbarkeit, Dysphorie, Schlafstörung und Angst.

12.4.4 Halluzinogene

Halluzinogene sind natürlich gewonnene oder chemisch produzierte Substanzen, die in unterschiedlichem Ausmaß psychotische Erlebnisse auslösen. Einnahme: oral.

Substanzen

- LSD (Lysergsäurediäthylamid): farb- geruchs- und geschmacklos und in geringsten Dosierungen (0,2–0,06 mg) wirksam
- Psilocybin („Magic Mushrooms“): Inhaltsstoff einer halluzinogenen Pilzart
- Mescalin (mexikanische Kaktuspflanze)
- DOM, MDMA, PCP
- Synonyme: LSD → Trips, Acid; DOM → STP, Speed;. Psilocybin → Psilos; MDMA → Adam & Eve, Ecstasy, XTC; PCP → Angel Dust.

Wirkung

- Veränderungen im Bereich des Wahrnehmens (☞ 4.5), Denkens und der Stimmungslage
- visuelle, auditive, taktile Halluzinationen (☞ 4.5)
- Veränderungen von Farben, Formen und Tönen: z. B. Bäume, die laufen, gelb sind und grunzen
- Zeitwahrnehmungsstörungen: gesteigert oder verlangsamt
- Stimmungslabilität von ruhig und entspannt bis zu Angst- und Panikattacken
- Dissoziationen: sich von außen erleben
- unerwünschte Wirkungen
  - Mydriasis, Kreislaufanstieg, Übelkeit, Euphorie
  - starke paranoide Wahnvorstellungen mit Todesangst („Horrortrips“)
- Entzug: keine spezifischen Entzugserscheinungen.

Therapie

Neuroleptika (☞ 18.2) bei Intoxikation mit ausgeprägten Halluzinationen.

Pflege

- bei Aufnahme auf Löschpapier, Zuckerwürfel und meist bebilderte Papierschnipsel achten, werden oft als Trägermittel benutzt
- auf psychotische Symptome achten: u. a. Realitätsverlust, Sprunghaftigkeit, Versonnenheit
- intoxikierte Patienten sind beeinflußbar und können von ihren Erlebnisweisen Abstand gewinnen, wenn sie in ein Gespräch verwickelt werden „Talk down“.

12.4.5 Kokain

Kokain ist als teure Droge eher der High Society vorbehalten, verbreitet sich auf dem Drogenmarkt und ist ein beliebter Zusatz oder Ergänzung zu anderen Substanzen. Einnahme: Kokain wird meist gesnieft (über die Nase eingeatmet), selten geraucht oder injiziert, Crack wird i.d.R. in speziellen Pfeifen geraucht.

Substanzen

- Kokain, Crack (mit Wasser, Backpulver und Kokain gebackene Klümpchen)
- Mischungen mit Heroin, LSD
- Synonyme: Koks, Schnee, Charley, Base, Free Base, Rock, Speed Ball, Frisco Speed Ball.

Wirkung

- unmittelbarer Wirkungseintritt mit Glücksgefühlen (flash)
- stimmungsaufhellend, Zunahme der geistigen und körperlichen Leistungsfähigkeit
- Sensibilisierung der Wahrnehmungen aller Sinnesbereiche
- Aktivitätssteigernd: Bewegungsdrang, sexuelles Verlangen und Ausdauer
- verringert Schlafbedürfnis und Appetit
- unerwünschte Wirkungen
  - Muskelschmerzen, Magenschmerzen, Krämpfe, Herz-Kreislaufsymptome, degenerierte Nasenscheidewand („Koksnase") mit Dauerschnupfen
  - Angstgefühle, Wahnideen. Selten paranoid-psychotische Zustandsbilder.

Entzug

- keine spezifische körperliche Entzugssymptomatik
- starkes psychisches Entzugssyndrom mit Angstgefühlen, Antriebsstörungen, Stimmungsabfall bis hin zur Depression, Müdigkeit, allgemeine Dysphorie
- Verfolgungswahn mit Halluzinationen möglich
- ausgeprägtes Craving-Syndrom (Verlangen, die Substanz wieder einzunehmen).

12

Behandlung

Antidepressive Medikation (☞ 18.1), Sedierung bei Dysphorie, Neuroleptika (☞ 18.2) bei psychotischen Entgleisungen.

Pflege

Der Umgang gestaltet sich aufgrund der allgemeinen Dysphorie oft problematisch. Der Patient empfindet bezogen auf das frühere Rauscherleben starke Defizite.

- supportive (flexibel unterstützende) Begleitung des Patienten durch den Entzug
- Rückzugsmöglichkeiten bieten
- für Ablenkung sorgen
- In der Kommunikation mit dem Patienten immer wieder auf sein körperliches und psychisches Befinden vor dem Beginn der Sucht eingehen: Vergleich mit dem früheren, normalen Zustand.

13 Forensische Psychiatrie

Markus Jensen

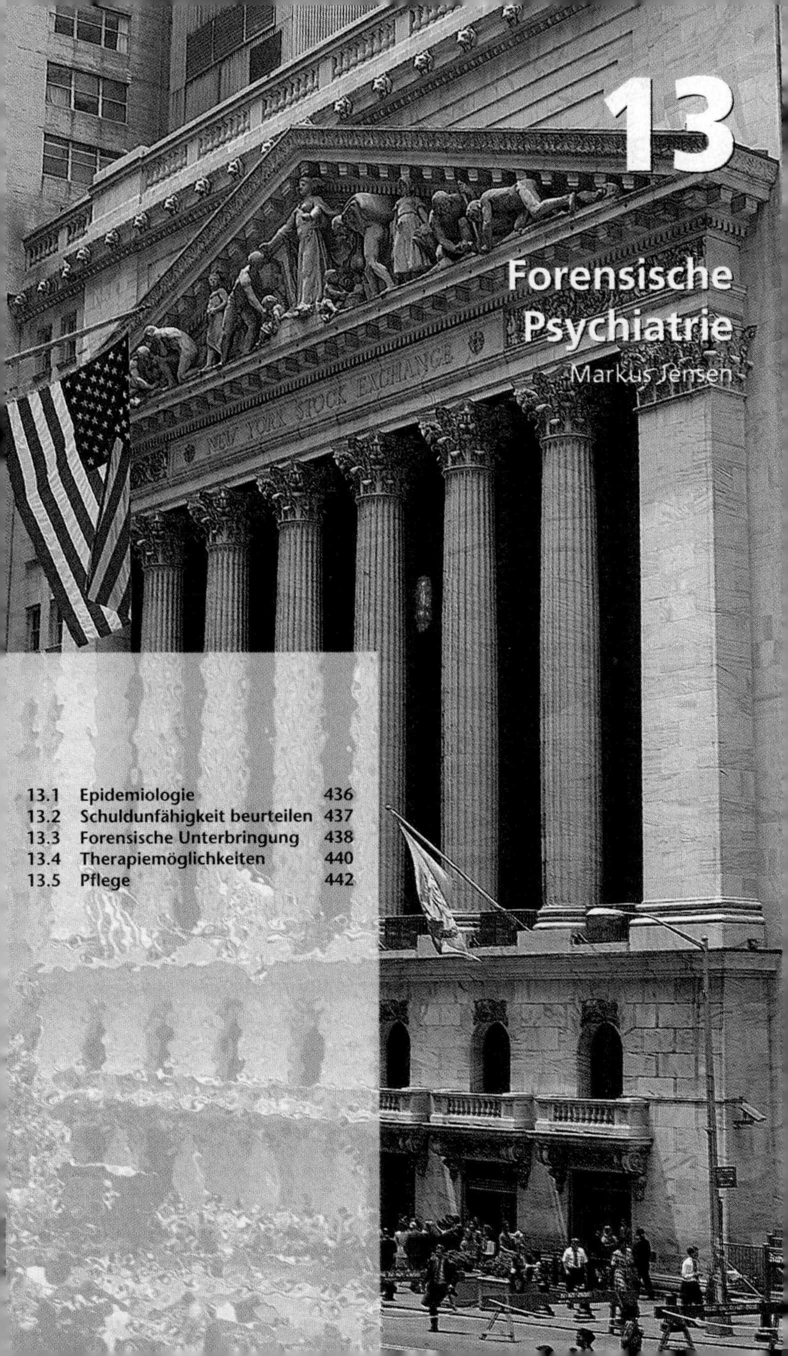

13.1 Epidemiologie

Forensische Psychiatrie ist ein Grenzgebiet von Psychiatrie und Rechtswissenschaften, das sich mit den gerichtlichen Aspekten psychischer Krankheiten befaßt. Hierbei geht es vor allem um die Beurteilung der Schuldfähigkeit, Betreuungsangelegenheiten, Unterbringungssachen und Testierfähigkeit.

Häufigkeit von Straftaten

Psychisch Kranke haben einen Anteil von ~ 3 % an allen Gewalttaten. Die Repräsentanz psychischer Erkrankunger in der Gesamtbevölkerung beträgt ebenfalls ~ 3 %. Daraus kann gefolgert werden, daß psychisch Kranke statistisch nicht häufiger Gewalttaten begehen als „seelisch Gesunde".

Opfer von Gewalttaten

- 60 % Kernfamilie
- 23 % Freunde und Verwandte
- 9 % Fremde und zufällige Opfer
- 7 % Autoritätspersonen.

13

Häufige Straftaten bei verschiedenen Krankheitsbildern

Krankheitsbild:	Häufigkeit in der forensischen Psychiatrie	typische Straftaten
Psychosen aus dem schizophrenen Formenkreis (☞ 8)	~ 35 %	Gewalttat in wahnhafter Verkennung der Realität, Tötungsdelikte, Körperverletzungen
Intelligenzminderung (☞ 10)	~ 30 %	Sexuelle Handlungen an Kindern, Diebstähle, Brandstiftung
Persönlichkeitsstörungen (☞ 11)	~ 20 %	Sexualstraftaten, Eigentumsdelikte, Gewalttaten, Beleidigungen
Abhängigkeitserkrankungen (☞ 12)	~ 5 %	Beschaffungskriminalität
manische Psychosen	~ 1 %	Betrugshandlungen, Beleidigungen, Zechprellerei, seltener: Sexualdelikte, Gewalttaten, Gefährdung des Straßenverkehrs
Depression (☞ 7.1)	äußerst selten	erweiterte Suizidversuche

13.2 Schuldunfähigkeit beurteilen

Vom Gesetzgeber werden im § 20 und § 21 StGB für den Zeitpunkt der Tat folgende zwei Bedingungen für Schuldunfähigkeit oder verminderte Schuldfähigkeit gefordert:

- es muß eine in den §§ 20 oder 21 genannte Krankheit oder Störung zur Tatzeit vorgelegen haben (☞ Tab.)
- beim Täter muß während der Tat die Einsichtsfähigkeit oder die Steuerungsfähigkeit aufgehoben oder gemindert gewesen sein.

Erkrankungen, die die Schuldfähigkeit beeinflussen

Wortlaut im Gesetz	psychiatrisches Korrelat	Beispiele
krankhafte seelische Störung	exogene und endogene Psychosen	hirnorganisches Psychosyndrom (☞ 9, 15), Psychosen aus dem schizophrenen Formenkreis (☞ 8), Alkoholintoxikationen (☞ 12)
tiefgreifende Bewußtseinsstörungen	Taten im Affekt, Zerstörung des seelischen Gefüges. Es kommt zu einem plötzlichen oder explosionsartigem Affektverlauf von kurzer Dauer mit plötzlichem Ende	Ehefrau wird vom Ehemann über Jahre schwerst mißhandelt → Einengen der seelischen Wahrnehmung vergleichbar mit der präsuizidalen Entwicklung → Töten des Ehemannes
Schwachsinn	entspricht der Intelligenzminderung, Oligophrenie (☞ 10)	Minderbegabter begeht sexuellen Mißbrauch von Kindern
schwere andere seelische Abartigkeiten	Neurosen, (☞ 11) Persönlichkeitsstörungen (☞ 11), sexuelle Deviationen	Sexualstraftäter

Tips, Tricks & Fallen

Auch psychisch Kranke können vollkommen schuldfähig handeln, wenn sie zum Tatzeitpunkt die Fähigkeit haben, das Unrecht ihrer Tat einzusehen und nach dieser Einsicht zu handeln.

13.3 Forensische Unterbringung

§ 126a StPO

Besteht der dringende Verdacht, daß ein Täter die Tat im Zustand der Schuldunfähigkeit oder der verminderten Schuldfähigkeit begangen hat, so kann er vom Gericht in ein psychiatrisches Krankenhaus oder eine Entziehungsanstalt eingewiesen werden, wenn die öffentliche Sicherheit dies erfordert. Diese Unterbringung ist im § 126a StPO geregelt.

§ 126a Einstweilige Unterbringung in Anstalten

(1) Sind dringende Gründe für die Annahme vorhanden, daß jemand eine rechtswidrige Tat im Zustand der Schuldunfähigkeit oder verminderten Schuldfähigkeit (§§ 20, 21 des Strafgesetzbuches) begangen hat und daß seine Unterbringung in einem psychiatrischen Krankenhaus oder einer Entziehungsanstalt angeordnet werden wird, so kann das Gericht durch Unterbringungsbefehl die einstweilige Unterbringung in einer dieser Anstalten anordnen, wenn die öffentliche Sicherheit es erfordert.
(3) Der Unterbringungsbefehl ist aufzuheben, wenn die Voraussetzungen der einstweiligen Unterbringung nicht mehr vorliegen oder wenn das Gericht im Urteil die Unterbringung in einem psychiatrischen Krankenhaus oder einer Entziehungsanstalt nicht anordnet. [...]

Pflege

Patienten, die nach § 126 a StPO untergebracht sind, sind vom Sicherheitsaspekt her quasi wie Untersuchungsgefangene zu behandeln. Dies bedeutet:
- Besuche mit Ausnahme bestimmter Funktionsträger, z. B. Anwälte, Staatsanwalt, Polizeibeamte, dürfen nur nach schriftlicher Genehmigung des Ermittlungsrichters erfolgen
- Patient darf nicht frei telefonieren
- bei Gesprächen muß immer ein Pfleger dabei sein. Es darf nicht über die Tat gesprochen werden.

13

§ 63 StGB

Wird ein Patient wegen einer Tat verurteilt, die er im Zustand der Schuldunfähigkeit begangen hat, so darf das Gericht keine Haftstrafe verhängen. **Prinzip: keine Strafe ohne Schuld**. Sind von dem Täter jedoch infolge seines Zustandes erhebliche rechtswidrige Taten zu erwarten und ist er deshalb für die Allgemeinheit gefährlich, so ordnet das Gericht die Unterbringung in einem psychiatrischen Krankenhaus an.
Ist der Beschuldigte zum Zeitpunkt der Tat im Zustand der erheblich geminderten Schuldfähigkeit gewesen, so kann eine Haftstrafe wegen des „schuldhaften Anteils" und zusätzlich die Unterbringung in einem psychiatrischen Krankenhaus angeordnet werden. Wird neben der Unterbringung in einem psychiatrischen Krankenhaus eine Haftstrafe ausgesprochen, so wird der Maßregelvollzug vor der Haftstrafe vollstreckt: „Besserung vor Strafe".

§ 63 StGB (Strafgesetzbuch) regelt einen Teil der „Maßregeln der Besserung und Sicherung“.

§ 63 Unterbringung in einem psychiatrischen Krankenhaus

Hat jemand eine rechtswidrige Tat im Zustand der Schuldunfähigkeit (§ 20) oder der verminderten Schuldfähigkeit (§ 21) begangen, so ordnet das Gericht die Unterbringung in einem psychiatrischen Krankenhaus an, wenn die Gesamtwürdigung des Täters und seiner Tat ergibt, daß von ihm infolge seines Zustandes erhebliche rechtswidrige Taten zu erwarten sind und er deshalb für die Allgemeinheit gefährlich ist.

■ § 64 StGB

Straftäter, die ihre Taten unter Drogen- oder Alkoholeinfluß („Rausch“) oder wegen der Abhängigkeit („Hang“) von entsprechenden Mitteln im Zustand der Schuldunfähigkeit, der verminderten Schuldfähigkeit aber auch im Zustand der Schuldfähigkeit begangen haben, werden nach § 64 StGB (Strafgesetzbuch) in Entziehungsanstalten oder speziellen Abteilungen von psychiatrischen Krankenhäusern untergebracht. Beispiel: Ein Drogenabhängiger begeht Straftaten wie Einbrüche, Diebstahl, um seine Sucht zu finanzieren.

§ 64 Unterbringung in einer Entziehungsanstalt

(1) Hat jemand den Hang, alkoholische Getränke oder andere berauschende Mittel im Übermaß zu sich zu nehmen, und wird er wegen einer rechtswidrigen Tat, die er im Rausch begangen hat oder die auf seinen Hang zurückgeht, verurteilt oder nur deshalb nicht verurteilt, weil seine Schuldunfähigkeit erwiesen oder nicht auszuschließen ist, so ordnet das Gericht die Unterbringung in einer Entziehungsanstalt an, wenn die Gefahr besteht, daß er infolge seines Hanges erhebliche rechtswidrige Taten begehen wird.

■ § 81 StPO

Soll ein Patient im Strafverfahren begutachtet werden, so kann das Gericht ihn nach § 81 StPO kurzzeitig in der forensischen Psychiatrie unterbringen. In der Praxis wird in den meisten Fällen jedoch auf die Anwendung des § 81 StPO verzichtet.

§ 81 Einweisung zur Beobachtung des Beschuldigten

(1) Zur Vorbereitung eines Gutachtens über den psychischen Zustand des Beschuldigten kann das Gericht nach Anhörung eines Sachverständigen und des Verteidigers anordnen, daß der Beschuldigte in ein öffentliches psychiatrisches Krankenhaus gebracht und dort beobachtet wird.
(2) Das Gericht trifft die Anordnung nach Absatz 1 nur, wenn der Beschuldigte der Tat dringend verdächtigt ist. Das Gericht darf diese Anordnung nicht treffen, wenn sie zu der Bedeutung der Sache und der zu erwartenden Strafe oder Maßregel der Besserung und Sicherung außer Verhältnis steht.
(5) Die Unterbringung in einem psychiatrischen Krankenhaus nach Absatz 1 darf die Dauer von insgesamt sechs Wochen nicht überschreiten.

Dauer der Unterbringung

Die Dauer der Unterbringung im psychiatrischen Krankenhaus hängt bei Patienten, die nach § 63 StGB untergebracht sind, hauptsächlich von zwei Faktoren ab:

- ärztliche Prognose, wie wahrscheinlich weitere Straftaten durch den Patienten sind
- Verhältnismäßigkeit der Unterbringungsdauer in Bezug zum vorliegenden Delikt: keine 20 Jahre für einen Diebstahl.

Die Überprüfung, ob der Patient entlassen werden kann, findet bei Patienten, die nach **§ 63 StGB** untergebracht sind, mindestens einmal im Jahr statt (§ 67e StGB). Die Entscheidung über eine Entlassung wird von der Strafvollstreckungskammer, also dem zuständigen Landgericht oder bei Jugendlichen dem zuständigen Amtsrichter, unter Berücksichtigung eines psychiatrischen Gutachtens gefällt.

Im Gegensatz zur Unterbringung in einem psychiatrischen Krankenhaus (§ 63 StGB), die primär unbegrenzt ist, befristet § 67 d StGB die Dauer der Unterbringung in einer Entziehungsanstalt **(§ 64 StGB)** auf eine Höchstdauer von 2 Jahren. Bei Unterbringung in einer Entziehungsanstalt muß mindestens alle 6 Monate geprüft werden, ob die Unterbringung zur Bewährung auszusetzen ist (§ 67e).

13.4 Therapiemöglichkeiten

13

In der forensischen Psychiatrie geht es nicht in erster Linie um das Wegsperren von Straftätern, sondern, wie es im Gesetz heißt, um deren „Besserung und Sicherung". In der medizinischen und sozialen Betreuung werden i.d.R. in den forensischen Abteilungen folgende Angebote gemacht.

Ärztliche psychiatrische Betreuung

Die Patienten werden psychiatrisch psychotherapeutisch und medikamentös behandelt. Ferner werden regelmäßig Gutachten über den Krankheitsverlauf und die Prognose des Patienten gestellt. Es geht besonders um die „Aufarbeitung der Tat".

Psychiatrisch geschultes Fachpersonal

Auch in diesem Bereich der Psychiatrie sind die Pflegekräfte als Co-Therapeuten tätig. Es geht dabei um „Milieugestaltung" auf der Station. Ein Ansatz dabei kann die „korrigierende Beziehungsarbeit" sein. Gemeint ist dabei, daß die Patienten in ihren sozialen Beziehungen neue, möglicherweise vorher nie erlebte, Erfahrungen machen können.

Beispiel: Ein Patient, in dessen bisheriger, familiärer Umgebung Fehlverhalten immer zu Aggressionen geführt hat, „adoptiert" den Stationsleiter quasi als neue Vaterfigur. Bei ihm kann er vielleicht zum ersten Mal erleben, daß sein Verhalten (das des Patienten) viel differenzierter betrachtet und nicht immer mit Aggressionen beantwortet wird (☞ 13.5).

Psychologen

Sie nehmen psychotherapeutische Aufgaben sowohl in Einzelbetreuungen als auch in Form von Gruppenarbeit war. Mit Tests liefern Psychologen häufig wertvolle Hinweise in der Diagnostik.

Sozialarbeiter

Ihnen kommen neben der Mitarbeit im Team die Aufgabe bei der Resozialisation und Reintegration der Patienten Hilfestellung zu leisten. Sie sind z. B. im Rahmen der Entlassungsorganisation bei der Wohnungs- und Arbeitsplatzsuche behilflich.

Lehrer

In vielen forensischen Psychiatrien besteht die Möglichkeit, an Schulunterricht teilzunehmen. Für einige Patienten ist dies die Möglichkeit, außerhalb der Klinik einen Abschluß zu machen, bei anderen sind die Ziele mit dem Erlernen von Schreiben und Rechnen deutlich niedriger gesteckt: ~ 13 % Analphabeten unter den Patienten.

Arbeitstherapeuten

☞ 5.5.1. Oft besteht die Möglichkeit neben industrieller Arbeitstherapie auch an einer Berufsausbildung, z. B. als Werkzeugmacher oder Schreiner, teilzunehmen. Die Arbeitstherapie hat in der Forensik einen besonderen, tagesstrukturierenden Wert.

Sporttherapeuten

☞ 5.5.4. Mit Gruppentherapie und Einzelangeboten.

13.5 Pflege

Ziele

- seelische Erkrankung oder Störung überwinden
- Patienten sichern und die Öffentlichkeit vor seiner potentiellen kriminellen Energie schützen
- Patienten resozialisieren, in das Alltagsleben zurückführen.

Aufgaben

- individuelles Behandlungskonzept für jeden Patienten im Team erarbeiten und umsetzen
- Stationsleben strukturieren
- beobachten
- akut Kranke pflegen
- an psychotherapeutischen Gruppen mitarbeiten
- Kontrollen, um das Einschleppen von Drogen oder Waffen zu verhindern, Patientenzimmern durchsuchen (☞ 12.1.3)
- Sicherheitssysteme kontrollieren
- zu Untersuchungen begleiten
- außerklinische Aktivitäten organisieren, begleiten.

Sicherheit im psychatrischen Krankenhaus

- alle Auffälligkeiten im Verhalten der Patienten und sicherheitsrelevante Beobachtungen registrieren und dokumentieren (☞ 1.3)
- Sicherheitsüberprüfungsplan einführen, z. B. zweimal pro Woche alle Fenster und Gitter kontrollieren
- Sicherung bei Aktivitäten außerhalb der Klinik, z. B. bei Arztbesuchen, begleitete Ausgänge
- Patienten immer im Auge behalten. Ist dies z. B. beim Toillettengang nicht möglich, so sollte sich die Pflegeperson vorher davon überzeugen, daß keine Fluchtmöglichkeit besteht, z. B. offene Fenster, Feuerleitern
- Problematik der Bewachung z. B. bei Untersuchungen sollte mit dem konsultierten Arzt offen besprochen werden, ob es z. B. wichtig ist, daß eine Pflegeperson bei der Untersuchung dabei ist
- bei besonders fluchtgefährdeten Patienten Hände auf dem Rücken zusammenbinden, z. B. mit Handschellen
- entweicht ein Patient im begleiteten Ausgang: sofort zum nächsten Telefon und die Station informieren. Von dort werden Fahndungsmaßnahmen eingeleitet
- wird ein begleiteter Ausgang mit zwei Patienten durchgeführt und flieht dabei ein Patient: den zurückgebliebenen Patienten weiter bewachen, nicht dem Fliehenden hinterherlaufen.

Strafanzeigen gegen Pflegekräfte

- offener Umgang mit der Abteilungsleitung
- sich den konkreten Sachverhalt in Ruhe in einem Gedächtnisprotokoll vergegenwärtigen.

Bedrohung des Pflegepersonal

Beispiel: Patient droht die Kinder eines Pflegers zu töten oder töten zu lassen. Eine Bedrohung ist eine Straftat. Den Abteilungsleiter über die Drohung informieren. Gemeinsam beraten, wie ernst die Drohung zu nehmen ist und wie man weiter vorgehen wird. In Rücksprache mit der Leitung möglicherweise Strafanzeige stellen (☞ 1.8.2).

Bestechungsversuche beim Personal

Dem Patienten gegenüber eindeutig zurückweisen. Sowohl den Bestechungsversuch als auch die eigene Reaktion genau dokumentieren und Vorgesetzte informieren (☞ 1.8.2).

Patienten zusammenlegen

Immer bedenken, daß es um eine meist sehr lange gemeinsame Wohnsituation geht.

- Patienten in die Entscheidung mit einbeziehen
- den Patienten erklären, warum man zu welcher Entscheidung gekommen ist.

Hierarchie im Vollzug

Im Maßregelvollzug gibt es wie im Gefängnis unter den Patienten eine Hierarchie, bei der die Stellung, die der Patient innerhalb der Patientenschaft hat, sich u. a. nach der begangenen Straftat richtet. An unterster Stelle dieser Rangliste stehen diejenigen, bei denen Kinder das Opfer sexuell motivierter Straftaten waren („Kinderficker"). Um dieser, z. T. sehr unmenschlichen Hierachie zu begegnen:

- versuchen, die eigenen Vorurteile, die man einem solchen Patienten gegenüber hat zu reflektieren
- sich auch bei Patienten um Verständnis für die Außenseiter bemühen, z. B. Patienten in einer ruhigen Stunde mal auf die Beschimpfungen ansprechen.

13

Straftaten im Maßregelvollzug

Beispiel: sexuelle Ausbeutung von Patienten, Schutzgelderpressung, Drogenhandel oder -konsum. Auf Verdachtsmomente achten, z. B.

- Patient hat trotz geringer Einkünfte immer Geld zur Verfügung
- Patienten sind bestimmten anderen Patienten gegenüber auffallend ängstlich
- sexueller Umgang von Patienten miteinander wird von der Nachtwache registriert.

Bereits den Verdacht auf Straftaten im Team ansprechen, vielleicht haben andere aus dem Team ergänzende Beobachtungen gemacht.

Anwendung unmittelbaren Zwanges

Beispiel: fixieren, festhalten, isolieren (☞ 3.7.1, 3.7.2).

- Frage der Verhältnismäßigkeit klären. Die zu ergreifenden Maßnahmen müssen in ihrem Ausmaß und in ihrer Härte der drohenden Gefahr entsprechen
- Patienten darauf hinweisen, mit welcher Maßnahme er unter welchen Umständen zu rechnen hat
- hinterfragen, inwieweit eigene Aggressionen möglicherweise in therapieschädigender Weise wirken

- bei sehr aggressiven Patienten: in Absprachen mit dem Leiter prüfen, ob nicht die Hilfe der Polizei effektiver ist; manchmal wird dadurch Gewalt überflüssig
- Zwangsmaßnahmen sind wie in Kapitel 3.7. beschrieben zu handhaben
- isolierte Patienten besonders intensiv beobachten, beruhigende Zuwendung geben, z. B. beim Gang zur Toilette, beim Essen austeilen nicht spotten oder provozieren. Beim Beobachten des isolierten Patienten immer die Frage prüfen, ob eine Isolierung noch notwendig ist.

Aufenthalte in nichtpsychiatrischen Krankenhäusern

Muß ein Patient aus der forensischen Abteilung in ein Allgemeinkrankenhaus aufgenommen werden, so ist das Pflegepersonal des psychiatrischen Krankenhauses für dessen Bewachung zuständig. In Absprache mit der Vollstreckungsbehörde kann auf eine Sicherung verzichtet werden.

Nähe-Distanz-Problematik

☞ 5.3. Problem Nähe-Distanz: Pflegepersonal und Patienten leben oft über Jahre auf engstem Raum zusammen, so daß zu den Patienten eine besondere Vertrautheit oder Nähe entstehen kann.

Beispiel für Versuche von Patienten, die Grenzen gegenüber einzelnen Pflegekräften zu überschreiten: Ein Patient fordert einen Pfleger auf, ihm vom Einkauf etwas mitzubringen. Problem dabei: Es geht um Geld und es geht um Ware gegen Geld, ein Geschäft zwischen Pfleger und Patient.

- sexuelle Belästigung gegenüber weiblichen Mitarbeitern müssen unbedingt im Team angesprochen werden: keine falsche Scham. Nur so können möglicherweise Strafen verhängt werden, z. B. Lockerungen aufgehoben
- Patienten fordern vermeintlich ihr Recht, wollen z. B. zu einem bestimmten Zeitpunkt telefonieren: nicht auf dem eigenen, unsicheren Standpunkt beharren oder dem Patienten gegenüber Härte demonstrieren, sondern sich im Maßregelvollzugsgesetz über den Sachverhalt informieren und entsprechend handeln. Keine Angst, „Schwäche" zu zeigen
- Vorsicht vor Versuchen, das Team zu spalten. Diese werden besonders effektiv von Patienten mit dissozialer Persönlichkeit betrieben, besonders wenn sie Hafterfahrung haben. Hilfe: umgehende Informationen im Team.

Duzen

- kann durchaus im therapeutischen Konzept aufgehen
- das „Du" muß symmetrisch sein: nicht einfach anfangen zu duzen
- immer beachten, daß keine exklusiven Freundschaften entstehen, die bestimmmte Patienten anderen gegenüber priveligieren
- nicht dazu beitragen, daß der Geduzte von den anderen als „Arschkriecher" denunziert wird.

14

Psychosomatik

Susanne Smolenski

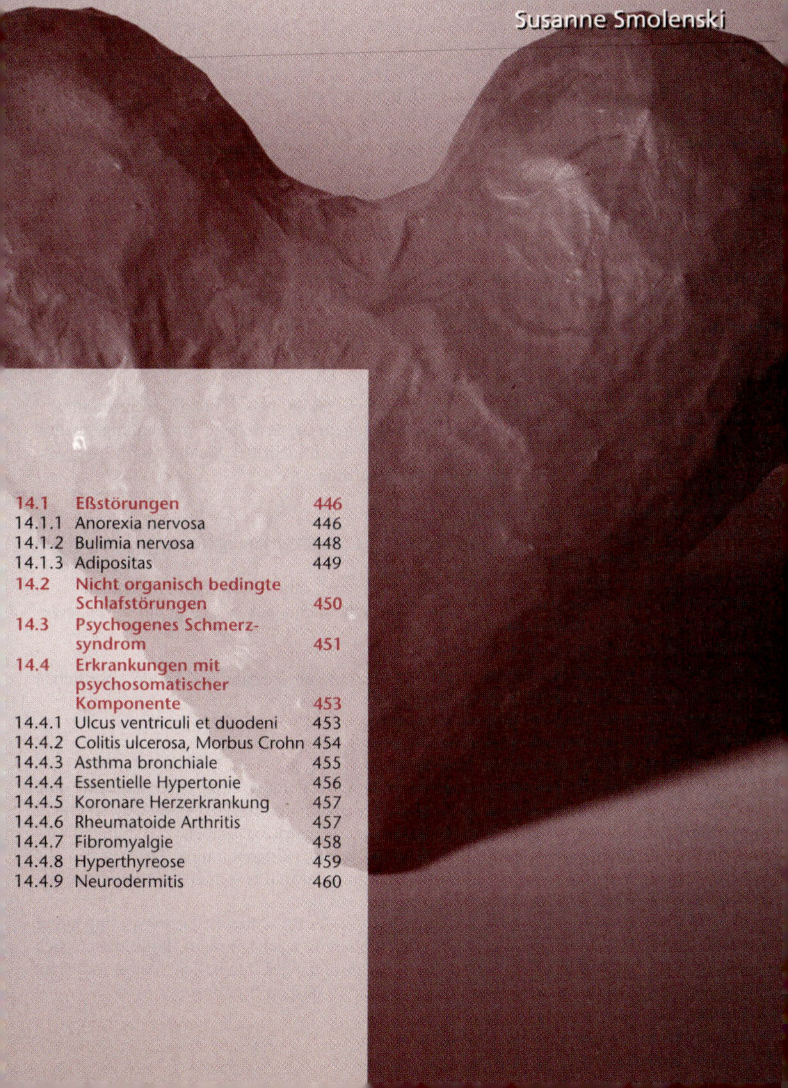

14.1 Eßstörungen

14.1.1 Anorexia nervosa

Selbst herbeigeführter Gewichtsverlust von mindestens 15 % unterhalb des normalen Gewichts oder Quetelets-Index < 18. Quetelets-Index: Körpergewicht/(Körpergröße in Meter)^2.
Gewichtsreduktion wird durch Hungern, selbstinduziertes Erbrechen, Mißbrauch von Abführmitteln, Diuretika, Schilddrüsenhormon, Appetitzüglern und übermäßiges Betreiben von Sport erreicht. V.a. junge Frauen 14–20 J. Mortalitätsrisiko immer noch hoch: 0,5–1 % pro Beobachtungsjahr, d. h. nach 10 J. sind von 100 Patienten 10 gestorben. In 50 % ist Suizid Todesursache. Zugrunde liegt durch Pubertät ausgelöste Identitätskrise mit schwer gestörter weiblicher Identität. Sexuelle Triebe werden abgewehrt und auf den Nahrungsaufnahmebereich verschoben. Kampf um Autonomie durch Abwehr der weiblichen Rolle, extreme Abgrenzung gegen die Mutter.
Therapie: Zusammenarbeit zwischen Internisten, Psychiatern und Psychologen. Psychanalytisch orientierte Therapie, Verhaltenstherapie, systemische Familientherapie, Körpertherapie.

Symptome

- extremes Untergewicht (Kachexie) < 50 kg, bei < 35 kg Lebensgefahr
- subjektiv gestörtes Körperbild: unangemessene Selbstwahrnehmung, zu dick zu sein, Festlegen auf ein unangemessen niedriges Idealgewicht
- endokrine Störungen, z. B. Amenorrhoe
- chronische Opstipation
- erniedrigte Körpertemperatur
- trockene Haut und brüchige Haare, Lanugobehaarung (feine, lange Haare am ganzen Körper)
- Kaliummangel bedingt durch Erbrechen und Abführmittelmißbrauch
- Hunger wird verleugnet, „ich brauche nichts, ich bin nicht auf Essen angewiesen“
- depressive Verstimmungen
- Diskrepanz zwischen körperlich hinfälligem Zustand und harten, sportlichen Trainingsprogrammen.

Umgang mit Patienten

Trotz Autonomiebestrebungen wirken sie vordergründig sehr angepaßt und harmlos, gehen scheinbar auf alle Vereinbarungen ein. Erst wenn Gewicht nicht ansteigt, wird offenkundig, daß Patienten „getrickst“ haben, z. B. heimlich erbrochen, heimlich Abführmittel und Diuretika eingenommen. Therapeuten und Pflegepersonal sind entsprechend enttäuscht und resigniert, die Patienten triumphieren. Das bedeutet:

- von Anfang an die schwere Pathologie der Persönlichkeitsentwicklung hinter der angepassten Fassade einkalkulieren: wachsam sein, konsequent, sich nicht auf „Feilschen“ („Heute frühstücke ich nicht, ich bleibe dafür im Bett, damit sind auch wieder Kalorien gespart“) einlassen

- nicht moralisieren, wenn Austricksen aufgedeckt wird, aber konsequent konfrontieren: „Ich weiß, daß Sie das nicht aus Bösartigkeit tun, Sie können im Moment nicht anders. Aber ich muß darauf bestehen, daß sie das lassen und sich an die Vereinbarungen halten“
- Patienten neigen dazu, das Austricksen zu bagatellisieren, damit zu kokettieren: nicht hereinfallen auf diesen „Flirt“, sondern ernst bleiben. Es ist eine ernste, lebensbedrohliche Situation
- am Modell des Verhaltens der Therapeuten und des Pflegepersonals (Ernstnehmen der Gefahr der Autodestruktivität, Besorgnis zeigen) können die Patienten lernen, Selbstverantwortung zu übernehmen
- nicht zu oft wiegen. Meistens genügt 2x wöchentlich. Sonst geben tägliche kleine Gewichtsschwankungen immer wieder Anlaß zum Feilschen von Seiten der Patienten und übergroße Besorgnis von Seiten des Pflegepersonals.

Autonomie versus Behandlungszwang

Dilemma: Patientien kämpfen um Autonomie. Einwilligung in die Therapie würde für sie Unterwerfung unter den Willen der dominierenden Mutter bedeuten. Andererseits besteht Lebensgefahr. Therapie gegen Willen des Patienen muß erfolgen. Das bedeutet für Therapeuten und Pflegepersonal:

- gleichzeitig dem Patienten vermitteln, daß man ihn in seinem Widerstand und Kampf um Autonomie versteht und ihn trotzdem nicht sterben lassen will
- dem Patienten vermitteln, daß man ihn in dem Kampf um Autonomie unterstützt, aber nicht mit autoagressiven, sondern konstruktiveren Mitteln.

Angehörige

Bedenken, daß es v. a. den Müttern schwer fällt, Kinder in die Autonomie zu entlassen. Das bedeutet: häufiges Einmischen, Versuch, Therapie zu beenden, besonders bei noch nicht Volljährigen.

- Einmischungen freundlich aber konsequent zurückweisen
- Beobachtungen über der Therapie zuwiderlaufendes Verhalten der Angehörigen dem Arzt und Psychologen melden, damit es in der Familientherapie angesprochen werden kann.

Starkes Untergewicht

- besonders konsequent auf Vereinbarungen bestehen
- Bettruhe, Besuchsverbot
- Ein- und Ausfuhr von Nahrungsmitteln kontrollieren, evtl. Sondenernährung (☞ 3, 4.3)
- eventuelle Medikamenteneinnahme kontrollieren: Abführmittel, Diuretika, Schilddrüsenhormone
- keine aufdeckenden, konfrontierenden Gespräche in diesem Stadium. Es geht jetzt um Vertrauensbildung. Psychotherapie beginnt erst, wenn Gewicht wieder Grenze überschritten hat, unter der Lebensgefahr besteht.

Komplikationen: bei massiven Elekrolytsörungen Herzrhythmusstörungen, Tetanie, epileptische Anfälle (☞ 9.5.7), Muskelschwäche.

14.1.2 Bulimia nervosa

Meistens junge Frauen, Beginn der Erkrankung etwas später als bei Anorexie, aber auch in Pubertät oder Adoleszenz. Frauenrolle wird nicht wie bei Anorexie abgelehnt: Im Gegenteil: Um als Frau attraktiv zu sein, wird Gewicht niedrig gehalten. In schweren Fällen Kombination mit Alkohol-, Benzodiazepin- oder Schmerzmittelmißbrauch (☞ 12).

Symptome

- anfallsartiges Auftreten von Heißhunger: Eßattacken 2x pro Woche bis mehrmals täglich, große Mengen Nahrungsmittel in kurzer Zeit
- um nicht dick zu werden: selbstinduziertes Erbrechen, Mißbrauch von Abführmitteln, Diuretika, Schilddrüsenhormon, Appetitzügler
- andauernde Beschäftigung mit dem Essen und was damit zusammenhängt: Interesse für verschiedenste, z. T. abstruse Diäten, Kochrezepte, Lebensmittelgeschäfte, je nach finanziellen Möglichkeiten Feinschmeckerlokale
- panische Angst, dick zu werden. Gewichtsgrenze wird tiefer angesetzt, als es dem Normalgewicht entspricht, aber nicht so tief wie bei Anorexia nervosa
- vorübergehende Phasen von Anorexie möglich
- vor dem Eßanfall oft depressiv gestimmt, nach dem Eßanfall starke Schuld- und Schamgefühle
- Suizidgedanken (☞ 6.1.2) häufig.

Pflege

Pflegepersonal kann in Therapie, z. B. Verhaltenstherapie, einbezogen werden.

- Anfangsphase: Außeneinflüsse ausschalten, z. B. keine Besuche, Briefe, Telefongespräche
- Vereinbarungen bezüglich Mahlzeiten trefen: wann, was, wieviel
- darauf achten, daß keine Lebensmittel „hereingeschmuggelt" werden: leere Verpackungen von Süssigkeiten im Papierkorb, Patientin auffallend oft „pleite" und borgt sich Geld aus? Bulimikerinnen geben u. U. ein Vermögen für Nahrungsmittel aus. Gemeinsame Freßorgien mit anderen Bulimikerinnen auf Station möglich
- Erbrechen kontrollieren: Nachspionieren, z. B. nachdem Patient Toilette verlassen hat, kontrollieren, ob es nach Erbrochenem riecht, hat wenig Sinn und ist für Pflegepersonal und Patienten entwürdigend. Patienten müssen lernen, Selbstkontrolle auszuüben und selber Verantwortung zu übernehmen
- Selbstsicherheitstrainig, z. B. Rollenspiele (☞ 5.4.3)
- Patientinnen suchen nach weiblichen Identifikationsobjekten: Austausch über die Identität als Frau mit weiblichen Pflegekräften.

Beratung über sinnvolle Nahrungsaufnahme

- fehlerhafte Ansichten über Diäten, mit denen sich Bulimikerinnen intensiv beschäftigen, korrigieren
- wie sieht eine sinnvoll zusammengestellte Mahlzeit aus? Wieviel Kalorien sind sinnvoll?
- Instruktionen geben über Selbstkontrolle von Essen und Erbrechen, z. B. Tagebuch führen
- konstruktiven Umgang mit Essen lernen: gemeinsam kochen und Mahlzeit einnehmen auf Station, „vernünftig" Lebensmittel einkaufen, gemeinsames Essen im Restaurant.

14.1.3 Adipositas

Übersteigerte Kalorienzufuhr, die zu Übergewicht (30 % über Idealgewicht) führt. Essen als Kompensation von Enttäusschungen, Trennungen, depressiven Verstimmungen.

Symptome

- anfallsartiges Essen: wie im Rausch. Es wurde auch der Begriff: „oraler Orgasmus" geprägt
- gestörtes Empfinden von Appetit: dauernd Appetit vorhanden, also wird dauernd gegessen oder kaum Appetit, aber während des Essens kann nicht „gebremst" werden, weil kein Sättigungsgefühl vorhanden ist
- bei Unruhe, Schlaflosigkeit (☞ 14.2): aufstehen und naschen oder an den Eischrank gehen. Morgens kein Appetit vorhanden.

Folgen des Übergewichtes

- Hypertonie, Diabetes mellitus, Bindegewebsschwäche (Leistenbruch, Varikosis, Hämorrhoiden, Senk-, Spreiz-, Knickfuß), Arthrosen
- degenerative Beschwerden der Wirbelsäule, verminderte Leistungsfähigkeit
- Herzklopfen bei Belastung, Beinödeme, Atemnot bei Herzinsuffizienz, Stuhlverstopfung, vermehrtes Schwitzen
- Neigung zu Pilzerkrankungen, Intertrigo: Leistenbeuge, Bauchfalten, Genitalbereich, bei Frauen unter der Brust.

Pflege

Pflegepersonal kann in die verhaltenstherapeutisch orientierte Therapie (☞ 5.4.3) miteinbezogen werden.

Patienten sind gewohnt, nicht ernstgenommen zu werden. Sie werden gehänselt, auf ihre „Willensschwäche" angesprochen, von Mitpatienten als „nicht richtig krank, sondern nur willensschwach" angesehen → aufpassen, daß man diese Vorurteile nicht übernimmt.

Patienten meinen oft, ihr Übergewicht sei hormonell beding („ich habe etwas mit den Drüsen"). Aufklären, daß dies nicht der Fall ist, sondern an übermäßiger Kalorienzufuhr liegt. Besonders Frauen im Klimakterium vertreten diese Meinung, aber meistens essen sie vermehrt aus Kummer wegen der zunehmenden Diskrepanz zum üblichen Schönheitsideal, die durch das zunehmende Übergewicht ständig zunimmt → auf diesen Teufelskreis aufmerksam machen.

Adipöse Menschen neigen zu depressiven Verstimmungen und Resignation und essen als Reaktion darauf vermehrt → darauf aufmerksam machen, denn Patienten neigen dazu, diesen Mechanismus zu verleugnen.

- Diätplan erstellen
- bei Selbstkontrolle unterstützen, z. B. Tagebuch führen
- vernünftige Gewichtskontrollen vereinbaren: z. B. 1x wöchentlich wiegen. Öfters führt zu Frustrationserlebnissen, da tägliche minimale Gewichtsschwankungen überbewertet werden
- körperliche Aktivität fördern
- Ernährungslehre: Information über sinnvolle Reduktionsdiät, eventuell gemeinsames Zubereiten von kalorienarmen „Gourmet-Mahlzeiten" auf Station

- Kontaktadressen zu Selbsthilfegruppen (☞) für Übergewichtige vermitteln. Eventuell den Sozialdienst einschalten, der meistens über entsprechende Adressen und Informationen verfügt
- Tips vermitteln, wie man sich trotz fülliger Körperformen attraktiv kleiden kann.

14.2 Nicht organisch bedingte Schlafstörungen

Gründe für Schlafstörungen

- innere Konflikte zwischen Gewissen und Wunsch nach Entspannung: man darf sich die lustvolle Regression nicht „leisten", Selbstbestrafung wegen Schuldgefühlen
- bei der Borderline-Persönlichkeitsstörung Angst vor Auflösung der Ich-Struktur: „Schlafphobie", das Zubettgehen wird herausgezögert, Radio laufengelassen, Licht brennen lassen
- bei alten Menschen Angst vor dem Tod (☞ 15.4)
- posttraumatisches Belastungssyndrom (☞ 11.1.2).

Symptome

- Nachtschlaf während mindestens eines Monates mindestens 3x pro Woche ungewollt kürzer als 6,5 h
- Einschlafzeit länger als 30 Min.
- häufiges nächtliches Erwachen: insgesamt mindestes 30 Min. Wachzeit
- übertriebenes Beschäftigtsein mit dem Schlaf, übertriebene Sorge bezüglich der negativen Auswirkungen der Störungen. Oft stark hypochondrische Komponente
- großer Leidensdruck, verminderte Leistungsfähigkeit
- bei chronischen Schlafstörungen Mißbrauch von Benzodiazepinen (☞ 18.4.2). Beim Versuch, sie abzusetzen, Verstärkung der Schlafstörungen (Rebound-Insomnie)
- mit zunehmendem Alter Zunahme der Neigung zu Schlafstörungen (☞ 15.4).

14

Therapie

Medikamentös

- Antidepressiva (☞ 18.1), niederpotente Neuroleptika (☞ 18.2)
- Benzdiazepine (☞ 18.4.2), aber nur zum Durchbruch des Teufelskreises „Angst vor der Schlaflosigkeit → Spannung, Erregung → Schlaflosigkeit". Nicht länger als 2 Wochen, höchstens 4 Wochen.

Entspannungstechniken

Jakobsontraining (☞ 5.4.7), Autogenes Training (☞ 5.4.7), Audiokassetten mit entsprechenden Affirmationen.

Pflege

- Menschen mit Schlafstörungen haben oft unrealistische Idealvorstellungen über Dauer und Qualität des Schlafes → aufklären, daß 7 h Schlaf genügen und gelegentliches Aufwachen normal ist
- über den Teufelskreis aufklären: Angst, nicht einschlafen zu können → Spannung → Schlaf kommt tatsächlich nicht → Ärger → Spannung steigt weiter → Schlaf kommt erst recht nicht
- bedenken, daß Schlaflosigkeit oft im Dienste einer gestörten Kommunikation steht: als Mittel zum Zweck, Zuwendung zu bekommen („ich kann nicht schlafen, Schwester, kann ich mich zu Ihnen setzen?"). Das kann zu einer Konditionierung führen → Patienten auffordern, wieder ins Bett zu gehen und ihm während des Tages Beziehungsmöglichkeiten anbieten
- darauf achten, daß Patienten nicht während des Tages schlafen oder sich während des Tages auf das Bett legen
- darauf achten, daß Patienten immer zur selben Zeit ins Bett gehen, Einschlafrituale fördern
- alte Menschen neigen dazu, zu früh zu Bett zu gehen, oft aus Langeweile → Möglichkeiten anbieten, den Abend bis zum Zubettgehen interessant zu gestalten. Gesellschaftsspiele oft günstiger als Fernsehen: alte Menschen profitieren manchmal nicht vom Fernsehen, weil sie schlecht sehen und hören und sich schlecht konzentrieren können, bleiben aber aus Gewohnheit vor dem Fernseher sitzen, werden nervös und können später nicht einschlafen.

14.3 Psychogenes Schmerzsyndrom

14

Anhaltender, schwerer, belastender Schmerz in einer bestimmte Körperregion, ohne daß eine körperliche Störung nachweisbar ist (☞ 11.2.4, 11.2.5).
Das Großhirn kontrolliert und beeinflußt die von der Peripherie kommenden Informationen über Schmerz und die abgehenden Handlungsanweisungen, z. B. sich von der Schmerzquelle abzuwenden. Daraus folgt: Jeder Schmerz, ob körperlich begründbar oder psychogen, ist durch Bewußtsein und Affekte beeinflußbar, z. B. Angst verstärkt, Ablenkung vermindert den Schmerz.
Die Schmerzempfindung des Menschen hängt mit seiner Entwicklung zusammen:

- Kind weint → Mutter kommt und tröstet → Schmerz nimmt ab
- Verknüpfung von Aggression und Schmerz: anderen Schmerz zufügen, Aggression führt zu Strafe → Schmerz = Sühne
- Schmerztraditionen in Familien: z. B. gehäuft Migräne. Rivalisieren, „wer die schlimmsten Schmerzen hat".

Es kommt zu einer Konditionierung, einem bestimmten Muster im Umgang mit Schmerz. Dieses kann wiederum durch Verhaltenstherapie, speziell kognitive Verhaltenstherapie, positiv beeinflußt werden.

Bei **konversionsneurotisch** bedingten Schmerzen wird ein Konflikt durch das Schmerzsymptom neutralisiert (primärer Krankheitsgewinn). Gleichzeitig hat der Patient gewisse Vorteile in Beziehung zu anderen (sekundärer Krankheitsgewinn). Trägt zur Aufrechterhaltung des Schmerzes bei: Der Schmerzpatient bekommt viel Zuwendung, er nimmt oft lieber (unbewußt) den Schmerz in Kauf, als darauf zu verzichten.

Symptome

Schmerzen können jeden Körperteil und jedes Organ betreffen.

Charakteristika des psychogenen Schmerzes (nach R. H. Adler)
- Schmerzlokalisation diffus, vage, wechselnd. Bei organischem Schmerz eindeutig umschrieben
- zeitlicher Verlauf: dauernd vorhanden, immer gleich. Bei organischem Schmerz wechselt Intensität, Phasen von Schmerzfreiheit vorhanden
- Affekte des Patienten: inadäquat, theatralisch, dramatisierend. Bei organischem Schmerz passend zum geschilderten Schmerz
- Schmerzschilderung: bildhaft, oft unpassend zur Anatomie
- Bezug zu Beziehungen zu anderen: Schmerz abhängig von Zuwendung oder Abwendung. Bei organischen Schmerzen weniger abhängig
- Affekte des Gegenübers: Ärger, Wut, Langeweile, Ungeduld, Hilflosigkeit, Verwirrung. Bei organischem Schmerz: ruhig, aufmerksam, einfühlend
- Reaktion auf Medikamente nicht verständlich. Bei organischem Schmerz: pharmakokinetisch plausibel.

Therapie

Medikamentös
Antidepressiva, wenn depressive Komponente vorliegt, sonst möglichst Verzicht auf Medikamente (☞ 18.1). Vorsicht: Abhängigkeit von Analgetika (☞ 12.3.3) und Benzodiazepinen (☞ 12.3.4).

Psychotherapie
14 Entspannungstraining (Muskelentspannung nach Jakobson, 5.4.7), Autogenes Training (☞ 5.4.7), Audiokassetten mit entsprechenden Affirmationen, Verhaltenstherapie (☞ 5.4.3), insbesondere kognitive Verhaltenstherapie, evtl. Hypnose, bei guter Motivation analytische Psychotherapie.

Umgang mit Patienten

- Patienten haben oft eine lange „Reise" von Arzt zu Arzt und Klinik zu Klinik ohne befriedigenden Behandlungserfolg hinter sich. Kommen mit großen Erwartungen. Sie sind „erfahren", reden im Fachjargon, verunsichern durch forderndes Auftreten und gleichzeitig vorwegnehmender Entwertung: „Auch Sie können mir wahrscheinlich nicht helfen" → nicht verunsichern lassen, bedenken, daß Schmerz bestimmte für Patienten wichtige Funktion hat (s.o.)
- Patienten fordern oft vehement Medikamente („Ich halte es nicht mehr aus – es muß jetzt endlich etwas geschehen") → nicht verunsichern lassen, sondern ruhig bleiben und beruhigend auf Patienten einwirken. Hinter dem fordernden Verhalten steckt Angst, und Angst verstärkt den Schmerz

- vermeiden, in „Clinch“ mit dem Patienten zu kommen und ärgerlich auf ihn reagieren: Wut wird verstärkt und Wut (wie Angst) vermehrt die Spannung und somit den Schmerz
- Schmerzpatienten sprechen gerne über den Schmerz, verstummen jedoch sofort, wenn Psychogenese angesprochen wird: Patienten nicht bedrängen mit psychischen Ursachen, das kann ihn abschrecken, so daß er Behandlung abbricht. Ihm Zeit lassen, Vertrauen in die Therapeuten zu fassen
- sich nicht auf lange Gespräche über Schmerz einlassen: wirkt positiv verstärkend auf das Symptom.

Pflegepersonal in kognitive Verhaltenstherapie einbeziehen

- in Absprache mit Therapeuten Information über Theorien der Entstehung und Erhaltung des Schmerzes vermitteln. Manche Patienten testen das Pflegepersonal, ob sie dieselben Ansichten über Schmerzen haben wie die Therapeuten. Wichtig, daß hier Übereinstimmung besteht
- Jakobsontraining (☞ 5.4.7) vermitteln
- Strategien vermitteln, die vom Schmerz ablenken
- bei der Veränderung der Gedanken und Annahmen über die Schmerzen helfen. In Absprache und Austausch mit den Therapeuten: Was hat der Patient für schmerzfördernde Gedanken im Bezug auf den Schmerz? Welche Annahmen sind förderlicher? In welchen Situationen kann ich den Patienten an diese Annahmen erinnern und ihm helfen, sie einzuüben?
- beim Aufbau von sozial kompetentem Verhalten helfen, so daß Beziehungen zu anderen Menschen nicht nur über den Schmerz laufen, z. B. Rollenspiele, Selbstsicherheitstraining.

14.4 Erkrankungen mit psychosomatischer Komponente

14.4.1 Ulcus ventriculi et duodeni

Umschriebener Gewebedefekt in der Magenschleimhaut oder Duodenalschleimhaut, der über die Mukosa hinausgeht. Duodenalulzera häufiger als Magenulzera. Obere gastrointestinale Blutung ☞ 6.3.6.

Symptome

- krampfartige oder drückende Schmerzen im Oberbauch, die sich langsam steigern
- Schmerzen treten oft verbunden mit Hungergefühlen auf
- Schmerzen nehmen nach Nahrungs- oder Antacidaeinnahme ab
- Schmerzen treten ca. 2 h nach Nahrungsaufnahme auf
- bei Aufnahme von sauren Nahrungsmitteln sofortiger Schmerz
- Nachtschmerz häufig.

Pflege

Bei diesen Patienten besteht eine große Diskrepanz zwischen kindlichen oralen Wünschen und Verbot derselben durch ein strengen Über-Ich. Nur während dem stationären Aufenthalt dürfen sie sich Einlassen auf Abhängigkeitswünsche leisten. Deshalb

- im akuten Stadium Bedürfnis nach Umsorgtwerden befriedigen. Besonders günstig Rollkur: Patient muß im Bett liegen und sich betreuen lassen
- Gelegenheit nutzen, um Vertrauen des Patienten zu gewinnen, damit er eventuell bereit ist, auf Gespräche über Psychogenese der Erkrankung einzugehen. Wenn er wieder beschwerdefrei ist, ist er dazu nicht mehr motiviert
- auf Überforderungssituationen aufmerksam machen, denen er sich aussetzt
- Patienten neigen wegen betonten Autonomiebedürfnissen dazu, mit Ärzten und Pflegepersonal in Konkurrenzkampf zu kommen: nicht auf „Clinchs" einlassen, möglichst geduldig bleiben. Bedenken, daß der Patient die Fürsorglichkeit des Pflegepersonals als bedrohlich für seine Autonomie erlebt und aus Abgrenzungsgründen aggressiv reagiert.

14.4.2 Colitis ulcerosa, Morbus Crohn

Bei beiden Erkrankungen kombinierte Therapie: internistisch, chirurgisch, psychotherapeutisch.

Colitis ulcerosa

Chronisch rezidivierende, entzündliche Erkrankung des Rektums und des Kolons.

Symptome

- schleimig blutige Durchfälle
- häufiger Stuhldrang: 20–30 × proTag, starke Krämpfe bei Stuhlentlehrung
- Unterbauchkrämpfe, geblähter Bauch, Druckschmerz
- Appetitlosigkeit, Übelkeit, Erbrechen
- Gewichtsabnahme, Schwäche, Fieber
- Nahrungsmittelunvertäglichkeiten, z. B. Eier, Milchprodukte.

14

Morbus Crohn

Chronisch rezidivierende, entzündliche Erkrankung des gesamten Magen-Darm-Traktes möglich, meist terminales Ileum.

Symptome

- häufige weiche, z. T. dünnflüssige Durchfälle, meistens ohne Schleim oder Blut. Aber deutlich weniger häufig als bei Colitis ulcerosa
- Bauchschmerzen
- Fieber, Appetitlosigkeit, Gewichtsabnahme
- Neigung zu Fistelbildungen von Darm- zu Darmabschnitt, zur Haut, perianal.

Umgang mit Patienten

Bei den Patienten besteht
- ausgeprägte Abhängigkeit zu einer Beziehungsperson, meistens Mutter
- Abwehr der Aggression gegen diese Person und Wendung gegen die eigene Person
- Angst vor Verlust und Trennung
- ausgeprägte Verletzbarkeit
- außer zu der einen Bezugsperson eingeschränkte Fähigkeiten, nähere Beziehungen aufzubauen.

Typisches Verhalten
- Patienten übertragen das Beziehungsmuster zur Mutter: starke Abhängigkeit, Unterwürfigkeit, Idealisierung, große Erwartungshaltung, aber auch große Verletzlichkeit und Empfindlichkeit. Patienten haben eine große Sensibilität, subtilste Regungen von Ablehnung wahrzunehmen
- Patienten bleiben distanziert, es kommt keine tragende Beziehung zustande
- Patienten sind vordergründig angepaßt und bescheiden. Dahinter steht sehr hohe Erwartungshaltung, was Zuwendung und Übernahme von Verantwortung anbetrifft
- wegen großer Empfindlichkeit und Angst, sich auf nahe Beziehungen einzulassen, häufig Therapieabbrüche bei stationärer Therapie in psychosmatischen Kliniken. Es hat wenig Sinn, den Patienten überreden zu wollen, zu bleiben. Er erlebt dies als bedrohlich (Wiederholung des anklammernden Verhaltens der Mutter).

! Den Patienten bei der psychischen Verarbeitung der Krankheitsfolgen (häufige Operationen, Anus praeter, soziale Folgen) helfen.

14.4.3 Asthma bronchiale

14

Erkrankung der Atmwege durch eine vermehrte Empfindlichkeit der Bronchien auf verschiedene Reize. Genetische, allergische, entzündliche und psychische Faktoren spielen eine Rolle.

Symptome (☞ 6.3.5)

- anfallsweise Atemnot beim Ausatmen
- Rasselgeräusche, Giemen, Brummen, Pfeifen, Husten mit zähem Auswurf
- schubweiser Verlauf mit symptomfreien Perioden.

Therapie

- Medikamentös mit Glukokortikoiden, Sympathomimetika
- Atemtherapie
- Autogenes Training (☞ 5.4.7)
- Verhaltensänderung: auslösende Reize vermeiden
- Psychotherapie (☞ 5.4): stützend oder psychoanalytisch.

Umgang mit Patienten

Hauptkonflikt ambivalente Mutterbeziehung: Sehnsucht nach Schutz und Geborgenheit – Angst vor der überprotektiven, dominanten Mutter. Ausgeprägt appellative Wirkung des Anfalles auf Ärzte und Pflegepersonal: Intensive Zuwendung führt zu großer Nähe, die der Patient einerseits sehnlichst wünscht, andereseits als bedrohlich erlebt. Es wiederholt sich Sehnsucht nach Nähe der Mutter und Angst vor deren Dominanz.

Beziehungsmuster von anfänglicher Annäherung begleitet von Symptomreduktion und folgender Distanzierung begleitet von Rückfall führt zu Enttäuschung bei Ärzten und Pflegepersonal. Deshalb konstante und gleichmäßige Zuwendung, nicht erschüttern lassen durch zu große Erwartungen, Enttäuschungen und aggressive Gegenübertragungsreaktionen.

Die Angst während des Asthmaanfalles ist individuell unterschiedlich und kann sich auf die Einnahme der Medikamente auswirken:

- Patienten mit großer Angst neigen dazu, von sich aus zu viel Medikamente zu nehmen, v. a. zu häufiges Benutzen des Sprays
- Patienten mit wenig Angst neigen dazu, von sich aus zu wenig Medikamente zu nehmen.

14.4.4 Essentielle Hypertonie

Blutdruckwerte über 160/95 mmHg über längere Zeit. Hypertone Krise ☞ 6.3.4.

Symptome

Kopfschmerz, Kopfdruck, Herzklopfen, Ohrensausen, Schwindel, Flimmern vor den Augen.

Therapie

14

- medikamentöse Therapie
- Psychotherapie. Therapieziel: angemessener Umgang mit Aggressionen lernen, Entspannungsmethoden lernen wie Autogenes Training (☞ 5.4.7), Biofeedback (☞ 5.4.7).

Umgang mit Patienten

Patienten neigen dazu, Aggression und Feindseligkeit aus Angst zu unterdrükken, die Zuneigung der anderen zu verlieren. In Kindheit oft Wutanfälle aus Angst, Zuneigung der Eltern zu verlieren. Wandlung in überangepaßtes Verhalten.

Patienten sind zwar wegen der Überangepaßtheit „pflegeleicht“, latente Aggressionen sind aber in der Beziehung spürbar. Dem Patienten helfen, seine Kritik und sein Ärger auszusprechen und ihn von Schuldgefühlen diesbezüglich entlasten: „Es scheint Ihnen unangenehm zu sein, daß Sie schon wieder zum Blutdruckmessen kommen müssen. Ich verstehe Sie, das ist lästig. Mir würde es genauso gehen“.

14.4.5 Koronare Herzerkrankung

Angina pectoris

☞ 6.3.4. Einengung der Herzkranzgefäße durch Arteriosklerose und Gefäßspasmen.
Symptome: anfallsartiger Schmerze, Druckgefühl, Beklemmungen retrosternal, ausstrahlend in linken Arm, Hals, Atemnot, Todesangst.

Auslöser und Risikofaktoren
- Nikotinmißbrauch, Diabetes mellitus, Hypertonie, Hypercholesterinämie, Übergewicht, wenig Bewegung
- lebensverändernde Ereignisse, die nicht angemessen verarbeitet werden (mangelnde Coping-Mechanismen), berufliche Überbeanspruchung, emotionale Probleme (unangemessener Umgang mit aggressiven und feindseligen Gefühlen, ☞ 14.4.4 Hypertonie), soziale Isolation (niemand, um sich auszusprechen)
- Typ-A-Verhaltensmuster (nach Friedmann und Rosenmann): hastiger und hektischer Lebensstil, überdurchschnittliches Streben nach Anerkennung, Reizbarkeit, Aggressivität, übertriebenes erregtes Verhalten als Reaktion auf Provokation durch andere, wettbewerbs- und leistungsorientiert, kämpferisch.

Myokardinfarkt (☞ 6.3.4): Nekrose des Myokards durch Verschluß eines Herzkranzgefässes. Symptome wie bei Angina pectoris, jedoch anhaltend.

Pflege

In der Reahabilitationsphase. Das Pflegepersonal kann in die verhaltenstherapeutisch orientierte Psychotherapie einbezogen werden:
- Information über Risikofaktoren vermitteln, besonders koronargefährdende Verhaltensweisen
- bei Plänen über Verhaltensänderungen helfen: Terminplan umgestalten, mehr Ruhepausen, Kontakt mit Personen, die Rivalitätsverhalten, Ungeduld und Feindseligkeit auslösen so kurz wie möglich halten, Kontakt mit Personen, die beuhigend und stützend wirken, ausbauen
- Entspannungstechniken vermitteln, z. B. Jakobsontraining
- beim Einüben von neuen Verhaltensweisen helfen: bei Provokationen ruhig bleiben, sich nicht in feindselige Verwicklungen einlassen, sich nicht unter Zeitdruck setzen, nur eine Sache auf einmal erledigen, nicht Anerkennung um jeden Preis
- Adressen für Selbsthilfegruppen vemitteln, Sozialdienst fragen.

14.4.6 Rheumatoide Arthritis

Synonym: primär chronische Polyarthritis (PcP). Chronische Systemerkrankung mit Veränderungen an Knorpel, Synovia und Skelettmuskeln. Genese noch unklar, wahrscheinlich genetische Disposition und psychische Faktoren.

Symptome

- schleichender Krankheitsbeginn, schubartiger Verlauf
- morgendliche Steifigkeit der Gelenke und Muskulatur
- Schwellungen der Fingergrundgelenke
- Bewegungs- und Druckschmerz der kleinen Gelenke (Finger-, Hand-, Zehen- und Sprunggelenke)
- Gelenke sind überwärmt, gerötet, eventuell Erguß
- im Verlauf Deformierung und Bewegungseinschränkung der Gelenke.

Therapie

- medikamentös: Hydroxychloroquin, Gold, Sulfasalazin, Metothrexat
- nonsteroide Antirheumatika. Steroide in akuten Phasen
- Krankengymnastik
- Ergotherapie (☞ 5.5.1): funktionelle Übungsbehandlung
- stützende Psychotherapie. Bei genügender Motivation Psychoanalyse (☞ 5.4.2).

Umgang mit Patienten

Patienten mit Rheumatischer Arthritis gelten als besonders freundlich, geduldig, Neigung zu Selbstaufopferung, gleichzeitig zwanghaft, übergewissenhaft, aggressionsgehemmt.
Pflegepersonal kann einbezogen werden in stützende Psychotherapie:
- lebenspraktische Beratung, Haushalt- und Arbeitsplatzanpassung
- mit Hilfsmitteln versorgen und Umgang mit denselben üben
- emotionale Unterstützung bei der Verarbeitung der Behinderung
- Adressen von Selbsthilfegruppen (☞ 19), z. B. Rheumaliga, vermitteln.

14.4.7 Fibromyalgie

14

Synonym: Weichteilrheumatismus, myofasziales Syndrom. Keine deutlichen organischen Befunde in den entsprechenden Muskeln und Sehnen. Meistens Zusammenhang mit Belastungen, Dauerstreß. Häufigkeit: 5 % der Patienten in internistischen Praxen. Jahrelanger Verlauf, führt häufig zu Frühberentung.

Symptome

- ubiquitäre, schlecht lokalisierbare Schmerzen des Bewegungsapperates,
- typische Druckschmerzpunkte: Ansatz des M. suboccipialis, Halswirbel, M. trapezius, Humeruskopf, Beckenkamm, Trochanter major, Kniekehle
- Muskelhartspann und Druckschmerz
- Schmerzen gehen zurück oder verschwinden während Freizeit und im Urlaub
- schlechtes Ansprechen auf Antirheumatika.

Therapie

- Hauptsymptom Muskelverspannung: aktive und passive Physiotherapie, Entspannungsmethoden im Vordergrund
- medikamentöse Therapie: Azetylsalizylsäure, Muskelrelaxantien (Vorsicht: Gewöhnung, Abhängigkeit)
- Psychotherapie: Verhaltenstherapie (☞ 5.4.3), Streßbewältigungsmechanismen.

Pflege ☞ 14.3 Psychogenes Schmerzsyndrom.

14.4.8 Hyperthyreose

Überfunktion der Schilddrüse. Thyreotoxische Krise ☞ 6.3.8.

Symptome

- vergrößerte Schilddrüse
- Herz- Kreislaufsymptome: Tachykardie, Extrasystolen, Vorhofflimmern mit absoluter Arrhythmie, hohe systolische Blutdruckwerte
- Gewichtsabnahme, Durchfall
- subfebrile Temperaturen, vermehrtes Schwitzen, Wärme wird schlecht vertragen
- innere Unruhe, Schlaflosigkeit, Neigung zu depressiven Verstimmungen
- Haarausfall
- Exophthalmus, Glanzauge, seltener Lidschlag
- Tremor.

Therapie

- medikamentös: Thyreostatika
- operativ: Schilddrüsenresektion, Resektion von Adenomen
- Radiojodtherapie
- stützende Psychotherapie.

Umgang mit Patienten

Patienten neigten vor der Erkrankung dazu, Angst kontraphobisch abzuwehren, viel Verantwortung auch für andere zu übernehmen, sich in Aktivitäten zu stürzen. Durch bedrohliches Lebensereignis wie Tod oder schwerer Unfall eines Angehörigen brach kontraphobische Abwehr zusammen: Erkrankung wurde ausgelöst.

Das bedeutet: Patienten haben Mühe, Abhängigkeitsbedürfnisse direkt auszudrücken, ohne sie kontraphobisch abzuwehren. Therapieziel: Möglichkeiten finden, Bedürfnisse nach Regression und Versorgtwerden zu erkennen und zu befriedigen. Kenntnis dieser Psychodynamik ist hilfreich im Umgang mit den Patienten: Patienten darin bestärken, daß sie es zulassen dürfen, mal selber betreut und umsorgt zu werden, statt immer für andere Verantwortung zu übernehmen.

14.4.9 Neurodermitis

Synonym: atopische Dermatitis, endogenes Ekzem. Chronische Entzündung der Haut mit starkem Juckreiz. Genetische Disposition wahrscheinlich, da allergische Erkrankungen in der Familie häufig.
Erkrankung tritt oft schon im Säuglingsalter auf (Milchschorf) und führt zu Erschwerung der Entwicklung der Selbst- und Objektbeziehungen. Typische Persönlichkeitsmerkmale des Neurodermitikers wie Gespanntheit, großes Bedürfnis nach Anerkennung, Liebe und Geborgenheit, Verletzlichkeit, Reizbarkeit, verdrängte Feindseligkeit sind zum Teil darauf zurückzuführen.

Symptome

Lokalisation: Gesicht, Hals, Beugeseiten der Extremitäten (Ellenbeuge, Handgelenk, Hände, Kniekehle).

- Juckreiz der Haut, der zu Kratzen führt. Als Reaktion Rötung, Verdickung und Verhärtung der Haut (Lichenifizierung), Krustenbildung und Exsudation
- psychische Folgen des Juckreizes: Schlafstörungen, Konzentrationsstörungen, Leistungsminderung
- psychische Folgen der Hautveränderungen: Minderwertigkeitsgefühle wegen Entstellung, Vermeiden von Sport, Tragen von bedeckender Kleidung, Vermeiden von sozialen Kontakten (auch von sexuellen Beziehungen) → Isolation und Verlust sozialer Kompetenzen.

Therapie

- lokal: Kortikoidlösungen, Zinkpaste, Ichthyolsalbe, Teersalbe, Ölbäder
- medikamentös: Sedativa, Antihistaminika
- Psychotherapie: Entspannungstraining (☞ 5.4.7, Jakobson, Autogenes Training), Verhaltenstherapie (☞ 5.4.3), um Erkrankung und deren Folgen zu bewältigen und Umgang mit Aggressionen, Selbstsicherheit zu lernen.

Pflege

Die Patienten erwarten, von den anderen Menschen wegen ihrer Krankheit abgelehnt zu werden, sind sehr empfindlich und unsicher in Beziehungen.

14

- für reizarme Umgebung sorgen. Keine Allergene
- sich dem Patienten gegenüber ruhig und geduldig verhalten
- Kränkungen und Kritik möglichst vermeiden, sich nicht provozieren lassen
- Patienten nicht kritisieren und verurteilen, wenn sie Kratzen nicht unterlassen können
- darauf achten, welche Situationen Juckreiz und Kratzen verstärken. Beobachtungen mit dem Patienten besprechen. Ihm helfen, Situatiuationen zu verändern oder zu vermeiden.

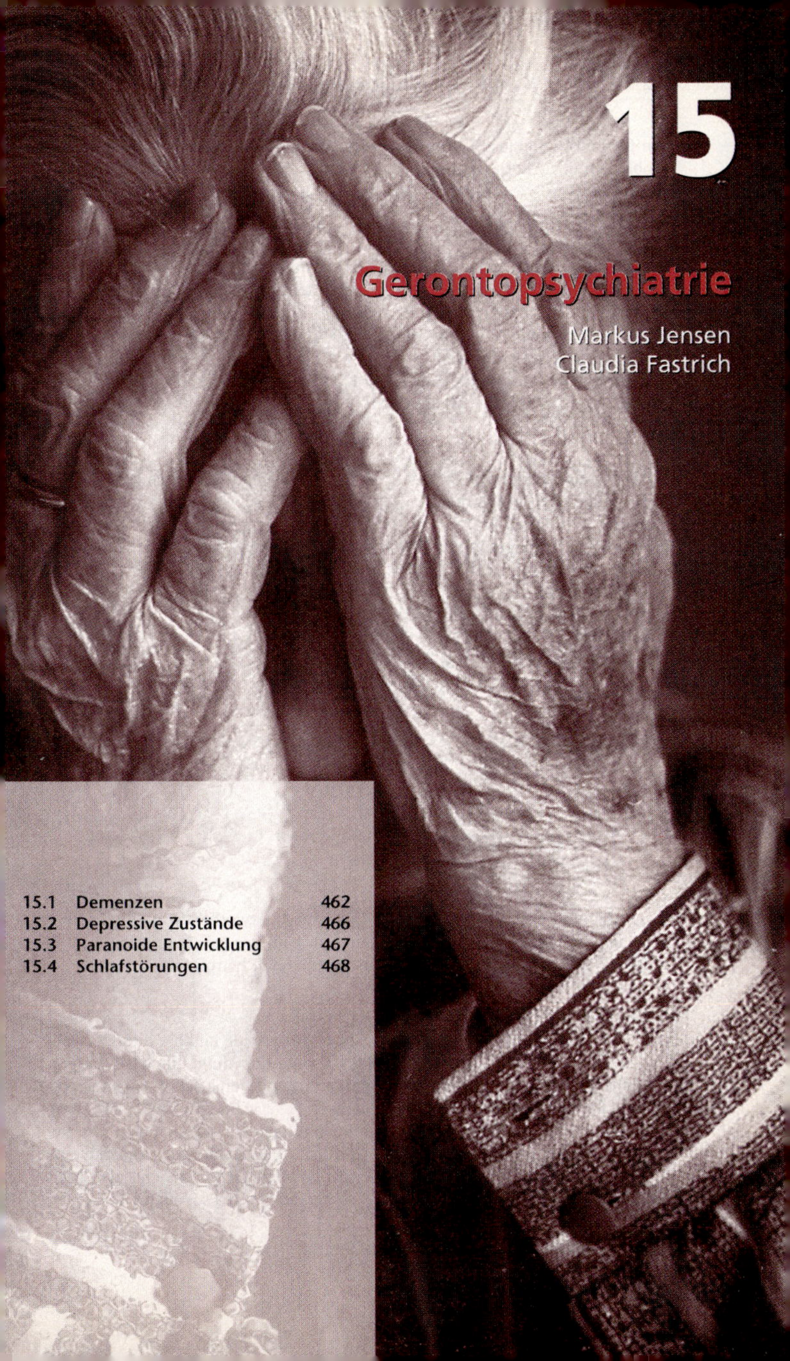

15

Gerontopsychiatrie

Markus Jensen
Claudia Fastrich

Die Gerontopsychiatrie ist ein Teilgebiet der Gesamtpsychiatrie, das sich mit Problemen des Alterns und seelischen Krankheiten älterer Menschen beschäftigt.

Psychogene Veränderungen im Alter

Psychogen bedeutet: aus den seelischen Abläufen erklärbar.

- Persönlichkeitzuspitzung: bereits vorhandene Persönlichkeitszüge werden im Alter oft überzeichnet, z. B. sparsam → geizig
- Mangel an Stimulierbarkeit durch die Umwelt, Toleranzminderung
- vermehrte Erschöpfbarkeit
- diffuses Nachlassen der Merk- und Konzentrationsfähigkeit
- Änderung des Schlafverhaltens.

Häufige psychiatrische Erkrankungen im Alter

Im Alter treten einige psychiatrische Erkrankungen und Störungen gehäuft oder in besonderer Ausprägung auf:

- Demenzen (☞ 15.1, 9.5.1)
- Delirien, akute organische Psychosyndrome (☞ 9.2)
- depressive Zustände (☞ 15.2, 7.1)
- Suizidalität (☞ 6.1.2)
- pathologische Trauerreaktion (☞ 11.1.3)
- Schmerzsyndrome (☞ 14.3)
- Schlafstörungen (☞ 15.4)
- paranoide Entwicklung bei Blindheit und Schwerhörigkeit (☞ 15.3).

15.1 Demenzen

15

Einteilung und Diagnostik ☞ 9.5.1. Chronisches, erworbenes Intelligenzdefizit, geistiger Verfall. Die Demenz ist ein sehr häufiges psychiatrisches Krankheitsbild. Es sind etwa 5 % aller Menschen > 65 J. betroffen.

Therapie

Liegt der Demenz eine behandelbare Ursache zugrunde und hat diese das Gehirn noch nicht irreversibel geschädigt, so sollte unbedingt zunächst die vermutliche Ursache der Demenz beseitigt werden, z. B. eine schwere Herzinsuffizienz. Dies ist jedoch nur selten machbar.

Je nach Schweregrand und Ursache kommen folgende Therapien zum Einsatz:

- psychotherapeutische Verfahren (☞ 5.4): Das Therapiekonzept zielt auf eine Aktivierung und auf den Erwerb von Kompetenz ab. Sie möchte den alten Menschen motivieren und in seinen intellektuellen und sozialen Fähigkeiten stimulieren und fördern
- in alltagspraktischen Fähigkeiten fördern (☞ 2)
- kognitives Training („Gehirnjogging", ☞ 5.4.3)

- Ergotherapie (☞ 5.5.1), Musiktherapie (☞ 5.5.6), Tanztherapie (☞ 5.5.5)
- Bewegungstherapie (☞ 5.4.9).

Medikamentöse Therapie
Vorsichtig mit der Bedarfsarznei. Dosierungsrichtlinie: Der psychisch Alterskranke kommt etwa mit zwei Drittel oder sogar nur der Hälfte der Vergleichsdosis des jüngeren Erwachsenen aus.
- Nootropika (☞ 18.9)
- niederpotente Neuroleptika: meist zur Sedierung, besonders Melperon (Eunerpan®) und Tiaprid (Tiapridex®, ☞ 18.2)
- Benzodiazepine: zur Angstlösung und als Schlafmittel (☞ 18.4)
- Antidepressiva (☞ 18.1).

■ Symptome, Pflege

Sprachstörungen

Sprachstörung ist häufig ein frühes Symptom. Es kommt zur Verarmung der Sprache, des Wortschatzes, Störungen des Sprach- oder Begriffsverständnisses.

Pflege
- Patienten auf falsch gebraucht Wörter hinweisen, nicht einfach darüber hinweggehen
- bei Wortfindungsstörungen dem Patienten Hilfestellung geben: mehrere Wortmöglichkeiten anbieten, wenn er auf den gesuchten Begriff nicht kommt. Beispiel: Patient zeigt auf einen Stuhl und kommt auf das Wort nicht → Worte anbieten „Tisch, Kanne, Stuhl“
- langsam sprechen.

Mnestische Störungen (☞ 4.3)

V.a. Störungen im Kurzzeitgedächtnis, aber auch im Langzeitgedächtnis. Die Patienten sind vergeßlich, können sich nicht an Namen, Begebenheiten oder Lebensumstände erinnern.

Pflege
- dem Patienten eine feste Pflegeperson zuordnen
- Anweisungen häufig wiederholen, damit der Patient sich damit vertraut machen kann
- Patienten zu möglichst großer Selbständigkeit, Selbstverantwortlichkeit und Unabhängigkeit anhalten
- Regressionstendenzen erkennen und mit einem klärenden Gespräch entgegenwirken. Bei der Körperpflege behilflich sein, gleichzeitig die Ressourcen fördern und erhalten.

Mangelnde Flüssigkeits- und Nahrungsaufnahme (☞ 2.5)

Das Eß- und Trinkverhalten ist bei vielen geriatrischen Patienten, besonders aber bei gerontopsychiatrischen Patienten gestört. Gründe für geminderte Flüssigkeits- und Nahrungsaufnahme:
- schwächeres Durstgefühl. Gehäuft Aufnahmen zu Beginn der warmen Jahreszeit
- Antriebsmangel (☞ 4.8) z. B. aufgrund einer Depression (☞ 7.1)

- schwere mnestische Defizite (☞ 4.3): Patienten vergessen zu trinken
- apraktische Störungen bei schweren Demenzen: Patienten wissen nicht mehr, wie man trinkt oder ißt
- Patient leidet unter Vergiftungswahn (☞ 8.2, 15.3)
- Zahnersatz paßt nicht oder schmerzt beim Essen
- Patient ist körperlich behindert. Es macht ihm Mühe, sich etwas zu trinken zu holen.

Pflege
- Patienten nach den Gründen für das Nicht-Essen und Nicht-Trinken fragen, nach o.g. Gründen fragen
- Ein- und Ausfuhr kontrollieren (☞ 2.5)
- Flüssigkeitsaufnahme forcieren (☞ 2.5), Vorsicht bei Herzinsuffizienz
- Patienten regelmäßig wiegen
- Patienten fragen, was er gerne ißt und trinkt. Angehörige einbinden, Lieblingsgetränke oder -essen mitbringen lassen. Nach Rücksprache mit dem Arzt kann auch mal ein alkoholfreies oder -armes Bier erlaubt sein
- bei Vergiftungsideen oder Vergiftungswahn dem Patienten Sicherheit vermitteln, z. B. die hochkalorische Nahrung oder den Joghurt vor seinen Augen öffnen, Patient kann Wasser direkt aus dem Wasserhahn trinken (☞ 8.2, 15.3)
- Patienten auch zwischen den Mahlzeiten immer wieder, quasi im Vorbeigehen, zum Trinken anhalten
- Angehörigen über den Umgang mit dem Problem informieren
- ggf. für Haftcreme sorgen, beim Zahnarzt vorstellen.

Orientierungsstörung (☞ 4.4)

- Patienten finden sich nicht mehr zurecht, sobald sie nicht mehr in ihrer gewohnten Umgebung sind. Sie finden z. B. nicht mehr den Ausgang zur Straße. Oft Symptom für beginnende Demenz
- Patienten wissen ihren Namen nicht mehr, wann sie geboren sind, schätzen sich oft jünger ein
- Patienten finden sich auf Station nicht zurecht.

Pflege
- Patienten einfache Symbole an die Tür machen, z. B. Rose, Apfel
- auf der Station vermehrt Schilder anbringen. z. B. an verschiedenen Stellen den Weg zur Toilette, zum Eßraum, zum Stationszimmer ausschildern
- bei der Beschilderung für jeden Raum immer ein gleichfarbiges Schild benutzen
- Schränke eindeutig beschildern, z. B. mit Symbolen oder Bildern aus Illustrierten.

15

Antriebsstörung

☞ 4.8. Es kommt zu Verlust von Initiative, Interessen und Spontaneität. Phasenweise sind die Patienten wiederum sehr unruhig, umtriebig.

Pflege
- bei Interessenverlust den Patienten z. B. bei der körperlichen Pflege zu Gesprächen oder Erzählungen anregen. Bei Pflegetätigkeiten zu zweit, den Patienten in ein Dreiergespräch mit einbinden, nicht über den Patienten hinweg reden

- gemeinschaftliche Aktivitäten fördern, z. B. Singen oder Gesellschaftsspiele
- Patienten, die neu auf Station kommen, mit anderen Patienten namentlich bekannt machen, z. B.: „Das ist Herr Schmitt, das ist Herr Meyer. Herr Meyer hat übrigens auch lange bei der Bundesbahn gearbeitet".

! Bei liegendem Blasenkatheter oder zentralem Venenkatheter darauf achten, daß diese nicht herausgezogen werden.

Forderndes, gereiztes, aggressives Verhalten

☞ 6.1.5. Mangelnde Krankheitseinsicht, häufig in Verbindung mit einer Persönlichkeitszuspitzung, führen nicht selten zu forderndem oder aggressivem Verhalten. Im Alter kommt es wie bei vielen hirnorganischen Prozessen neben der erhöhten Reizbarkeit zu einer stärkeren Affektlabilität und Affektinkontinenz.
Die Patienten haben das Ausmaß ihres Affektes nicht mehr so gut unter Kontrolle → Möglichkeit eines stärkeren Impulsdurchbruchs. Patienten mit dysphorischen oder aggressiven Impulsdruchbrüchen im Alter tun die Durchbrüche im Nachhinein oft sehr leid tun: „Wissen Sie, Schwester, es war nicht so gemeint, so kenne ich mich gar nicht".

Pflege

- nicht provozieren lassen
- Patienten freundlich, aber bestimmt auf seine Aggressivität hinweisen, z. B. „Merken Sie, daß sie mich böse ansprechen? Habe ich etwas falsch gemacht?"
- fragen, ob es einen Grund für die Unfreundlichkeit gibt. Besserung herbeiführen
- Patienten um einen anderen Umgangston bitten, z. B. „Wir bemühen uns hier um einen freundlichen und höflichen Umgang miteinander, ich möchte Sie bitten, das auch zu tun" oder „Ich möchte Sie bitten, Ihren Umgangston etwas freundlicher zu gestalten".

! Die Gabe von sedierenden Medikamenten soll mit dem Patienten besprochen werden.

Formale Denkstörungen

☞ 4.6. Umständliches Denken und Handeln. Es fällt den Patienten schwer, die Dinge „auf den Punkt" zu bringen. Gedankenabreißen: Patienten verlieren den Faden, sie wissen im Gespräch oft nicht mehr, was sie eigentlich sagen wollten.

Apraktische Störungen

Die Patienten können bestimmte Dinge des täglichen Lebens aufgrund der Demenz nicht mehr oder nur noch verlangsamt oder unvollständig ausführen, z. B. sich ankleiden, sich waschen.

Pflege

- Geduld bewahren, Patienten nicht drängen, auch wenn man es selber schneller gemacht hat
- so viel Hilfestellungen wie nötig, so wenig wie möglich
- praktische Fähigkeiten des Patienten bei Aufnahme und immer wieder während der Behandlung ausloten, ihn „machen lassen"
- Besucher des Patienten zu Hilfestellungen anleiten.

15.2 Depressive Zustände

Im Alter können alle an anderer Stelle beschriebenen Depressionen (☞ 7.1) vorkommen. Als besondere Form gilt die Involutions- oder Spätdepression. Es handelt sich hierbei um eine endogene Depression mit Erstmanifestation nach dem 50. LJ. Der Verlauf ist monopolar und häufig langwierig, meist > 1 J. Frauen sind mehr als doppelt so häufig betroffen wie Männer. Das Erkrankungsalter liegt zwischen dem 50. und 65. LJ.

Ätiologie

Wie bei der endogenen Depression scheint eine erbliche Belastung vorzuliegen. Darüber hinaus spielen psychosoziale und körperliche Auslöser eine Rolle:
- Isolierung, Vereinsamung. Verlust, Tod von Ehepartnern und Freunden
- Berentung mit materiellen Einbußen, Verlust von Status und Position
- Umzug mit Verlust des gewohnten Umfeldes
- Verlust der körperlichen Leistungsfähigkeit durch körperliche Erkrankungen, Stürze, Infektionen.

Symptome

Grundsätzlich können alle Symptome einer endogenen Depression auftreten (☞ 7.1.2). Als typisch für die Altersdepression gilt der langwierige Verlauf, die quälende Agitiertheit und die wahnhaften Schuld- und Versündigungsideen.
! Bei depressiven Syndromen im Alter besteht eine deutlich erhöhte Suizidalität.

Therapie

Neben der **Pharmakotherapie** mit Antidepressiva (☞ 18.1), Neuroleptika (☞ 18.2), Tranquilizern (☞ 18.3) und ggf. Schlafmitteln (☞ 18.4) kommen folgende Therapieangebote in Frage:
- Psychotherapie (☞ 5.4): Gespräche, aber auch Gruppen-, Beschäftigungs- und Arbeitstherapie
- Elektrokrampfbehandlung (☞ 5.6.1)
- Schlafentzug (☞ 5.6.2)
- Lichttherapie (☞ 5.6.3).

15

Tips, Tricks & Fallen

Antriebssteigernde Antidepressiva erhöhen das Suizidrisiko.

15.3 Paranoide Entwicklung

Paranoide Entwicklung besonders bei Blindheit und Schwerhörigkeit. Sehen und Hören sind die zwei wichtigsten Kriterien zur Orientierung in der Umwelt. Störungen dieser Sinne haben vielfältige Auswirkungen auf die Betroffenen. Diese variieren nach Erkrankungsalter und Ausmaß der Behinderung. Besonders im hohem Erkrankungsalter kommt es auch aufgrund der Umstellungserschwerung im Alter häufig zu einer paranoiden Entwicklung. Schwerhörige sind wesentlich häufiger als Blinde davon betroffen.

Ätiologie

Der Verlust des Hörvermögens kann zu einer Fehlinterpretation der Realität führen. Gespräche werden nicht oder nur teilweise verstanden. Dadurch entsteht das Gefühl, das über sie gelacht, gesprochen wird. Dies kann sich zu einem unbeeinflußbaren Wahn (☞ 4.6) steigern. Der Wahn tritt dabei als isoliertes Symptom auf. Eine Veränderung der Persönlichkeit tritt nicht auf.

Umgang mit Schwerhörigen

Der paranoide Wahn läßt sich als Verlust des Vertrauens in die Umwelt interpretieren (W. Richtberg). Dieses Vertrauen wieder herzustellen ist u. a. Aufgabe des Pflegepersonals. Dazu muß man sich der vielfältigen Bedeutung des Hörens bewußt sein:

- Hintergrundgeräusche begleiten unser Leben und ermöglichen uns eine unbewußte Orientierung. Sie geben uns z. B. noch vor dem Öffnen der Augen die Gewißheit, das alles in Ordnung ist
- Schallreize wie Autolärm, Schritte, Rufe warnen uns vor Gefahren und nehmen plötzlichen Veränderungen ihren Schrecken
- das Gespräch ist das wichtigste Kommunikationsmittel. Nicht nur welche Worte, sondern auch welcher Tonfall gewählt wird, hat Einfluß auf die Bedeutung des Gesagten.

Darauf ausgerichtet muß das Verhalten des Personals dem Patienten die Möglichkeit geben, diese Mängel zu kompensieren.

- von vorne auf den Patienten zugehen, um Erschrecken zu vermeiden, den Patienten nicht plötzlich von hinten anfassen
- dem Patienten gegenüber sitzen, darauf achten, daß das Gesicht des Sprechers beleuchtet ist, dies erleichtert das Ablesen vom Mund
- langsam und deutlich sprechen. Nur laut, wenn nötig. Dabei kurze, klare Sätze mit eindeutigen Formulierungen benutzen
- genügend Zeit für das Gespräch einplanen, damit alle Informationen ausgetauscht werden können
- über alle Maßnahmen informieren, im Zweifel wiederholen
- Testfragen stellen, die erkennen lassen, ob alles verstanden wurde
- soziale Kontakte fördern, Angehörige ermuntern, den Patient zu einem gemeinsamen Spaziergang mitzunehmen
- bei wahnhaften Äußerungen deutlich machen, daß man seine Ansicht akzeptiert, selbst aber anderer Meinung ist: Konsens in Dissens
- Angehörigen im Umgang mit der Behinderung des Patienten anleiten, in dem z. B. die hier genannten Tips vermittelt werden

- Anbindung an Selbsthilfegruppen anregen.

! Nicht jeder alte Mensch ist schwerhörig: nicht mit jedem alten Menschen muß man laut sprechen.

Therapie

- Therapie der Grunderkrankung, mit Hörgerät und anderen Hilfsmitteln versorgen
- Pharmakotherapie mit Neuroleptika (☞ 18.2), ggf. mit Antidepressiva (☞ 18.1)
- Beschäftigungs- und Arbeitstherapie zur Förderung der sozialen Fähigkeiten
- Psychotherapie (☞ 5.4) bei sensitiver Persönlichkeit.

15.4 Schlafstörungen

15–25 % der Bevölkerung klagen über Einschlafstörungen, Durchschlafstörungen und zu wenig Schlaf. Bei den akuten Schlafstörungen überwiegt die Einschlafstörung, bei den chronischen Schlafstörungen die Durchschlafstörungen.

Altersphysiologische Veränderungen

- Schlafunterbrechungen nehmen zu, der Schlaf wird insgesamt störbarer
- Nachtschlaf oft reduziert auf 5,5–6,5 h pro Nacht
- verschobene kurze Schlafphasen treten auf, z. B. das tägliche Nickerchen
- erhöhte Anzahl und Veränderung von Wachzeiten nach dem Schlafbeginn
- Tiefschlafphasen werden kürzer und sind in die frühen Morgenstunden verschoben.

15

Ursachen

- situativ: Lärm, schnarchender Bettnachbar, ungünstiges Bett, Schichtarbeit
- psychogen: durch chronische Belastungsreaktionen, Angstzuständen, konditionierte (gelernte) Schlaflosigkeit
- psychiatrische Störungen: Delir (☞ 9.2), Depressionen (☞ 7.1), Demenzen (☞ 9.5.1, ☞ 15.1)
- internistisch: chronische Scherzzustände, Herzinsuffizienz, nächtliches Wasserlassen, Schlaf-Apnoe-Syndrom
- neurologisch: nächtlicher Myoklonus, Parkinson-Syndrom, Restless-legg-Syndrom
- pharmakogen: fast alle Psychopharmaka, in Abhängigkeit von Verträglichkeit und verabreichter Dosis, Kaffe, schwarzer Tee, Alkohol- und Schlafmittelentzug.

Pflege

Patienten, die klagen, sehr oft wach zu sein, und das Gefühl haben, „eigentlich gar nicht geschlafen zu haben", können ein Schlafprotokoll anlegen, in dem sie die Schlaf- und Wachzeiten genau notieren.
Ältere Menschen profitieren manchmal nicht vom Fernsehen am Abend, weil sie möglicherweise schlecht sehen und hören, sich nicht mehr so gut konzentrieren können. Aus Gewohnheit bleiben sie jedoch sitzen. Sie werden nervös und können später nicht mehr einschlafen.

Beobachten
- periodische Myoklonie: alle 20–60 Sek. kommt es in der Einschlafphase und in den leichteren Schlafphasen zu langsamen Beugebewegungen im Fußgelenk, die zu kurzzeitigem, inkompletten Erwachen führen
- Schlaf-Apnoe-Syndrom: Atempausen > 10 Sek. → Kohlendioxidpartialdruck steigt an → partielles oder vollständiges Aufwachen und tiefes Durchatmen während mehrerer Atemzüge
- Restless-legs-Syndrom: Patient klagt über unruhige Beine beim Wachliegen ähnlich der Bewegungsunruhe
- bei Angaben von Schlafstörungen öfter nach dem Patient sehen: Ist er häufig wach, schläft er nicht erholsam?

Schlaf fördern
- nicht zu früh zu Bett gehen lassen: ~ 22^{00} Uhr
- nach 24^{00} Uhr keine Bedarfsarznei (☞ 18.3, 18.4) geben → Schlafüberhang, Patient ist am nächsten Morgen noch müde. Genaue Absprache mit dem Arzt
- schnarchende Patienten zu Mitpatienten legen, die nicht so empfindlich sind
- laute Mitpatienten um Rücksicht bitten. Patient, der nicht schlafen kann, ggf. aus dem Zimmer bitten, damit er die anderen nicht auch noch wach macht
- Patient sollte nicht zu lange im Bett wach liegen. Aufstehen, sobald er merkt, daß er unruhig wird. Eine entspannende Tätigkeit machen. Erst wenn er dann die Müdigkeit wieder verspürt und entspannt ist, wieder hinlegen
- darauf achten, daß der Patient nicht während des Tages schläft
- Schlafhygiene: Einschlafrituale fördern, z. B. nach dem Bridgespiel zu Bett gehen
- Patient sollte sich nur zum Schlafen in das Bett legen, nicht zum Lesen oder Radio hören.

! Möglicherweise haben Patienten Entzugerscheinungen, wenn Schlafmittel, die zuhause genommen wurden, in der Klinik abesetzt wurden. 15

Therapie

Medikamentös
- beruhigende Tees, z. B. Kamillentee, Fencheltee (☞ 18.11)
- niederpotente Neuroleptika (☞ 18.3): z. B. Melperon (Eunerpan®), Tiaprid (Tiapridex®)
- Antidepressiva (☞ 18.1)
- Benzodiazepine (☞ 18.4).

Entspannungstechniken
- Jacobsontrainig (☞ 5.4.7)
- autogenes Training (☞ 5.4.7)
- Audiokassetten.

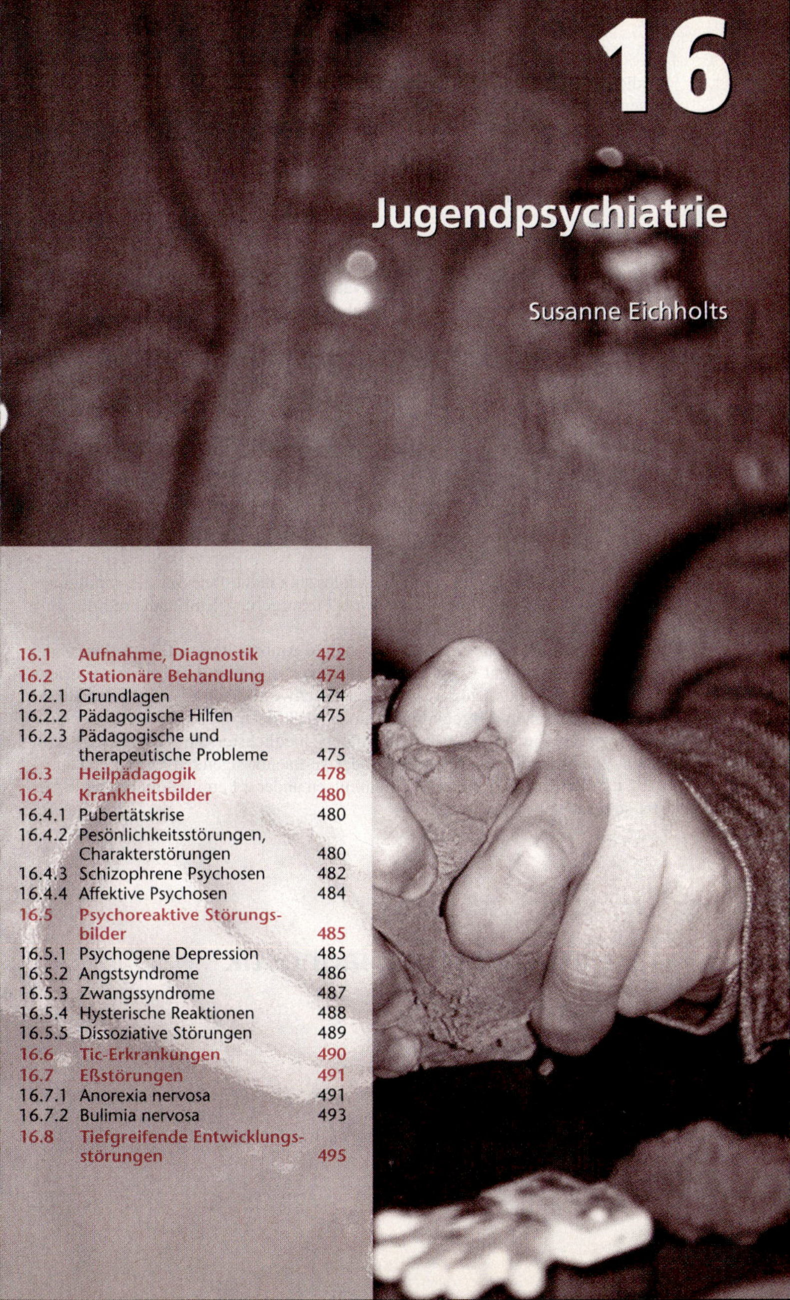

16

Jugendpsychiatrie

Susanne Eichholts

In diesem Kapitel werden Grundlagen und Voraussetzungen einer psychiatrischen stationären Behandlung dargestellt, die der spezifischen Situation von Jugendlichen in Pubertät und Adoleszenz gerecht wird, sowie psychiatrische Erkrankungen des Jugendalters, die einer solchen Behandlung bedürfen.
Es handelt sich um einen Teilbereich des Fachgebietes Kinder- und Jugendpsychiatrie, denjenigen, der als Nahtstelle zur Erwachsenenpsychiatrie betrachtet werden könnte.
Mit Eintritt der juristischen Volljährigkeit sind i.d.R. die Entwicklungsanforderungen von Pubertät und Adoleszenz noch nicht bewältigt:

- Entwerfen von beruflichen und privaten Lebenszielen
- Ergreifen von Initiative und Übernahme von Verantwortung
- Abnabelung von der Herkunftsfamilie
- Versöhnung mit Eltern- und Autoritätsfiguren
- Integration von Sexualität in Selbstbild und Beziehungen zu anderen.

Diese Lebensphase kann sich bis in die Mitte des 3. Lebensjahrzehnts hinziehen, so daß auch bei jungen Erwachsenen eine psychische Störung durch eine Adoleszentenproblematik überlagert oder verursacht sein kann.
Adoleszente stellen Pflegekräfte und TherapeutInnen vor andere Aufgaben als Erwachsene:

- sie brauchen einerseits noch pädagogische Anleitung und Unterstützung im täglichen Lebens und bei der Bewältigung der o.g. Entwicklungsanforderungen
- andererseits können Pubertät und Adoleszenz nicht ohne Verselbständigung und Loslösung des Jugendlichen von Fürsorge und Einflußnahme der Erwachsenen bewältigt werden.

Diesem zeitweise mehr oder weniger akuten Ambivalenzkonflikt des Jugendlichen im Umgang mit Erwachsenen muß auch in jeder jugendpsychiatrischen Behandlung Rechnung getragen werden. Erschwerend kommt bei Jugendlichen mit psychiatrischen Erkrankungen hinzu, daß sie häufig schon vor Erkrankungsbeginn Entwicklungsdefizite unterschiedlichster Art aufweisen und einem pädagogisch unzureichenden oder vernachlässigenden Milieu entstammen, das durch psychiatrische Erkrankungen anderer Familienmitglieder belastet sein kann.

16.1 Aufnahme, Diagnostik

Häufige Einweisungsdiagnosen

- depressive Episode mit Suizidalität (☞ 6.1.2)
- Zustand nach Suizidversuch
- schizophrene Psychose (☞ 8)
- Selbst- und/oder Fremdgefährdung nach Alkohol- und/oder Drogenmißbrauch (☞ 12)
- Panikstörung, Angststörung (☞ 12.2)
- Anorexia nervosa (☞ 14.1.1)

- Bulimia nervosa (☞ 14.1.2)
- aggressiver Durchbruch bei tiefgreifender Entwicklungsstörung wie Autismus oder geistiger Behinderung (☞ 6.1.5)
- posttraumatische Belastungsreaktion
- Zwangserkrankung (☞ 11.2.3).

Aufnahmemodus

- regelrechte Aufnahme zur Behandlung erfolgt i.d.R. nach ambulantem Vorgespräch und Entscheidung des Jugendlichen für eine stationäre Behandlung. Schriftliche Einverständniserklärung des Sorgeberechtigten, Amtsvormundes, Pflegers – evtl. nur für den Bereich Heilbehandlung – muß vorliegen
- Krisenintervention bei Zuständen, die sofortige ärztliche Intervention erforderlich machen, z. B.
  - akute Suizidalität, Zustand nach Suizidversuch
  - affektiver Durchbruch und Ausnahmezustand
  - delirante Zustände, Verwirrtheitszustände
  - stupuröse Zustände
  - Panikzustände
  - lebensbedrohlicher Zustand durch reduzierte Nahrungsaufnahme bei Verdacht auf Eßstörung

  ! Information des Sorgeberechtigten, Amtsvormunds, Pflegers – evtl. nur für den Bereich Heilbehandlung – notwendig.
- Inobhutnahme nach § 42 Kinder- und Jugendhilfegesetz (KJHG) durch das zuständige Jugendamt im Rahmen eines Hilfeplanes bei Wunsch des Jugendlichen, geschützt (untergebracht) zu werden, d. h. i.d.R. nicht mehr nach Hause zu wollen

  ! Auf diesem Weg können vormundschaftsgerichtliche Maßnahmen nach § 1666 BGB vermieden werden, er setzt jedoch eine gewisse Kooperation der Sorgeberechtigten voraus.
- Aufnahme entgegen dem Willen des Sorgeberechtigten bei akuter Gefährdung des Jugendlichen durch Mißhandlung oder Mißbrauch nach Sorgerechtsentzug – evtl. nur für Teilbereiche der elterlichen Sorge – durch das Vormundschaftsgericht in Zusammenarbeit mit dem zuständigen Jugendamt.

Jugendpsychiatrischen Diagnostik

Ist mehrdimensional (multiaxial). Im Rahmen der ICD werden berücksichtigt:
- psychiatrische Diagnose betreffend Symptome und Syndrome gestörten Empfindens und Verhaltens oder tiefgreifender Entwicklungsstörung (Achse I)
- Entwicklungsverzögerungen, -defizite, z. B. Sprachentwicklung, schulische Fertigkeiten, motorische Funktionen (Achse II)
- Intelligenzniveau (Achse III)
- körperliche Erkrankungen (Achse IV)
- abnorme familiäre und soziale Umstände in der Herkunftsfamilie, der unmittelbaren Lebenssituation und der Schul-, Ausbildungs- oder Arbeitssituation (Achse V).

16.2 Stationäre Behandlung

16.2.1 Grundlagen

Die Grundlage bildet ein für alle MitarbeiterInnen verbindliches, heilpädagogisch orientiertes Konzept, das die Kompetenzen und Aufgaben der einzelnen Berufsgruppen in Bezug auf die pädagogischen und therapeutischen Maßnahmen absteckt und im Team auf die Erfordernisse des Patienten abgestimmt wird.

Aufnahme

- dem Jugendlichen werden bei Aufnahme die Regeln der Station (Tagesstruktur, Pflichten, Verbote) schriftlich ausgehändigt. Regelverstöße, die die Weiterbehandlung gefährden, benennen, z.B. Drogenkonsum
- Patienten dürfen zunächst für ~ 3 Tage die Station nicht alleine verlassen, sondern nur in Begleitung eines Mitarbeiters, bis die Mitarbeiter zu der Einschätzung gelangt sind, daß eine therapeutische Basis und pädagogische Einflußnahme erreicht ist, d.h. eine Beziehungsanbahnung erfolgt ist
- Kontaktsperre oder kontrollierter Kontakt: i.d.R. 14 Tage nach Aufnahme. Betrifft sämtliche Bezugspersonen außerhalb der Klinik.

Bei positivem Verlauf, z.B. Einlassen auf die Behandlung, Einhalten von Regeln, Beteiligung an Gruppenaktivitäten:

- sobald der Krankheitsverlauf es zuläßt, sollte der Schulbesuch oder die Weiterführung der Ausbildung von Station aus ermöglicht werden.
  ! Kinder- und Jugendpsychiatrische Kliniken verfügen i.d.R. über interne Beschulungsmöglichkeiten
- zunehmende Zeit zur freien Verfügung gewähren, wobei vorher besprochen wird, was der Jugendliche in dieser Zeit unternehmen will, z.B. Einkäufe, Kinobesuch mit Freunden, Volkshochschulkurs
- Besuche in der Herkunftsfamilie sind i.d.R. nicht erlaubt. Zunächst Besuche auf der Station in der Besuchszeit. Nach ~ 3 Wochen Beginn mit Beurlaubungen am Wochenende für Unternehmungen mit der Familie zunächst stundenweise, später auch über Nacht
- sozialen Kontext wie Familie, Pflegefamilie, Heim, WG in die pädagogischen und therapeutischen Maßnahmen einbeziehen
- Entwicklungsaspekte wie Entwicklungsstand und -möglichkeiten in den pädagogischen Umgang, bei Diagnostik und Therapie einbeziehen
- die Zusammenarbeit mit den zuständigen Sozialarbeitern des Jugendamtes ist unumgänglich bei:
  - seelischer, geistiger oder körperlicher Behinderung oder Bedrohung durch diese Behinderungen. Es besteht ein Rechtsanspruch des Jugendlichen auf Hilfe nach dem KJHG
  - Notwendigkeit einer Überweisung in eine Einrichtung der Jugendhilfe nach Entlassung. Die Hilfeplanung erfolgt durch das Jugendamt in Kooperation mit der Klinik. Den Jugendlichen in die Planung therapeutisch begleitet einbeziehen.

16.2.2 Pädagogische Hilfen

- Bezugsbetreuersystem
  - ein Mitarbeiter „übernimmt" sympathiegeleitet einen Patienten. Dieser Mitarbeiter wird dem Patienten als sein Ansprechpartner vorgestellt, der sich besonders um seine Probleme kümmert
  - Meist nehmen die Jugendlichen dieses Beziehungsangebot intensiv wahr und der Bezugsbetreuer bekommt eine besondere Bedeutung für den Patienten, z. B. kann es therapeutisch angezeigt sein, daß der Bezugsbetreuer an Familiengesprächen teilnimmt und Position des Patienten stärkt
- Kummerkasten: wird einmal wöchentlich im Team geleert und besprochen. Meist geht es um besondere Wünsche, aber auch um Gefühle von Einsamkeit, Ausgeschlossensein
- Wochenpläne:
  - werden in Zusammenarbeit mit den Jugendlichen erstellt, auf der Station ausgehängt. Hier werden Dienste, Termine, Pflichten, Zeit zur freien Verfügung eingetragen werden.
  - klar geregelte Zeiten für Telefonkontakte, Raucherpausen, Besuchszeiten, Zeiten für Hausaufgaben, Fernsehen u.ä.

16.2.3 Pädagogische und therapeutische Probleme

Suizidalität ☞ 6.1.2.

Regelverstöße

Regelverstöße sind häufig Ausdruck von Ambivalenz der Behandlung gegenüber → im Team klären: Besteht noch ein Behandlungsbündnis? Sind die Regelverstöße Ausdruck dafür, daß der Jugendliche durch zu viel Freiraum überfordert ist? Ist die weitere Behandlung auf der Station leistbar?
Müssen diese Fragen mit „Nein" beantwortet werden:
- bei akuter Eigengefährdung: auf eine geschlossene Station verlegen
- evtl. entlassen.

Typische Beispiele
- Drogenkonsum während der stationären Behandlung
- Nichteinhalten von Abmachungen, Rauchen in den Zimmern
- Schwänzen von Schule, Therapien, Gruppenaktivitäten
- Verstecken von verbotenen Gegenstände (Feuerzeug, Streichhölzer, Zigaretten, Drogen, Alkohol, Glas(scherben) auf Station)
- körperliche Gewalt gegen Mitpatienten, BetreuerInnen, sowie massive verbale Beschimpfungen
- Entweichen.

Therapeutische Maßnahme
- Konfrontation des Jugendlichen mit der akuten Gefährdung der weiteren Behandlung und Bearbeiten der Ambivalenz in der Therapie
- Information des Sorgeberechtigten, Amtsvormunds, Pflegers über alle besonderen Vorfälle wie schwere Regelverstöße, die die Weiterbehandlung in Frage stellen, und Entweichungen (☞ 6.2.1) notwendig.

Pädagogische Maßnahme
Jugendlicher muß sich alle Vergünstigungen, wie nach Neuaufnahme, neu verdienen.

Zimmerkontrolle

Bei Verdacht auf versteckte Gegenstände. Darf natürlich vorher nicht angekündigt werden.
- in Anwesenheit des Jugendlichen werden seine persönlichen Gegenstände, Taschen, Schränke und Bett durchsucht
- nacheinander werden alle Mitpatienten und Zimmer (Bäder, Toiletten) auf diese Weise durchsucht
- Besonderheiten der Zimmer berücksichtigen, z. B. lose Tapeten, Fußleisten, Ziegel
- daran denken, daß auch Eltern Dinge auf Station schmuggeln können.

„Ritzen"

Selbstverletzung mit spitzen oder scharfen Gegenständen. Ist Ausdruck massivster intrapsychischer Spannung, für die der Jugendliche, i.d.R. Mädchen, keinen anderen Ausdruck findet.
Abgrenzung „Ritzen" von Suizidversuch: Es muß immer wieder im Team besprochen werden, ob Suizidalität vorliegt.

Maßnahmen
Auch wenn die oft demonstrative Art, wie anscheinend eine Extraportion Zuwendung erpreßt wird, Ärger hervorruft: Wunden, evtl. vom Arzt, verbinden. Jugendliche immer wieder dazu auffordern, sich BetreuerInnen anzuvertrauen, wenn es ihnen so schlecht geht, daß sie dem Drang zu „Ritzen" nicht mehr widerstehen können.

Der 18. Geburtstag

Mit Eintritt der Volljährigkeit kann ein Jugendlicher in der Regel selbst entscheiden, ob er die Behandlung fortsetzen will oder nicht. Es kann manchmal sinnvoll sein, noch 17-jährige z. B. bei Trennungsangststörung in der Hoffnung aufzunehmen, einen Behandlungsprozeß in Gang setzen zu können.
Auf jeden Fall muß der anstehende Geburtstag als eine Verschärfung des ohnehin immer bestehenden Ambivalenzkonfliktes angesehen werden und in der Therapie, wenn es sich anbietet auch im Gespräch mit (Bezugs-)Betreuern, thematisiert werden.

Sexueller Mißbrauch

Häufig offenbaren Jugendliche im Verlauf einer stationären psychiatrischen Behandlung einen sexuellen Mißbrauch durch (Stief-)Väter, Verwandte oder Bekannte, also oft Partner der Mutter.
Es gibt kein spezifisches Syndrom nach sexuellem Mißbrauch. Bei den meisten Jugendlichen in stationärer psychiatrischer Behandlung existieren in der Anamnese neben der Mißbrauchserfahrung weitere gravierende anlagebedingte oder psychosoziale Belastungen, die diagnostiziert und behandelt werden müssen.

Symptome

Folgende Symptome werden häufig im Jugendlichenalter nach sexuellem Mißbrauch vorgefunden:

- Depressivität, Selbstwertproblematik
- häufig mehrmalige Suizidversuche, Suizidgedanken
- Weglaufen, Verwahrlosung
- sexualisiertes Verhalten oder extreme Schamhaftigkeit.

Pflege

- häufig löst der Bericht einer anderen Patientin über ihren Mißbrauch oder ein entsprechender Film ein Andrängen der Erinnerung und eine depressive Reaktion, u. U. Suizidalität bei mißbrauchten Jugendlichen aus. Die Jugendliche nicht zum Erzählen drängen
- kein uneingeschränktes Stillschweigen versprechen
- dem Patienten klarmachen, daß es Situationen gibt, die nicht akzeptabel sind und verändert werden müssen, d. h. nicht geheimgehalten werden können, besonders wenn Verdacht besteht, daß der sexuelle Mißbrauch weiterhin stattfindet, z. B. während Besuchen zu Hause
- versprechen, daß jedes weitere Vorgehen mit dem Patienten abgesprochen wird, z. B. Information des Teams
- Gespräche über den sexuellen Mißbrauch mit dem Patienten möglichst im Wortlauf in direkter Rede aus dem Gedächtnis protokollieren. Insbesondere Assoziationssprünge und scheinbar nebensächliche Details, besonders wenn diese mehreren Personen gegenüber berichtet wurden, machen die Aussage glaubhaft, nicht die logische Folge von Handlungen. Im Fall der Notwendigkeit eines Sorgerechtsentzuges können diese Protokolle vom Richter zur Entscheidungsfindung hinzugezogen werden.

Tips, Tricks & Fallen

- die stationäre Aufnahme ist eine erzwungene Loslösung vom bisherigen sozialen Umfeld, die häufig als Ausstoßung von des Jugendlichen empfunden wird und manchmal auch ist
- immer davon ausgehen, daß Jugendliche eine starke Bindung an ihre Herkunftsfamilie haben, ganz egal, wie einsichtig, kooperativ oder loslösungswillig sie sich zeigen mögen und egal, welche Torturen sie in diesen Familien erlitten haben. Dies beugt Enttäuschungen bei den professionellen Helfern vor, wenn der Jugendliche sich letztendlich doch anders entscheidet und verhält, als alle wohlmeinenden Profis eigentlich für richtig halten
- besonders wenn kein Kontakt zur Herkunftsfamilie besteht, haben Jugendliche keine Möglichkeit, die Idealisierung ihrer Eltern durch die Realität zu korrigieren
- je massiver ein Jugendlicher seine Distanz zur Herkunftsfamilie demonstriert, um so stärker muß er seine Bindung abwehren. Deshalb großspurige Demonstrationen des Jugendlichen mit dem Ziel, seine Unabhängigkeit von der Herkunftsfamilie zu beweisen, nicht fördern, sondern im Gespräch eher die Möglichkeit einer doch vorhandenen Zuneigung andeuten, ansonsten auf die Psychotherapie verweisen
- jeder verdeckte Konflikt zwischen den professionellen Helfern unterstützt das pathologische Familiensystem und legt die pädagogischen und therapeutischen Möglichkeiten lahm.

16.3 Heilpädagogik

Heilpädagogik ist die Unterstützung des Heranwachsenden bei Entwicklungsrückständen oder -hemmnissen, damit er Anforderungen bewältigen kann, die sich ihm bei seiner Entwicklung zu einem gebildeten, kulturellen, sozial integrierten Wesen stellen.
Sie ist am Alltag, der Lebenspraxis und den Möglichkeiten der Jugendlichen orientiert. Sie soll zu bildender, selbsttätiger Aktivität herausfordern. In Abgrenzung dazu versucht Therapie, lebensgeschichtliche intrapsychische Blokkaden, die den Jugendlichen bei der Bewältigung seiner Entwicklung behindern, aufzulösen.

Ziele der Heilpädagogik

- Grundbedürfnisse erfüllen: Essen, Trinken, Schlafen, aber auch Zuwendung, Verständnis, Zuverlässigkeit
- Schutz vor traumatisierenden Erfahrungen: sicheren Raum herstellen, in dem Behandlung z. B. auch gegen den Willen des Sorgeberechtigten möglich ist, Schutz vor Entwertung, aber auch Schutz des Jugendlichen vor seiner Ambivalenz
- Maßnahmen an die den jeweiligen Entwicklungsphasen entsprechenden Bedürfnissen anpassen: z. B. Schutz jüngerer Patienten vor Ansprüchen, Verführung, Dominanz älterer Patienten, Verselbständigung und Übernahme von Verantwortung ermöglichen
- Erziehungsziele umfassend verfolgen: Die Interaktion mit dem Jugendlichen wird unter heilpädagogischen Gesichtspunkten reflektiert. Erzieher hat Vorbildfunktion und übernimmt die Verantwortung für das Gelingen der Beziehung
- Wiedergutmachung bei Fehlverhalten ermöglichen, damit werden überwältigende Schuld- und Angstgefühle verhindert.

Voraussetzungen

16

- Transparenz der sozialen Struktur: Mitarbeiter stellen sich vor, definieren ihren Zuständigkeitsbereich, z. B. Bezugsbetreuer, Psychotherapeut, Ergotherapeut. Du- oder Sie-Ansprache ist möglichst einheitlich geregelt
- von allen akzeptiertes und vermitteltes Wertesystem: Es orientiert sich an der Überzeugung, daß alle Menschen sich gleichberechtigt und gleichwertig einerseits nach Raum und Möglichkeit zu persönlicher Entwicklung, andererseits nach sozialer Integration sehnen. Dies erfordert den Schutz der Privatsphäre des Einzelnen sowie die Förderung sozialer Beziehungen
- eindeutige, für MitarbeiterInnen und PatientInnen verbindliche
  - Verhaltensnormen, z. B. bei Aggressivität, Rückzugsverhalten, Lächerlichmachen, Ausgrenzen
  - Rituale, z. B. Wiedergutmachen bei Fehlverhalten in Form von Entschuldigung, aber auch die Reparatur von evtl. zu Bruch gegangenem Mobiliar in der Ergotherapie ist denkbar
  - Gewohnheiten, z. B. Umgang mit Neuaufnahmen, Regeln des Zusammenlebens, Struktur des Tagesablaufes, gemeinsame Mahlzeiten, Aktivitäten

- Bewußtmachen und Besprechen von Einstellungen und Gefühlen der Mitarbeiter bzgl. Patienten, anderen Mitarbeitern und der pädagogischen Arbeit
- Raum für die Außenwelt z. B. für Besuche von Freunden auf Station ermöglichen
- Gruppenprozesse (s. u.) beachten.

! Es ist unmöglich, daß alle dieselben Überzeugungen, Zu- und Abneigungen haben. Erst wenn sich alle in ihrer Eigenart akzeptiert fühlen, ist es möglich, daß die Mitarbeiter auf ein gemeinsames pädagogisches und therapeutisches Konzept ausgerichtet sein können und es mit tragen. Das Herstellen dieser gemeinsamen Basis ist ein laufender Prozeß, der im Rahmen von Teamgesprächen (3 mal pro Woche), Supervision und Teamtagen erarbeitet wird.

Gruppenprozesse unter Jugendlichen

- Eifersucht unter den Patienten, die Mitarbeiter in Diskussionen über Bevorzugung anderer verstricken → Nicht alle sind gleich, jeder wird seiner Erkrankung und seinen Bedürfnissen entsprechend behandelt
- ein Patient wird zum Sündenbock, der anscheinend die ganze Station aufmischt oder lahmlegt → Es muß auf der Station einen Mitarbeiter geben, der sich in den Patienten einfühlen kann, ihn versteht und ihn innerlich annehmen kann. Falls nicht, muß der Patient verlegt werden.

Gruppenprozesse im Team

- Spaltung des Teams in Bezug auf die Einschätzung eines Patienten → Es muß dennoch ein einheitlicher Umgang mit diesem Patienten erreicht werden
- ein Mitarbeiter meint, nur er können adäquat mit einem Patienten umgehen → Eine gefühlsmäßige Verstrickung ist wahrscheinlich (s. u.)
- Qualifikation von Mitarbeitern anderer Berufsgruppen wird in Frage gestellt und die Zusammenarbeit verweigert, boykottiert, hintertrieben → Ausgelöst wird diese Dynamik i.d.R. durch Gefühle von nicht eingestandener Hilflosigkeit oder Überforderung.

Tips, Tricks & Fallen

- typischerweise stellen Jugendliche auf Station die Beziehungsmuster her, in denen sie ihr Leben lang gelebt haben. Dies führt nach einer gewissen Zeit der Behandlung zu einer Enttäuschung bei des Jugendlichen, der gehofft hatte, mit der Trennung vom Elternhaus seien all seine Probleme gelöst. Wenn man bereit ist, sich von den dadurch ausgelösten eigenen Gefühle zu distanzieren und Gruppenprozesse zu reflektieren, kann man viel über das bisherige (Beziehungser-)Leben des Jugendlichen erfahren. Man verhindert dadurch auch, sich in ein Beziehungsmuster verstricken zu lassen
- **Verstrickung** erkennt man an überwältigenden Gefühlen der Zu- oder Abneigung dem Jugendlichen gegenüber, an der Unfähigkeit z. B. in der Freizeit abzuschalten. Dies gehört in die Supervision.

16.4 Krankheitsbilder

16.4.1 Pubertätskrise

Die sogenannte Pubertätskrise ist kein abgegrenztes Krankheitsbild. In diesem Begriff spiegelt sich die klinische Erfahrung wider, daß die Pubertät eine extrem vulnerable Phase für das Auftreten psychischer Störungen ist. Dies hängt mit den Entwicklungsanforderungen der normalen Puberät zusammen. Man unterscheidet:

- „normale" Krisen, die den Jugendlichen in seinen Entwicklungsmöglichkeiten allenfalls vorübergehend beeinträchtigen
- psychiatrische Erkrankungen, die in der Pubertät ausbrechen. Erster Häufigkeitsgipfel für Erkrankungen des schizophrenen Formenkreises
- pathologische Krisen, die in dem Unvermögen des Jugendlichen gründen, die Anforderungen der Pubertät zu bewältigen. Sie beinhalten Aspekte des Scheiterns der persönlichen Entwicklung und führen zu sozialer Desintegration.

Die pathologischen Krisen äußern sich als Autoritätskrisen, Identitätskrisen und Störungen der psychosexuellen Entwicklung.

Autoritätskrisen äußern sich z. B. in Form von unangemessen übersteigertem Protest gegen sämtliche Autoritätsfiguren und zu Versagen in Schule oder Ausbildung oder in Form von Weglaufen, Gammeln und Verwahrlosung, Alkohol- oder Drogenmißbrauch.

Identitätskrisen zeigen sich z. B. als depressive Verstimmung, als Entfremdungserlebnisse oder akute psychotische Störung.

Störungen der psychosexuellen Entwicklung äußern sich z. B. als Pubertätsaskese oder Magersucht.

Ob eine Überforderungssituation in der Pubertät Ursache einer Erkrankung ist, kann erst durch die Beobachtung des Verlaufs der Erkrankung sowie der weiteren Entwicklung des Jugendlichen festgestellt werden.

Diagnostik, Therapie, Pflege richten sich nach der Symptomatik des Krankheitsbildes.

16.4.2 Persönlichkeitsstörungen, Charakterstörungen

16

Für die Jugendpsychiatrie besonders relevant sind:

- emotional instabile Persönlichkeit vom Borderline-Typ (☞ 11.3)
- emotional instabile Persönlichkeit vom impulsiven Typ (☞ 11.3)
- dissoziale Persönlichkeitsstörung (☞ 11.3).

Jugendliche mit diesen Störungen überfordern die Verantwortlichen in (Pflege-)Familien, Heimen, Schulen, fallen aus sozialen Bezügen und werden in akuten Krisen in die Psychiatrie eingeliefert. Bei Verdacht auf eine Persönlichkeitsstörung muß im sozialen Umfeld von schwerer massiver andauernder Traumatisierung in Kindheit und Jugend ausgegangen werden, die erkannt und, soweit sie fortdauern, ausgeschaltet werden müssen.

Mögliche Ursachen

- Ablehnung des Kindes, emotional unerreichbare(s) Eltern(teil)
- Familiengeheimnisse: z. B. Tod eines Geschwisters
- sexueller Mißbrauch, Mißhandlungen
- psychische Erkrankung der/eines Eltern(teils)
- psychische oder physische Vernachlässigung.

Symptome

Ist je nach Persönlichkeitsstörungen unterschiedlich gewichtet.

- ambivalentes Beziehungsverhalten: Es zeigen sich sowohl Autonomie- als auch Abhängigkeitswünsche und Probleme bei der Abgrenzung von innerer und äußerer Realität, was als psychose-nahe Symptomatik imponieren kann. Der Patient neigt zu Riesenerwartungen an vom ihm idealisierte Menschen, die bei Enttäuschung in extreme Ablehnung umschlägt
- fehlendes Selbstwertgefühl einerseits mit extremer Kränkbarkeit, andererseits Größen- und Allmachtsphantasien sowie Verführbarkeit
- Unfähigkeit zu Impulssteuerung mit Neigung zu affektiven Durchbrüchen wie Angst, Wut, Depression, Suchterkrankung, Deliquenz, abweichendem sexuellem Verhalten.

Zur stationären Aufnahme führen in der Regel affektive Durchbrüche, Suizidalität mit oder ohne Suizidversuche, Alkohol- oder Drogenmißbrauch.

Diagnostik

- (Familien-)Anamnese
- Drogenscreening
- Jugendamtsakte
- Beziehungsdynamik, die der Patient auch auf Station auslöst
- Vergeblichkeit pädagogischer und therapeutischer Bemühungen.

Therapie

- akute Krise beherrschen, ggf. medikamentös
- bei Suchtanamnese oder positivem Drogenscreening Entzug
- Behandlungsbündnis herstellen
- Psychotherapie
- Maßnahmen der Jugendhilfe mit dem Ziel, den Patienten in eine stabile Lebenssituation mit heilpädagogischer Beteuung und psychotherapeutischer Behandlung zu entlassen.

Pflege

- Vitalfunktionen bei Drogenentzug überwachen. Evtl. muß der akute Entzug auf der Intensivstation durchgeführt werden
- Heilpädagogik (☞ 16.3) und stationäre Behandlung, d. h. strukturierte, transparente äußeren Realität als Gegengewicht zur konfusen inneren Welt des Patienten herstellen:
  – gemeinsam mit dem Jugendlichen eine äußere Struktur in Form von verbindlichen Stunden- und Wochenplänen erarbeiten
  – auf strukturierten, immer gleichen Tagesablauf achten
  – Aufgaben, Pflichten und Regeln besprechen und schriftlich verbindlich festlegen

  - freundlich und bestimmt auf das Einhalten dieser Vereinbarungen achten
  - Distanz wahren, auf Vertraulichkeiten nicht unbedacht eingehen
  - auf Körperpflege bestehen
- immer an die Möglichkeit eines Drogenabusus auf Station denken, besonders bei apathischem oder aggressiven Verhalten
- bei Verdacht auf Drogenmißbrauch, der Patient jedoch leugnet, Zimmer kontrollieren.

Der Umgang mit Patienten mit Borderline-Persönlichkeitsstörung spaltet das Helferteam oft in zwei Lager: diejenigen, bei denen der Patient eine massive Zuneigung mit dem Gefühl auslöst, nur sie können dem Patienten helfen, und diejenigen, bei denen der Patient Gefühle von Hilflosigkeit, fehlender Kontrollmöglichkeiten und Vergeblichkeit der pädagogischen und therapeutischen Bemühungen auslöst. Dieser Konflikt gehört in die Supervision.

16.4.3 Schizophrene Psychosen

☞ 8. Erkrankungen, bei denen es zu einer Kombination von Symptomen kommt, die bei den einzelnen Formen der Erkrankung unterschiedlich akzentuiert sind:
- Denkstörung (☞ 4.2.5)
- Stimmungs- und Affektstörung (☞ 4.2.6)
- Antriebsstörung (☞ 4.2.7)
- Störung des Ich-Erlebens (☞ 4.2.8).

Im Jugendlichenalter haben Schizophrenien, die akut mit lebhafter Symptomatik beginnen eine eher günstige Prognose. Erkrankt ein Jugendlicher an einer Schizophrenie mit eher schleichendem Beginn wird oftmals die Ursache seines Leistungsversagens in Schule und Beruf sowie seines sozialen Rückzuges monatelang verkannt. Sie führen häufiger zu einem Defekt.

Alle Formen schizophrener Erkrankung, die aus der Erwachsenenpsychiatrie bekannt sind, können auch im Jugendlichenalter auftreten:
- paranoid-halluzinatorische Schizophrenie (☞ 8.2) mit vorherrschender Wahnsymptomatik und Halluzinationen
- Katatonie (☞ 8.4) mit vorherrschenden psychomotorischen Phänomenen wie Stupor und Erregungszustände
- Schizophrenia simplex (☞ 8.5), die symptomarm verläuft und nach und nach zum Defekt führt, z. B. Verflachung von Affektivität und Emotionalität, kognitive Einschränkung.

16

■ Hebephrene Schizophrenie

Symptome

Beginn meist zwischen 15. und 25. LJ. Eher schleichender Beginn mit Grübeleien, ungewohnter Distanzlosigkeit mit der z. B. über sexuelle Probleme gesprochen wird, gekünstelter Sprache, affektiver Verflachung mit eher läppischer Stimmung sowie Antriebsarmut.

Diagnostik

- Psychopathologie
- Verlauf
- Ausschluß einer organischen Gehirnerkrankung.

Bei der Diagnose einer schizophrenen Psychose im Jugendlichenalter ist Zurückhaltung geboten, weil es eine ganze Anzahl psychose-naher oder psychoseverdächtiger Zustandsbilder in diesem Lebensalter gibt, z. B.

- Pubertätskrisen (☞ 16.5.1) mit dissoziativer Symptomatik (☞ 16.5.7)
- vorübergehende akute psychotische Zustände, meist ausgelöst durch Trennung vom Elternhaus
- induzierter Störung des Realitätsbezuges bei schizophrenem Elternteil („folie a deux"- Zustände)
- monosymptomatische Zustandsbilder, z. B. Halluzinosen
- abnorme Persönlichkeitsentwicklungen, z. B. Borderline-Persönlichkeitsstörung
- affektive Psychosen
- exogene Psychosen, z. B. nach Drogenmißbrauch.
- Tourette-Syndrom (☞ 16.7.1)

! Erkrankte verschweigen oft die psychotische Symptomatik, z. B. Hören von Stimmen. Man muß explizit und detailliert danach fragen, z. B. „Hörst du Stimmen, die andere nicht hören können?", „Hat sich in der letzten Zeit irgend etwas verändert an deinem Körper oder in deiner Umgebung?".

! Jugendliche werden oft massiv von Gleichaltrigen auf Grund von Eifersucht und Angst abgelehnt (☞ 16.3.3 Gruppenprozesse). Es ist oft nicht möglich, Verständnis für diese Erkrankung bei den anderen Jugendlichen zu wecken.

Therapie

- Pharmakotherapie: Neuroleptika
- stützende Psychotherapie
- Bezugspersonenberatung
- Musiktherapie, Ergotherapie
- Maßnahmen der Jugendhilfe zur Wiedereingliederung in Schule oder Ausbildung.

Pflege

- Heilpädagogik (☞ 16.3), wobei bei psychotischen Jugendlichen der Aspekt des Schutzes vor den anderen Jugendlichen und vor Überforderung z. B. durch Dienste und Pflichten im Vordergrund steht
- auf unerwünschte Wirkungen der Neuroleptika achten, besonders Schlund- und Blickkrämpfe: Jugendliche reagieren empfindlicher als Erwachsene auf diese Medikamente
- damit rechnen, daß die Jugendlichen sich nach Abklingen der Symptomatik, z. B. der Enthemmung, schämen, da sie sich an ihr Verhalten im psychotischen Schub erinnern können.

16.4.4 Affektive Psychosen

Etwa 30 % aller jugendlichen psychotischen Patienten leiden an einer affektiven Psychose. Die Gefahr der Verkennung einer affektiven Psychose im Jugendalter ist relativ groß, da der Jugendliche im Gespräch sich anscheinend altersentsprechend mit seiner Herkunftsfamilie, der Leistungsgesellschaft sowie mit politischen und philosophischen Grundfragen auseinandersetzt und dadurch der Blick für die endogene Ursache der Symptomatik, die den Jugendlichen in seiner weiteren Entwicklung akut gefährdet, verstellt ist.
Typisch für diese Erkrankung sind periodische Verläufe mit Zuständen von depressivem oder euphorischem Erleben, evtl. psychotischer Symptomatik (Wahn) und symptomfreien Intervallen.
- monopolare affektive Psychose: es kommt entweder nur zu depressiven (endogene Depression) oder nur zu euphorischen Phasen (Manie, ☞ 7.1)
- bipolare affektive Psychose, auch manisch-depressive Erkrankung oder Zyklothymie: Es kommt zu depressiven und manischen Phasen (☞ 7).

Symptome in der depressiven Episode

- Niedergeschlagenheit
- Leistungseinbruch
- Suizidalität.

Symptome in der manischen Episode

Frechheit, Selbstüberschätzung, vermehrter Antrieb, verbale und tätliche Aggressionen.

Diagnostik

- Familienanamnese: familiäre Belastung
- rasches Eintreten der Symptomatik, abgrenzbare Phasen, abrupte Wechsel?
- das vom Patienten berichtete lebensgeschichtliche auslösende Ereignis erscheint dem Außenstehenden keine hinreichende Erklärung für das Ausmaß der Symptomatik.

Differentialdiagnosen

- exogene Ursache, z. B. Drogenmißbrauch
- endogene Psychose
- psychogene Depression.

16

Therapie

Stationäre Behandlung, da die Jugendlichen besonders in der manischen Phase keine Krankheitseinsicht haben.
- Psychopharmaka: Antidepressiva
- stützende Psychotherapie
- evtl. Musiktherapie, Ergotherapie
- Bezugspersonenberatung
- Maßnahmen der Jugendhilfe zu Wiedereingliederung
- Rezidivprophylaxe: meist Lithium, bei Jugendlichen zunehmend Carbamazepin.

Pflege

Heilpädagogik (☞ 16.3). Sich immer wieder den psychotischen Ursprung der Symptomatik ins Bewußtsein rufen, sonst entstehen leicht Tendenzen, den Patienten zu überfordern im Sinne von „der will ja bloß nicht", „der braucht ein bißchen Feuer unterm Hintern" oder es entstehen in der manischen Phase Ablehnung und Wut über die Frechheit des Patienten.

16.5 Psychoreaktive Störungsbilder

Psychoreaktive Störungsbilder: emotionale Störung, Neurosen, Konversion, dissoziative Störung. Die Diagnose einer emotionalen Störung beschreibt ein psychogenes oder psychoreaktives kinder- und jugendpsychiatrisches Störungsbild. Bei dessen Entstehung sind anlagebedingte Faktoren wie Temperament, Begabung, Geschicklichkeit, psychosoziale Bedingungen und aktuelle Lebensumstände wie Schulwechsel wechselseitig ursächlich beteiligt. Es führt zu einer Beeinträchtigung des gefühlshaften Erlebens, z. B. Ängstlichkeit, affektive Verstimmung, Labilität, soziale Scheu, Aggressivität, und zu körperlicher Symptomatik, z. B. Einnässen, Einkoten, Eßstörung, Psychosomatosen, Konversion.

- die meisten emotionalen Störungen des **Kindes- und Jugendalters** zeigen eine altersspezifische, der Entwicklungs- und Altersstufe des Kindes entsprechende Symptomatik. Der Begriff der emotionalen Störung wurde eingeführt, weil besonders kindliche Symptommuster in das Neurosenkonzept des Erwachsenenalters nicht befriedigend eingeordnet werden können
- die emotionalen Störungen des **Jugendalters** zeigen sich relativ häufig in symptomatischer Übereinstimmung mit den neurotischen Erkrankungen des Erwachsenenalters (☞ 11.2), d. h. Depression, Angstneurose, Phobien, Zwangserkrankung und Konversion.

16.5.1 Psychogene Depression

16

Symptome

- Suizidalität und Suizidversuche
- Grübeln
- Minderwertigkeitsgefühle.

Diagnostik

(Fremd-)Anamnese: Entstehung und Entwicklung des depressiven Verstimmungszustandes, wobei für den Untersucher Charakterstruktur und lebensgeschichtliche Ereignisse eine hinreichende Erklärung für das Ausmaß der Symptomatik sind.

Differentialdiagnosen

- Anpassungsstörung (☞ 11.1.3)
- depressives Vorstadium einer beginnenden schizophrenen Psychose (☞ 8)
- affektive Psychose (☞ 7)
- posttraumatische Belastungsreaktion
- Depression als Symptom im Rahmen einer hirnorganischen Erkrankung.

Therapie

Stationäre Behandlung während der Zeit der Selbstgefährdung.
- Psychotherapie einleiten
- evtl. Antidepressiva.

Pflege

Heilpädagogik (☞ 16.3). Das Ausmaß der emotionalen und physischen Verwahrlosung (ambivaltentes Beziehungsverhalten, Schuleschwänzen, Suchterkrankung, Prostitution) ist ein wichtiger prognostischer Faktor für die Indikation einer psychotherapeutisch oder heilpädagogisch orientierten Behandlung.

16.5.2 Angstsyndrome

Trennungsangststörung

Dieses Störungsbild ist unter dem Namen „Schulphobie" bekannt. Es liegt ihm jedoch keine auf die Schule gerichtete Angst, sondern eine Trennungsangst zugrunde, i.d.R. von der Mutter. Im Jugendlichenalter muß bei einer massiv chronifizierten Trennungsangststörung ausgegangen werden, die auf jeden Fall stationär behandelt werden muß und eine eher schlechte Prognose hat.
Zur Aufnahme kommt es i.d.R., weil die Eltern sich Sorgen um die Lebensperspektive des Patienten machen. Mit Betonung dieser berechtigten Sorge muß man immer wieder versuchen, die Eltern zur Kooperation zu veranlassen, d. h. den Empfehlungen der Klinik, z. B. Fremdunterbringung nach Entlassung, zu folgen.

Symptome

16

- Unfähigkeit, die Schule, Ausbildung, aber auch Freizeitaktivitäten regelmäßig zu besuchen
- multiple körperliche Beschwerden, die nur morgens auftreten und der Grund sind, warum das Bett oder die Wohnung nicht verlassen werden kann
- evtl. verkehrter Tag-Nacht-Rhythmus: Patient ist morgens zu müde, um das Haus verlassen zu können.

Diagnostik

- Schulzeugnisse zeigen lassen, besonders Fehlzeiten, auch wenn Patient nicht mehr schulpflichtig ist
- Patientenpersönlichkeit: passiv, gehemmt, abhängig
- Familiendynamik mit enger Patient-Mutter-Beziehung bei zurückgezogenem oder abwesendem Vater.

Therapie

Stationäre Behandlung, um Patienten von zu Hause zu trennen, Psychotherapie und Verhaltenstherapie.

Pflege

- nicht von Arroganz und Ablehnung der Behandlung beeindrucken lassen
- nicht von der verbal meist sehr überzeugend vorgetragenen Kompetenz, die Probleme meistern zu können, täuschen lassen
- eng führen, viele Termine, die eingehalten werden müssen
- körperliche Beschwerden, die z. T. sehr massiv und beängstigend sind, wie Verdacht auf akutes Abdomen, ernst nehmen. Evtl. Arzt holen und über Störungsbild informieren. Wenn jedoch die Untersuchung keinen pathologischen Befund ergibt, auf Einhalten der Termine dringen.

■ Angstneurose mit Panikzuständen

In der Adoleszenz auftretende Angstzustände mit diffuser innerer Spannung und Unruhe, die sich bis zu Panikattacken steigern können, phobischen Anteilen, Neigung zu Somatisierung und sexuellen Ängsten entsprechen weitgehend dem im Erwachsenenalter auftretenden Störungsbild (☞ 11.2.2).

■ Phobien

Phobien im Jugendalter entsprechen weitgehend dem im Erwachsenenalter auftretenden Störungsbild (☞ 11.2.2).
Es ist jedoch wichtig, festzustellen, inwieweit ein Jugendlicher z. B. durch eine Agoraphobie in seinen Entwicklungsmöglichkeiten eingeschränkt ist und z. B. eine der Leistungsfähigkeit des Jugendlichen entsprechende Schule nicht besuchen kann, so daß eine stationäre jugendpsychiatrische Behandlung oder Maßnahmen nach dem KJHG indiziert sein können.

16.5.3 Zwangssyndrome

☞ 11.2.3. Schwere Zwangserkrankungen im Jugendalter machen eine stationäre psychiatrische Behandlung erforderlich, wenn die Symptome wie Zwangsgedanken, z. B. Befürchtungen vor Krebs, und Zwangshandlungen, z. B. Waschzwang, so viel Zeit in Anspruch nehmen, daß Schulbesuch, Erledigung von Hausaufgaben, Teilnahme am täglichen Leben nicht mehr möglich sind. Im Kindes- und Jugendalter sind häufig Familienmitglieder in die teilweise bizarrsten Zwangsrituale eingebunden, was eine massive Belastung der familiären Situation bedeutet, die zum Auseinanderbrechen der Familie führen kann.

Differentialdiagnosen

- Tourette-Syndrom (☞ 16.7.1)
- schizophrene Psychose: Zwischen Zwangsgedanken (Patient kann sich von den Inhalten distanzieren, d. h. ihre Unsinnigkeit erkennen) und Halluzinationen und Wahnsystemen (Patient ist von der Richtigkeit seiner Wahrnehmungen und Gedankenwelt überzeugt) kann nicht immer eindeutig unterschieden werden, weil der Patient z. B. in seiner Einschätzung schwankt
- organische Psychosyndrome z. B. nach Schädel-Hirn-Trauma.

Therapie

Psychotherapie, Pharmakotherapie mit Clomipramin, Elternberatung.

Pflege

Heilpädagogik, wobei der Schwerpunkt auf dem Unterbrechen der Zwangsgedanken und Zwangshandlungen und Auffangen der dabei entstehenden Angst liegt.

16.5.4 Hysterische Reaktionen

■ Konversion

☞ 11.2.4 Psychogene Körperstörungen, z. B. Steh- und Gangstörungen, Schmerzen, Lähmungen, Beeinträchtigung der Sinneswahrnehmungen wie Blindheit, Sensibilitätsstörungen oder psychogene Krampfanfälle.

■ Psychogene Einengung des Bewußtseins

Die Einengung des Bewußtseins kann von Dämmerzuständen bis hin zum Stupor (☞ 6.1.7) reichen. Sie kann mit einer Pseudodemenz oder Konversionssymptomatik kombiniert sein (Ganser-Syndrom ☞ 11.2.4).

Diagnostik

16

- keine körperliche Ursache der Symptomatik zu finden
- Patient steht der sehr auffälligen und beeinträchtigenden Konversionssymptomatik eher gleichgültig gegenüber, findet sich in einer für Außenstehende kaum nachvollziehbaren Weise mit der besonders im Jugendlichenalter resultierenden Einschränkung der Lebensperspektiven, ab oder nimmt die daraus folgenden Vergünstigungen für chronisch Kranke oder Behinderte als Vorteil für sich wahr. Dies kann beim Untersucher altersunangemessen wirken und Verwunderung hervorrufen
- Krampfanfälle wirken sehr demonstrativ und sistieren, wenn keine Zuschauer mehr da sind.

! Gelegentlich treten psychogene Krampfanfälle zusätzlich zu einer epileptischen Erkrankung auf.

Therapie

- Psychotherapie
- Krankengymnastik bei Einschränkungen der Motorik, da es sekundär z. B. zu Kontrakturen kommen kann und auch um dem Patient die Möglichkeit zu geben, die Symptome aufzugeben, ohne das Gesicht zu verlieren.

Pflege

Heilpädagogik (☞ 16.3). Es liegt keine bewußte Vortäuschung der Symptomatik vor, die psychischen Prozesse, die zu dem Krankheitsbild führen, sind bewußtseinsfern und eine Annäherung an sie wird mit der Psychotherapie versucht.
Unterstellungen, der Patient simuliere ja nur, sind nicht nur kränkend, sondern tatsächlich auch schädlich, weil sie dazu führen können, daß der Patient unbewußt um so mehr an der Symptomatik festhält.

Tips, Tricks & Fallen

In nahezu der Hälfte der ursprünglich als Konversionssyndrom diagnostizierten Störungen wurde später doch eine organische Erkrankung festgestellt, besonders bei schleichendem Beginn der Symptomatik und emotionaler Belastungen in der Anamnese.

16.5.5 Dissoziative Störungen

Psychogene Störungsbilder, die durch den Zerfall des Bewußtseins der Kontinuität von Zeit, Raum und Identität entstehen. Dies kann zu einer Einschränkung der Orientierung bzgl. Zeit und Ort führen. So kann sich ein Patient plötzlich an einem ihm unbekannten Ort wiederfinden und nicht wissen, wie er dorthin gekommen ist (dissoziative Fugue).
Einschränkungen der Orientierung betreffend die eigene Person und Identität können sich als Entfremdungserlebnisse dem eigenen Körper gegenüber (Depersonalisation) und Verlust des Erinnerungsvermögens die eigene Person betreffend (psychogene Amnesie) äußern. Diese Störungsbilder können als Reaktionen auf ein akutes Trauma beobachtet werden, jedoch auch als Folge intrapsychischer Konflikte, z. B. als Schutz gegen Schuldgefühle, Pubertätskrise (☞ 16.5.1).
Schwerste Störungsbilder wie die **Multiple Persönlichkeitsstörung** sind i.d.R. Folge von massivster lang andauernder Traumatisierung in Form von Mißhandlung oder sexuellem Mißbrauch in der Kindheit.

Diagnostik

- Ausschluß einer körperlichen Erkrankung
- Ausschluß von Alkohol- oder Drogenintoxikation
- gegliedertes klinisches Interview für Dissoziierungsstörungen nach DSM-III-R von Marlene Steinberg M.D., New Haven, CT, Yale University School of Medicine 1985; Washington DC, The American Psychiatric Press.

Differentialdiagnosen

Schizophrene Psychose, affektive Psychose.

16.6 Tic-Erkrankungen

Muskuläre Tics sind
- plötzlich einschießende
- rasche, koordinierte
- repetitive
- nicht vom Willen gesteuerte, jedoch für eine gewisse Zeit willentlich unterdrückbare
- offensichtlich zwecklose
- bei Anspannung verstärkte, im Schlaf sistierende

Bewegungen. Häufiger im Kopf- und Schulter-Arm-Bereich als an den unteren Extremitäten lokalisiert.

Tourette-Syndrom

Das Tourette-Syndrom (Maladie de Gille-de-la-Tourette) ist eine häufig schon im Kindesalter beginnende, meist lebenslang andauernde, chronisch rezidivierende Tic-Erkrankung mit:
- komplexen muskulären Tics seit über einem Jahr
- vokalen Tics mit häufig obszönen Inhalten (Koprolalie)
- Zwangsgedanken und Zwangshandlungen
- Wiederholen eigener Äußerungen (Palilalie)
- Imitation von Bewegungen anderer (Echokinese, Echopraxie).

Dieses bizarre Störungsbild beeinträchtigt die Entwicklungsmöglichkeiten und -chancen bereits im frühen Jugendalter massiv, besonders wenn es zu Koprolalie kommt, und führt unbehandelt häufig zu sozialer Ächtung und Desintegration.

Therapie

- Pharmakotherapie: Neuroleptika. Auf unerwünschte Wirkungen der Neuroleptika achten, besonders Schlund- und Blickkrämpfe. Jugendliche reagieren empfindlicher als Erwachsene auf diese Medikamente
- Psychotherapie, Verhaltenstherapie.

16

16.7 Eßstörungen

16.7.1 Anorexia nervosa

☞ 14.1.1. Beginn der Symptomatik durchschnittlich im 14. Lebensjahr, zunehmend erkranken jedoch auch jüngere Mädchen.

Symptome

- Bodymass Index (BMI) unterhalb der altersbezogenen 3er Perzentile. BMI: Körpergewicht (kg)/Körpergröße $(m)^2$
- Auszehrung aufgrund von Einschränkung der Nahrungsaufnahme und Weigerung, das Körpergewicht auf einem Alter und Größe entsprechenden minimalen Körpergewicht zu halten
- Ausbleiben der Gewichtszunahme in der Wachstumsperiode mit der Folge eines Körpergewichts, das unterhalb eines Alter und Größe entsprechenden minimalen Körpergewichts liegt
- intensive Furcht vor Gewichtszunahme, obwohl starkes Untergewicht besteht
- intensive Beschäftigung mit Essen, Nahrungsmitteln und Kalorien
- Körperwahrnehmungsstörungen, häufig bezogen auf einzelne Körperpartien: so seien Bauch oder die Oberschenkel zu dick, obwohl offensichtlich Untergewicht besteht
- Amenorrhoe: primär, wenn durch die Auszehrung die Pubertät ausbleibt oder sekundär seit mindestens drei konsekutiven Menstuationszyklen.

Häufige somatische Befunde
- Herz-Kreislaufsystem: erniedrigter systolischer und diastolischer Blutdruck, Bradykardie (< 60 Schläge/Minute), EKG-Veränderungen, Perikarderguß
  ! Diese Veränderungen bedrohen das Leben der Patientin nicht nur in der Phase des Hungerns, sondern vor allem in der Phase der Gewichtszunahme. Deshalb wöchentliche Gewichtszunahme nicht mehr als 1 kg.
- trockene, schuppige Haut, Ausfall des Kopfhaares, Lanugobehaarung an Unterarmen und Rücken
- Blutbildveränderungen: Leukopenie, Anämie, Thrombozytopenie
- erniedrigte Körpertemperatur
- Kaliummangel bei übermäßigem Trinken von Wasser und bei Erbrechen
- Kalziummangel durch die Mangelernährung. Dieser führt zu Osteoporose.
- reversible Pseudoatrophie des Gehirns.

Persönlichkeitsmerkmale der Patientinnen

- bis zum Beginn der Eßstörung problemlose Musterkinder
- hohe Leistungsbereitschaft, oft sehr gut in der Schule
- geringes Selbstwertgefühl
- häufig zwanghaftes Verhalten, besonders im Umgang mit Essen und der Nahrungsaufnahme, z. B. Durchschneiden von Erbsen.

Merkmale der Familien

- starkes Harmoniebedürfnis
- starkes Zusammengehörigkeitsgefühl. Dies führt zu Problemen einzelner Familienmitglieder, sich abzugrenzen und eigene Interessen zu verfolgen
- dominierende Mutter.

Therapie

Bei starker Ambivalenz der Eltern und ausreichendem körperlichen Zustand ambulante Therapie möglich:
- engmaschig Gewicht kontrollieren, Blutuntersuchungen
- klare Abmachung, daß eine Gewichtszunahme erreicht werden muß, wie auch immer. Kalorienvorgabe von mindestens 1800 kcal/Tag. Evtl. Ernährungsplan machen
- sich nicht herunterhandeln lassen: Sofortige stationäre Aufnahme bei weiterer Gewichtsabnahme ankündigen
- Psychotherapie, bei der zunächst ein Körpergewicht mit der Patientin erarbeitet werden muß, von dem sie sich vorstellen kann, es während der stationären Behandlung zu erreichen und das auch medizinisch vertretbar ist, d. h. auch nach unten noch einen gewissen Spielraum läßt, da erfahrungsgemäß die Patientinnen nach Entlassung abnehmen
- Gewicht auf der 25er Perzentile der BMI-Kurve anpeilen
- Körpertherapie (☞ 5.4.5), Gruppen- und Familientherapie. (☞ 5.4.10).

! Sofortige stationäre Aufnahme bei bedrohlichem körperlichen Zustand.

Pflege

☞ 16.2 Stationäre Behandlung und ☞ 16.3 Heilpädagogik. Die Vergünstigungen und zunehmenden Freiräume sind an die Gewichtszunahme gekoppelt. Die Patientin bleibt auf Station, bis sie ein medizinisch vertretbares Mindestgewicht erreicht hat. Bis dahin keine Schule, kein Sport. Keine Diskussionen: Die Patientin ist in einer körperlichen Verfassung, in der sie keinen klaren Gedanken fassen kann, deshalb erfolgt die Aufnahme auch gegen den erklärten Willen der Patientin, oft auch nach einer längeren Phase der Ambivalenz der Eltern.

Gewicht
- falls es der körperliche Zustand der Patientin nur einigermaßen zuläßt, sollte ihr nach Aufnahme ein Zeitraum zur Verfügung gestellt werden, in dem sie versuchen kann, zuzunehmen. Die Patientinnen sind i.d.R. davon überzeugt, daß ihnen das gelingt, was aber selten der Fall ist
- die Patientin darüber informieren, daß nach dieser Phase bei nicht erfolgter Gewichtszunahme die Verantwortung an die BetreuerInnen übergeht, d. h. daß die BetreuerInnen bestimmen, wann und wieviel die Patientin essen muß
- der Patientin versichern, daß die BetreuerInnen darauf achten, daß sie nicht zu schnell zu viel zunimmt, was auch medizinisch unerwünscht ist (s.o.), auch deshalb tägliche Gewichtskontrollen, am besten morgens im Schlafanzug. Vorheriger Toilettengang ist nicht unproblematisch, weil die Patientin dort Wasser trinken kann. Im weiteren Verlauf auf 2mal pro Woche reduzieren.
- innerhalb einer Woche wird die Nahrungsvorgabe auf eine zur Gewichtszunahme ausreichende Kalorienzahl pro Tag gesteigert (i. d. R. 1800 kcal).

Nahrung, Essen
- Hilfestellung bei zwanghaftem Verhalten in der Essenssituation, d. h. in angemessener Art und Weise darauf aufmerksam machen
- die Patientin darf drei Nahrungsmittel nennen, die sie nicht essen muß, jedoch keine Grundnahrungsmittel, sondern z. B. eine bestimmte Wurst- oder Käsesorte. Insbesondere soll die Patientin Milch(produkte) essen.
- die Patientin nimmt an den gemeinsamen Mahlzeiten der Station teil, praktischerweise sitzt Betreuer neben ihr, damit das Essen nicht in der Tasche, unter dem Tisch, in den Blumen o. ä. verschwindet. Es ist das Ziel, daß die Mahlzeiten gemeinsam begonnen und beendet werden
- Schutz vor den Aggressionen der anderen in der gemeinsamen Essensituation, jedoch kann sich der Gruppendruck positiv auf das Eßverhalten auswirken, insbesondere wenn die Patientin sich auf die Behandlung zunehmend einläßt. Ziel ist, daß die Patienten sich selbst ausreichende Portionen nimmt.

Das Zusammenleben innerhalb der Jugendlichengruppe wird im Nachhinein von den PatientInnen oftmals als die heilsamste Komponente der gesamten stationären Behandlung genannt

16.7.2 Bulimia nervosa

(☞ 14.1.2). Patientinnen mit Bulimie sind i.d.R. älter als Patientinnen mit Anorexie, wenn sie sich in medizinische Behandlung begeben, so daß die Erkrankung chronifiziert und damit schwieriger zu behandeln ist. Das Körpergewicht ist häufig normal. In 50 % der Fälle besteht eine Anorexie-Vorgeschichte.

Symptome

☞ 14.1.2. Die Freßanfälle haben Suchtcharakter, die Patientin erlebt sie als Kontrollverlust, was zu starken Minderwertigkeits- und Schamgefühlen führt.

Häufige somatische Befunde
- Verätzung des Rachens, der Speiseröhre und des „Brechfingers“ durch die Magensäure
- kariöse Zähne, Schwellung der Speicheldrüsen
- Hypokaliämie: gel. lebensgefährlich, muß regelmäßig kontrolliert und ausgeglichen werden.

16

Persönlichkeitsmerkmale von Patientinnen

Ähnlich hoher Leistungs- und Perfektionsanspruch wie bei Patientinnen mit Anorexie, der jedoch nicht so kompromißlos umgesetzt werden kann, woraus Minderwertigkeits- und Versagensgefühle resultieren.

Merkmale der Familien

- häufig offensichtliche familiäre Probleme, z. B. chronisch krankes oder psychisch auffälliges Elternteil
- häufig sexueller Mißbrauch in der Vorgeschichte, der im Verlauf der Behandlung von der Bulimikerin offenbart wird.

Therapie

Kombination aus Verhaltens- und tiefenpsychologsich orientierter Psychotherapie, da Kontrolle über die Symptome nur mit einer starken therapeutischen Bindung, in der Übertragungsphänomene analysiert werden, möglich ist.

Pflege

Heilpädagogik, wobei der Schwerpunkt auf Hilfestellung bei der Unterbrechung des Teufelskreises liegt:

- Hungern führt zu Heißhunger, zum Stadium vor dem Freßanfall
- psychische Belastung führt zu Freßanfall mit der Folge von Versagensgefühlen und Gefühlen von Kontrollverlust
- um diese zum Schweigen zu bringen, entsteht ein immer stärkeren Drang zu erbrechen und sich innerlich zu „reinigen". Oft werden große Mengen Wasser getrunken, um „wirklich alles" ausbrechen zu können. Dies dauert stundenlang, die Patienten können z. B. Termine nicht mehr einhalten
- dies wiederum löst massive Schamgefühle aus, deshalb wird es geheimgehalten und als Ausdruck, die Kontrolle wieder erlangt zu haben, fängt das Hungern wieder an.

Freßanfällen vorbeugen

Die beste Möglichkeit, Freßanfällen vorzubeugen, ist, normal zu essen.
Die Patientin nimmt an den Mahlzeiten der Station teil, wird darin unterstützt, eine für sie normale Portion auf den Teller zu tun und zu essen. Die Patientinnen sind oft massiv verunsichert, was eine für sie angemessene Portion ist, sie haben auch oft falsche Vorstellungen über Nährwert einzelner Nahrungsmittel.

Psychische Belastungen erkennen

BetreuerInnen reagieren auf offensichtliche, oftmals spezifische, auslösende psychische Belastungen der Patientin wie Elternbesuch, Konflikte auf Station, indem sie die Patientin darauf aufmerksam machen. Diese kann Gefühlszustände nicht wahrzunehmen, sondern nur den Drang, Nahrung in sich hineinzustopfen. Das Management dieser Situation wird am besten vorher abgesprochen:

- gehortete Nahrungsmittel unter Verwahrung nehmen, Küche abschließen
- auf Station bleiben.

Erbrechen vermeiden

Nach dem Freßanfall und nach jeder Mahlzeit ist das Ziel, nicht zu erbrechen. Das Management dieser Situation wird am besten vorher abgesprochen:

16

- Bettruhe
- Toiletten abschließen
- Gesprächsbereitschaft
- alternative Tätigkeiten, die Spaß machen.

Nach dem Erbrechen

Nach dem Freßanfall-Erbrechen-Zyklus sind Ziele:

- Erholung
- in der Therapie besprechen, welche Überzeugungen nach einem solchen Zyklus dazu führen, daß ein neuer Teufelskreis beginnt, z. B. die Überzeugung, daß alles, was bisher erreicht wurde, null und nichtig sei
- Überzeugung, daß die beste Möglichkeit, Freßanfällen vorzubeugen, normal zu essen ist.

16.8 Tiefgreifende Entwicklungstörungen

In diese Katergorie werden Kinder- und Jugendpsychiatrische Krankheitbilder eingeordnet, bei denen seit frühester Kindheit Störungen im Bereich der psychosozialen und emotionalen Entwicklung auftreten. Diese führen zu einer stark eingeschränkten Fähigkeit zu zwischenmenschlicher Kommunikation, zu sehr auf sich selbst beschränkte Interessen und zu stereotypen Aktivitäten. Häufig besteht eine Beeinträchtigung der kognitiven Entwicklung.

Frühkindlicher Autismus

Sehr seltenes Krankheitsbild, deutlich jungenwendig (3 : 1). Zugrunde liegt vermutlich eine Störung der Reiz- und Wahrnehmungsverarbeitung.

Symptome

- fehlendes Bedürfnis nach zwischenmenschlicher Kommunikation
- fehlendes Bedürfnis nach emotionaler Nähe und Wärme
- sich wiederholende und stereotype Verhaltensweisen, bizarre Interessen und Begabungen
- wenn die Sprachentwicklung einsetzt, Auffälligkeiten des Sprechens und der Sprache

Neben diesen typischen Merkmalen bestehen sehr oft unspezifische Verhaltensauffälligkeiten:

- Ängste
- Schlaf- und Eßtörungen
- Wutausbrüche. Aggressionen gegen sich selbst und andere, insbesondere wenn eine Intelligenzminderung vorliegt (Intelligenzminderung in drei Viertel der Fälle). Diese können insbesondere in der Pubertät zu erheblichen Betreuungs- und Pflegeproblemen führen.

Diagnostik

- Anamnese Entwicklungsauffälligkeiten im o.g. Sinne seit dem 2.-3. Lebensjahr
- psychopathologischer Befund
- Ausschluß von hirnorganischen und Stoffwechselerkrankungen

16

Differentialdiagnose
Geistige Behinderung. Autismus wird eher akzeptiert.

Therapie

- Verhaltenstherapie
- Heilpädagogik
- Patient kann in speziellen (Tages-)Einrichtungen z. B. des Vereins „Hilfe für das autistische Kind“ am besten gefördert werden.

17

Einrichtungen und Hilfen für psychisch Kranke

Andrea Gasper
Rita Lorse

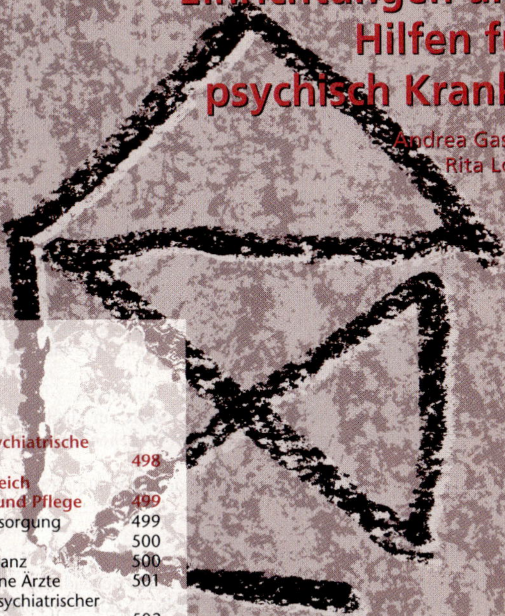

17.1 Gemeindepsychiatrische Versorgung

Ziele

- psychisch beeinträchtigten Menschen, besonders chronisch psychisch Kranke, ein weitgehend selbständiges Leben in der Gemeinde ermöglichen
- individuell verschiedene Bedürfnisse variabel berücksichtigen
- Größtmaß an Normalität gewährleisten
- flexibles, bürgernahes, gut erreichbares Versorgungssystem anbieten
- bausteinartig zusammengesetztes, abgestuftes Verbundsystem von Hilfen schaffen.

Leitgedanken

- Gleichstellung psychisch Kranker mit somatisch kranken Menschen
- ambulant vor stationär, d. h. sowenig Hilfe wie möglich, soviel Hilfe wie nötig
- Gemeindenähe, Hilfen vor Ort
- bedarfsgerechte und umfassende Versorgung mit möglichst flexiblen Übergangsmöglichkeiten von einer Betreuungsform zur anderen
- vielfältiges Angebot
- größtmögliche personale Betreuungskontinuität
- Kooperations- und Koordinationsmodelle auf allen Ebenen, z. B. zwischen den Angebotsträgern untereinander, zwischen freien Trägern und Kommunen
- Betroffene und Bürgerhilfe einbeziehen, multiprofessionelle Zusammenarbeit.

Einrichtungen und Hilfen

Im folgenden werden einige der wichtigsten Behandlungs- und Betreuungseinrichtungen für psychisch kranke Erwachsene skizziert. Sondereinrichtungen für spezifische Personenkreise, z. B. für ältere psychisch kranke Menschen, Suchterkrankte, psychisch kranke Rechtsbrecher, für Kinder und Jugendliche, wurden nicht berücksichtigt.

Die Einteilung nach verschiedenen Versorgungsbereichen wie stationäre Versorgung, Funktionsbereiche Wohnen, Arbeiten und Alltagsbegleitung ist eine Übersicht nach Schwerpunkten. Grundsätzlich sind die Übergänge der einzelnen Hilfen und Einrichtungen im Hinblick auf Aufgaben und Angebotspalette fließend. I.d.R. sollten alle Einrichtungen versuchen, die Probleme ihrer Klienten ganzheitlich zu sehen. Sie sollten entsprechend umfassende Hilfen anbieten bzw. im Umfeld oder in Kooperation mit anderen Einrichtungen mobilisieren.

17.2 Funktionsbereich Behandlung und Pflege

Das Ziel der medizinischen Behandlung ist die Heilung, Besserung, Linderung oder Verhütung von Verschlimmerung von Krankheiten. Behandlung in der Psychiatrie bedeutet mehr noch als in anderen medizinischen Bereichen, dem psychisch Kranken dazu zu verhelfen, trotz Krankheit oder Störung im gewohnten Lebensraum zu verbleiben oder dahin zurückzukehren. Psychiatrische Behandlung ist immer auch Rehabilitation. Sie muß sich mit den somatischen, psychiatrischen und sozialen Faktoren des Krankheitsgeschehens auseinandersetzen.

17.2.1 Stationäre Versorgung

Versorgungsgrundsätze

Psychiatrische Krankenhäuser und Fachabteilungen sollen grundsätzlich eine wohnortnahe psychiatrische Versorgung sicherstellen und die Pflichtversorgung der psychisch Kranken der Region übernehmen. Dies bedeutet Aufnahmepflicht für alle Patienten aus einem festgelegten Einzugsbereich, die

- nach den Unterbringungsgesetzen der Länder (☞ 1.15.10) sowie nach Vormundschaft, Pflegschaft oder Betreuungsgesetz (☞ 1.15.9) eingewiesen werden
- stationär behandlungsbedürftig sind (freiwillige Aufnahmen).

Mit der Verpflichtung ist das Krankenhaus oder Abteilung zur Aufnahme verpflichtet. Für Patienten bleibt das Recht auf freie Krankenhauswahl außer bei Einweisung nach PsychKG (☞ 1.15.10) unberührt.

Klientel

Psychisch Kranke in akuten Phasen, die nicht ambulant oder teilstationär behandelt werden können.

Aufgaben

Diagnostik, Behandlung, medizinische Grundversorgung, Gestaltung eines therapeutischen Milieus und Ausrichtung auf Wiedereingliederung.

Tips, Tricks & Fallen

Sehr informativ sind die Regelaufgaben der PsychPV (☞ 1.4.1) im Hinblick auf Aufgaben des Pflegepersonals, aber auch der anderen therapeutische Berufsgruppen.

17.2.2 Tagesklinik

Versorgungsgrundsätze

Als teilstationäres Angebot verfügt die Tagesklinik über diagnostische und therapeutische Möglichkeiten wie ein psychiatrisches Krankenhaus. Der Patient wird jedoch nur teilweise aus seinen gewohnten Lebensumständen herausgenommen, am Abend und am Wochenende ist er zu Hause. Diagnostik, Behandlung und Lebenssituation können so im ganzheitlichen Sinne ständig aufeinander bezogen werden.

Ziele

- Selbsthilfekräfte fördern
- soziale Bindungen erhalten
- auf Wiedereingliederung ausrichten
- vollstationäre Behandlung verhindern oder verkürzen.

Klientel

Schizophrene Psychosen, Neurosen und Persönlichkeitsstörungen, Menschen die nicht oder nicht mehr einer vollstationären Behandlung bedürfen.

Angebot

- Tages- und Wochenpläne gestalten
- Beziehungsgestaltung
- lebenspraktische Fähigkeiten stärken, z. B. Kochen trainieren
- bei sozialer Eingliederung unterstützen, z. B. Rentenanträge stellen helfen
- Einzel- und Gruppengespräche
- Freizeitgestaltung, z. B. Theaterbesuch, Ausflüge
- medikamentöse Behandlung, Beratung
- Ergotherapie, kognitives Training.

Kooperation

Niedergelassene Ärzte, niedergelassene Therapeuten, stationäre Einrichtungen, komplementäre Einrichtungen.

17

17.2.3 Institutsambulanz

Mitarbeiterstab: Fachpflegekräfte, Ärzte, Psychologen, Sozialarbeiter.

Versorgungsgrundsätze

Grundsätzlich sollte jedes Krankenhaus mit Versorgungsverpflichtung über eine Institutsambulanz verfügen. Sie sollte in erster Linie als Nachsorgeeinrichtung arbeiten.

Klientel

Psychisch Kranke mit schweren Störungen, Rückfallgefährdete und Klienten mit geringer Behandlungsmotivation wegen fehlender Krankheitseinsicht (Compliance), Antriebslosigkeit.

Aufgaben

- notwendige Behandlungskontinuität nach Entlassung aus der stationären Therapie wahren
- unnötige Krankenhausaufenthalte verhindern
- aufsuchende Behandlung und Betreuung im Einzelfall
- soziale Situation stützen und stabilisieren, z. B. zu Behörden begleiten, Angehörigengespräche
- Nachsorge nach dem stationären Aufenthalt
- Depotmedikamenten verabreichen (☞ 18.2)
- Hausbesuche, soziale Kontakte fördern.

Kooperation

- Stationen und Abteilungen des Krankenhauses
- komplementäre Einrichtungen der Region
- niedergelassene Nervenärzte
- zuständige sozialpsychiatrische Dienste
- andere Einrichtungen. die an der Versorgung psychisch Kranker, Behinderter beteiligt sind.

17.2.4 Niedergelassene Ärzte

Versorgungsgebiet

- 1: 19000 in Ballungsräumen
- 1: 46000 in ländlichen Gebieten
- jedoch gilt: zwei Drittel aller Nervenarztpatienten wohnen höchstens 10 km von ihrem behandelnden Arzt entfernt.

Für etwa 2 % der Fälle werden Einweisungen in stationäre Einrichtungen vorgenommen.

! Etwa 50 % der psychisch kranken Menschen einer Region sind wegen fehlender Behandlungsmotivation nicht in der Lage, die Hilfe von Nervenärzten aktiv in Anspruch zu nehmen. Diese Klienten leben zurückgezogen und sind nur durch aufsuchende Dienste zu erreichen.

17

Die häufigsten psychiatrischen Diagnosen

- Persönlichkeitsstörungen (☞ 11.3)
- psychosomatische Störungen (☞ 14)
- schizophrene Psychosen (☞ 8).

Therapie

- medikamentöse Behandlung
- psychiatrische Beratung, Psychotherapie
- psychiatrische Beratung der Bezugsperson
- Gesprächstherapie, Verhaltenstherapie.

17.2.5 Ambulanter psychiatrischer Pflegedienst

Versorgungsgrundsätze

Ambulante psychiatrische Krankenpflege ist aufsuchend tätig und damit Verbindungsglied zwischen Beratungsstellen, Rehabilitationseinrichtungen, Ärzten, Therapeuten, Tageskliniken, betreuten Wohngemeinschaften und anderen psychosozialen Diensten.

Ziele

- häufige Klinikaufenthalte vermeiden, Dauerunterbringung verhindern
- in lebenspraktischen Bereichen im gewohnten Lebensumfeld unterstützen.

Klientel

Psychisch Kranke in ihrem Lebensraum.

Aufgaben

- therapeutische Beziehung aufbauen
- bei der Bewältigung von Alltagsanforderungen helfen, z. B. beim Einkaufen, Kochen, Körperpflege
- stützende Tagesstruktur schaffen
- ärztliche Behandlung unterstützen, zum Arztbesuch motivieren, durch Gespräche dem Patient die eigene Verantwortlichkeit klar machen
- Krankheitseinsicht durch Information und Beratung fördern
- Krisensituationen erkennen, z. B. Suizidalität, familiäre Probleme
- frühzeitige Krisenintervention, z. B. engmaschige Betreuungs- und Gesprächsangebote
- Entspannungsübungen (☞ 5.4.7)
- bei Sicherstellung der Lebensgrundlagen mithelfen, z. B. bei Antragstellung auf Pflegegeld
- Angehörige beraten und unterstützen: Gesprächspartner sein, zum Umgang mit dem Kranken beraten
- Hilfen vermitteln, z. B. Tagesstätten, Freizeittreffs, Haushaltshilfe.

17

! Pflegepersonen, die in diesem Bereich arbeiten, benötigen ein hohes Maß an persönlicher und fachlicher Kompetenz: Sie arbeiten eigeninitiativ und -verantwortlich.

17.3 Funktionsbereich Wohnen

Versorgungsgrundsätze

Viele psychisch kranke und behinderte Menschen benötigen einen beschützten Wohnraum, in dem sie ihren Lebensalltag soweit wie möglich frei und eigenständig gestalten können, aber bei Bedarf auf kontinuierliche Betreuung und konkrete Hilfen zurückgreifen können.

Ziele

- größtmögliche Eigenständigkeit, Individualität und Normalität erhalten oder wiedererlangen
- berufliche und soziale Integration und Erhalt größtmöglicher Lebensqualität
- stationäre Aufenthalte verkürzen
- Nachsorge und Prävention.

Wohnformen

Unterschiedliche Wohnformen mit großer Vielfalt im Hinblick auf Trägerschaft, personelle Ausstattung und Betreuungskonzeptionen. Die wesentlichen Wohnformen sind:

- dezentralisierte Langzeitwohnheime
- Übergangswohnheime: zeitlich befristetes Wohnen
- ambulant betreute Wohnangebote: Wohngemeinschaften, Wohngruppen, betreutes Einzelwohnen
- an psychiatrische Krankenhäuser angebundene Wohngemeinschaften, Wohnstationen.

Klientel

Psychisch erkrankte und behinderte Menschen z. B. bei folgenden Lebensumständen:

- brüchiges soziales Beziehungsgefüge, langandauernde Hospitalisierung
- Schwierigkeiten, aus eigener Kraft eigene Wohnung zu finden
- eingeschränkte Fähigkeit zur planvollen Haushaltsführung
- drohende Verwahrlosung
- Schon- und Rückzugsräume werden zeitweise benötigt
- Wohnen in der Gemeinschaft eröffnet ein soziales Lern- und Übungsfeld
- für einen Wiedereingliederungsprozeß sind stützende Hilfen erforderlich
- schwierige familiäre Verhältnisse, z. B. wenn überprotektive Angehörige einer gesunden Verselbständigung des Patienten entgegenstehen.

17.3.1 Wohnheime

Aufgabe

Wohnheime für psychisch Kranke bieten chronisch Kranken und Behinderten eine auf Dauer oder nicht absehbare Zeit angelegte, umfassende Betreuung rund um die Uhr an. Durch Aktivierung und Förderung soll eine weitgehend selbständige Lebensführung erhalten oder erlangt werden.

Größe und Struktur

- von 10 bis zu mehreren Hundert Bewohnern
- von kleineren Wohngruppeneinheiten innerhalb der Einrichtungen bis zu größeren zentralen Heimkomplexen organisiert.

Nach den Empfehlungen der Expertenkommission der Bundesregierung sollte ein Wohnheim nicht mehr als 20–30 Plätze umfassen.

Bewohner

Chronisch Kranke und Behinderte, die keiner stationären Behandlung mehr bedürfen, aber auf längere Sicht hin zu einer eigenständigen Lebensführung nicht in der Lage sind. Viele Wohnheime sehen Altersober- und -untergrenzen für die Aufnahme vor.

Angebot

Umfaßt i.d.R. alle Lebens- und Funktionsbereiche. Zu nennen sind z. B.

- tagesstrukturierende Maßnahmen
- Sozialtraining, lebenspraktische Hilfen, z. B. Kochtraining, Einkaufstraining, Gesprächsgruppen
- stationäre Vollversorgung im Ernährungsbereich bis zu sich selbstversorgenden Wohneinheiten
- Fahrdienste
- Arbeits- und Beschäftigungstherapie (☞ 5.5.1)
- Freizeitaktivitäten, ggf. Ferienreisen, Ausflüge
- Hilfen zum Aufbau und Erhalt von sozialen Kontakten, z. B. Gruppenangebote, Freizeitaktivitäten in Zusammenarbeit mit der Gemeinde oder Ehrenamtlichen
- rechtliche und finanzielle Beratung
- Beratung von Angehörigen.

Teilweise werden für bestimmte Bewohner auch Angebote anderer Anbieter im Umfeld genutzt, z. B. WfB, Tagesstätte, Freizeitclubs. Hierdurch können verschiedene Lebensbereiche wie Arbeit, Wohnen, Freizeit auch räumlich entzerrt werden.

Personelle Ausstattung

- Personalschlüssel von 1 auf 3–10 Bewohner
- verschiedene Berufsgruppen: Pflegepersonal, Sozialarbeiter, Sozialpädagogen, Ergotherapeuten, Psychologen, hauswirtschaftliches Personal. Ärztliche Betreuung erfolgt meist konsiliarisch.

Finanzierung

I.d.R. durch den überörtlichen oder örtlichen Sozialhilfeträger.

17.3.2 Übergangswohnheime

Übergangswohnheime wurden Anfang der 70er Jahre als zentraler Baustein zur Verbesserung des Hifeangebots geschaffen. Die Hauptunterschiede zum Langzeitwohnheim sind:
- stärkere rehabilitative Ausrichtung
- Ziel: berufliche und soziale Wiedereingliederung
- Aufenthaltsdauer zeitlich befristet
- Klientel sind i.d.R. jüngere Erwachsene bis z. B. 45 Jahre
- Kostenträger sind die überörtlichen Sozialhilfeträger.

Die Zukunft der Übergangswohnheime als eigenständige institutionelle Form steht heute in Frage. Die Entwicklung geht mehr hin zu betreuten Wohnangeboten und kleinen dezentralisierten Wohnheimen. Spezifische Rehabilitationsmaßnahmen führen RPK durch (☞ 17.4.4).

17.3.3 Betreute Wohnangebote

Ziele
- in eigener Häuslichkeit weitgehend selbständig alleine oder mit anderen leben
- unterstützende Beziehung zu kontinuierlichen Betreuungspersonen
- Gesundheitszustand stabilisieren
- persönliche Identität erhalten oder aufbauen
- soziale und berufliche Integration.

Bei Konzepten und Betreuungsumfang besteht eine weite Bandbreite.

Klientel
Psychisch Kranke und Behinderte. Wichtiger als die Diagnose sind die Einschätzung der sozialen Fähigkeiten sowie die Probleme der Interessenten. Die Bewohner sind häufig alleinstehend, ohne feste Beschäftigung und gehören der mittleren Altersgruppe an.

Formen
- betreutes Einzelwohnen: Wohnen im Einpersonen- oder Zweipersonenhaushalt, erfordert hohes Maß an Selbständigkeit
- betreute Wohngemeinschaft: mehrere Personen in einer Wohngemeinschaft mit überwiegend gemeinsamer Haushaltsführung. Hoher Verbindlichkeitsgrad, hohe Anforderung an Team- und Konfliktfähigkeit
- betreute Wohngruppen: mehrere Personen in einem Haus, aber weitgehend getrennte Lebens- und Haushaltsführung. Vermindert zwischenmenschliche Spannungspotentiale, dafür weniger soziale Lernmöglichkeiten.

17

Angebot
In erster Linie Hilfen zur Alltagsbewältigung. Angeboten werden z. B.:
- Wohnung vermitteln oder erhalten
- materielle Existenz sichern helfen: bei der Durchsetzung von Ansprüchen z. B. auf Sozialhilfe, Rente, Krankengeld unterstützen

- Beratung und kontinuierliche Unterstützung bei lebenspraktischen Aufgaben, z. B. Beratung und Planung zur Haushaltsführung, Freizeitgestaltung
- regelmäßige Einzel- oder Gruppengespräche
- Hilfen bei der Tagesstrukturierung
- Beratung bei Problemen am Arbeitsplatz, z. B. berufliche Eingliederung
- Beratung von Angehörigen
- soziale Kontakte erhalten und aufbauen, z. B. gemeinsame Freizeitaktivitäten, Gruppenangebote. Freizeitgestaltung
- Krisenintervention
- zur Fortsetzung ärztlicher und ggf. medikamentöser Behandlung anhalten.

Vielfältige Überschneidungen zu anderen Diensten und Einrichtungen. Daher sind betreute Wohnangebote personell häufig verzahnt mit anderen Diensten und Einrichtungen oder arbeiten eng mit diesen zusammen. Häufig nutzen Bewohner von betreuten Wohnangeboten andere Dienste und Einrichtungen, z. B. Tagesstätte, Kontakt- und Beratungsstelle, Freizeitclubs, WfB. Die möglichen Hilfeleistungen hängen vom regionalen psychiatrischen Verbundsystem ab.

Personelle Ausstattung

Je nach Bundesland und regionalen Einzelvereinbarungen. Im Schnitt 1 Fachkraft, i.d.R. Sozialarbeiter oder Sozialpädagogen, auf 10–12 Bewohner.

Finanzierung

- Bewohner bestreiten ihren Lebensunterhalt (Miete, Verpflegung, Kleidung) selbst, z. B. durch Erwerbsarbeit, Rente, Arbeitslosenunterstützung, Sozialhilfe
- Sozialhilfeträger bezuschussen Personal- und Sachkosten der Träger.

! Häufig koppeln die Kostenträger an die Förderung die Bedingung, daß der Bewohner aus dem Kreis- oder Stadtgebiet kommt.

Stationäre Aufnahme

- bei stationärem Aufenthalt sind die Mitarbeiter betreuter Wohneinrichtungen häufig auch weiterhin Ansprechpartner für alltägliche und soziale Belange der Bewohner wie Wäsche, Finanzen, Kontakte zu Arbeitgebern. Klären, welche Hilfeleistungen weiterhin vom Träger der Wohneinrichtung erbracht werden und welche der Klinik obliegen
- bei Aufnahme in die Klinik klären, ob der Patient in seine Wohneinrichtung zurück kann oder ob andere Alternativen erarbeitet werden müssen, ggf. Sozialdienst einschalten
- Kenntnisse der Mitarbeiter des Wohnangebots in die Therapie mit einbeziehen, Austausch mit den Mitarbeitern vor, während und bei Beendigung des stationären Aufenthalts anbieten und suchen, telefonisch oder im gemeinsamen Gespräch in der Klinik. Ggf. gemeinsam zukünftige Perspektiven mit dem Patienten erarbeiten. Informationen an das therapeutische Team weitergeben, z. B. Arzt, Psychologe, Sozialarbeiter
- mit den Einrichtungen gemeinsam standardisierte Übergabeblätter für die Wohneinrichtung wie für die Klinik erarbeiten. Hierin die wichtigsten Informationen stichpunktartig festhalten: persönliche Daten, Medikation, Krankheitssymtome, Auffälligkeiten, Verlauf der Behandlung und Entwicklungslinien im betreuten Wohnangebot.

17.4 Funktionsbereich Arbeit

Möglichkeiten der beruflichen Bildung und Rehabilitation sowie Arbeitsmöglichkeiten für psychisch Kranke und Behinderte sind nach wie vor ausbaubedürftig. ~ 85 % der Bewohner von betreuten Wohnformen sind dauerhaft arbeitslos. 50 % haben keine abgeschlossene Berufsausbildung bei immer jünger werdendem Klientel. Eine Vielzahl von zu Hause lebenden Patienten geht keiner Beschäftigung nach.

Bedeutung sinnvoller Beschäftigung

- am gesellschaftlichen Leben teilhaben
- Tag strukturiert
- gibt Sinn, stärkt Selbstwert- und Identitätsgefühl
- soziale Kontakte
- reduziert Krankheitssymptome durch Aktivierung.

Beschäftigung außerhalb von Kliniken

- auf dem regulären Arbeitsmarkt
- auf einem Sonderarbeitsmarkt, z. B. Werkstatt für Behinderte
- Firmen für psychisch Kranke, speziell für diesen Personenkreis errichtet.

Angebote der beruflichen Wiedereingliederung und Rehabilitation stehen selbstverständlich auch psychisch Kranken offen, z. B. Umschulung übers Arbeitsamt, Berufsförderungswerke, Berufsbildungswerke. Vereinzelt wurden mittlerweile auch spezifisch auf die Bedürfnisse psychisch Kranker ausgerichtete berufliche Rehabilitationseinrichtungen installiert.

17.4.1 Psychosoziale Dienste (PSD)

Spezielle Dienste für psychisch Kranke und Schwerbehinderte zur psychosozialen Betreuung im Arbeitsleben. PSD unterstützen die Betroffenen, ihre Arbeitsplätze zu erhalten und zu sichern.

Klientel

- Schwerbehinderte mit einer Minderung der Erwerbsfähigkeit von mindestens 50 % oder die den Schwerbehinderten gleichgestellt sind: 30–50 MdE
- Personen, die von Kündigung bedroht sind
- Personen, die nach längerer Erkrankung wieder die Arbeit aufnehmen wollen
- Arbeitslose, die wieder an eine Beschäftigung herangeführt werden sollen.

Häufige Probleme am Arbeitsplatz

- Veränderungen, Schwankungen im Leistungsniveau: längerfristige Minderleistung, krankheitsbedingte Schwankungen, Beeinträchtigung von Ausdauer, Belastbarkeit, Konzentration, Motivation
- Schwierigkeiten im Kontakt mit den Kollegen, z. B. Unsicherheit, innere Abwesenheit, Einbeziehen der Kollegen z. B. in Wahninhalte, Überschätzung der eigenen Fähigkeiten z. B. bei Manikern
- Unregelmäßigkeiten: unpünktlich, unzuverläßlich, Absprachen nicht einhalten, Krankschreibung nicht rechtzeitig einreichen.

Aufgaben

- persönliche Beratung und Betreuung der Klienten in Einzel- und Gruppenarbeit
- rechtliche und finanzielle Beratung, z. B. bei einer Kündigungsschutzklage, Rentenbeantragung, bei Hilfen und Maßnahmen des Arbeitsamtes
- Erhalt des Arbeitsplatzes unterstützen
- kontinuierliche Beziehungspflege zu den Arbeitgebern
- Ansprechpartner für den Betrieb, Vorgesetzte und Kollegen des Betroffenen sein
- Mithilfe bei der Anpassung der Arbeitsbedingungen an die besonderen Fähigkeiten der Betroffenen, z. B. Umsetzung innerhalb des Betriebes, gesonderte Vereinbarungen über Arbeitszeiten, Verminderung der Komplexität und klare Strukturierung von Arbeitsabläufen, Initiierung von innerbetrieblichen Unterstützungs- oder Patensystemen
- stufenweise Wiedereingliederung nach langer Krankheit, z. B. zunächst nur wenige Stunden täglich arbeiten
- finanziellen und rechtlichen Hilfen mobilisieren
  - Zuschüsse an den Arbeitgeber nach dem Arbeitsförderungsgesetz: Einarbeitungszuschüsse, Lohnkostenzuschüsse bei Einstellung älterer schwerbehinderte Arbeitsloser, Ausbildungszuschüsse
  - Zuwendungen an den Arbeitgeber nach dem Schwerbehindertengesetz: technische Hilfen, Beteiligung an den Lohnkosten bei der zusätzlichen Einstellung Schwerbehinderter, Zuschüsse bei befristeter Einstellung auf Probe.

Trägerschaft

Je nach Bundesland und Standort unterschiedlich: Anbindung an freie Träger, sozialpsychiatrische Dienste, WfB. Hauptfürsorgestelle.

Kooperation

17

Arbeitgeber, Personalleitung, Betriebsrat, Schwerbehindertenvertrauensleute, Kollegen, Unternehmen, Hauptfürsorgestelle, Kliniken, betreute Wohneinrichtungen, niedergelassene Ärzte, soziales Umfeld.

17.4.2 Selbsthilfefirmen

Selbsthilfefirmen für psychisch Kranke gehören formal dem allgemeinen Arbeitsmarkt an, stehen jedoch von ihrer Funktion her zwischen dem allgemeinen und dem Ersatzarbeitsmarkt. Sie bieten psychisch Behinderten in teilgeschütztem Rahmen tarifvertraglich geregelte, sozialversicherungspflichtige Beschäftigungsverhältnisse. Zusätzlich bieten einige Projekte Zuverdienstmöglichkeiten für psychisch Langzeitkranke, für die eine volle berufliche Eingliederung nicht möglich erscheint, und externe Arbeitstherapie- und -erprobungsplätze an. In den meisten Firmen arbeiten auch Nichtbehinderte mit: Integration, Kompensation von Fehlzeiten, Qualtitätsgarantie, psychosoziale Betreuung.

Klientel

- reguläre Beschäftigungsverhältnisse: leistungsfähigere psychisch Kranke, die dem allgemeinen Arbeitsmarkt zur Verfügung stehen
- Zuverdienst: Personen, die teilberentet sind oder ihren Lebensunterhalt durch öffentliche Sozialleistungen bestreiten, z. B. Sozialhilfe, Rente, Arbeitslosenunterstützung
- externer Arbeitstherapie, -erprobung: i.d.R. befristete Übergangsplätze für Patienten in stationärer Behandlung oder kurz nach der Entlassung.

Aufgaben

- Arbeitssituation an aktuellen Gesundheitszustand und Leistungsfähigkeit flexibel anpassen: richtiges Maß zwischen Förderung und Überforderung
- psychosoziale Betreuung gewährleisten bei gleichzeitig regulärem Beschäftigungsverhältnis. Normalität auch nach außen hin
- zwischen den verschiedenen Arbeitsformen fließende Übergänge schaffen: z. B. ein Arbeitserprobungsplatz wird in Dauerarbeitsplatz umgewandelt oder regulärer Arbeitsplatz wird bei dauerhafter größerer Leistungsminderung in Zuverdienstmöglichkeit abgeändert
- Arten der Firmen: z. B. industrielle Fertigung, Dienstleistungsunternehmen (Renovierung, Transporte, Entrümpelung), Tischlereien, Cafeterias, Bäckereien, Druckerei, Gartenbau, Blumengeschäft.

Finanzierung

Die Firmen arbeiten selten auf Gewinnmaximierung, sondern auf Kostendekkung. Häufig sind öffentliche Zuschüsse und Investitionshilfen erforderlich.

17.4.3 Werkstatt für Behinderte

Werkstätten für Behinderte (WfB) bieten geistig, seelisch oder körperlich schwerbehinderten Menschen, die auf dem allgemeinen Arbeitsmarkt nicht, noch nicht oder noch nicht wieder tätig sein können, geschützte Arbeitsplätze oder Gelegenheit zur Ausübung einer geeigneten Tätigkeit. Beschäftigte der WfB haben keinen Arbeitnehmerstatus und keinen Arbeitsvertrag, sie sind jedoch sozialversichert und erwerben Rentenanspüche. Sie erhalten eine geringe Arbeitsprämie zusätzlich zu ihren regulären Einkünften, z. B. Sozialhilfe.

Klientel

Der überwiegende Anteil der WfB-Besucher sind geistig Behinderte, nur ca. 5–10 % sind psychisch Behinderte. Einige WfB haben Zweigwerkstätten oder auch unabhängige Werkstätten nur für psychisch Behinderte eingerichtet.

Aufgaben

- Gelegenheit zur Eingliederung in das Arbeitsleben bieten
- Arbeitsanleitung
- Persönlichkeitsentwicklung und -entfaltung fördern
- psychosoziale Betreuung
- Aufgliederung in 2 Beschäftigungsbereiche
  – Produktionsbereich: dauerhaft beschützte Beschäftigung für Personen, deren Eingliederung in den allgemeinen Arbeitsmarkt als (noch) nicht möglich gilt
  – Trainingsbereich: berufliche Rehabilitation bei tendenziell für dem allgemeinen Arbeitsmarkt befähigten Personen. Spielt nur untergeordnete Rolle
- differenzierte Arbeitsbereiche mit teilweise Auftragsarbeiten für die Wirtschaft: z. B. industrielle Fertigung, Verpackungen, Holzarbeiten, Metallarbeiten, Montage, Mikroverfilmung, kopieren, Schreibdienst, Gärtnerei, Renovierungen.

17.4.4 Rehabilitation psychisch Kranker

Rehabilitationseinrichtungen für psychisch Kranke (RPK) bestehen seit 1987. Bedingungen und Angebot ähnlich wie in einem Übergangswohnheim. Der Aufenthalt ist zeitlich befristet. Ziel ist die soziale und berufliche Eingliederung der Rehabilitanden. Das Angebot der RPK bietet zusätzlich eine medizinisch-psychotherapeutische Betreuung und hat seinen deutlichen Schwerpunkt in der medizinischen und beruflichen Rehabilitation.

- Mindestgröße der RPK 50 Plätze
- internatsmäßige Unterbringung
- Mischfinanzierung durch Arbeitsamt, Rentenversicherung, Sozialamt.

Medizinische und psychosoziale Angebote

- individuelle Rehabilitationsplanung, Bezugstherapeut
- Gruppenangebote: psychotherapeutische Gruppen, Rollenspielgruppen, themenzentrierte Gesprächsgruppen
- kognitives Training: gezieltes Training zur Verbesserung von Konzentration, Auffassungsgabe, Durchhaltevermögen, Kommunikationsfähigkeit
- Entspannungstraining, z. B. autogenes Training
- tagesstrukturierende Maßnahmen, Freizeit zu planen und gestalten
- Angehörigengruppe: Erfahrungsaustausch, emotional entlasten, gegenseitig stützen
- Bewegungs- und Sporttherapie
- Gesundheitserziehung: haushaltspraktische Techniken erlernen, Wissen über gesunder Ernährung vermitteln.

Berufsfördernde Maßnahmen

Die RPK bieten verschiedende, abgestufte Maßnahmen, abgestimmt auf die jeweiligen Fähigkeiten und Vorkenntnisse des Einzelnen. Teilweise werden die Maßnahmen im RPK direkt angeboten, teilweise z. B. in Zusammenarbeit mit externen Firmen, WfB.

- Schulunterricht
- Arbeitserprobungsmaßnahme bei feststehenden Berufszielen
- Berufsfindungsmaßnahme
- Anpassungsmaßnahme: Kenntnisse und Fertigkeiten vermitteln, um berufliches Wissen wiederzuerlangen, Lücken zu schließen
- berufsvorbereitende Maßnahme: Belasungsfähigkeit, Ausdauer, Konzentration erpoben, steigern
- Arbeitstrainigsmaßnahme z. B. in WfB: Leistungsfähigkeit erhöhen, wiedergewinnen; auf Dauertätigkeit in WfB vorbereiten
- Dauerarbeitsplätze z. B. in WfB
- Praktikum, Arbeits- und Ausbildungsverhältnisse in umliegenden Betrieben
- Arbeitsbereich intern wie extern sind z. B. bürotechnisch, kaufmännisch, handwerklich, (z. B. Malerei, Tischlerei, Gärtnerei), hauswirtschaflich (z. B. Bäckerei, Küche, Wäscherei).

17.5 Funktionsbereich Alltagsbegleitung

Einrichtungen und Dienste im Bereich Alltagsbegleitung bieten eine gemeindenahe ambulante Betreuung für chronisch psychisch kranke Menschen in deren Alltag als lebensbegleitende Dienste an. Angebotspalette, organisatorische Strukturen, konzeptionelles Selbstverständnis, Beteiligung ehrenamtlicher Helfer variieren:

- purer Treff, z.B. organisiert von Ehrenamtlichen
- professionalisierte Dienste mit Versorgung eines gesamten Sektors
- verbundartige Zusammenfügung mehrerer Dienste und Einrichtungen. Verschiedene Träger verknüpfen ihre Angebote.

Ziele

17

- Hospitalisierung durch ambulante Betreuung und tagesstrukturierende Angebote im eigenen Lebensfeld vermeiden
- Betroffene stabilisieren und sie bei selbständiger Lebensführung unterstützen
- institutionellen Rückhalt und Schutz geben
- Motivationshilfen geben und vorhandenen Fähigkeiten fördern
- Kontakte stiften, vermitteln, erhalten
- Teilhabe am gesellschaftlichen Leben ermöglichen.

17.5.1 Kontaktstellen

☞ 19. Einrichtungen mit Kontaktstellenfunktion heißen häufig „Sozialpsychiatrisches Zentrum“, „Kontakt- und Beratungsstellen“, „Begegnungsstätte“. Sie sind professionelle ambulante Dienste und Einrichtungen, die

- bei niedriger Zugangsschwelle allen psychisch Kranken und Behinderten offen stehen. Offener Zugang für jeden, also einfach hingehen
- möglichst täglich, auch an Wochenenden und abends geöffnet sind
- einen breites Angebotsspektrum vorhalten.

Klientel

Grundsätzlich für jeden Besucher mit psychischen Problemen offen.

- chronisch psychisch Kranke mit häufig längerer Krankheits- und Hospitalisierungskarriere bilden i.d.R. Besucherstamm von 40–80 Personen. Sind den Mitarbeitern gut bekannt
- Grad der Einbindung in die Einrichtung ist unterschiedlich: von einmaliger Beratung über unregelmäßige Besuche bis hin zu täglichen Besuchen. Es besteht keine Verpflichtung zur Teilnahme an Anbeboten, jeder so wie er kann und will.

Angebote

- offener Treffbereich, z. B. Teestube, Kontaktcafe
- Einzelberatung für die Betroffenen und deren Angehörige
- tagesstrukturierende Maßnahmen, lebenspraktisches Training, z. B. einkaufen, kochen, Umgang mit Geld
- Gruppenaktivitäten, z. B. Gesprächsgruppe, Kochgruppe, Musikgruppe, Werkgruppe, Hobbygruppen, Angehörigengruppe, Selbsthilfegruppe
- Arbeits- und Beschäftigungstherapie
- psychiatrische Pflege
- Sporttherapie
- Beratung und Hilfe in rechtlichen und finanziellen Angelegenheiten
- Freizeitaktivitäten, z. B. gemeinsame Ausflüge, Besuch und Organisation kultureller Veranstaltungen
- eventuell Beteiligung der Mitarbeiter am aufsuchend-ambulanten Dienst und an der Betreuung beschützter Wohnangebote.

Kooperation

Niedergelassene Ärzte, psychiatrische Kliniken, beschützte Wohnangebote, andere ambulante Dienste, Selbsthilfegruppen.

17.5.2 Tagesstätte

Einrichtungen, die bei wochentäglicher Öffnungszeit einer jeweils fest zusammengesetzten Gruppe von schwerer psychisch Kranken längerfristige verbindliche therapeutische Programme anbieten. Die Tagesstätte ist im Sinne des BSHG eine teilstationäre Einrichtung. Kein offener Zugang. I.d.R. formalisiertes Aufnahmeverfahren mit ärztlicher Notwendigkeitsbescheinigung, Kostenantrag.

Klientel

Häufig schwer chronisch Kranke, die nicht stationär versorgt werden müssen, aber einen festen Rahmen tagsüber benötigen. Die Expertenkommission empfiehlt eine Platzzahl von ~ 15.

Angebotsspektrum

- tagesstrukturierende Maßnahmen einschließlich Arbeits- und Beschäftigungstherapie
- Gruppenangebote, z. B. Kochtraining, Hobbygruppe, Gesprächsgruppe Freizeitaktivitäten
- Fahrdienst: Abholen, Heimbringen
- Mittagstisch
- Beratung in persönlichen, rechtlichen und finanziellen Angelegenheiten.

Kooperation

Niedergelassene Heime, psychiatrische Klinik, Einrichtungen mit Kontaktstellenfunktion, betreute Wohnangebote. Eine Tagesstätte sollte nicht völlig isoliert eingerichtet werden, sondern nach Möglichkeit mit anderen Diensten verknüpft sein.

17.5.3 Sozialpsychiatrische Dienste

Zielgruppen

- chronisch psychisch Kranke und Behinderte
- sozial nicht Integrierte, die aus Hilflosigkeit oder anderen Gründen andere Behandlungs- und Betreuungsangebote nicht annehmen können oder wollen, z. B. beschränkte Einsichtsfähigkeit, ungünstige und chronische Verläufe: z. B. Klient droht zu verwahrlosen, isoliert sich von der Umwelt, geht nicht zum Arzt.

Aufgaben

- Beratung, psychosoziale Beratung
- vorsorgende und nachgehende Hilfen
- Sprechstunde
- aufsuchend-ambulante Tätigkeiten
- Eingliederung oder Wiedereingliederung in das Arbeitsleben
- notfallpsychiatrische Maßnahmen, Krisenintervention: Krise durch Gespräche abfangen, Medikation ändern, Hilfen im Umfeld mobilisieren, notfalls stationären Aufenthalt veranlassen
- Koordination der Einzelhilfen.

17

Organisatorische Anbindung

Nach Bundesland und regional gewachsener Struktur unterschiedlich. Häufig an Gesundheitsämtern, Kommunale Verwaltung oder Träger der Freien Wohlfahrtspflege angebunden.

Mitarbeiterteam

Setzt sich i.d.R. zusammen aus Facharzt, Sozialarbeiter, Psychologe, Fachpflegepersonal.

Kooperation

Niedergelassene Ärzten, psychiatrische Krankenhäusern.

17.5.4 Bürgerhilfe, Laienhilfe

Bürgerhelfer sind neben den Selbsthilfegruppen der Betroffenen die wichtigste Lobby für psychisch Erkrankte. Sie arbeiten nach dem Prinzip der Freiwilligkeit, sind nicht fachlich aus- oder vorgebildet und erhalten keine Bezahlung. Bürgerhelfer sind für psychisch Erkrankte der Ersatz für die fehlenden Freunde, sie sind die Menschen, zu denen sie keine therapeutische Beziehungen haben.

Aufgaben

- menschliche Anteilnahme
- praktische Hilfen bei der Alltagsbewältigung, z. B. zu Behörden begleiten
- gemeinsame Freizeitaktivitäten, z. B. Ausflüge, Hobbygruppen, Spiele.

17.5.5 Angehörigengruppen

Angehörige von psychisch Kranken befinden sich in einer schwierigen Situation. Sie können sich neben der Unterstützung und Betreuung durch Fachkräfte auch gegenseitig helfen und zusammenschließen (Selbsthilfe). Es gibt heute über 300 Angehörigengruppen, -initiativen und -vereine (☞ 19).

Angebote

- Einzelberatung für Angehörige psychisch Kranker
- Familienberatung, Familientherapie (☞ 5.4.10), Angehörigengruppen.

Ziele

- über die Erkrankung und Verlauf informieren
- lernen, die Erkrankung des Angehörigen zu akzeptieren und damit umzugehen
- Überforderung auffangen, Vereinsamung überwinden
- Schuldgefühle abbauen
- Orientierungshilfen: Erfahrungsaustausch, emotionale Entlastung, sehen, wie verhalten sich andere Betroffene, welche Möglichkeiten des Umgangs gibt es
- Verständnis, Mitgefühl und Entlastung durch anderen Gruppenteilnehmern erfahren
- Solidarität erleben
- auf Defizite in der Versorgung psychisch Kranker hinweisen.

18

Psychopharmaka

Stefan Kief

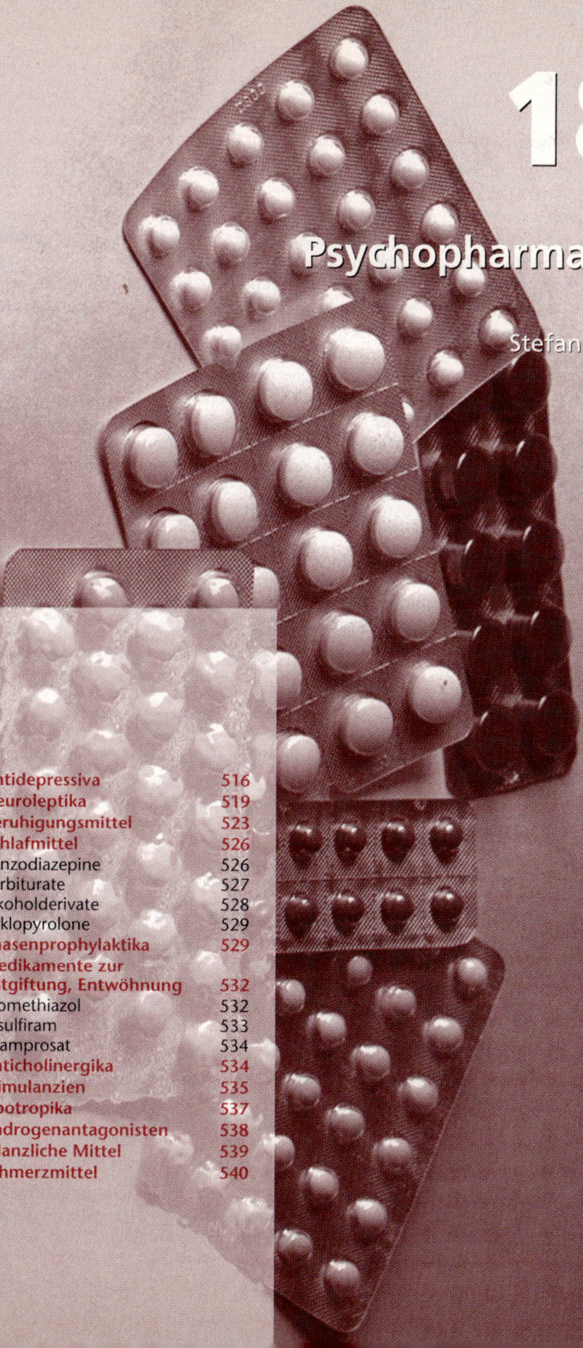

Allgemeines über den Umgang mit Psychopharmaka (☞ 3.6)

- Psychopharmaka können Wahrnehmen, Fühlen, Denken und Handeln verändern
- Patienten und evtl. Angehörige angemessen aufklären: Indikation und mögliche Nebenwirkungen. Stärkt Akzeptanz und Mitarbeit und ist unabdingbare Voraussetzung für die medikamentöse Behandlung
- sowohl bei oraler als auch bei parenteraler Medikation üblicherweise einschleichende Gabe, sofern Krankheitsbild das zuläßt. Gleiches gilt für Ausschleichen und Substanzwechsel
- Anwendungsdauer kritisch überprüfen. Abhängig vom Krankheitsverlauf Reduktions- und Absetzversuche unternehmen. Besonderheiten werden in den einzelnen Kapiteln erwähnt, z. B. Depotneuroleptika, Benzodiazepine
- Nebenwirkungsprofile berücksichtigen, z. B. zirkadiane Rhythmik: sedierende Substanzen eher abends, aktivierende eher morgens geben
- Medikamente werden wegen ihrer Nebenwirkungen oft nicht genommen
- Substanzen mit Mißbrauchspotential beachten
- evtl. Medikation unter Zwang, wodurch die Beziehung zum Patienten belastet wird (☞ 3.7.3).

Tips, Tricks & Fallen

Besonders im Gesundheitswesen Tätige entwickeln oft Suchtverhalten und sind der Versuchung zur Selbstmedikation ausgesetzt.

18.1 Antidepressiva

Synonym: Thymoleptika.

Wirkung

- erhöhte Konzentration von Neurotransmittern im präsynaptischen Spalt, z. B. Noradrenalin und Serotonin
- stimmungsaufhellend, dämpfend, antriebssteigernd
- anticholinerge, antihistaminische, antiadrenerge Effekte
- einige mit analgetischer Wirkung, z. B. Trimipramin, Amitryptilin.

Indikationen

- alle Arten von klinisch relevanten Depressionen (☞ 8.1), unterstützend oder als wichtigstes Therapeutikum

18

- Phobien, Ängste (☞ 11.2), Panikattacken (☞ 6.1.4)
- Zwangssyndrome (☞ 11.2.3)
- chronische Schmerzsyndrome.

! Erhöhte Suizidgefahr (☞ 6.1.2), wenn der antriebssteigernde Effekt schneller auftritt als die stimmungsaufhellende Wirkung. Strengste Indikationsstellung aller antriebssteigernden Antidepressiva bei Suizidalität und Kombination mit sedierenden Substanzen.

Einteilung

Nach ihrer biochemischen Struktur und ihrer Wirkart werden die Antidepressiva u. a. in tri- und nicht-trizyklische Antidepressiva, Serotonin-Wiederaufnahme-Hemmer, MAO-Hemmer und Aminpräkursoren unterteilt. Im klinischen Einsatz erfolgt die Einteilung nach Wirkungsschwerpunkten (☞ Tab. Antidepressiva).

Antidepressiva

Substanz	mittlere Tagesdosis/ Tageshöchstdosis (oral, in mg)	Besonderheiten
dämpfende, ausgleichende Antidepressiva		
Amitryptilin, z. B. Saroten®	150/300	Delir, epileptische Anfälle möglich
Doxepin, z. B. Aponal®	150/300	auch bei Entgiftungsbehandlung
Trimipramin, z. B. Stangyl®	150/300	keine
stimmungsaufhellende Antidepressiva		
Imipramin, z. B. Tofranil®	150/300	Behandlung von Panikattacken
Clomipramin, z. B. Anafranil®	150/250	Behandlung von Zwängen
Dibenzepin, z. B. Noveril®	250/750	Einsatz bei älteren Patienten
Maprotilin, z. B. Ludiomil®	150/250	Schwindel möglich
antriebssteigernde Antidepressiva		
Desipramin, z. B. Pertofran®	150/250	keine
Citalopram, Cipramil®	20/60	Selektiver Serotonin-Re-uptake-Hemmer (SSRI)
Venlaflaxin, Trevilor®	75/375	Nordrenalin- und Serotonin-Re-uptake-Hemmer
Fluvoxamin, z. B. Fevarin®	150/300	Selektiver Serotonin-Re-uptake-Hemmer (SSRI)
Paroxetin z. B. Seroxat®	20/50	Selektiver Serotonin-Re-uptake-Hemmer (SSRI)
Fluoxetin z. B. Fluctin®	20/80	Selektiver Serotonin-Re-uptake-Hemmer (SSRI)
Tranylcypromin, z. B. Parnate®	20/50	MAO-Hemmer
Moclobemid, z. B. Aurorix®	150/600	MAO-Hemmer
Viloxazin, z. B. Vivalan®	200/400	keine Senkung der Krampfschwelle

Medikamentengabe

- Initial einschleichen
- auf Erhaltungsdosis innerhalb von 3 Tagen steigern
- ambulant immer niedriger dosieren als in der Klinik
- bei intravenöser Anwendung der tri- und tetrazyklischen Antidepressiva langsam infundieren, da sonst die Nebenwirkungsrate und das Risiko von Delir und Krampfanfällen ansteigen
- Tageszeit ist wichtig: antriebssteigernde Antidepressiva werden morgens, sedierende vorwiegend abends gegeben.

! Hauptdosis bei sedierenden Antidepressiva abends geben, Nutzen der schlafanstoßenden Wirkung. Der Patient kann mit der Infusion einschlafen.

Nebenwirkungen

Nebenwirkungen bei trizyklischen Antidepressiva
Treten meist initial auf.

- anticholinerg: Mundtrockenheit, Miktionsstörungen, Obstipation, Akkomodationsstörungen. Ggf. symptomatische Behandlung
- vegetativ: Übelkeit, Erbrechen, Schwitzen, Frösteln, Hautrötung, -blässe, Miosis, Mydriasis
- kardiovaskulär: orthostatische Dysregulation, Arrhythmien, RR- und Frequenzschwankungen, Störung der Überleitung
- endokrin: Gynäkomastie, Galaktorrhoe, Libido- und Potenzverlust
- Tremor, Rigor, Schwindel, Kopfschmerz
- Müdigkeit, Konzentrationsstörungen. Verkehrstüchtigkeit eingeschränkt
- Hypomanie.

Schwere Nebenwirkungen bei tri- und tetrazyklischen Andidepressiva
Führen zum Absetzen.

- Delir (☞ 9.2), Krampfanfälle (☞ 9.5.7)
- schwere Kollapszustände → RR und Puls kontrollieren
- Harnverhalt → Miktion protokollieren
- Agranulozytose → Blutbild kontrollieren
- paralytischer Ileus → Stuhlgang protokollieren
- Arrhythmie → EKG kontrollieren.

Nebenwirkungen bei Serotonin-Re-uptake-Hemmern

- Übelkeit, Appetitlosigkeit, Erbrechen, Appetitzunahme, Obstipation
- reversible Leberenzymerhöhung
- Agitiertheit
- Schwindel, Kopfschmerz.

Kontraindikationen der trizyklischen Antidepressiva

- absolute: Harnverhalt, Prostatahypertrophie, Pylorusstenose
- relative: Engwinkelglaukom, Alkohol- und Schlafmittelvergiftung, Schwangerschaft im ersten Trimenon.

Wechselwirkungen

- Wirkungsverstärkung durch Neuroleptika, Sedativa
- Wirkungsabschwächung durch Alkohol, Nikotin, Phenobarbital, Kontrazeptiva

- Erregungszustände, Delir bei gleichzeitiger Einnahme anderer Anticholinergika
- Überleitungsstörungen bei gleichzeitiger Einnahme von Antiarrhythmika
- Potenzierung von Nebenwirkungen durch Blutdrucksenker, Sympathomimetika.

Besonderheiten der Serotonin-Re-uptake-Hemmern

- relativ wenig Nebenwirkungen
- keine Sedierung, leichte Antriebststeigerung möglich
- keine Kombination mit MAO-Hemmern. Sicherheitsabstand von 2 Wochen einhalten.

Besonderheiten der MAO-Hemmer

- weniger Nebenwirkungen
- kontraindiziert bei Antriebssteigerung oder Suizidalität (☞ 6.1.2)
- strenge Indikationsstellung in Schwangerschaft und Stillzeit.

Tips, Tricks & Fallen

Wirkung tritt bei den meisten Antidepressiva spätestens nach 2–3 Wochen ein. Hohe Anforderungen an die Geduld der Patienten und Behandler.

18.2 Neuroleptika

Synonyma: Psycholeptika, Major tranquilizer.

Wirkung

- antipsychotisch, sedierend, ausgleichend, angstlösend
- einige mit analgetischer, antidepressiver, antiemetischer oder schlafanstoßender Wirkung (☞ Tab. Neuroleptika)
- zentral wirksame Dopamin-, Histamin- und Serotoninantagonisten
- anticholinerge, antihistaminische, antiadrenerge Effekte.

Indikationen

- psychotische Zustandsbilder
- psychomotorische Erregtheit (☞ 6.1.5), Angst (☞ 6.1.4)
- chronische schizophrene Psychosen (☞ 8)
- Rezidivprophylaxe schizophrener Psychosen (☞ 8)
- affektive (☞ 7) und organische Psychosen (☞ 9)
- Einschlafstörungen: niedrig- und mittelpotente Neuroleptika
- chronische Schmerzzustände, psychogen (☞ 14.3) und somatisch.

Neuroleptika

Substanz	mittlere Tagesdosis/ Tageshöchst-dosis (oral, in mg)	Besonderheiten
niedrigpotente Neuroleptika, v. a. sedierend		
Levomepromazin, z. B. Neurocil®	150/600	auch analgetisch
Chlorprothixen, z. B. Truxal®	200/800	auch antidepressiv
Promethazin, z. B. Atosil®	150/1000	Antihistaminikum
Melperon, z. B. Eunerpan®	200/400	v. a. bei älteren und hirnorganisch erkrankten Patienten
Thioridazin, z. B. Melleril®	150/600	auch antidepressiv
mittelpotente Neuroleptika		
Perazin, z. B. Taxilan®	150/1000	besonders häufig im ambulanten Bereich
Clozapin, z. B. Leponex®	150/600	selten extrapyramidalmotorische Symptome,Blutbildveränderungen
Zotepin, z. B. Nipolept®	100/450	wenige extrapyramidalmotorischen Symptome
Sulpirid, z. B. Dogmatil®	450/1600	leicht aktivierend
hochpotente Neuroleptika, v. a. antipsychotisch		
Clopenthixol z. B. Ciatiyl Z	100/250	Substanz auch als sedierendes Kurzzeit-i.m.-Präparat = Ciatyl-Z-Acuphase
Perphenacin. z. B. Decentan®	10/50	keine
Pimozid, z. B. Orap®	6/20	keine
Flupentixol, z. B. Fluanxol®	6/60	auch antidepressiv
Fluphenazin, z. B. Lyogen® Dapotum®	6/40	keine
Haloperidol, z. B. Haldol®	6/40	keine
Benperidol, z. B. Glianimon®	3/40	höchste neuroleptische Potenz
Risperidon, z. B. Risperdal®	6/8	kaum extrapyramidalmotorische Symptome

Nebenwirkungen

18

Extrapyramidalmotorische Symptome

V.a. bei hochpotenten Neuroleptika.

- Frühdyskinesien (☞ 6.1.9, 2.1.3): Zungen-, Schlund-, Blickkrämpfe, Opisthotonus, mimische Hyperkinesien – Gabe von Anticholinergika (☞ 18.7)

- Parkinsonoid (☞ 2.1.3): Tremor, Rigor, Akinese, Hypomimie, Hypersalivation, Salbengesicht, Kleinschrittigkeit, Arme schwingen beim Gehen nicht mit. Patient läuft wie „gebunden“, roboterhaft. Gabe von Anticholinergika (☞ 18.7)
- Akathisie: Bewegungs- und Sitzunruhe, häufiges Aufstehen
- Spätdyskinesien: stereotype Bewegungsabläufe, schraubende, wurmartige Bewegungen, Zunge herausstrecken.

Bei den neueren Neuroleptika wie Clozapin, Risperidon und Zotepin i.d.R. deutlich weniger extrapyramidale Nebenwirkungen.

Weitere Nebenwirkungen

- vegetative Nebenwirkungen: RR-Schwankungen, Tachykardie, Dyspnoe, Schwitzen → RR, Puls, Atemfrequenz kontrollieren
- anticholinerge Symptome: Mundtrockenheit, Miktionsstörungen, Obstipation, Akkomodationsstörungen
- epileptische Anfälle
- malignes neuroleptisches Syndrom (☞ 6.1.10), Rigor, Stupor, Fieber, quantitative Bewußtseinsstörung
- endokrine Symptome: Gynäkomastie, Galaktorrhoe, Zyklusstörungen, reversible Libido- und Potenzstörungen
- Gewichtszunahme → evtl. Kalorien einschränken, viel Bewegung
- Arzneimittelexantheme, Pigmentablagerung, Photosensibilisierung
- Thrombosen
- Blutbildveränderungen, Cholestase, Ikterus, Transaminasenanstieg → Labor kontrollieren (☞ Tab.)
- delirante, depressive und Erschöpfungssyndrome
- Denk- und Konzentrationsstörungen. Verkehrstüchtigkeit eingeschränkt (☞ 1.15.11).

Clozapin wegen Blutbildveränderungen nur unter kontrollierter Anwendung und als Mittel der 3. Wahl: registrierte Anwender, Produktinformation durch Hersteller, vorgeschriebene Laborkontrollen. Aber deutlich weniger extrapyramidalmotorische Symptome als andere Neuroleptika.

Regelmäßige Untersuchungen bei neuroleptischer Behandlung

Untersuchung	Häufigkeit
Blutbild	• 1.–3. Monat alle 2 Wochen • 4.–6. Monat alle 4 Wochen • nach ½ Jahr alle 12 Wochen
Leber- und Nierenwerte	• 1.–3. Monat alle 4 Wochen • nach ¼ Jahr alle 12 Wochen
EKG	alle 6–12 Monate
EEG	alle 6–12 Monate

Kontraindikationen

Keine absoluten KI, aber Vorsicht bei folgenden Grundleiden:

- akute Alkohol-, Schlafmittel, Medikamentenintoxikationen
- Engwinkelglaukom, Pylorusstenose, Harnverhalt, Prostatahypertrophie
- Myasthenie

- Blutbildveränderungen (insbs. Leukopenien)
- organische Hirnschäden
- kardiovaskuläre Krankheiten
- Schwangerschaft im ersten Trimenon.

Wechselwirkungen

- Verstärkung durch Alkohol, Benzodiazepine, Hypnotika, Antihistaminika
- Minderung durch Kaffee, Tee, Nikotin, große Wassermengen
- Delir besonders bei gleichzeitiger Gabe von anticholinergen Antidepressiva.

Pflege

- Puls und Blutdruck in den ersten 10 Tagen 3x/d kontrollieren
- Nebenwirkungen beobachten und dokumentieren
- Frühdyskinesien und vegetative Nebenwirkungen sind meist verantwortlich für zu rasches Absetzen, deswegen besonders auf diese Symptome achten und schnell reagieren: Arzt informieren, Antiparkinsonmitteln geben, z. B. Akineton®, Kreislaufmittel
- wichtig ist v. a., Spätdyskinesien früh zu erkennen
- auf vermehrten Konsum von Kaffee, Tee und Zigaretten und Trinkverhalten achten. Ansprechen.

Depression unter Therapie

Bei depressiver Symptomatik unter Neuroleptika an folgende Ursachen denken:

- pharmakogene Depressivität durch Medikation
- reaktive Depressivität wegen Krankheit oder Nebenwirkungen
- endogene Depressivität durch Krankheit.

Depotpräparate

Depot-Neuroleptika

Substanz	Dosierung in mg	Intervall, Besonderheiten
Flupentixoldecanoat, z. B. Fluanxol® 2 %/10 %	20–100	2–3 Wo., v. a. bei schizoaffektiven Psychosen
Fluphenazindecanoat, z. B. Dapotum®	10–100	2–4 Wo.
Fluspirien, z. B. Imap®	2–10	1 Woche, kein Einsatz als Antidepressivum, schnelles Anfluten
Haloperidoldecanoat, z. B. Haldol®	50–300	2–4 Wo.
Zuclopenthixol, z. B. Ciatyl-Z®	200–300	2–4 Wo.
Zuclopenthixol, z. B. Ciatyl-Z Acuphase®	50–150	2–3 Tage, schnelles Anfluten, bei Erregungszuständen

18

Werden bei Rezidivprophylaxe als Schutz vor Wiedererkrankung bei Patienten mit schizophrenen Psychosen (☞ 8) und schizoaffektiven Psychosen (☞ 7.3)

eingesetzt. Sie bieten sich vor allem bei Patienten an, bei denen eine regelmäßige Einnahme nur mit Unsicherheit zu gewährleisten ist. Sie entbinden den Patient jedoch nicht der Eigenverantwortung für die Medikation.
- praktikable Medikation in der Langzeitbehandlung
- stärkt Compliance: Patienten können oft geregelter Arbeit nachgehen
- Behandlungspaß führen lassen. Sind über Apotheke oder Pharmaindustrie zu erhalten.

18.3 Beruhigungsmittel

Synonyma: Psychosedativa, Minor tranquilizer, Anxiolytika. Neben Benzodiazepinen spielen andere Substanzen nur eine untergeordnete Rolle.

Neuroleptika

Als Sedativa können auch niedrigpotente Neuroleptika eingesetzt werden (☞ 18.2).

Tri- und tetrazyklische Tranquilizer

Opipramol, z. B. Insidon®. Dosierung 150–250 mg, maximal 300 mg. Anderen trizyklischen Antidepressiva verwandt, aber nicht überlegen und somit entbehrlich. Keine Abhängigkeit.

β-Rezeptorenblocker

Symptomorientierte Behandlung der körperlichen Angstsymptomatik, dadurch Unterbrechen des Teufelskreises von Aufregung und körperlichen Zeichen wie Schwitzen, Zittern, Rotwerden. Oxprenolol (z. B. Trasicor®) 40–80 mg, Propranolol (z. B. Dociton®) 80–160 mg.

Karbaminsäurederivate

Meprobamat (z. B. Meprobamat®). Dosierung 0,5–1 g, maximal 3 g. Keine antikonvulsive Wirkung. Höchstes Abhängigkeitspotential aller Tranquilizer. Substanz ist heute entbehrlich.

■ Benzodiazepine

18

Wirkung

- Ausschüttung zentral hemmender Neurotransmitter
- sedierend, anxiolytisch, entspannend, enthemmend
- antikonvulsiv
- muskelrelaxierend.

Benzodiazepine als Beruhigungsmittel		
Substanz	**mittlere Tagesdosis/ Tageshöchstdosis (in mg)**	**Besonderheiten**
kurzwirksame Benzodiazepine		
Lorazepam, z. B. Tavor®	2/10	gegen Angstzustände stark wirksam
Oxazepam, z. B. Adumbran®	30/100	gegen Angstzustände
mittellangwirksame Benzodiazepine		
Alprazolam, z. B. Tafil®	1/2	keine
Bromazepam, z. B. Lexotanil®	5/24	nicht sedierend
Clonazepam, z. B. Rivotril®	1/5	bei epileptischen Anfällen
langwirksame Benzodiazepine		
Diazepam, z. B. Valium®	10/60	keine
Chlordiazepoxid, z. B. Librium®	30/150	Kumulation
Clobazam, z. B. Frisium®	20/60	wenig sedierend

Indikationen

- Angstsymptomatik, Angstattacken (☞ 6.1.4)
- Erregungszustände (☞ 6.1.5)
- akute Suizidalität (☞6.1.2)
- Stupor, Mutismus (☞ 4.8)
- epileptische Anfälle (☞ 9.5.7)
- ängstlich agitierte Depression (☞ 7.1)
- Muskelspasmen.

Begleitmedikation
- bei psychosomatischen Beschwerden (☞ 14)
- bei psychogenen, neurovegetativen Funktionsstörungen.

Nebenwirkungen

- Müdigkeit, Schläfrigkeit, Appetitsteigerung
- Konzentrations- und Vigilanzstörungen. Fahrtauglichkeit eingeschränkt
- Muskelrelaxation: Schwäche besonders in den Beinen, weiche Knie, Standunsicherheit
- Dysarthrie, verwaschene Sprache, Ataxie, schwankendes Gangbild
- anterograde Amnesie
- Libidoverlust, Menstruationsstörungen, Zyklusunregelmäßigkeiten
- Atemdepression, Blutdruckabfall → RR, Puls und Atemfrequenz kontrollieren
- Herzstillstand
- Abhängigkeitsentwicklung
- Paradoxphänomene: Es treten den beabsichtigten Wirkungen entgegengesetzte Effekte auf, z. B. Agitiertheit, Euphorisierung, Erregungszustände (☞ 6.1.5), Verwirrtheit, Schlaflosigkeit (☞ 14.2, 15.4).

Intoxikation

☞ 6.1.10. Durch einmalige oder ständige Überdosierung, freiwillige Mehreinnahme oder Kumulation bei langer Halbwertszeit oder verminderter Metabolisierung in der Leber kann es zu Vergiftungserscheinungen kommen. Komplizierend sind zusätzliche Einnahme anderer Psychopharmaka, aber auch Digoxin, Kontrazeptiva oder Alkohol. Nachweis von Benzodiazepin-Derivaten im Urin möglich.

Akute Intoxikation
- Schläfrigkeit und Apathie, motorische Verlangsamung
- Atemdepression
- muskuläre Schwäche
- anterograde Amnesie
- Doppelbilder, Dysarthrie, Ataxie
- Schwindel, Übelkeit, Kopfschmerz.

Chronische Intoxikation (zusätzlich)
- extreme Schwäche mit Areflexie
- dysphorische Verstimmung
- Vergeßlichkeit und kognitive Einbußen.

Abhängigkeit und Entzug

Je höher die angstlösende Wirkung, desto größer das Abhängigkeitspotential. Typische Entzugserscheinung
- qualitative und quantitative Wahrnehmungssstörungen (☞ 4.5)
- Angst, Unruhe, Schlaflosigkeit, dysphorische Verstimmung
- Tachykardien, Tremor, Schwitzen
- Verwirrtheitszustände, Delir (☞ 9.2), Grand mal-Anfälle (☞ 9.5.7)
- Übelkeit, Erbrechen, Kopfschmerz
- paranoid-halluzinatorische Psychosen (☞ 8)
- Depersonalisation, Derealisation. (☞ 4.9).

Low dose dependency
Abhängigkeit von geringen Dosen bei Langzeiteinnahme in therapeutischer Dosierung.
- verzögerte Entzugserscheinungen mit wechselnder Symptomatik nach Absetzen
- fluktuierender Verlauf über Wochen. Schwierige Abgrenzung gegenüber wiederauftretender Angstsymptomatik im Rahmen der Grunderkrankung.

Kontraindikationen

- Myasthenie, akutes Engwinkelglaukom
- schwere Leber- oder Nierenschäden
- Schwangerschaft im ersten Trimenon
- Abhängigkeit oder Mißbrauch: Alkohol, Psychopharmaka, Drogen
- Überempfindlichkeit gegen Benzodiazepine.

Wechselwirkungen

- Verstärkung durch Einnahme zentralwirksamer Psychopharmaka, Alkohol
- Relaxation bei gleichzeitiger Einnahme von Muskelrelaxanzien
- Abbau verzögert durch Cimetidin.

Umgang mit den Substanzen

- bei Absetzen schrittweise Dosisreduktion erforderlich, auf vorhandene kliniknübliche Ausschleichschemata achten. Bei lang betriebenem Abusus wöchentlich um 25 % reduzieren
- Wirkungseintritt und Halbwertzeit unterschiedlich
- empfohlene Untersuchungen vor Behandlungsbeginn: EEG, EKG, Labor (besonders Leber-, Nierenwerte). Labor wöchentlich, EKG nach 4 Wochen kontrollieren
- maximale Behandlungsdauer 3–4 Wochen
- immer nur ein Benzodiazepin zur selben Zeit verabreichen
- orale Einnahme günstiger als i.m. Gabe.

! Gefahr der Akkumulation durch lange HWZ der Substanzen oder Metaboliten. Ggf. Umstellung auf Benzodiazepine mit kürzerer HWZ oder Dosisreduktion.

18.4 Schlafmittel

18.4.1 Benzodiazepine

Beim Einsatz als Schlafmittel gelten folgende Besonderheiten:
- Schlafarchitektur (Verhältnis REM/Non-REM-Phasen) nur geringgradig verändert
- Hangover durch lange Halbwertszeiten bis zu 60 h kann zu chronischer Intoxikaton führen
- vermehrte Schlaflosigkeit nach Absetzen: Rebound-Insomnie
- große therapeutische Breite.

Benzodiazepine als Schlafmittel

Substanz	mittlere Tagesdosis/ Tageshöchstdosis (in mg)	Halbwertszeit in h
Flurazepam, z. B. Dalmadorm®	20/60	1–2
Triazolam, z. B. Halcion®	0,2/1	1–5
Temazepam, z. B. Remestan®	20/60	5–14
Lormetazepam, z. B. Noctamid®	0,5/2	8–14
Flunitrazepam, z. B. Rohypnol®	1/4	10–30
Nitrazepam, z. B. Mogadan®	5/20	15–30

18.4.2 Barbiturate

Wirkung

- verstärken GABA-erge Hemmung zentraler Synapsen
- sedierend, hypnotisch, narkotisch
- antikonvulsiv.

Indikationen

- Ein- und Durchschlafstörungen (☞ 14.2, 15.4)
- Unruhezustände.

Nebenwirkungen

Geringe therapeutische Breite.

- schnelle Toleranzentwicklung innerhalb von 10 Tagen, Gewöhnung und Mißbrauch
- veränderte Schlafarchitektur
- Euphorie, symptomatische Psychosen (☞ 9)
- allergische Hautreaktionen
- paradoxe Reaktionen wie Unruhe und Schlafstörungen bei älteren Patienten und hyperkinetischen Kindern
- Kumulation: Müdigkeit, Antriebs- und Interesseverlust, Einschränkung kognitiver Leistungen, Gleichgewichtsstörungen, Nystagmus.

Kontraindikationen

- Leber- und Niereninsuffizienz, Myokardschäden
- Abhängigkeitserkrankungen.

Wechselwirkungen

- gegenseitige Verstärkung bei sedierenden Pharmaka und Alkohol
- verstärkt Wirkung von Valproinsäure (Antiepileptikum)
- Dosissteigerung: Enzyminduktion führt zu schnellerem Abbau des Medikamentes.

Umgang mit den Substanzen

Dosierung so niedrig wie möglich. Nach längerem Gebrauch schrittweise über mehrere Wochen absetzen. Auf klinikinternes Schema achten.

Barbiturate

Substanz	mittlere Tagesdosis/ Tageshöchstdosis (in mg)	Halbwertszeit
Cyclobarbital, z. B. Somnupan C®	100/200	11 h
Pentobarbital, z. B. Neodorm®	100/200	15–48 h
Phenobarbital, z. B. Nervolitan S®	100/200	1–5 d

18

Entzugserscheinungen

Treten meist innerhalb von 24 h auf und können 3–4 Tage anhalten.
- ängstlich getönte Unruhe (☞ 9.5.7)
- epileptische Anfälle
- Delir (☞ 9.2).

18.4.3 Alkoholderivate

- Chloralhydrat, z. B. Chloraldurat rot®: 250–1000 mg täglich
- Chloralhydrat, z. B. Chloraldurat blau®: 250–1000 mg täglich.

Unterschiedlicher Wirkungsverlauf: rot wirkt schnell und kurz, blau flutet langsamer an und wirkt länger. Beide können daher gut kombiniert werden.

Wirkung

Schlafanstoßende Wirkung, verstärkt Schlaftiefe, hemmt REM-Schlaf (☞ 14.2, 15.1).

Indikationen

- Einschlafstörungen, z. B. Chloraldurat rot® (☞ 14.2, 15.1)
- Durchschlafstörungen, z. B. Chloraldurat blau® (☞ 14.2, 15.1)
- zentral bedingte Unruhezustände.

Nebenwirkungen

- zentralnervöse Störungen wie Müdigkeit und Verwirrtheit
- gastrointestinale Reizung, Übelkeit, allergische Hautreaktionen
- Enzyminduktion, dadurch Gewöhnungseffekt. Suchtpotential.

Kontraindikationen

Leber-, Nieren-, Herzinsuffizienz.

Wechselwirkungen

- Wirkungsverstärkung durch zentraldämpfende Pharmaka und Alkohol
- Wirkungsverstärkung oraler Antikoagulanzien.

Umgang mit den Substanzen

Geringe therapeutische Breite: Horten von Medikamenten beobachten. Toxische Wirkung ab 4 g, letale Wirkung ab 6–10 g möglich.

18.4.4 Zyklopyrolone

- Zolpidem, z. B. Stilnox®: 10–20 mg bei Einschlafstörung (☞ 14.2, 15.1)
- Zopiclon, z. B. Ximovan®: 7,5–15 mg bei Ein- und Durchschlafstörung. (☞ 14.2, 15.1)

Reduzierte Dosis bei Leberfunktionsstörungen, chronisch obstruktiver Lungenerkrankung und älteren Patienten. Praktisch keine Abhängigkeitsentwicklung.

Nebenwirkungen

- Sedierung, Reaktionsvermögen herabgesetzt
- Koordinations- und Bewegungsstörungen
- morgendlicher Überhang.

Kontraindikationen

- Myasthenie
- respiratorische Insuffizienz
- Intoxikation mit Psychopharmaka
- Schwangerschaft und Stillzeit.

Wechselwirkungen

Wirkungsverstärkung durch zentraldämpfende Pharmaka und Alkohol.

18.5 Phasenprophylaktika

■ Lithiumsalze

Wirkmechanismus

Stabilisiert Membran an Synapsen, hemmt Neurotransmitterwirkung.

Einsatzziel

Vermeiden, Verzögern und Abschwächen wiederkehrender depressiver, manischer und schizoaffektiver Psychosen. Antimanischer Effekt.

Indikationen

Rezidivprophylaxe besonders bei Verläufen mit schweren und häufigen Phasen.

- bipolare, endogene Affektpsychosen (☞ 7)
- monopolare, endogene Depressionen (☞ 7.1)
- monopolare Manien. Auch zur Akuttherapie (☞ 7.2)
- schizoaffektive Psychosen (☞ 7.3.).

Substanzen

- Lithiumacetat, z. B. Quilonum®: 2 × 1 Tbl.
- Lithiumkarbonat, z. B. Hypnorex ret.®: 2 × 1 Tbl.
- Lithiumsulfat, z. B. Lithium-Duriles®: 3 × 1 Tbl.

Angegebene Dosierungen sind Richtwerte, genaue Menge je nach Plasmaspiegel. Lithiumkarbonat und -sulfat erreichen stabilere Plasmaspiegel (Retardformen) und sollten allgemein den Vorzug erhalten. Frühester Eintritt eines antimanischen Effektes nach 8 Tagen.

Nebenwirkungen

Innerhalb der ersten 14 Tagen auftretend

Initiale Nebenwirkungen verschwinden meist spontan.

- feinschlägiger Tremor, v. a.Ruhetremor. Therapieversuch mit 3 × 10 mg Propanolol
- Polyurie, Polydipsie
- gastrointestinale Beschwerden, v. a. Übelkeit, Völlegefühl und Durchfälle
- Muskelschwäche, Müdigkeit.

Später auftretend

- Gewichtszunahme, Gesichts- und Knöchelödeme
- euthyreote Struma: Halsumfang messen. Therapie mit 50–150 µg L-Thyroxin
- feinschlägiger Tremor
- Nierenfunktionsstörungen: Kreatininbestimmung, Urinstatus
- Leukozytosen: Blutbildkontrollen
- EEG- und EKG-Veränderungen.

Kontraindikationen

- Nierenfunktionsstörungen
- Therapie mit Diuretika
- Herz-Kreislaufkrankheiten
- Schilddrüsenerkrankungen, M. Addison
- 1. Trimenon der Schwangerschaft, Stillperiode.

Wechselwirkungen

Spiegelanstieg bei gleichzeitiger Einnahme von nichtsteroidalen Antiphlogistika und nephrotoxischen Antibiotika.

Umgang mit den Substanzen

Nach mehrwöchiger Behandlung auftretende Nebenwirkungen müssen besonders ernst genommen und behandelt werden, da sie langfristig die Compliance und damit den Therapieerfolg gefährden. Patienteninformation der Pharmafirmen und Behandlungspaß sind bei Apotheken erhältlich.

Wichtig sind die Aufklärung der Patienten über mögliche Nebenwirkungen und regelmäßige Spiegelkontrollen.

Kontrolluntersuchungen vor der Einstellung
- internistischer und neurologischer Status
- Körpergewicht, Halsumfang, RR, Puls
- Blutbild, Kreatinin, Elektrolyte, Harnstoff, Harnsäure, Schilddrüsenstatus, Urinstatus
- EEG, EKG.

Lithiumintoxikation

- grobschlägiger Tremor
- Erbrechen, Durchfall
- Abgeschlagenheit, Müdigkeit
- Schwindel, Ataxie, verwaschene Sprache
- Muskelkrämpfe und Zuckungen, Krampfanfälle
- Bewußtseinstrübung
- akutes Psychosyndrom (☞ 9.2).

Therapie
- Medikament absetzen. Elektrolyte bestimmen, ggf. substituieren, Wasserhaushalt normalisieren
- Atmung, Puls, Blutdruck und Nierenfunktion kontrollieren. Bei Plasmaspiegel über 3 mmol/l ist Hämodialyse indiziert.

Pflege

- Spiegel 12 h nach der letzten Tablettengabe bestimmen, parallel Kreatinin im Serum bestimmen.
  - Spiegel zur Prophylaxe: 0,6–0,8 mmol/l
  - Spiegel in der Akutphase: ca. 1,0 mmol/l
  - Nebenwirkungen ab 1,1 mmol/l
- Elektrolytverschiebungen
  - auf ausreichende Zufuhr von Flüssigkeit und Natrium achten
  - besondere Vorsicht bei Diätkuren und übermäßigem Schwitzen, z. B. Sauna

  ! Hoher Flüssigkeitsverlußt z. B. bei Fieber, Durchfällen und starkem Schwitzen führt zum Anstieg des Plasmaspiegels → Lithiumintoxikation.
- unbedingt Kontrazeption bei Frauen im gebärfähigen Alter. Mögliche teratogene Wirkung: kardiovaskuläre Mißbildungen.

Carbamazepin

Krankheitsspezifische Besonderheiten ☞ 7. Z.B. Tegretal®. Bewährtes Antiepileptikum. Nicht Mittel der 1. Wahl zur Phasenprophylaxe, jedoch häufig eingesetzte Alternative. Ebenfalls membranstabilisierender Effekt im ZNS. Hauptnebenwirkungen sind Schwindel, Kopfschmerzen und gastrointestinale Störungen → Leberwerte kontrollieren. Therapeutischer Bereich des Plasmaspiegels von 4,5–9,0 mg/l.

18.6 Medikamente zur Entgiftung, Entwöhnung

18.6.1 Clomethiazol

Z.B. Distraneurin®.

Wirkung

Sedierend, hypnotisch, antikonvulsiv.

Indikationen

- Alkoholentzugssyndrom, Alkoholdelir (☞ 12.2)
- Medikamentendelir, z. B. Antidepressiva (☞ 18.1)
- Erregungs- und Unruhezustände
- Schlafstörungen bei geriatrischen Patienten (☞ 15.4).

Nebenwirkungen

- Atemdepression: Atemfrequenz, Atemtiefe verringert
- Verschleimung der Atemwege
- hypotone Blutdruckreaktion → RR kontrollieren
- Exantheme, Magen-Darmbeschwerden, ausgeprägte Durchfälle
- Abhängigkeitspotential.

Dosierung

Oral: initial 2–4 Kapseln = 10–20 ml Mixtur. Tagesdosis abhängig vom klinischen Bild: 3–6 × 2 Kapseln. Tageshöchstdosis 20 Kapseln pro Tag.
Parenteral: nur unter Intensivbedingungen. Initial 100 ml 0,8 %ige Lösung in 10 Min., Dauertherapie mit bis zu 100 ml/h.
Wirkeintritt bei Kapseln und Mixtur nach 15 Min., bei Tabletten nach 70 Min.
! Schrittweise ausschleichen, auf vorhandene klinikübliche Ausschleichschemata achten.

Kontraindikationen

Pneumonie, Asthma, COLD, schwere respiratorische Insuffizienz.
! Nicht für die ambulante Therapie geeignet.

Wechselwirkungen

Verstärkung durch Tranquilizer, Hypnotika, Neuroleptika und Alkohol.

18

Umgang mit der Substanz

- ständige Überwachung erforderlich: Wachheit, Atmung
- Substanz selbst hat ein hohes Suchtpotential und wird gern unter Patienten gehandelt → Einnahme unter Aufsicht. Bei Verdacht auf Horten, als Mixtur verabreichen
- Behandlung nur im klinischen Rahmen und nicht länger als 14 Tage, oft klinikinternes Behandlungsschema

- bei gleichzeitiger Einnahme von Alkohol erheblich erhöhtes Risiko von Nebenwirkungen und paradoxer Reaktion, z. B. schweres Delir. Bei Auftreten von psychomotorischer Unruhe oder Desorientiertheit intensivmedizinische Überwachung erforderlich.

18.6.2 Disulfiram

Z.B. Antabus®. Verhaltenstherapeutischer Ansatz: „bedingte Aversionsreaktion". Moderne psychotherapeutische Behandlungsformen und eine Vielzahl an Behandlungsplätzen macht diese Art der „Verhaltenstherapie" eigentlich überflüssig. Dennoch ist sie in manchen Kliniken noch üblich.
Der Patient sollte immer zur Behandlung und Abstinenz motiviert sein. Selbstverständlich Tabletten nicht „unterjubeln".

Wirkmechanismus

Hemmt Verstoffwechselung von Alkoholabbauprodukten. Gleichzeitige Einnahme von Alkohol und Disulfiram erzeugt Übelkeit, Kopfschmerz, Gesichtsröte, Blutdruckabfall, Tachykardie, Schwitzen, quälenden Brechreiz und Erbrechen.

Indikation

Chronischer Alkoholismus (☞ 12.2).

Dosierung

Immer in der Klinik: initial 7 Tage lang 1 g morgens, dann 0,1–0,5 g pro Tag. Behandlungsdauer 6 Monate.

Nebenwirkungen

! Auch bei Alkoholkarenz.
- gastrointestinale Beschwerden, Unwohlsein
- Miktionsstörungen, Impotenz
- Müdigkeit, Kopfschmerzsyndrome.

Kontraindikationen

- Leber-, Nieren- oder Herzinsuffizienz
- Anfallsleiden
- Schwangerschaft
- endokrine Erkrankungen, z. B. Hyperthyreose, Diabetes.

Disulfiram-Alkohol-Test

- Probetrunk: 100 ml Wein, 200 ml Bier oder 20 ml eines 40 %igen Alkoholgetränkes
- Gefäßerweiterung nach 5–10 Min.: Hitzewallung im Gesicht, RR-Abfall, Pulsanstieg
- Flushsyndrom bis zu 1 h: v. a. Übelkeit, Erbrechen, Kopfschmerz
- ständig Blutdruck und Puls kontrollieren
- Antidot: 1 g Ascorbinsäure oder 50 mg Promethazin i. v.

18.6.3 Acamprosat

Campral®.

Indikation

Zur Unterstützung der Aufrechterhaltung der Abstinenz bei alkoholabhängigen Patienten (☞ 12.2).

Dosierung

Patienten unter 60 kg Körpergewicht: 2 Tab. morgens, 1 mittags, 1 abends. Patienten über 60 kg Körpergewicht: 3 × 2 Tabletten.

Nebenwirkungen

Auch bei Alkoholkarenz.
- gastrointestinale Beschwerden, Unwohlsein, Durchfall, Übelkeit, Erbrechen
- Juckreiz
- makulopapulöse Erytheme.

Kontraindikationen

- Leber-, Nieren
- Kinder und Alter > 60 Jahre
- Schwangerschaft
- endokrine Erkrankungen, z. B. Hyperthyreose, Diabetes.

18.7 Anticholinergika

Auswahl von Medikamenten aus der Parkinsontherapie, die auch zur Behandlung der unerwünschten Nebenwirkungen der Neuroleptika eingesetzt werden.
- Biperiden, z. B. Akineton®: 6–12 mg/d
- Benzatropin, z. B. Cogentinol®: 2–6 mg/d
- Tiaprid, z. B. Tiapridex®: 200–400 mg/d.

Wirkmechanismus

Antagonisiert z. T. Neuroleptikawirkung. Anticholinerge Gegenreaktion. Dopamin-Konzentration im Serum wird nicht beeinflußt.

Indikationen

Frühdyskinesien (☞ 6.1.9), Parkinsonoid (☞ 2.1.3) . Eine prophylaktische Gabe ist i.d.R. nicht indiziert. Ausnahme: Katatonien. Reduktions- und Absetzversuche in größeren Abständen, da sich die extrapyramidalmotorischen Symptome gelegentlich spontan bessern.

Nebenwirkungen

- euphorisierend
- delirante Syndrome mit motorischer Unruhe, Nestelbewegungen, szenische Halluzinationen
- Schwindel, Bradykardie → RR und Puls 3 × täglich kontrollieren
- senkt Krampfschwelle
- verschlechtert Spätdyskinesien
- anticholinerge Nebenwirkungen (☞ 18.1, 18.2).

Kontraindikationen

- Harnverhalt, Prostatahypertrophie, Engwinkelglaukom
- kardiovaskuläre Erkrankungen.

Wechselwirkungen

Verringert antipsychotische Wirkung von Neuroleptika: evtl. Neuroleptika höher dosieren. Verstärkt Wirkung von Antihistaminika und anderen Antiparkinsonmittel.

Tips, Tricks & Fallen

Wegen der euphorisierenden Wirkung ist besonders Biperiden bei Patienten sehr beliebt, dadurch möglicher Mißbrauch. Geübte Patienten können Dyskinesien vortäuschen und Medikamente horten. Die Unterscheidung zwischen echten extrapyramidalmotorischen Symptomen und vorgetäuschten ist oft schwierig. Im Zweifelsfall eher geben als verwehren.

18.8 Stimulanzien

Synonyma: Psychotonika, Energetika, Energizer (☞ 12.3.1).

■ Methylxanthine

Substanzen wie Koffein, Kokain, Theophyllin mit zentral erregender Wirkung. Koffein, z. B. in Kaffee, Tee, Colagetränken, ist als Genußmittel das am meisten verbreitete Mittel dieser Gruppe überhaupt.
Kokain ist wegen seiner toxischen Wirkung und des hohen Abhängigkeitspotentials nicht mehr stark verbreitet. Beide Substanzen werden nicht therapeutisch eingesetzt.

Amphetamine und Nicht-Amphetamine

Synonym: Weckamine.

Wirkung

- setzen Dopamin und Noradrenalin frei
- hemmen Wiederaufnahme von Dopamin und Noradrenalin
- unterdrücken Müdigkeit und Abgeschlagenheit
- steigern Konzentration und Leistungsfähigkeit, allgemeines Wohlgefühl, Euphorie.

Indikationen

Stets strenge Indikationsstellung.

- vorübergehende Leistungs- und Konzentrationsstörungen
- Appetitzügler
- Narkolepsie
- hyperkinetisches Syndrom bei Kindern.

Nebenwirkungen

- Gewöhnung, Mißbrauch, Abhängigkeit
- Tachykardie, Palpitationen, RR-Anstieg
- Schlaflosigkeit, Tremor, Kopfschmerz
- Mundtrockenheit, Diarrhoe
- Mißbrauch durch AnorektikerInnen
- erhöhte Krampfbereitschaft
- paranoid-halluzinatorische Psychosen.

Kontraindikationen

- Hypertonus, Tachykardien, Angina pectoris
- Schilddrüsenüberfunktion
- Engwinkelglaukom, Miktionsstörungen
- agitierte Psychosen
- Schwangerschaft.

Amphetamine und Nicht-Amphetamine

Substanz	mittlere Tagesdosis/ Tageshöchstdosis (in mg)	Besonderheiten
Amphetamine		
Methamphetamin, z. B. Pervitin®	–	z.Zt. nicht im Handel
Amfetaminil AN 1	10/30	Narkolepsie
Nicht-Amphetamine		
Methylphenidat, z. B. Ritalin	20/60	Hyperkinetisches Syndrom
Fenetyllin, z. B. Captagon®	100/300	keine

Wechselwirkungen

Blutdruckanstieg: trizyklische Antidepressiva.

Umgang mit den Substanzen

Differential-BB und RR kontrollieren, erst wöchentlich, später monatlich. Substanzen werden nur aus leerem Magen resorbiert, daher Medikation spätestens 1 h vor den Mahlzeiten. Verteilung über den Tag auf mehrere Einzeldosen, nicht mehr nachmittags oder abends.

18.9 Nootropika

☞ 15.1. Uneinheitliche Gruppe von Substanzen mit dem Ziel, Sauerstoff- und Glukoseverwertung der Gehirnzellen zu verbessern. Der Wirksamkeitsnachweis konnte in wissenschaftlichen Studien für keine dieser Substanzen erbracht werden. Klinisch ist der Einsatz umstritten.

Wirkmechanismus

- verbessern Hirndurchblutung, steigern Hirnstoffwechsel
- erleichtern Sauerstoffabgabe, verbessern Glukoseverwertung.

Indikationen

- höhere, zerebrale Funktionen fördern, z. B. Aufmerksamkeit, Konzentration, Merkfähigkeit, Gedächtnis (☞ 9.2, 15.1)
- chronisches Psychosyndrom (☞ 9.2, 15.1).

Substanzen

- Flunarizin, z. B. Sibelium®: 10 mg abends nach dem Essen
- Meclofenoxat, z. B. Helfergin®: 2 × 500 mg, nicht nach 16^{00} Uhr wegen Einschlafstörungen
- Naftidrofuryl, z. B. Dusodril®: 3 × 100 mg
- Pentoxifyllin, z. B. Trental®: 3 × 400 mg
- Piracetam, z. B. Normabraïn®: 3 × 800 mg.

Nebenwirkungen

Besonders bei hirnorganischen Erkrankungen.
- Antriebssteigerung, sexuelle Enthemmung
- aggressive Verhaltensdurchbrüche.

! Es ist vor allem auf plötzliche Veränderungen im Sozialverhalten zu achten.

18

Umgang mit den Substanzen

Vor Einsatz von Nootropika ist eine internistische Diagnostik und Therapie wichtig. Besonders Rhythmusstörungen, Blutdruck und Herzinsuffizienz müssen adäquat behandelt werden. Erst nach optimaler medikamentöser Einstellung ist bei unveränderter psychischer Symptomatik eine Behandlung mit Nootropika sinnvoll.

18.10 Androgenantagonisten

Cyproteron, z. B. Androcur®: initial 100–200 mg, auf Dauer 50 mg oral. Parenteral 14tägig 300 mg i.m.

Wirkung

Steroidhormon mit antiandrogener, antigonadotroper und gestagener Wirkung (kompetitiver Testosteronantagonist). Vermindert Sexualtrieb, verringert Ejakulatvolumen, hemmt Spermiogenese. Die Wirkung ist reversibel.

Indikationen

- pathologisch gesteigertes, hypersexuelles Verhalten
- Sexualdeviationen: „chemische Kastration“
- inoperables Prostatakarzinom
- hochgradiger Hirsutismus.

Wahnhafte sexuelle Sinneseindrücke im Rahmen von Psychosen werden nicht beeinflußt, dann zusätzlich Neuroleptika.

Nebenwirkungen

- Müdigkeit, Abgeschlagenheit, Antriebsminderung
- depressiv-dysphorische Verstimmung
- Gewichtsschwankungen, BZ-Anstieg, Gynäkomastie
- mindert Verkehrstüchtigkeit.

Kontraindikationen

- schwere depressive Verstimmungen
- Tumoren
- Leberkrankheiten, Diabetes mellitus, Thromboseneigung
- Tbc.

Das Längenwachstum der Knochen wird negativ beeinflußt, daher besondere Vorsicht bei Jugendlichen vor Abschluß der körperlichen Reife.

Wechselwirkungen

Wirkungsabschwächung durch Alkohol.

Umgang mit den Substanzen

Wirkungseintritt frühestens nach einer Woche. Die Patienten müssen freiwillig zur Einnahme bereit sein, kooperativ auch über einen Zeitraum von Jahren.

18.11 Pflanzliche Mittel

In leichteren Fällen sind diese Mittel eine sinnvolle Alternative zu Psychopharmaka. Die Nebenwirkungsrate ist i.d.R. geringer und viele Patienten mißtrauen pflanzlichen Substanzen weniger als chemischen. Grundsätzlich sollten Heilpflanzen:
- nicht selbst gesammelt oder angebaut werden
- nicht länger als ein Jahr zu Hause gelagert werden
- nicht länger als 4 Wochen eingenommen werden. Ausnahme: Johanniskraut mit Wirkungseintritt erst nach mehreren Wochen
- nicht bei schweren oder sich verschlechternden Krankheitsbildern als Monotherapie eingesetzt werden.

Gingko (Gingko biloba)

- steigert Auffassung und Gedächtnis (☞ 15.1)
- indiziert bei zerebralen Durchblutungsstörungen. Keine Kontraindikationen
- Nebenwirkungen: Magen-, Darmbeschwerden, Kopfschmerzen
- Dosis: 3 × 1 Drg.

Hopfen (Strobuli lupuli)

- beruhigend, schlaffördernd (☞ 14.2, 15.4)
- indiziert bei Unruhe, Angstzuständen, Schlafstörungen. Keine Kontraindikationen
- Nebenwirkungen nicht bekannt
- Dosis: 2–3 × 2 Teelöffel als Tee.

Baldrian (Radix valerianae)

- beruhigend, schlaffördernd (☞ 14.2, 15.4)
- indiziert bei Einschlafstörungen, Unruhe- und Erregungszuständen. Keine Kontraindikationen
- Nebenwirkungen nicht bekannt
- Dosis: 3 × 1 Teeelöffel als Tee.

Johanniskraut (Herba hyperici)

- antidepressiv
- indiziert bei Angst, nervöser Unruhe, depressiver Verstimmung, psychovegetative Störungen
- Kontraindikation: Lichtüberempfinden
- Nebenwirkungen: Photodermatose, Hyperpigmentierung
- Dosis: 2 × tgl 1–2 Teelöffel als Tee, über Wochen bis Monate.

Kavaextrakt (Piper methysticum)

- sedierend, angstlösend, muskelrelaxierend
- indiziert bei Angst- Unruhe- Spannungszuständen
- Kontraindikation: Schwangerschaft und Stillzeit
- Nebenwirkungen: allerg. Hautreaktion, Ikterus, Störung der Pupillomotorik

! Reaktionsvermögen herabgesetzt, Suchtgefahr: nicht länger als 3 Monate einnehmen

- Dosis 60–120 mg zerkleinert oral, nicht als Tee.

Lavendel (Flores lavandulae)

- beruhigend
- indiziert bei Unruhe, Einschlafstörungen(☞ 14.2, 15.4), nervösen Magen-Darmstörungen (☞ 14.4.1). Keine Kontraindikationen
- Nebenwirkungen nicht bekannt
- Dosis: 3 × 1–2 Teelöffel als Tee, 1–5 g/l als Badezusatz.

Melisse (Folia melissae)

- beruhigend
- indiziert bei nervösen Einschlafstörungen (☞ 14.2, 15.4), Magen-, Darmbeschwerden (☞ 14.4.1), Unruhe. Keine Kontraindikationen
- Nebenwirkungen nicht bekannt
- Dosis: 3 × 1–3 Teelöffel als Tee.

Passionsblume (Herba Passiflora)

- zentral dämpfend
- indiziert bei Unruhe, nervösen Einschlafstörungen (☞ 14.2, 15.4), Magen- und Darmbeschwerden (☞ 14.4.1). Keine Kontraindikationen
- Nebenwirkungen nicht bekannt
- Dosis: 2–3 × tgl. 1 Teelöffel als Tee.

Orangenblüten

- zentral dämpfend
- indiziert bei Unruhe, Ein- und Durchschlafstörungen. Keine Kontraindikationen
- Nebenwirkungen nicht bekannt
- Dosis: 3–5 × tgl. 1 Teelöffel als Tee.

18.12 Schmerzmittel

18

WHO-Stufenplan zur Behandlung chronischer Schmerzen

Stufe 1

Peripher wirkende Analgetika, Antiphlogistika.

Acetylsalicylsäure

- z. B. ASS®. Bis zu 2 g/Tag in der Schmerztherapie
- Nebenwirkungen: Magenulzera, Asthma bronchiale, Gerinnungsstörungen.

Paracetamol
- z. B. Ben-u-ron®. Als Tagesdosis können bis zu 4 g gegeben werden
- nicht entzündungshemmend
- auch für Kinder sowie in Schwangerschaft und Stillzeit geeignet
- Nebenwirkung: Leberschäden → Dosierung nicht > 6g/d. Fiebersenkend

Nichtsteroidale Antirheumatika
- Indometazin, z. B. Amuno®: 3–4 × 25–50 mg
- Ibuprofen, z. B. Imbun®: 3–4 × 200–400 mg
- Metamizol, z. B. Novalgin®: 1–2 × 500 mg
- Diclofenac, z. B. Voltaren®: 3–4 × 25–50 mg.

Stufe 2

Schwache Opioide. Auch in Kombination mit peripher wirkenden Analgetika.
- Kodein, z. B. Optipect Kodein Forte®: 4–6 × 30 Tr.
- Dihydrocodein, z. B. DHC®: 1–2 × 60 mg. Mit 8–12 h längste Wirkdauer dieser Gruppe
- Tramadol, z. B. Tramal®: 4 × 100 mg oral, i.m. i. v.
- Pethidin, z. B. Dolantin®: 6–8 × 25–150 mg i.m., s.c., oral
- Tilidin-Naloxon, z. B. Valoron®: 4 × 100 mg.

Stufe 3

Starke Opioide.
- Buprenorphin, z. B. Temgesic®: 0,2–0,4 mg sublingual, 3–4 × 0,3–0,6 mg i.m., i. v.
- Morphium, z. B. Morphinsulfat®: 5–20 mg oral, s.c.

■ Zusatzmedikation

Wirkungsoptimierung und mögliche Analgetikaeinsparung.
- Antidepressiva, z. B. Amitryptilin: bei begleitender depressiver Komponente, chronischen Rücken- oder Kopfschmerzen
- Neuroleptika, z. B. Haloperidol, Levomepromazin: bei Neuralgien, Neuropathien, chronischen Rücken- oder Kopfschmerzen, Migräne
- Kortikosteroide, z. B. Fortecortin: bei neurogenen Schmerzen, Hirndruck, Lymphödemen
- Lokalanästhetika, z. B. Bupivacain: bei chronischen Rücken- und Gelenkschmerzen, Neuropathien
- Antiepileptika, z. B. Carbamazepin: bei Neuralgien, Neuropathien
- Muskelrelaxantien, z. B. Lioresal: bei Muskelschmerzen und Krämpfen
- Spasmolytika, z. B. Butylscopolamin: bei kolikartigen Schmerzen.

19 Adressen, Verbände

Holger Thiel

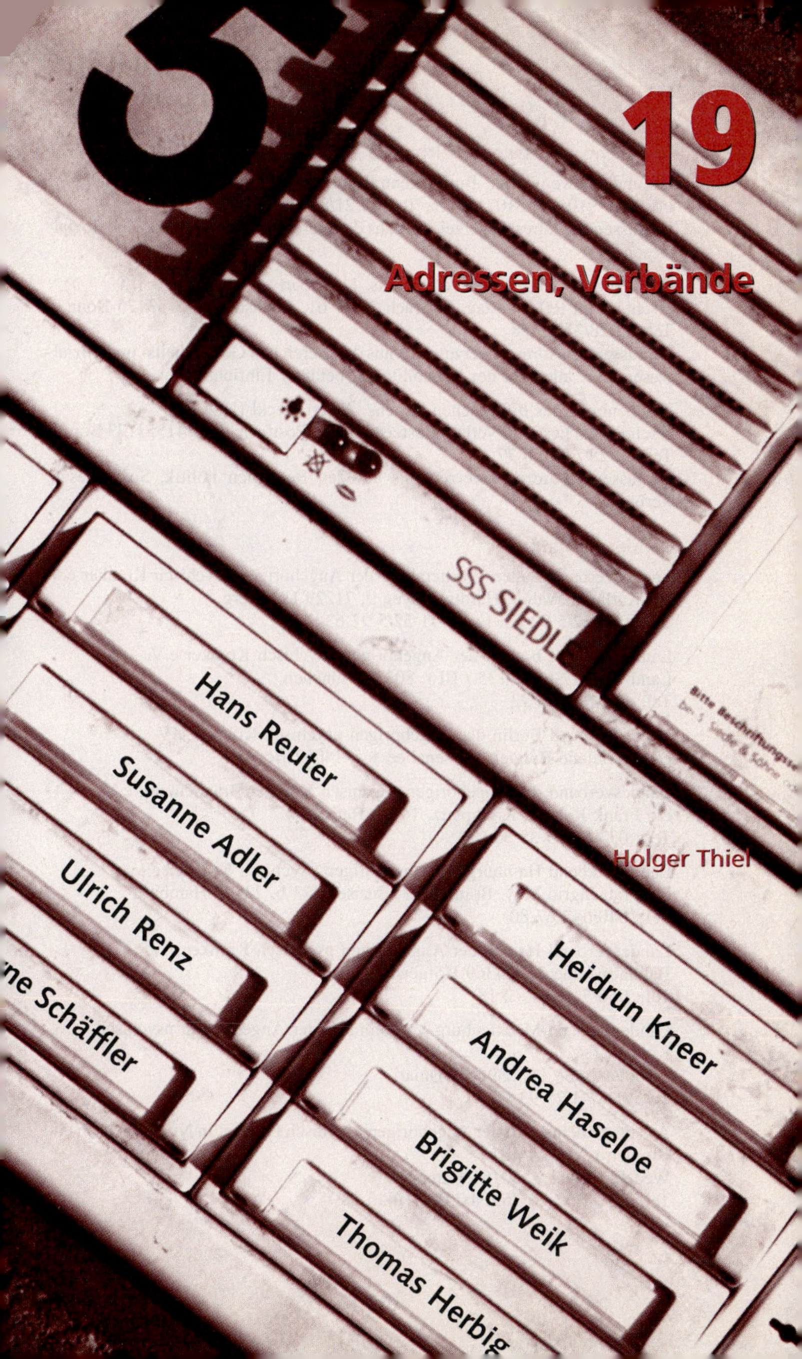

Hilfreiche Adressenverzeichnisse

Gesundheitswegweiser, Bundeszentrale für gesundheitliche Aufklärung
Postfach 910152, 51071 Köln, Tel. 02 21/899 20
Umfassendes Adressenverzeichnis aus den Bereichen Gesundheits- und Sozialwesen

Sozialadressbuch – Reha-Verzeichnis, Leo Sparty (Hrsg.)
erscheint im Reha-Verlag, Postfach 20 11 61, Roonstraße 30, 53175 Bonn 2
Tel. 02 28/35 23 28
Umfassendes Adressenverzeichnis aus den Bereichen Gesundheits- und Sozialwesen bzw. aller mit der Rehabilitation befaßter Einrichtungen

Taschenbuch des öffentlichen Lebens, Albert Oeckl (Hrsg.)
erscheint im Festland Verlag, Basteistraße 88, Postfach 20 08 41, 53173 Bonn 2
Tel. 02 28 / 35 56 77
Umfassendes Adressenverzeichnis aus den Bereichen Politik, Sozialwesen, Verbände

Landesverbände

Landesverband Baden-Württemberg der Angehörigen psychisch Kranker e.V.
c/o Karlhein Walter, Hardtwaldweg 9, 71229 Leonberg
Tel.: 071 52/5 92 63, Fax: 071 52/5 92 63

Landesverband Bayern der Angehörigen psychisch Kranker e.V.
Landsberger Straße 135 / III r. 80339 München
Tel.: 089/502 46 73

Landesverband Berlin der Angehörigen psychisch Kranker e.V.
c/o Marielene Rouvel, Hessenallee 1 a, 14052 Berlin

Landesverband der Angehörigen psychisch Kranker Brandenburg e.V.
c/o Frank Richter, Kirchplatz, 14712 Rathenow
Tel.: 033 85/50 35 33

Landesverband Hamburg der Angehörigen psychisch Kranker e.V.
c/o Frau Ingrid May, Bramfelder Chausee 373 b, 22175 Hamburg
Tel.: 040/642 67 80

Landesverband Hessen der Angehörigen psychisch Kranker e.V.
Bahnhofstraße 24, 34369 Hofgeismar
Tel.: 056 71/80 1–2 18

Landesverband Mecklenburg Vorpommern der Angehörigen psychisch Kranker e.V.
Altboterstraße 12, 23966 Wismar
Tel.: 038 41/25 93 90

Arbeitsgemeinschaft der Angehörigen psychisch Kranker in Niedersachsen und Bremen e.V. (AANB)
Wedekindplatz 3, 30161 Hannover
Tel.: 05 11/62 26 76, Fax: 05 11/646 28

Landesverband Nordrhein-Westfalen der Angehörigen und Freunde psychisch Kranker e.V.
Plöniesstraße 2–4, 48153 Münster
Tel.: 02 51/79 05 93

Landesarbeitsgemeinschaft der Angehörigen psychisch Kranker Rheinland-Pfalz
c/o Wolfgang Gottschling, Robert-Koch-Straße 22, 56179 Vallendar
Tel.: 02 61/622 45

Landesverband Saarland der Angehörigen psychisch Kranker
c/o Helene Abel, Adlerstraße 1, 66798 Wallerfangen

Kontaktadresse für Sachsen (kein Landesverband), Verein für Angehörige und Freunde psychisch Kranker e.V
c/o Gisela Oehmichen., Comeniusstraße 30 a, 01307 Dresden
Tel.: 03 51/320 02

Landesverband Schleswig-Holstein der Angehörigen psychisch Kranker e.V.
Volkerstraße 14, 23562 Lübeck
Tel.: 04 51/498 89 29 oder 50 17 83

Landesverband Thüringen der Angehörigen psychisch Kranker e.V.
Geschäftsstelle Landesfachkrankenhaus für Psychiatrie und Neurologie
Bahnhofstraße 1 a, 07646 Stadtroda
Tel.: 03 64 28/562 18

Wichtige Organisationen und Verbände

Aktion für geistige und psychische Freiheit – Arbeitsgemeinschaft der Elterninitiativen
(AGPF), Graurheindorfer Straße 15, 53111 Bonn 1, Tel.: 02 28/63 15 47
Zusammenschluß von Angehörigen von Sektengeschädigten

Aktion Psychisch Kranke
Graurheindorfer Straße 15, 53111 Bonn, Tel.: 02 28/63 15 45
Initiative u. a. von Abgeordneten der Bundestagsparteien zur Förderung der Psychiatriereform „im parlamentarischen Raum" – beteiligt an Psychiatrie-enquete und Modellprogramm

AOK-Bundesverband
Kortrijker Straße 1, 53177 Bonn, Tel.: 02 28/84 3–0

Arbeitsgemeinschaft der Berufsbildungswerke
c/o Berufsbildungswerk Waldwinkel, Waldwinkeler Straße 1,
84544 Aschau/Inn
Tel. 086 38/64–2 50

Arbeitsgemeinschaft der Deutschen Hauptfürsorgestellen
c/o Landschaftsverband Westfalen-Lippe, Warendorfer Straße 26,
48145 Münster
Tel. 02 51/59 12 29

Arbeitsgemeinschaft Deutscher Berufsförderungswerke
c/o BFW Hamburg GmbH, August-Krogmann-Straße 52, 22159 Hamburg 72
Tel. 040/645 81–0

Arbeitsgemeinschaft Gemeindepsychiatrie Rheinland (AGPR)
Eichenstraße 105, 42659 Solingen, Tel. 02 12/81 50 51
Beispiel eines Interessenverbandes des ambulanten Bereichs einer Region mit dem Ziel, die Position der ambulanten Dienste gegenüber den Kostenträgern zu stärken

Arbeitsgemeinschaft Sozialpolitischer Arbeitskreise (AG Spak)
Adlzreiterstraße 23, 80337 München 2, Tel. 089/77 40 78

Arbeitskreis für Gesundheitsbewußtsein und kritischen Umgang mit Arzneimitteln
Mathildenstraße 25, 28203 Bremen, Tel. 04 21/7 24 36

Auf örtlicher, Landes- und Bundesebene gibt es Zusammenschlüsse, sog. Arbeitsgemeinschaften der Wohlfahrtsverbände, als Ansprechpartner für staatliche Organe

Blaues Kreuz in Deutschland
Bundesgeschäftsstelle Freiligrathstraße 27, 42289 Wuppertal,
Tel. 02 02/6 20 3–0

Blaues Kreuz in der Evangelischen Kirche (BKE)
Dieterichstraße 17A, 30159 Hannover, Tel. 05 11/3 63 18 15

Bund der Euthanasiegeschädigten und Zwangssterilisierten
Meiersfelder Straße 7, 32760 Detmold, Tel. 0 52 31/582 02

Bundesärztekammer
Herbert-Lewin-Straße 1, 50931 Köln, Tel. 02 21/40 4–0

Bundesarbeitsgemeinschaft der Freien Wohlfahrtspflege
Franz-Lohe-Straße 17, 53129 Bonn 1, Tel. 02 28/22 6–1

Bundesarbeitsgemeinschaft der Träger psychiatrischer Krankenhäuser
c/o Landschaftsverband Rheinland, Kennedyufer 2, 50679 Köln 21
Tel. 02 21/809–0-24 49

Bundesarbeitsgemeinschaft Katholischer Einrichtungen der Hilfe für psychisch kranke und psychisch behinderte Menschen
Karlstraße 40, 79104 Freiburg i.Br., Postfach 420, 79004 Freiburg i.Br.
Tel. 07 61/20 03 19

Bundesarbeitsgemeinschaft der Freundeskreise für Suchtkrankenhilfe
Kust-Schumacher-Straße 2, 34117 Kassel, Tel. 05 61/78 04 13

Bundesarbeitsgemeinschaft der überörtlichen Träger der Soziahilfe
Ernst-Frey-Straße 9, 76135 Karlsruhe 1, Tel. 07 21/81 7–1

Bundesarbeitsgemeinschaft der Werkstätten für Behinderte (BAG WfB)
Sonnemannstraße 5, 60314 Frankfurt / Main 1, Tel. 069/43 99 05

Bundesarbeitsgemeinschaft der Clubs Behinderter und ihrer Freunde (BAG cbf)
Eupener Straße 5, 55131 Mainz, Tel. 0 61 31/22 55 14 und 22 57 78

Bundesarbeitsgemeinschaft für Rehabilitation
Walter-Kolb-Straße 9–11, 60594 Frankfurt am Main, Tel. 060/60 50 18–0

Bundesarbeitsgemeinschaft Kinder-und Jugendschutz
Emmeransstraße 32, 55116 Mainz, Tel. 0 61 31/22 33 60

Bundesministerium für Arbeit und Sozialordnung
Rochusstraße 1, 53123 Bonn 1, Tel. 02 28/52 7–1
Zuständig für die Krankenkassenaufsicht und in dem Zusammenhang auch für die Personalbedarfsplanung

Bundesministerium für Jugend, Familie, Frauen und Gesundheit
Psychiatriereferat 342, Kennedyallee 105, 53175 Bonn 2, Tel. 02 28/30 8–0
Entsprechende Referate in allen Landesministerien

Bundesverband der Elternkreise drogengefährdeter und drogenabhängiger Jugendlicher
Kötjener Straße 38, 10963 Berlin, Tel. 030/2 62 60 89

Bundesverband „Hilfe für das autistische Kind" – Vereinigung zur Förderung autistischer Menschen
Bebelallee 141, 22297 Hamburg, Tel. 040/5 11 56 04

Bundesverband der Angehörigen psychisch Kranker e.V.
Thomas-Mann-Straße 49 a, 53111 Bonn 1, Tel. 02 28/63 26 46
Zusammenschluß von Angehörigen auf Bundesebene, Tagungen, Öffentlichkeitsarbeit, Landesverbände

Bundesvereinigung Lebenshilfe für geistig Behinderte
Bundeszentrale Postfach 70 11 63, 35020 Marburg, Tel. 0 64 21/4 91–0

Bundeszentrale für gesundheitliche Aufklärung (BzgA)
Ostmerheimer Straße 200, 51109 Köln 91, Tel. 02 21/89 92–1
Vertreibt auch einige Materialien zur Psychiatrie und Rehabilitation

Dachverband psychosozialer Hilfsvereinigungen e.V.
Thomas-Mann-Straße 49 a, 53111 Bonn 1, Tel. 02 28/63 26 46
Zusammenschluß von Initiativen und Hilfsvereinigungen
(v. a. Bürger-/Laienhilfe sowie Angehörigenarbeit)

Deutsche Alzheimer Gesellschaft
Mauerkircher Straße 21, 81679 München 80, Tel. 089/98 66 23
bzw. Alzheimer Gesellschaft München, Richard-Strauß-Straße 34, 81677 München 80, Tel. 0 89 / 47 51 85

Deutsche Arbeitsgemeinschaft Selbsthilfegruppen
c/o Friedrichstraße 28, 35329 Gießen, Tel. 06 41/702–24 78

Deutsche Gesellschaft für soziale Psychiatrie (DGSP)
Stuppstraße 14, 50823 Köln 30, Tel. 02 21/51 10 02
Berufsgruppenübergreifender Fachverband, Zusammenschluß von Psychiatrietätigen und interessierten Laien. Erklärtes Ziel: Psychiatrie weiter zu entwickeln, in Frage zu stellen, zu „kommunalisieren", Anstalten aufzulösen. Zwei große Tagungen im Jahr, Fortbildung, Landesverbände, Fachausschüsse – Mitarbeit erwünscht.

Deutsche Gesellschaft für Kinder-und Jugendpsychiatrie
Hans-Sachs-Straße 6, 35039 Marburg, Tel. 0 64 21/28 53 34 und 28 30 53

Deutsche Hauptstelle gegen die Suchtgefahren
Postfach 1369, 45743 Hamm, Tel. 0 23 81/25–855, -269

Deutsche Krankenhausgesellschaft
Tersteegenstraße 9, 40474 Düsseldorf 30, Tel. 02 11/45 47 3–0
Verhandlungspartner der gesetzlichen Krankenversicherungen auf Bundesebene

Deutscher Verein für öffentliche und private Fürsorge
Am Stockborn 1–3, 60439 Frankfurt/Main 50, Tel. 069/58 3–1

Deutsche Vereinigung für die Rehabilitation Behinderter
Friedrich-Ebert-Anlage 9, 69221 Heidelberg, Tel. 0 62 21/2 54 85

Fachverband Drogen und Rauschmittel
Brüderstraße 4B, 30159 Hannover, 05 11/1 31 64 74

Fachverband Sucht
Adenauerallee 58, 53113 Bonn, 02 28/26 15 55

Freudenbergstiftung
Freudenbergstraße 2, 69469 Weinheim, Tel. 062 01/174 98
Stiftung eines großen Familienunternehmens, die sich im Bereich Sozialpsychiatrie engagiert

Gesellschaft für Kommunale Psychiatrie
Geschäftsstelle: Liebigstraße 22, 04103 Leipzig
Pendant zur DGSP in der (ehemaligen) DDR, im Juni 1990 gegründet, Landesverbände im Aufbau

Institut für kommunale Psychiatrie
Eichenstraße 105, 42659 Solingen, Tel. 02 12/81 50 51
berät Institutionen und Kommunen bei der Weiterentwicklung kommunaler Psychiatrie

pro familia Bundesverband
Stresemannallee 3, 60596 Frankfurt am Main, Tel. 069/63 90 02

Verband evangelischer Einrichtungen für Menschen mit geistiger und seelischer Behinderung (VEEMB)
Stafflenbergstraße 76, 70184 Stuttgart, Postfach 10 11 42, 70010 Stuttgart
Tel. 07 11/21 59–4 12

Verein zur Förderung von Arbeitsinitiativen und Firmenprojekten (FAF e.V.)
Hedemannstraße 14, 10969 Berlin 61, Tel. 030/251 10 66
Beratung von Firmen, Fortbildung, Öffentlichkeitsarbeit

Verbände für Schwerbehinderte, Sozialrentner

Engagieren sich teilweise auch für seelisch Behinderte.

19 Allgemeiner Behindertenverband in Deutschland
Am Köllnischen Park 6/7, 10179 Berlin, Tel. 030/23 80 66 73

Bund Deutscher Kriegsopfer, Körperbehinderter und Sozialrentner (BDKK)
Bonner Talweg 88, 53113 Bonn 1, Tel. 02 28/21 61 16

Bundesarbeitsgemeinschaft Hilfe für Behinderte
Kirchfeldstraße 149, 40215 Düsseldorf 1, Tel. 02 11/31 00 60

Reichsbund der Kriegsopfer, Behinderten, Sozialrentner und Hinterbliebenen
Beethovenallee 56, 53173 Bonn 2, Tel. 02 28/36 30 71

Verband der Kriegs- und Wehrdienstopfer, Behinderten und Sozialrentner Deutschlands (VdK)
Hauptgeschäftsstelle Wurzer Straße 2, 53175 Bonn 2, Tel. 02 28/82 09 3–0

Wohlfahrtsverbände

Unterhalten jeweils auf Bundes- und Landesebene Arbeitsgruppen oder Referenten für Psychiatriebelange.

Arbeiterwohlfahrt
Bundesgeschäftsstelle Oppelner Straße 130, 53119 Bonn 1, Tel. 02 28/66 85–0
Deutscher Caritas Verband

Bundesgeschäftsstelle Karlstraße 40, Postfach 420, 79104 Freiburg i. Br.
Tel. 07 61/20 0–0

Deutscher Guttempler-Orden
Bundesgeschäftsstelle Adenauerallee 45, 20097 Hamburg, Tel. 040/24 58 80

Deutscher Kinderschutzbund Bundesverband
Schiffgraben 29, 30159 Hannover, Tel. 05 11/3 04 85–0

Deutscher Paritätischer Wohlfahrtsverband (DPWV)
Bundesgeschäftsstelle Heinrich-Hoffmann-Straße 3, 60528 Frankfurt/Main 71
Tel. 069/67 6–1

Deutsches Rotes Kreuz (DRK)
Generalsekretariat Friedrich-Ebert-Allee 71, 53113 Bonn, Tel. 02 28/5 41–0

Diakonisches Werk der evangelischen Kirche in Deutschland
Bundesgeschäftsstelle Stafflenbergstraße 76, 70184 Stuttgart 1,
Tel. 07 11/21 59–0

Gesamtverband für Suchtkrankenhilfe im Diakonischen Werk der Evangelischen Kirche in Deutschland
Kurt-Schumacher-Straße 2, 34117 Kassel, Tel. 05 61/1 09 57–0

Berufsfachverbände

Berufsverband Deutscher Psychologen (BDP)
Heilsbachstraße 22, 53123 Bonn, Tel. 02 28/64 10 54/55/56

Deutsche Gesellschaft für Psychiatrie und Nervenheilkunde (DGPN)
Theatinerstraße 44, 80333 München 2, Tel. 089/228 35 54

Deutsche Gesellschaft für Psychoanalyse, Psychotherapie, Psychosomatik und Tiefenpsychologie (DGPT)
Geschäftsstelle Johannisbollwerk 20, 20459 Hamburg, Tel. 040/3 19 26 19

Deutsche Gesellschaft für Sozialpädiatrie
Heiglhofstraße 63, 81377 München, Tel. 089/71 00 92 32–3

Deutscher Berufsverband für Krankenpflege
Königgrätzstraße 12, 45138 Essen 1, Tel. 02 01/28 30 40

Verband der Arbeits- und Beschäftigungstherapeuten
Postfach 22 08, Mittelweg 8, 76307 Karlsbad 2, Tel. 0 72 48/63 28

Fortbildungsangebote

Fortbildungsinstitut der Deutschen Gesellschaft für soziale Psychiatrie
DGSP-Geschäftsstelle, Stuppstraße 14, 50823 Köln 30, Tel. 02 21/ 51 10 02
Berufsübergreifende Fortbildung

Deutsche Gesellschaft für Verhaltenstherapie (DGVT)
DGVT-Geschäftsstelle, Postfach 13 43, Belthlestraße 15, 72070 Tübingen
Tel. 070 71/412 11
Fortbildung in Zusammenarbeit mit der Fernuniversität Hagen

Gesellschaft für wissenschaftliche Gesprächspsychotherapie (GWG)
GWG-Geschäftsstelle, Richard-Wagner-Straße 12, 50674 Köln 1,
Tel. 02 21/25 29 17

Index

Quellen der Abbildungen

Innenteil
[A 169]: Gustav Fischer Verlag
[K 154]: Fotostudio Sendler, Andernach
[K 183]: E. Weimer, Aachen
[L 157]: S. Adler, Lübeck
[L 190]: G. Raichle, Ulm
[T 137]: Neuroradiologische Abteilung der Rhein-Mosel-Fachklinik, Andernach

Kapitelanfangsseiten
Kapitel 1, 4, 6, 9: E. Weimer, Aachen
Kapitel 2: T. Oberheitmann, Hattingen
Kapitel 3: T. Komerell, Friedrichshafen
Kapitel 5: G. Raichle, Ulm
Kapitel 7: B. le Frère/MEV-Verlag Augsburg
Kapitel 8, 17: S. Adler, Lübeck
Kapitel 10: MEV-Verlag Augsburg
Kapitel 11, 12: B. Kühnel/MEV-Verlag Augsburg
Kapitel 13: W. Bäuerle/ MEV-Verlag Augsburg
Kapitel 14, 18, 19, Index: A. Messerschmidt, Lübeck
Kapitel 15: R. Lehmann, Spalt
Kapitel 16: F. Koch, Sierksrade

Baustein zur Beziehungsgestaltung

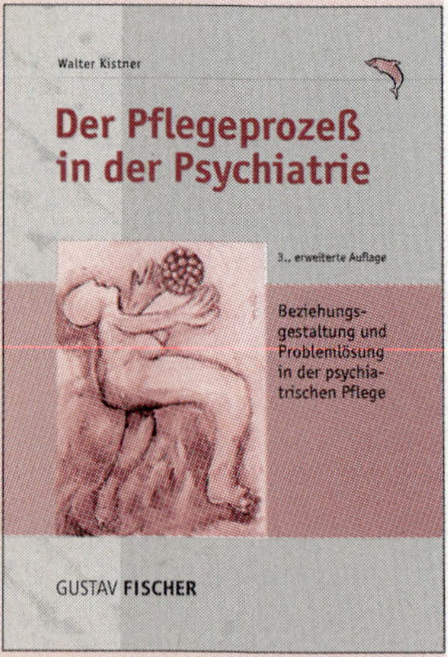

Die Erkrankung psychiatrischer Patienten beinhaltet meist eine Beziehungsstörung, die sich im Sozialverhalten ausdrückt.
An diesem Punkt setzt die Pflege in der Psychiatrie an:
Die Beziehung zum Patienten muß als Form der Problemlösung begriffen werden. Die Umsetzung theoretischer Reflexionen in problemlösendes Handeln wird unter Einbeziehung der „Bezugspflege" und der „Multiprofessionellen Teamarbeit" dargestellt.
Zahlreiche Beispiele führen den Praxisbezug vor Augen.

3., überarb. Aufl. 1997, ca. 260 S., 12 Abb., kt.
ca. DM 55,– / ÖS 402,– / SFr 50,–

Kompetente Bücher für die Pflege

GUSTAV FISCHER

Labor-Normalwerte Erwachsen

Blut	bisher	SI-Einheiten	Hausinterne Werte
Blutgasanalyse			
• Basenüberschuß	– 2 bis + 2 mmol/l		
• pH	7,35–7,45		
• pCO_2 (art.)	32–46 mmHg	4,3–6,1 kPa	
• pO_2 (art.)	71–104 mmHg	9,5–13,9 kPa	
• Standard-Bicarbonat	21–26 mmol/l		
BSG	1 h: F: < 20 (< 50 J.) M: < 15 (< 50 J.)	< 30 (> 50 J.) < 20 (> 50 J.)	
Differentialblutbild			
• Lymphozyten	1,5–4,0/nl 34 % der Leukos		
• Neutrophile	1,8–7,7/nl 59 % der Leukos		
• Eosinophile	< 0,45/nl 2–4 % der Leukos		
• Basophile	< 0,2/nl < 0,5 % der Leukos		
• Retikulozyten	F: 0,63–2,2 % M: 0,9–2,71 %		
• Thrombozyten	140 000–400 000/µl		
Erythrozyten	F: 4,1–5,1 /pl M: 4,5–5,9 /pl		
Fibrinogen	180–350 mg%	1,8–3,5 g/l	
Gerinnungstests			
• Quick (Thromboplastinzeit, Prothrombinzeit)	70–120 %	INR 0,9–1,5	
• PTT (Partielle Thromboplastinzeit)	18–40 Sek.		
• TZ (Thrombinzeit)	20 Sek.		
• AT III	70–120 %		
Hkt. (Hämatokrit)	F: 36–45 % M: 42–50 %		
Hb (Hämoglobin)	F: 14–17,5 g/dl M: 12,3–15,3 g/dl		
HbA_1	5–7,8 %. Diabetiker < 8 (–9) %		

Blut	bisher	SI-Einheiten	Hausinterne Werte
HBE (MCH)	28–33 pg		
Leukozyten	4400–11300/mm³	4,4–11,3/nl	
MCHC	33–36 g/dl		
MCV	80–96 fl		
Prothrombinzeit (Quick)	70–120 %	Ther.: 15–25 %	
PTT	ca. 18–40 Sek.	Ther.: 1,5–2fach verl.	
Retikulozyten	F: 0,63–2,2 % M: 0,9–2,71 %	35–75/nl	
Thrombozyten	136 000–423 000/mm³	136–423/nl altersabhängig	
Thrombinzeit (TZ)	17–24 Sek.	Ther.: 2–3fach verl.	

Serum/Plasma	bisher	SI-Einheiten	Hausinterne Werte
Ammoniak	F: 19–82 µg/dl M: 25–94 µg/dl	11–48 µmol/l 15–55 µmol/l	
α-Amylase	< 120 U/l		
Alkalische Phosphatase	F: 55–170 U/l M: 70–175 U/l		
Bilirubin (gesamt)	< 1,1 mg/dl	< 18,8 µmol/l	
Bilirubin (direkt)	< 0,3 mg/dl	< 5 µmol/l	
Blutzucker (nüchtern)	55–100 mg/dl	3,5–5,6 mmol/l	
CEA	1,5–5 µg/l		
CHE	F: 2,8–7,4 kU/l M: 3,5–8,5 kU/l		
Cholesterin (gesamt)	< 240 mg/dl altersabhängig	< 6,2 mmol/l	
CK	10–80 U/l		
CK-MB	< 10 U/l /< 6 % CK		
CRP	< 8,2 mg/l		
Digoxin-Spiegel	0,8–2,0 µg/l	0,9–2,6 nmol/l	
Digitoxin-Spiegel Med-Spiegel ☞ 21.2	13–25 µg/l	17–33 nmol/l	
Eisen	F: 23–165 µg/dl M: 35–168 µg/dl	4–29,5 µmol/l 6,3–30,1 µmol/l	
Ferritin	F: 13–651 µg/l M: 4–665 µg/l		